秦雪梅 主编

杜冠华 主审

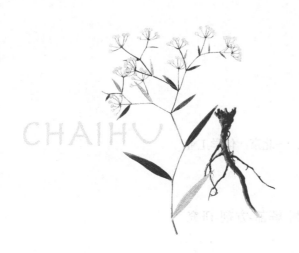

CHAIHU

柴胡及解郁方剂研究

U0389871

化学工业出版社

·北京·

内 容 简 介

本书以柴胡为对象，围绕药材质量评价与中医方剂研究中的关键科学问题，提出以药材质量评价为出发点、延伸至经典方剂的科学问题为导向、以代谢组学技术为手段的"中药材质量评价-中医方剂科学内涵挖掘"研究思路与策略，为中药现代发展提供科学依据。全书共分为 12 章，第一章至第六章介绍了柴胡药材品质评价的研究内容，第七章介绍了含柴胡的经典方剂的抗抑郁作用研究内容，第八章至第十二章介绍了以柴胡为君药的经典方剂逍遥散科学内涵的挖掘。

本书适合医药院校、科研院所及制药企业从事柴胡药材生产种植、中药研究与开发的相关科研工作者、研究生、本科生作为学习参考书，也可供中医药爱好者阅读参考。

图书在版编目（CIP）数据

柴胡及解郁方剂研究/秦雪梅主编. —北京：化学工业出版社，2022.5
ISBN 978-7-122-40627-9

Ⅰ.①柴⋯　Ⅱ.①秦⋯　Ⅲ.①柴胡-解郁-方剂-研究
Ⅳ.①R282.71

中国版本图书馆 CIP 数据核字（2022）第 018030 号

责任编辑：李少华　　　　　　　　文字编辑：何金荣
责任校对：王　静　　　　　　　　装帧设计：张　辉

出版发行：化学工业出版社（北京市东城区青年湖南街 13 号　邮政编码 100011）
印　　装：北京科印技术咨询服务有限公司数码印刷分部
787mm×1092mm　1/16　印张 28½　字数 715 千字　2023 年 2 月北京第 1 版第 1 次印刷

购书咨询：010-64518888　　　　　　　售后服务：010-64518899
网　　址：http://www.cip.com.cn
凡购买本书，如有缺损质量问题，本社销售中心负责调换。

定　　价：128.00 元

本书编写人员

主　　编　秦雪梅

编写人员　（以姓名汉语拼音为序）

　　　　　高晓霞　高　耀　宫文霞　刘　霞

　　　　　秦雪梅　田俊生　王　鹏　邢　婕

　　　　　张福生　周玉枝

主　　审　杜冠华

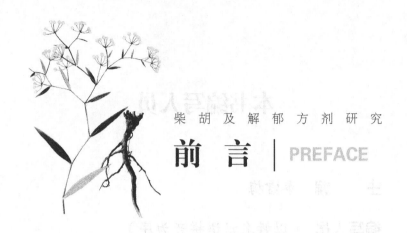

柴 胡 及 解 郁 方 剂 研 究

前 言 | PREFACE

　　柴胡为常用大宗药材，始载于《神农本草经》，具有解表退热、疏肝解郁、升阳举气之功效，临床上应用广泛。《中国药典》收载了柴胡的两个种，分别为北柴胡和红柴胡，但柴胡属的多种植物在地方药材标准中收载作为柴胡入药，且柴胡有野生与栽培等不同种植方式，导致实际应用的柴胡品种混杂、质量不稳定。山西省是柴胡的主产地，笔者团队一直致力于山西道地药材的相关研究，针对柴胡药用资源存在的质量问题（如不同产地的柴胡药材的质量有效性和均一性如何？栽培柴胡和野生品相比，其药材的形状和质量发生了哪些变化？红柴胡和北柴胡在药效上是否存在差异？近年来市场上流通的藏柴胡存在的基源鉴定问题有哪些？）开展柴胡资源调查和遗传鉴定、化学分析与质量评价及药理学的系列研究，系统全面地阐明红柴胡、北柴胡在化学组成和药用上的共性和差异性，对提高柴胡的临床用药准确性、保证柴胡的临床疗效有着十分重要的意义。相关研究获得了国家自然科学基金项目"北柴胡药材种质资源遗传分析""基于代谢组学的柴胡种质资源功效评价研究"资助。

　　在柴胡品质评价的研究中，课题组发现柴胡的"疏肝解郁"功效，被广泛用于中医临床解郁复方中。随着现代重大疑难疾病抑郁症发病率的逐年升高，且现有抗抑郁化学药物不理想，含柴胡的中药复方在抑郁症的临床应用也逐渐扩大，整理了以柴胡为君药的四逆散、逍遥散、小柴胡汤、柴胡龙骨牡蛎汤、柴胡疏肝散等经典方剂的抗抑郁研究资料，进一步挖掘柴胡解郁类方的抗抑郁作用，结合文献调研及药理学实验，聚焦于出自宋代《太平惠民和剂局方》的经典方剂逍遥散，进而开展了系统的现代研究。在国家自然科学基金项目"逍遥散抗应激性抑郁症作用机制的代谢组学研究""逍遥散抗抑郁作用的药效物质基础研究""逍遥散抗抑郁有效部位的药动学-药效学相关性研究""逍遥散抗抑郁疗效生物标志物分析及机理研究""基于 cAMP-PKA-CREB-BDNF 信号转导通路的逍遥散有效部位抗抑郁作用机制"，科技部重大国际合作项目"应用代谢组学技术从逍遥散类方中筛选抗抑郁新药""从逍遥散古方中研发抗抑郁现代中药"，以及国家重大新药创制重大专项课题"复方柴归抗抑郁组分新药候选药物研究"等的连续资助下，开展了逍遥散抗抑郁药理作用与机制、物质基础及体内过程等系统的现代研究，特别是引入代谢组学和网络药理学等新技术和方法，对逍遥散的药效物质基础与作用机理有了新的发现和认识，丰富了经典方剂的科学内涵。

通过系列研究，课题组取得了丰硕的成果。先后在《药学学报》、《中草药》、*Journal of Ethnopharmacology*、*Journal of Pharmaceutical and Biomedical Analysis*、*Journal of Affective Disorder* 等国内外刊物发表学术论文 150 余篇，引起了国内外学者的关注。授权发明专利 4 项，"逍遥散抗抑郁作用及其代谢组学机制研究与应用"于 2019 年获得山西省科技进步二等奖。同时，课题组自主研发的抗抑郁新药逍遥散化裁方"柴归颗粒"，已于 2018 年获国家药品监督管理局（SFDA）颁发的国家药物临床试验批件（批件号：2018L03149），有望成为临床治疗抑郁症安全有效的创新中药。

本书围绕中药柴胡从资源品质评价到复方应用研究纵向体系成书，体系系统完整，内容充实具体。全书共十二章，分别总结了三方面的内容：一是关于柴胡药材的品质评价研究，包括柴胡的资源调查和遗传鉴定、化学分析与质量评价及药理学研究；二是关于含柴胡的经典方剂的抗抑郁作用研究，从四逆散、逍遥散、小柴胡汤、柴胡龙骨牡蛎汤、柴胡疏肝散等以柴胡为君药的经典抗抑郁方剂入手，筛选出抗抑郁效果最好的经典名方逍遥散；三是关于经典方剂逍遥散科学内涵的挖掘，包括逍遥散的药理作用、作用机制、物质基础及体内过程四个方面。本书可供柴胡药材生产种植企业、中医药科研人员、临床与教学工作者以及相关专业研究生学习参考。

本书出版之际，衷心感谢中华人民共和国科学技术部和国家自然科学基金委对本课题组的资助。限于我们的认识和能力，书中难免出现不足与缺陷，敬请读者及业内人士予以批评指正。

编者

2022 年 1 月

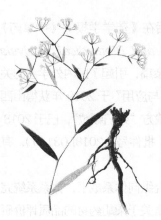

柴 胡 及 解 郁 方 剂 研 究

目 录 | CONTENTS

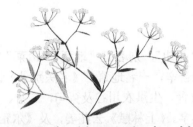

第一章　柴胡本草研究与临床应用历史

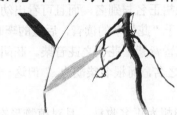

2020 年版《中华人民共和国药典》(以下简称《中国药典》)收载的柴胡,为伞形科植物柴胡 *Bupleurum chinense* DC.或狭叶柴胡 *B. scorzonerifolium* Willd.的干燥根,性味苦、微寒,归肝、胆、肺经,有疏散退热、疏肝解郁、升阳举气之功效,用于治疗寒热往来、胸胁胀痛、月经不调、子宫脱垂等[1]。可见其临床应用广泛,但一直存在"一药多源"、品种混杂现象。本章综述了柴胡的本草研究和临床应用历史。

第一节　柴胡本草研究

柴胡是常用中药,始载于《神农本草经》,用药历史悠久,其在历代的本草文献中均有记载。随着历史的变迁,柴胡的药用品种和临床应用均发生了一定的变化,即使在新中国成立后的中国药典所收载的品种也有明显变化,加之各地方药材标准仍收载了柴胡属的多种植物,其均可作为药用植物[2]。为了正本清源,本节将以历代本草著作记载柴胡品名、药用部位和功效为线索,考证柴胡的历史演变与应用。

一、柴胡药材习用名考订[3]

柴胡从古至今应用的品种混杂,药材品名和习用名繁多。古代本草文献就记载有"北柴胡""银柴胡""软柴胡"等;近现代药学文献则有"北柴胡""南柴胡""红柴胡""竹叶柴胡""黑柴胡""硬柴胡""软柴胡"等习用商品名称。中国药典依据药材性状将伞形科柴胡 *Bupleurum chinense* DC. 的干燥根习称为"北柴胡",狭叶柴胡 *B. scorzonerifolium* Willd.的干燥根习称为"南柴胡"。西南一些省区的药材标准将药用部位为全草的数种柴胡属植物以柴胡为正名收载为地方药品标准。这些法定标准的名称和药用部位是否有本草依据、功效是否与古代应用一致、名称与实物是否相对应等问题,有必要从本草考证中加以澄清。

（一）药材正名的演变

汉唐时期，柴胡的正名为"茈胡"，别名有"地薰""山菜""茹草""芸蒿"等。汉代的《神农本草经》记载："茈胡，味苦辛，一名地薰。"《名医别录》记载："茈胡，一名山菜，一名茹草，叶，一名芸蒿，辛香可食。生洪农川谷及冤句，二月、八月采根，曝干。"《新修本草》（唐本草）记载："茈是古柴字。《上林赋》云茈姜，及《尔雅》云茈草，并作此茈字，此草根紫色，今太常用茈胡是也。又以木代系相承，呼为柴胡，且检诸本草无名此者。"上述本草文献不仅明确了汉唐时期的柴胡正名与别名，而且可看出幼嫩的柴胡苗能食用，药用根的采收时间在二月或八月曝干。关于"茈"字的读音，后世的李时珍作了明确注释，云："茈字有柴、紫二音：茈姜、茈草之茈皆音紫，茈胡之茈音柴。茈胡生山中，嫩则可茹，老则采而为柴，故苗有芸蒿、山菜、茹草之名，而根名柴胡也。"但这一时期的本草著作未记载柴胡的植物形态。

宋代《本草图经》首次以柴胡为正名收载，且对植物形态作了描述，苏颂曰："柴胡生洪农山谷及冤句，今关陕、江湖间近道皆有之，以银州者为胜。二月生苗，甚香。茎青紫，叶似竹叶，稍紧；亦有似邪蒿；亦有似麦门冬而短者。七月开黄花，生丹州结青子，与他处不类；根赤色，似前胡而强，芦头有赤毛如鼠尾，独窠长者好。二月、八月采根，曝干。张仲景治伤寒：有大、小柴胡及柴胡加龙骨，柴胡加芒硝等汤，故后人治寒热，此为最要之药。"除文字外，尚绘有五幅不同的柴胡图：丹州柴胡、襄州柴胡、寿州柴胡、淄州柴胡、江宁府柴胡。从上述记载看，苏颂已发现了许多不同的柴胡品种，主要依据叶形区分，并从产地和性状上评价药材，以银州者和芦头有赤毛如鼠尾且独窠长者为优，经考证当为今红柴胡类。

明清以后的本草著作均沿用柴胡为正名，李时珍在《本草纲目》中将柴胡列入草部山草类。近现代药学文献也沿用此名，故历版中国药典均以柴胡为正名。

（二）药材品名的考证

药材品名指药材基原的品种名称。宋代苏颂对柴胡的形态有翔实的描述并附药图，可作为澄清古代柴胡药材之主流品种的重要史料，并推测出当今一些品名。从产地看有"银州柴胡"；从根的颜色和芦头性状看有"红柴胡"；从叶的形态看有"竹叶柴胡"。经谢宗万先生等考证附图，"淄州柴胡"与未开花时的"北柴胡"相似；"襄州柴胡"如开花期的"北柴胡"；"丹州柴胡"与狭叶柴胡一致；"江宁府柴胡"与今江苏、安徽一带的少花红柴胡（狭叶柴胡的一变型）类似，仅"寿州柴胡"为非伞形科柴胡属植物。由此可知，现代药材名称"红柴胡""银州柴胡""竹叶柴胡"均有本草依据，其原植物为伞形科柴胡属的数种植物，主流品种为当今的红柴胡类和北柴胡类药材，但苏颂在《本草图经》中并未明确给出柴胡不同的品种名称。

1. 关于"北柴胡"和"南柴胡"

明代李时珍在《本草纲目》中首次正式命名了"北柴胡"，指出："北地所产者，亦如前胡而软，今人谓之北柴胡是也，入药亦良。南土所产者，不似前胡，正如蒿根，强硬不堪使用。其苗有如韭叶者、竹叶者，以竹叶者为胜。其如邪蒿者最下也。"现代一些文献，将李时珍的此段文字作为古代有北柴胡、南柴胡、竹叶柴胡同用的本草依据。笔者认为，李时珍所指的"南土所产者"，并非当今的南柴胡（红柴胡类），而是一种根"不似前胡，正如蒿根，强硬不堪使用"的非柴胡伪品。以后的本草著作均未见"南柴胡"品名，而现代文献中国药典[1]将当今的红柴胡习称为"南柴胡"不妥，不仅缺乏本草依据，而且易与李时珍指出的伪品相混。经药材性状比较，红柴胡质脆、易折断，北柴胡质硬、不易折断，且红柴胡的鲜根较柔软，故华北及辽宁等地将红柴胡称作"软柴胡或软苗柴胡"，而将北柴胡称作"硬柴胡或硬苗柴胡"。故红柴胡的性状及植物形态与李时珍描述的"南土所产者"明显不同。

2. 关于"竹叶柴胡"

本草文献无此正式品名，但在苏颂和李时珍等著作中均提到"叶似竹叶，稍紧"和"其苗有如韭叶者，竹叶者，以竹叶者为胜"等描述。虽可依此用"竹叶柴胡"的品名，但药用部位应为根。而近现代某些文献记载较为混乱，将柴胡属的柴胡、狭叶柴胡、膜缘柴胡、小柴胡等数种植物的全草（或指带根的全草或幼苗）称作"竹叶柴胡"，甚至在西南省区的地方药材标准中将当地多种柴胡属植物的全草收载在柴胡正名下，习用名称"竹叶柴胡"，功效记载也与药典中的柴胡相同，因而西南市场的竹叶柴胡，实将柴胡的全草、茎叶、幼苗等混作柴胡应用。

3. 关于"银柴胡"

在宋代至明代出现过名称与功效上的混乱。在古代认为银州柴胡的品质优良，如《本草图经》载"以银州者为胜"，《和剂局方》中的龙脑鸡苏丸注明"要真银州柴胡"，《本草纲目》载："银州，即今延安府神木县，五原城是其废迹。所产柴胡长尺余而微白且软，不易得也。"经现代植物分类学家单人骅等考证，上述本草中的银州柴胡为伞形科柴胡属银州柴胡 *B. yinchowense* Shan et Y. Li，属当今红柴胡类。明代医药学家发现了另一种充伪的银州柴胡药材，李时珍曰"近时有一种，根似桔梗、沙参，白色而大，市人以伪充银柴胡，殊无味，不可不辨。"寇宗奭在《本草衍义》中言："《本经》并无一字治劳，今人治劳方中鲜有不用此者。呜呼！凡此误世甚多。"由此说明当时出现了两种被称作"银柴胡"或"银州柴胡"的药材在混用。

最早将银柴胡与柴胡从品名和功效上区分的是明代缪希雍所著的《神农本草经疏》："按今柴胡俗用有二种，色白黄而大者，为银柴胡，用以治劳热骨蒸，色微黑而细者，用以解表发散。"明·李中立的《本草原始》中有张附图，旁注为"柴胡色黑疗寒热往来疟之症第（候）"，另一张旁注为"银柴胡形色黄白多皱肉有黄纹"。由此可见，当时的医药学家已从形态、气味、功效上明确区分了当今的石竹科银柴胡与伞形科柴胡两类药材，且可找出现代习称柴胡为"黑柴胡"的本草依据。但当时的本草著作未将银柴胡专条列出。直至清代，赵学敏在《本草纲目拾遗》中将银柴胡单列出为一种新的药物，并明确提出其功效为"治虚劳肌热，骨蒸劳疟，热从髓出，小儿五疳羸热"，彻底澄清了银柴胡和柴胡的混乱。近现代文献以及国家药品标准均沿用此结论。

4. 关于"软柴胡"

最早提到此名称的当属明代医家汪机，"解表宜用北柴胡，治虚热证宜用海阳产的软柴胡"。此处的软柴胡很显然指当今源于石竹科的银柴胡。将现代的红柴胡类药材称作"软柴胡"的本草著作是明代末期的《本草汇言》。现代的华北及辽宁等地对红柴胡习称为软柴胡沿用了《本草汇言》的记述。

（三）小结与讨论

柴胡首载于《神农本草经》并被列为上品，在宋代《本草图经》以前的著作中称"茈胡"，还有地薰、芸蒿、山菜、茹草等别名，苏颂首次以柴胡为正名收载。柴胡一直存在多个品种混杂使用现象，曾经出现过不同种植物的两种银柴胡的混淆，至明代，缪希雍始将银柴胡与柴胡从功效和名称上区分。清代赵学敏则将银柴胡从柴胡条下单独列出为一种新药物，彻底澄清了两者的混乱。柴胡的药用部位在古代很明确，为干燥根，近现代文献却出现了混乱，习用名也与本草不一致。为此建议：

① 《中国药典》等药品标准及现代文献的药材习用名"南柴胡"宜改为"红柴胡"，既有本草依据又与实物相符，且可避免与本草记载的南土所产的非柴胡品相混。

② 西南某些省区的地方药材标准在柴胡项下收载药用部位为全草的竹叶柴胡类，为柴胡茎叶混作柴胡应用提供了法定依据，造成临床用药的混乱。然而古代记述的柴胡茎叶功效与根不同，现代研究也表明，柴胡茎叶与根的有效成分种类及含量均有明显差异。

③ 对现代文献中竹叶柴胡类的药用品种、药用部位、药理及临床应用应加以研究，以明确是否可单列为一类药材，提高用药准确性。

二、柴胡药用部位的本草研究

关于柴胡的药用部位，《吴普本草》[4]最早便有记载"二、八月采根"，明确说明了柴胡是以根入药。后世医家多遵此法，如《名医别录》[5]、《新修本草》[6]、《证类本草》[7]、《本草纲目》[8]等亦载："二八月，采根暴干。"此外，《博济方》[9]和《太平惠民和剂局方》[10]中载"去芦"，《本事方》和《圣济总录》[11]中载"去苗"，这些描述均说明柴胡是取根而用。金元时期的李东垣云："欲上升，则用根，以酒浸；欲中及下降，则用梢。"[12]之后的《本草备要》[13]中亦载有："内伤升气酒炒用根，行下降用梢。"这些记载都说明了在金元之后柴胡根被分部而用，出现了柴胡以梢入药。

柴胡苗作为入药部位最早出现在唐代孙思邈的《千金方》[14]，有云："苗汁治耳聋，灌耳中。"之后的《本草问答》[15]中亦有云："柴胡须用一茎直上，色青叶四面生如竹叶而细开小黄花者，乃为真柴胡。"说明柴胡的地上部分也可作为入药部位。

因此，关于柴胡的药用部位，不仅要尊重历代的文献记载，还要应用现代科学技术进行大量的科学研究，深入探究柴胡不同药用部位的功效和作用，充分利用药材资源。

三、柴胡功效的本草考证

（一）秦汉至唐时期

柴胡作为重要传统中药，在我国作为药用已有 2000 多年的历史。关于柴胡的临床应用，最早的记述被认为是马王堆汉墓出土的帛书《五十二病方》[16]中的单味柴胡治疗头痛的内容。而《神农本草经》[17]对柴胡的功效作了明确的记载，曰："主心腹，去肠胃中结气，饮食积聚，寒热邪气，推陈致新。久服，轻身、明目、益精。"说明了柴胡"去肠胃结气"和"去寒热邪气"两方面的功效。之后，张仲景《伤寒论》[18]中以柴胡为主的大小柴胡汤多与寒热证有关，这与《神农本草经》所言"去寒热邪气"相吻合。晋唐时期关于柴胡功效的记载沿袭了《神农本草经》的内容，但又有所增加。例如，陶弘景的《名医别录》[5]中载："主除伤寒，心下烦热，诸痰热结实，胸中邪逆，五脏间游气，大肠停积胀，及湿痹拘挛，亦可作浴汤。"这些描述反映了本时期柴胡的临床应用主要以"除寒热"和"破结聚"为主。

（二）宋金元时期

本时期对柴胡功效的认识在之前的基础上有所扩大，主要集中在"补虚劳"和"升阳"两个方面。宋朝初期的《日华子本草》[19]提出"补五劳七伤，除烦，止惊，益气力，消痰，止嗽，润心肺，添精，补髓"，提出了柴胡"补虚劳"之说。而后世对这一观点提出了质疑，寇宗奭的《本草衍义》[20]曰："《本经》并无一字治劳，今人治劳方中鲜有不用者。呜呼！凡此误世甚多。"其认为柴胡对因劳产生的热产生作用，对于无热之劳则不宜使用，即柴胡无"补虚劳"的功效。因此，关于柴胡的"补虚劳"之说有较大的争论。金朝张元素的《医学启源》[21]认为柴胡："此少阳、厥阴引经药也……引胃气上升，以发散表热。"首次提出了柴胡归于肝、胆经，还由此产生了柴胡升散清阳的功效。

（三）明清时期

本时期对柴胡功效的发展主要是其"疏肝"功效的提出。这一观点始于张元素对柴胡性味归经的认识，明朝医书《药品化义》[22]明确记载了柴胡疏肝的作用，曰："柴胡，性轻清，主升散，味微苦，主疏肝。"《本草正义》[23]亦云："有肝络不疏之症……于应用药中，少入柴胡，以为佐使而作向导，奏效甚捷。"《景岳全书》[24]、《傅青主女科》[25]也多取柴胡疏肝理气作用，如《景岳全书》中的柴胡疏肝散则是体现柴胡疏肝作用的经典方剂。

明清时期医学著作众多，各医家对柴胡原有功效进行充分的发挥，是柴胡功效丰富完善定型时期。柴胡的功效主要可归结为以下四个方面：和解少阳、解表退热、疏肝解郁、升阳举陷。

随着历史的变迁，柴胡的功效发生着不同的发展和变化，这与中医理论的发展、柴胡的认识及方剂配伍的实践应用都密不可分。

第二节 柴胡临床应用研究概况

一、中医理论指导下的临床应用

（一）和解退热

柴胡辛散苦泄、微寒退热，善于祛邪解表退热和疏散少阳半表半里之邪。临床上以柴胡为主用于解热的方剂较多，如小柴胡汤、大柴胡汤、柴胡桂枝汤和柴葛解肌汤[26]。

小柴胡汤出自张仲景《伤寒论》，为"少阳枢机之剂，和解表里总方"，由柴胡、黄芩、人参、半夏、甘草、生姜、大枣7味药组成[18]。伤寒邪犯少阳，病在半表半里，邪正相争，正胜欲拒邪出于表，邪胜欲入里并于阴，故往来寒热。以柴胡为主药，透泄与清解少阳之邪。配伍人参或党参，扶正以托邪外出；黄芩清泄少阳半表半里之热。故《伤寒论》中说："小柴胡汤，上焦得通，津液得下，胃气因和，自然汗出而解。"

大柴胡汤来源于《金匮要略》[27]，主治少阳、阳明同病，外解少阳，内泄热结，由柴胡、黄芩、白芍、半夏、生姜、枳实、大枣、大黄组成。方中重用柴胡为君药，功擅和解表里、疏肝升阳。黄芩为臣药，可清热燥湿、泻火解毒。大黄、枳实合用可行气消痞、内泻阳明热结，亦为臣药。佐以半夏和胃降逆、燥湿化痰；白芍养血柔肝、缓急止痛。大枣、生姜兼为佐使，可调和营卫。诸药合用，共奏清热利湿、和降通腑之功效。

柴胡桂枝汤出自《伤寒论》，主治太阳、少阳同病，由柴胡、桂枝、黄芩、人参、甘草、半夏、白芍、大枣、生姜9味中药组成。主要用于治疗"伤寒六七日，发热微恶寒，支节烦疼，微呕，心下支结，外症来去者"[18]。

柴葛解肌汤为辛凉解表剂，既可治外感风寒郁而化热证，又可外解风热表证。该方主要由柴胡、葛根、黄芩、羌活、白芷、白芍、桔梗、生石膏、生姜、大枣、甘草组成。方中柴胡解肌退热、疏肝升阳，为和解少阳之要药；葛根解肌清阳明之热，与柴胡共为君药。羌活解表散寒、祛风渗湿，白芷解表散寒、祛风止痛、通鼻窍，二者散表邪而治头痛。黄芩清热燥湿、泻火解毒，石膏清热泻火、止渴生津，二药均能清泻里热，共为臣药。白芍敛阴止汗，甘草酸甘敛营，以防疏散太过；桔梗宣利肺气；生姜大枣调和营卫为佐药。甘草又能和诸药，为使。诸药相配，辛凉为主，共成辛凉解肌，兼清里热之功。其主治为风温斑疹，外有表邪，内有里热之证[28]。

（二）疏肝解郁

柴胡升发阳气，条达气机，既能疏肝又能和脾而解郁结。临床上以柴胡为主用于疏肝解郁的方剂主要包括：逍遥散、四逆散和柴胡疏肝散。

逍遥散源于《太平惠民和剂局方》[10]，为肝郁血虚，脾失健运之证而设，由柴胡、当归、白芍、白术、茯苓、薄荷、生姜、甘草组成。其中柴胡入肝、胆二经，既入气分又入血分，能行气活血，既能疏肝又能和脾，多用于肝脾郁结诸证。

四逆散出自《伤寒论》[18]，主治"少阴病，四逆"，由柴胡、白芍、枳实、甘草组成，具有调和肝脾、透邪解郁、疏肝理脾之功效。方中君药柴胡既可疏解肝郁，又可升清阳以使郁热外透。

柴胡疏肝散源于《景岳全书》[24]，由柴胡、芍药、香附、陈皮、枳壳、川芎、甘草组成，为疏肝解郁的常用方剂，是治疗肝郁气滞证的代表方。主治肝气郁滞证，症见胁肋疼痛，胸闷善太息，情志抑郁易怒，或嗳气，症见脘腹胀满，脉弦。

（三）升举阳气

柴胡升阳益气的功效已被古今医药学家广泛认可。如《脾胃论》[29]中说："柴胡引清气，行少阳之气上升。"《本草从新》[30]中也提到："柴胡主阳气下陷。能引清气上行。"补中益气汤与升阳益胃汤是临床上以柴胡为主用于升举阳气的方剂。

补中益气汤来源于李东桓的《脾胃论》[29]，由黄芪、人参、白术、甘草、当归、陈皮、升麻、柴胡、生姜、大枣组成，具有补中益气、升阳举陷之功效。主治脾虚气陷证。方中柴胡具有升发阳气的作用，与升麻同伍可以益气升阳，协助人参、白术、黄芪、甘草等升阳补中益气。

升阳益胃汤来源于《内外伤辨惑论》[31]，全方由人参、白术、茯苓、甘草、陈皮、法半夏、柴胡、羌活、独活、防风、黄芪、泽泻、黄连、白芍、生姜、大枣组成，具有升腾阳气、增强脾胃运化的功效。方中柴胡能升阳和散湿，以达到调理脾胃的目的。

二、现代临床应用

（一）妇科疾病

柴胡是妇科常用药，不论调经，还是治疗热入血室，产后有热，以及妇人多郁者，均可使用柴胡单药或类方进行治疗[32]。临床数据显示柴胡及类方（如逍遥散、四逆散、血府逐瘀汤等）常用于痛经、月经失调、乳房小叶增生、慢性盆腔炎、子宫脱垂等[33]。

（二）神经精神系统疾病

近年来，柴胡在临床抗抑郁治疗中应用广泛，疗效显著。相关研究表明在抗抑郁复方中，柴胡类方占有重要的地位，约占抗抑郁复方 1/3[34]。其中，柴胡疏肝散加减、逍遥散、小柴胡汤、柴胡加龙骨牡蛎汤、四逆散是临床治疗抑郁症的重要方剂[35]。

临床研究表明以柴胡为主的经典方剂如柴胡加龙骨牡蛎汤、小柴胡汤、柴胡桂枝汤在治疗更年期综合征、失眠、癫痫等精神疾病中也表现出良好的效果[36,37]。

（三）心血管疾病

柴胡加龙骨牡蛎汤是张仲景《伤寒论》里的著名方剂，其中柴胡为君药。近代医家将其广泛应用于高血压、动脉硬化、脑出血、心绞痛、心脏神经官能症和心脏瓣膜病等多种与心血管有关疾病的治疗，临床效果甚好。天津市中医药研究院附属医院的朱健萍[38]在临床中运用经方柴胡加龙骨牡蛎汤治疗原发性高血压，结果表明其有效率可达 95.98%。日本汉医界也将它作为治疗高血压病的首选方剂[39]。

（四）呼吸系统疾病

呼吸系统是人体最容易发生感染的部位，气管炎、支气管炎和肺炎是最常见的呼吸系统感染疾病。柴朴汤、小柴胡汤、正柴胡饮颗粒等柴胡类方联合抗生素可用于支气管炎、肺炎、胸膜炎等呼吸系统疾病的治疗[40-42]。

（五）肝胆疾病

临床研究表明，以柴胡为主药的小柴胡汤、逍遥散、柴胡疏肝散治疗慢性乙肝的疗效确切，能有效改善或消除患者的症状和体征，显著改善肝功能，具有调节机体免疫功能及确切的抗肝纤维化作用，且副作用少[43]。此外，日本汉方医学也认为在治疗慢性肝炎的类方中也以柴胡为主药[44]。

柴胡与茵陈、栀子配伍，可用于治疗胆系感染。治疗胆囊炎，亦可用大柴胡汤、小柴胡汤、柴胡疏肝散、柴胡桂枝干姜汤等柴胡类方[45-48]。

参考文献

[1] 国家药典委员会. 中华人民共和国药典 [M]. 北京：中国医药科技出版社，2015.

[2] 王惠，刘霞. 柴胡属药用植物的鉴别研究 [J]. 中国药事，2019，33（05）：503-512.

[3] 秦雪梅，张丽增，郭小青. 柴胡及药材习用名考订 [J]. 中药材，2007，30（1）：105-107.

[4]（魏）吴普. 吴普本草 [M]. 北京：人民卫生出版社，1987.

[5]（梁）陶弘景. 名医别录 [M]. 北京：人民卫生出版社，1986.

[6]（唐）苏敬等. 新修本草 [M]. 合肥：安徽科学技术出版社，1981.

[7]（宋）唐慎微. 证类本草 [M]. 北京：中国医药科技出版社，2011.

[8]（明）李时珍. 本草纲目 [M]. 北京：人民卫生出版社，1977.

[9]（宋）王衮. 博济方 [M]. 上海：上海科学技术出版社，2003.

[10]（宋）太平惠民和剂局编. 太平惠民和剂局方 [M]. 北京：人民卫生出版社，2007.

[11]（宋）赵佶. 圣济总录 [M]. 北京：人民卫生出版社，1962.

[12] 翟昌明，王雪茜，程发峰，等. 柴胡功效的历史演变与入药品种及药用部位的相互关系 [J]. 世界中医药，2016（5）：906-909.

[13]（清）汪昂. 本草备要 [M]. 北京：中国中医药出版社，1998.

[14]（唐）孙思邈. 千金方 [M]. 北京：中国中医药出版社，1998.

[15] 唐容川. 本草问答 [M]. 北京：中国中医药出版社，2012.

[16] 马王堆汉墓帛书整理小组. 五十二病方 [M]. 北京：文物出版社，1979.

[17]（清）孙星衍，孙冯翼. 神农本草经 [M]. 北京：人民卫生出版社，1963.

[18]（汉）张仲景. 伤寒论 [M]. 北京：中国中医药出版社，2009.

[19]（五代）韩保昇. 日华子本草 [M]. 合肥：安徽科学技术出版社，2005.

[20]（宋）寇宗奭. 本草衍义 [M]. 北京：人民卫生出版社，1990.

[21]（金）张元素. 医学启源 [M]. 北京：人民卫生出版社，1978.

[22]（明）贾所学. 药品化义 [M]. 北京：中医古籍出版社，2012.

[23] 张山雷. 本草正义 [M]. 太原：山西科学技术出版社，2013.

[24] 张介宾. 景岳全书 [M]. 北京：人民卫生出版社，2017.

[25]（清）傅山. 傅青主女科 [M]. 北京：人民卫生出版社，2006.

[26] 张虹. 柴胡的功效及其临床配伍应用 [J]. 中医药临床杂志，2010，22（1）：81-82.

[27] 范永升. 金匮要略 [M]. 北京：中国中医药出版社，2003.

[28]（明）陶节庵. 伤寒六书 [M]. 北京：人民卫生出版社，1990.

[29]（金）李东垣. 脾胃论 [M]. 北京：人民卫生出版社，2005.

[30]（清）吴仪洛. 本草从新 [M]. 北京：人民卫生出版社，1990.

[31]（金）李东垣. 内外伤辨惑论 [M]. 北京：中国中医药出版社，2007.

[32] 舒文将，姚昕利，陈宗游，等. 中药柴胡的药理研究与临床应用 [J]. 广西科学院学报，2017（04）：48-53.

[33] 刘军. 小柴胡汤加减治疗痛经 [J]. 江西中医药，1992，23（24）：39.

[34] 胡燕，洪敏. 柴胡类方治疗抑郁症研究 [J]. 中国实验方剂学杂志，2010，16（17）：247-249.

[35] 鲁玉强，杨欢. 柴胡类经方治疗抑郁症的研究进展 [J]. 光明中医，2017（17）：2591-2594.

[36] 刘耀忠，刘红霞，刘芃薇. 耿玉强运用小柴胡汤治疗失眠、更年期综合征验案举隅 [J]. 世界最新医学信息文摘，

2015（1）：143-144.

[37] 郝清香. 小柴胡汤合甘麦大枣汤治疗更年期综合征 [J]. 当代医药论丛, 2011, 09（11）：609-610.

[38] 朱健萍. 柴胡加龙骨牡蛎汤治疗原发性高血压 174 例疗效观察 [J]. 中医药信息, 2003, 20（5）.

[39] 唐朝枢, 张恩潭. 柴胡加龙骨牡蛎汤对儿茶酚胺心血管损伤的保护作用 [J]. 中医杂志, 1985（1）：62-63.

[40] 秦莹, 蒲冠军, 秦秀芳. 小柴胡汤加减治疗呼吸系统疾病验案举隅 [J]. 上海中医药杂志, 2013（4）：70-71.

[41] 周凤亭, 朱龙飞. 中西药结合治疗呼吸系统疾病的探讨（附 366 例报告）[J]. 淮海医药, 1995（3）：22-23.

[42] 晏萍, 熊宝光. 正柴胡饮颗粒联合博抗治疗呼吸系统感染的临床观察 [J]. 实用临床医学, 2007, 8（1）.

[43] 舒发明, 龚世梅, 李海斌, 等. 古之名方治疗慢性乙型肝炎研究进展 [J]. 辽宁中医药大学学报, 2015（2）：191-193.

[44] 刘俊英. 慢性肝炎的汉方药治疗 [J]. 中草药, 1986（11）：44.

[45] 金顺姬. 柴胡的药理作用及临床应用 [J]. 现代医药卫生, 2009, 25（7）.

[46] 王艳萍, 侯文. 浅析大柴胡汤加减治疗胆囊炎、胆石症临床疗效 [J]. 中国继续医学教育, 2018（20）.

[47] 张雪. 小柴胡汤加减治疗慢性胆囊炎的临床研究 [D]. 广州：南方医科大学, 2009.

[48] 邓声熔. 柴胡疏肝散加减治疗慢性胆囊炎的临床观察 [J]. 中医临床研究, 2018, 10（26）：56-58.

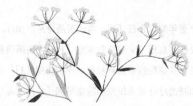

第二章 柴胡资源调查、栽培技术及其种质资源多样性分析

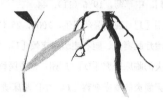

　　虽然在历代本草中关于柴胡的记载有很多，但目前柴胡的混用现象仍较严重。中华人民共和国成立后，经调查研究发现的柴胡商品名称有北柴胡、汉柴胡、津柴胡、红柴胡、黑柴胡、硬柴胡、软柴胡、竹叶柴胡、春柴胡等，皆因产地、种类、性质及应用习惯等因素的不同而产生差异。而关于柴胡的基原除1953年版的《中国药典》外其余历版《中国药典》中均有所记载，在1963年版的《中国药典》中首次记载其基原为："伞形科植物北柴胡（*Bupleurum chinense* DC.）或狭叶柴胡（*Bupleurum scorzonerifolium* Willd.）的干燥根。"均系野生。前者习称"北柴胡"，产于辽宁、甘肃、河北、河南等地；后者习称"南柴胡"，产于湖北、江苏、四川等地[1,2]。此后至2020年的历版《中国药典》[3]中柴胡的基原并无明显变化，均为："伞形科植物柴胡（*Bupleurum chinense* DC.）或狭叶柴胡（*Bupleurum scorzonerifolium* Willd.）的干燥根。"按性状不同，分别习称为"北柴胡"和"南柴胡。"其中北柴胡又叫硬柴胡、硬苗柴胡、竹叶柴胡、韭叶柴胡等，而狭叶柴胡又称为软柴胡、红柴胡或南柴胡。此外，调研发现各地方药材标准中收载的药用柴胡品种较为复杂，除了上述提到的两种柴胡外，还有银州柴胡（*B. yinchowense* Shan et Y. Li）、黑柴胡（*B. Smithii* Wolff）以及马尾柴胡（*B. Microcephalum* Diels）、锥叶柴胡（*B. Bicaule* Helm.）等[4]。根据1979年《中国植物志》[5]的记载和潘胜利[6]等的研究结果，我们发现：全世界的柴胡约100余种，其中中国有36种、17个变种和7个变型。近年来，市场上出现了"藏柴胡"这个品种，该植物来源为窄竹叶柴胡[*B. marginatum* Wall. ex DC. var. *stenophyllum*（Wolff）Shan et Y. Li]，是竹叶柴胡（*B. marginatum*）的变种，在《贵州省药材标准》中以"竹叶柴胡"的名称收载[7]，但其并非药典收录品种，由于该品种栽培周期短、产量高，近年来藏柴胡的种植面积正在逐渐扩大。

　　现如今，柴胡主要有野生和栽培两种生长方式。野生柴胡主要分布于海拔1500m以下的山区、丘陵、荒坡及草丛，喜温喜光，较能耐寒、耐旱，忌高温，以向阳、排水良好、疏松的沙质壤土或腐殖土为佳。相对于野生柴胡来说，栽培柴胡已形成较成熟的种植技术。通过对栽培柴胡的文献调研以及走访调查发现，目前北柴胡种植面积最大的是甘肃省，主要分布于定西市各县，繁盛时期种植面积可达 13.5 万亩；其次是山西省，省内的万荣县和陵川县均有较大面积的柴胡种植，后者还建有科技部柴胡 GAP 示范基地。此外，陕西省也有较大面积的柴胡种植，例如安康、略阳、商州、洛南等地；而黑龙江省明水县曾作为最大的狭叶柴胡栽培地则以大面积的狭叶柴胡种植为主。

尽管柴胡在我国已有 2000 多年的药用历史，但目前仍然面临着品种混乱、难以区分、野生资源急剧减少等问题[8]。传统的鉴定方法主要通过对柴胡的根、茎、叶以及花、果实甚至整个植株的外观形状特征进行鉴定，但是随着栽培柴胡以及其他变种的不断发展，导致传统方法得出的结论与实际情况差异较大。因此，传统的鉴别方法已不再完全适用于柴胡药材品种的鉴别。在这种情况下，有学者提出了 DNA 分子鉴别，通过较为先进的生物学方法，例如随机扩增多态性 DNA 标记（Random Amplified Polymorphic DNA，RAPD）、扩增片段长度多态性（Amplified Fragment Length Polymorphism，AFLP）分析以及突变组织扩增系统（Amplification Refractory Mutation System，ARMS）分析等，对柴胡进行遗传鉴定，从而得出更科学的结论。

综上所述，由于柴胡的药用品种混乱、分布广泛且有野生与栽培等不同的生长方式等因素，导致了柴胡药材质量的不稳定。故本章将通过查阅相关书籍文献与实地走访调研，对柴胡的资源分布进行汇总；在此基础上，总结栽培柴胡的关键种植技术，对柴胡种质资源多样性进行探讨；同时从分子遗传鉴定方面对柴胡的种质资源多样性进行遗传鉴定分析。

第一节 野生柴胡的分布及资源蕴藏量

一、野生柴胡的分布

据《植物志》《中国中药区域》《中国中药资源》等系列丛书记载，柴胡资源主要分布在河北、山西、内蒙古、辽宁、吉林、黑龙江、河南、湖北、四川、陕西、甘肃 11 个省（区）。本课题组在 2011 年针对重点分布区设置了调查点（表 2-1、表 2-2），覆盖柴胡资源分布区 80%以上的区域，分两条路线进行调查，以太原为起点，行程万里，采取实地野外样方调查和走访调查相结合的方式，对我国柴胡的主要分布省份进行了调查，共设置主样方 50 个，详细调查了样方的群落特征、柴胡数据、土壤类型并采集相应的标本、土样，制作标本 60 份。栽培资源采取实地考察走访的方法，除了对沿线的 30 个县市进行的栽培调查外，还走访了药材收购商、药材公司、中医院、药品监管局、林业局等多家机构单位，并详细调查了安徽亳州药材市场、甘肃兰州黄河药材市场、甘肃陇西首阳药材市场、陇西文峰药材市场、河北安国药材市场等大型药材交易市场，了解了我国野生和栽培柴胡的资源分布和蕴藏量情况。

表 2-1 路线一野生柴胡样方调查

样方号	地理位置	生长环境	平均株高/cm	平均根重/g	密度/（株/m²）	分布格局
01	山西省太原市晋源区天龙山南山	山顶灌木丛地	55.6	1.30	3	零星分布
02	山西省太原市晋源区天龙山南山	山顶灌木丛地	47.6	2.82	1	零星分布

样方号	地理位置	生长环境	平均株高/cm	平均根重/g	密度/(株/m²)	分布格局
03	山西省太原市晋源区天龙山南山	山腰林缘杂草坡地，半阳坡，坡度10°	56.0	2.63	2	零星分布
04	山西省太原市杜尔坪山	山腰林缘地带，北坡阴坡，坡度45°	33.8	2.35	2	零星分布
05	山西省太原市杜尔坪山	山腰林缘杂草地，北坡阴坡，坡度30°	20.5	3.00	1	零星分布
06	山西省太原市杜尔坪山	山腰林缘杂草地，北坡阴坡，坡度30°	32.0	3.10	1	零星分布
07	山西省太原市杜尔坪山	山腰梯田旁，半阴坡	69.5	2.45	8	分布较密集
08	山西省山阴县马营庄馒头山	山腰草丛地（放牧严重），半阴坡	16.0	3.02	4	零星分布
09	山西省山阴县马营庄馒头山	山腰草丛地，半阴坡	15.5	2.53	5	零星分布
10	山西省山阴县马营庄馒头山	山腰草丛地，半阴坡	26.0	2.42	6	零星分布
11	山西省浑源县恒山	山腰灌木丛，半阳坡，坡度45°	65.5	2.75	4	零星分布
12	山西省浑源县恒山	山腰灌木丛，半阳坡，坡度40°	43.3	1.05	3	零星分布
13	山西省浑源县青瓷窑村	山腰梯田（种植）	76.5	4.85	32	密集分布
14	内蒙古自治区丰镇市红沙坝镇小山村	山腰梯田旁，北坡阴坡	25.0	0.40	5	零星分布
15	内蒙古自治区丰镇市红沙坝镇小山村	山腰梯田旁，北坡阴坡	45.2	1.47	18	分布较密集
16	河北省赤城县青阳沟村小灰窑大沙地	山腰梯田旁草丛地，半阳坡	86.3	2.93	3	分布较密集
17	河北省赤城县青阳沟村小灰窑大沙地	山腰灌木丛，阴坡，坡度30°	103.4	3.20	2	分布较密集
18	河北省丰宁市六道沟村松树梁	山底梯田旁草地，半阳坡	74.3	1.74	8	零星分布
19	河北省丰宁市六道沟村松树梁	林缘草地，半阴坡，坡度35°	67.0	1.53	10	零星分布
20	河北省隆化县韩麻营十八里汰平台沟	山腰林缘地带，半阳坡，坡度25°	57.9	1.20	6	零星分布
21	河北省隆化县韩麻营十八里汰平台沟	山腰林缘地带，半阳坡，坡度35°	63.7	0.78	5	零星分布
22	辽宁省凌源市东五里堡村木兰山	中山灌木丛，半阴坡，坡度30°	75.7	1.38	6	零星分布
23	辽宁省凌源市东五里堡村木兰山	中山灌木丛，半阴坡，坡度30°	44.0	0.91	3	零星分布
24	辽宁省朝阳市双塔区凤凰山	山腰梯田旁草丛地，半阳坡，坡度20°	63.3	0.48	8	零星分布
25	辽宁省朝阳市双塔区凤凰山	山腰梯田旁草丛地，半阳坡，坡度25°	49.0	0.91	6	零星分布
26	黑龙江省林甸县黎明乡大甸子	平原草甸区	33.3	0.25	3	零星分布
27	黑龙江省林甸县黎明乡大甸子	平原草甸区	35.7	0.28	5	零星分布
28	黑龙江省明水县永兴镇同乐村	平原草甸区				
29	吉林省桦甸市桦郊乡四道沟村	密林区	经调查未发现野生柴胡			
30	吉林省桦甸市公吉乡王家店	密林区				

表 2-2 路线二野生柴胡样方调查

样方号	地理位置	生长环境	平均株高/cm	平均根重/g	密度/(株/m²)	分布格局
01	甘肃省张掖花寨乡花寨村西大山	山腰林缘杂草坡地,半阴坡,坡度50°	17.3	0.9	4	分布较密集
02	甘肃省张掖花寨乡花寨村西大山	山腰草丛地,半阴坡,坡度20°	42.5	1.8	3	零星分布
03	甘肃省张掖花寨乡花寨村西大山	山顶草甸区,坡度70°	28.9	0.5	2	零星分布
04	甘肃省天祝华藏镇南山村敖交沟大山	高山草甸,半阴坡,坡度60°	15.6	0.7	1	零星分布
05	甘肃省天祝华藏镇南山村敖交沟大山	高山草甸,半阴坡,坡度34°	20.1	1.6	4	零星分布
06	甘肃省天祝华藏镇南山村敖交沟大山	高山草甸,半阴坡,坡度45°	11.5	0.6	2	零星分布
07	甘肃省陇西通安驿镇马头川村	农田	92.3	0.3	313	密集分布
08	甘肃省天水秦州区玉泉镇西坡村会阴山	山腰林缘杂草地,半阴坡,坡度30°	79.8	1.1	8	零星分布
09	甘肃省天水秦州区玉泉镇西坡村会阴山	山腰林缘杂草地,半阴坡,坡度41°	81.2	1.5	5	零星分布
10	甘肃省天水秦州区玉泉镇西坡村会阴山	山底梯田旁草地,半阴坡,坡度26°	65.4	1.5	3	零星分布
11	陕西省宝鸡渭滨区太平庄陆家山	密林区,半阴坡,坡度30°	86.7	4.5	1	零星分布
12	陕西省宝鸡渭滨区太平庄陆家山	密林区,半阴坡,坡度20°	95.5	1.4	2	零星分布
13	陕西省略阳菜子坝村黄茂山	密林区,半阳坡,坡度70°	45	1.2	2	分布较密集
14	陕西省略阳菜子坝村黄茂山	密林区,阳坡,坡度30°	51.2	1.2	1	零星分布
15	陕西省旬阳城关镇滚子岭村滚子岭	山腰灌木丛,半阳坡,坡度30°	35	1.1	2	分布较密集
16	陕西省旬阳城关镇滚子岭村滚子岭	山顶灌木丛,半阳坡,坡度45°	45	1.7	2	零星分布
17	陕西省澄城县庄头乡程赵村	农田	48.3	2.2	35	密集分布
18	山西省万荣西村乡西村	农田	57.2	1.8	40	密集分布
19	山西省灵石水洪镇翠红	山腰梯田旁草丛地,半阳坡,坡度40°	55.2	1.3	1	零星分布
20	山西省灵石水洪镇翠红	山顶梯田旁草丛地,半阳坡,坡度40°	96.2	3.3	1	零星分布
21	甘肃省金昌东大山	石头山				
22	陕西省城固山河镇铁路村霍家山	密林区	经调查未发现野生柴胡			

结果表明:文献记载先前有柴胡资源分布的区域,除个别区域外,其余大部分地区仍有柴胡资源的分布,不过由于各种原因,其规模和密度较先前有很大改变。

从柴胡的分布密度和含量来看,山西、内蒙古、陕西、甘肃仍是野生柴胡分布量较大的省区,而河北分布有所减少,至于辽宁、黑龙江、吉林等平原省份,野生蕴藏量的减少最为严重。

从路线一（包括山西、内蒙古、河北、辽宁、黑龙江、吉林，共计 30 个样方）来看，山西太行山脉、河北燕山山脉沿线野生柴胡蕴藏量可观，在山西山阴馒头山、浑源恒山，河北赤诚、丰宁、隆化等地均发现有密集分布的野生北柴胡；辽宁的朝阳、凌源，黑龙江林甸、明水等地发现有零星野生柴胡分布；而吉林长白山区的华甸等地，前几年尚有野生柴胡分布，但近年由于开荒造田导致大量适合柴胡生长的野生山地环境遭到破坏，在桦甸桦郊乡、公吉乡均未发现野生柴胡。

路线二（包括山西、甘肃、陕西，共计 22 个样方）的柴胡开花期明显延迟，气候条件比较恶劣，在甘肃张掖、陇西，陕西略阳、旬阳、澄城，山西万荣等地均发现有密集分布的野生柴胡；甘肃天水、天祝，陕西宝鸡，山西灵石等地发现有零星的野生柴胡分布，而在甘肃金昌和陕西城固均未发现野生柴胡分布。

二、野生柴胡资源蕴藏量

（一）蕴藏量的计算

单位面积的产量是根据各个调查地的样方蕴藏量计算，为了更精准地估算单位面积的产量，本次调查采取的是随机设置主、副样方的方法，一个主样方+四个副样方，充分考虑不同密度区柴胡的蕴藏量，尽量减少人为因素造成的误差[9]。

$$W_i = W S_i$$

式中　W_i——各个调查地样方柴胡蕴藏量，t；

　　　W——样方面积柴胡平均蓄积量，为现地考察称量记录所得，$W = X_i Y_i$；

　　　X_i——样方内平均株数，株/m²（以单一地上茎为一株）；

　　　Y_i——单株柴胡各药用部分的平均重量，g；

　　　S_i——以县级为单位的柴胡实际分布面积，$S_i = S F_i R_i$；

　　　S——该地森林、草原分布面积，m²；

　　　F_i——柴胡出现度，$n_有 / n_总$（n 为设置样方数）；

　　　R_i——柴胡在该地区的分布率。

总蕴藏量 $W_总 = \sum W_i$。

调查各样地柴胡的蕴藏量见表 2-3。

表 2-3　调查各样地柴胡的蕴藏量

地点	森林、平原面积/hm²	出现度	分布率/%	密度/（株/m²）	根干重/g	药材蕴藏量/t
山西省太原市	97832	0.75	0.025	2.70	1.18	58.19
山西省山阴县	1600	0.55	0.015	5.00	0.64	0.42
山西省浑源县	70000	0.75	0.065	3.50	1.44	171.39
内蒙古丰镇市	79768	0.85	0.015	6.00	1.11	67.73
河北赤城县	344000	0.75	0.025	2.50	1.78	287.03
河北丰宁县	260000	0.6	0.03	9.00	1.22	513.86
河北隆化县	291700	0.75	0.035	5.50	1.91	804.38

地点	森林、平原面积/hm²	出现度	分布率/%	密度/（株/m²）	根干重/g	药材蕴藏量/t
辽宁凌源市	166522	0.8	0.045	7.00	0.94	394.46
辽宁朝阳市	633677.08	0.7	0.035	7.00	0.46	499.91
黑龙江林甸县	144670	0.9	0.01	4.00	0.42	21.87
甘肃省张掖市	380000	0.55	0.025	3.00	0.56	87.78
甘肃省天祝县	188100	0.47	0.01	2.30	0.60	12.20
甘肃省天水市	393000	0.65	0.045	5.30	0.70	426.47
陕西省宝鸡市	623000	0.45	0.025	1.50	1.22	128.26
陕西省略阳县	56620	0.5	0.015	1.50	0.60	3.82
陕西省旬阳县	71080	0.35	0.015	2.00	0.69	5.15
山西省灵石县	24120	0.35	0.015	1.00	1.15	1.46
总和						3484.40

（二）野生柴胡经济量、年允收量的评估

经济量是指某一段时期内一个地区某种药用植物资源有经济效益那部分蓄积量，即只包括达到标准和质量规格要求的那部分量。

$$经济量＝蕴藏量×比率（波斯特尼索夫系数）$$

年允收量是指平均每年可采收药材的经济量。

$$R=T_1/(T_1+T_2)$$

式中　　R——年允收量；

　　　　T_1——可采收年限；

　　　　T_2——该植物的更新周期。

更新周期主要通过更新调查获得。目前由于对绝大多数野生药用植物更新周期尚未进行调查，因此可使用下列公式计算：

$$年允收量＝经济量×比率(根和根茎类为 0.1)$$

野生柴胡经济量、年允收量的评估见表 2-4。

表 2-4　野生柴胡经济量、年允收量的评估

地点	森林、平原面积/hm²	药材蕴藏量/t	经济量/t	年允收量/t
山西省太原市	97832	58.19	29.10	2.91
山西省山阴县	1600	0.42	0.21	0.02
山西省浑源县	70000	171.39	85.70	8.57
内蒙古丰镇市	79768	67.73	33.87	3.39
河北赤城县	344000	287.03	143.51	14.35
河北丰宁县	260000	513.86	256.93	25.69
河北隆化县	291700	804.38	402.19	40.22

续表

地点	森林、平原面积/hm²	药材蕴藏量/t	经济量/t	年允收量/t
辽宁凌源市	166522	394.46	197.23	19.72
辽宁朝阳市	633677.08	499.91	249.95	25.00
黑龙江林甸县	144670	21.87	10.94	1.09
甘肃省张掖市	380000	87.78	43.89	4.39
甘肃省天祝县	188100	12.20	6.10	0.61
甘肃省天水市	393000	426.47	213.24	21.32
陕西省宝鸡市	623000	128.26	64.13	6.41
陕西省略阳县	56620	3.82	1.91	0.19
陕西省旬阳县	71080	5.15	2.57	0.26
山西省灵石县	24120	1.46	0.73	0.07
总和	3825689.08	3484.40	1742.20	174.21

（三）全国野生柴胡蕴藏量、经济量、年允收量的评估

柴胡为我国的大宗、常用的重要中药材，正常的年收购量为3000t，目前已上升到5000t，需求量不断上升。野生资源的年允收量为2090t，远低于年收购量，仅靠野生资源已不能满足医药界的需求[10]。为保护柴胡野生资源，对其进行合理开发利用，需要大力发展栽培柴胡，满足市场对柴胡药材的强劲需求。（数据来源于《中国统计年鉴数据库》，2009）

调查各省（区）野生柴胡蕴藏量、经济量、年允收量见表2-5。

表2-5 调查各省（区）野生柴胡蕴藏量、经济量、年允收量

地点	森林、草原面积/10⁴hm²	蕴藏量/t	经济量/t	年允收量/t
山西	208.19	2489.72	1244.86	124.49
陕西	670.39	1225.51	612.75	61.28
甘肃	299.63	1641.26	820.63	82.06
河北	328.83	5893.28	2946.64	294.66
内蒙古	2050.67	17413.26	8706.63	870.66
辽宁	480.53	5370.78	2685.39	268.54
吉林	720.12	5100.00	2550.00	255.00
黑龙江	1797.50	2717.82	1358.91	135.89
总和	6555.86	41851.62	20925.81	2092.58

第二节 栽培柴胡的资源现状

栽培柴胡较野生柴胡产量高，且株高明显高于野生，药用部位的根也较野生柴胡大。前

者株高一般在 60～90cm，3～5 年生平均根湿重在每株 3～6g 左右，是野生柴胡产量的两倍。

20 世纪 80 年代，我国北方一些省区开始进行柴胡野生变家种的试验，经过 20 余年的努力，柴胡栽培有了相当规模的发展，成为当今商品柴胡的主要资源，除满足国内市场外，部分商品还远销日本、韩国等地。截至 2019 年，柴胡种植面积和市场中影响最大的是甘肃、山西和陕西三省，黑龙江、内蒙古、吉林、河南、河北、四川等省、自治区有个别县家种。

由于柴胡的生产周期长、产量低、收购价格低，而近几年粮食价格升高，产量较大，还有额外补助，药农纷纷放弃种植柴胡，导致有些省份柴胡种植面积大范围缩减甚至消失。例如，调查地中的黑龙江省明水县，前 3～4 年仍有大范围柴胡种植，但本次调查发现柴胡已经停种。

现今在甘肃陇西和陇南，山西万荣、浑源，陕西澄城，河南西峡等都有大量柴胡种植，但在北京、天津、黑龙江、河北、吉林、辽宁等地先前确有柴胡种植，但近年由于各种原因，农户均放弃或减少了对柴胡的种植。

2011 年，我们通过实地考察，同时对药监局、政府部门所提供的数据进行分析，获得了沿线柴胡栽培资源的种植面积、栽培形式、种植周期、平均亩产、栽培方式等相关数据（表 2-6）。

表 2-6　柴胡栽培资源的相关数据

省份	调查地点	公司名称	栽培面积/亩	栽培形式	平均亩产/kg	种植周期/年	种源	栽培方式
甘肃省	陇西市	农户种植	30000 多	农户	60	2	本地种源	套种
陕西省	澄城县	农户种植	3000	试验种植	120	3	本地种源	春播
山西省	浑源县	万生黄芪开发有限公司	100 多	企业+农户	100	3～5	本地种源	春播
山西省	万荣县	葵花药业	6000	企业+农户	90	2～3	购买+本地	套种
河北省	安国市	霍庄种植基地	几十	农户	100	3	三岛柴胡（本地）	春播
河南省	嵩县	农户种植	600	农户	55	2	本地种源	直播
河南省	唐河县	农户种植	300	农户	55	2	本地种源	直播
河南省	西峡县	农户种植	2000	农户	60	2	日本三岛柴胡	直播

一、家种柴胡栽培方式

20 世纪 80 年代初柴胡就试种成功，现已摸索了一套栽培柴胡的种植技术，并且相当一部分是采取农户+企业联合种植的模式，由企业提供技术，甚至种源，由农户种植管理取得双赢。

在调查地中，山西的浑源县和万荣县均采用了企业+农户联合种植的模式，这样企业不愁没有原料，农户也不用担心种出的柴胡没有销路，更能使柴胡的种植期满，得到企业完善的技术支持，使药效达到最佳，不仅使企业得到发展，也带动了地区经济的全面发展。

二、栽培柴胡资源的评估

调查发现，柴胡的栽培主要集中在甘肃、陕西和山西三省，在河北、内蒙古、吉林、辽宁和黑龙江只有个别市县有柴胡种植。

甘肃省的柴胡主要种植地为定西市和陇南市,仅定西市的陇西县柴胡种植面积就达到30000亩。除此之外,陇南一带的礼县、清水县,河西地区的金昌市、天祝县、武威市等地种植规模都在6000亩,从而使甘肃省成为全国柴胡种植面积最广的省份。

山西省的柴胡种植面积仅次于甘肃省,在运城市的万荣县,柴胡的种植规模就达到6000多亩,位于太行山区南部的陵川县更是成为科技部柴胡 GAP 示范基地;大同的浑源县除了盛产野生柴胡外,也有 100 多亩的柴胡种植。另外,在太谷、长治、新绛、芮城、灵丘、方山、安泽等县市也有相当规模的柴胡种植。

陕西省也有大规模的柴胡种植,在澄城县有 3000 亩的试验种植田,亩产高达 120kg/亩。另外,在陕西省西南地区的宝鸡凤县、略阳县等地也有大量柴胡栽培资源。

河南省的柴胡种植也颇具规模,经过间接调查,在河南的嵩县、唐河县和西峡县分别有600 亩、300 亩和 2000 亩的种植规模。

调查沿线经过的河北、内蒙古、辽宁、吉林和黑龙江等地区,只有在河北发现了少量的柴胡种植,黑龙江的明水县两三年前还有柴胡种植,但近几年均放弃了中药材的种植而改种粮食作物。

综上所述,经调查估算的栽培柴胡资源的每年产量在 2500t 左右,主产区是甘肃、山西、陕西三省,种植形式以套种和春播为主,但也有地区在其他时间播种;采收年限则随地域的不同而有所差异。

三、药材收购商、医药企业走访调查

在调查过程中,我们走访了各地的药材收购商、医药公司、中医院,对柴胡的收购量、用途、收购价格有了了解。由于野生柴胡采挖量的减少、种植面积的锐减以及一些不法商人的恶意囤货,导致柴胡的价格一路猛涨,从前几年的 10~30 元/kg 到现今的 70~90 元/kg。从调查结果看,2011 年的柴胡收购价格普遍在 80 元/kg 左右,饮片出厂价更是高达 100~120 元/kg。

通过对各大药材市场的调查后发现:市场上出售的多为野生和家种的北柴胡、红柴胡和黑柴胡,价格差异较大,野生的红柴胡和黑柴胡价格较高,但其中一般掺杂有家种柴胡;更为严重的是,在出售的柴胡饮片(亳州、安国等药材市场)中,芦头(根上的茎部分)占到了柴胡饮片的一半左右,严重影响了柴胡的药效。

从调查的企业来看,柴胡的收购大部分来源于河北安国、甘肃陇西、安徽亳州等药材收购市场,也有部分是从各地散户药材收购商、个体药农手中收得。柴胡用于制造饮片和中成药添加品居多,少部分也用于兽药和新药。

四、调查结论

(一)柴胡资源减产的自然原因

近年我国西部地区持续干旱,气候很不稳定,柴胡产量有所减少。

（二）柴胡资源蕴藏量减少的人为原因

柴胡作为一种大宗、常用的中药材，分布比较广泛，但各个地方均出现不同程度的开垦农田、野外放牧与城区建设的现象，对原生态植被造成一定的破坏，导致野生柴胡资源急剧减少。各调查样地中以山西山阴县的放牧现象和吉林桦甸市的开垦造田现象尤为严重，恢复困难，造成供不应求的现象，因此价格在以后的几年仍呈涨势。

（三）存在问题及建议

1. 人类的开垦造田、放牧行为已经造成野生柴胡蕴藏量的锐减，建议当地政府可持续封山育林，发展循环经济

野生柴胡资源作为我国重要的药材资源，无论是出于医病救人还是物种多样的考虑，我们都应该保护好野生柴胡，让其持续可循环发展。针对本次调查发现，在一些地方还存在着乱砍滥伐、开垦造田和放牧严重的行为，例如山西的山阴县放牧现象严重，吉林桦甸市开垦造田现象严重等，建议当地政府本着可持续发展的原则封山育林，保护野生资源。

2. 柴胡现今供不应求，可加大鼓励种植柴胡的力度，也可大力推广间种技术，在玉米、小麦田套种柴胡

近几年的柴胡价格出现"疯长"的趋势，从2009年的不到20元/kg涨到现在的80元/kg左右，涨了4倍，尤其是在2011年其他药材在经历涨价回调时，柴胡的价格仍居高不下，导致人们对野生柴胡的滥采滥挖行为不断加深，造成野生柴胡资源遭到破坏。面对此情况，我们一方面可通过加大鼓励种植柴胡的力度，间接地增加柴胡产量；另一方面也可在有条件的地区大力推广间种技术，例如在玉米、小麦田套种柴胡。与此同时，优化种质资源、建立柴胡GAP基地、扩大柴胡的种植面积、提高柴胡药材的人工栽培水平等都能在一定程度上增加柴胡的产量。除此之外，也可根据《中药材生产质量管理规范》制定柴胡的种植标准，鼓励企业建立自己的药材基地，与当地农户合作联合经营，既可以达到柴胡生产技术的标准化管理，又可以带动一方经济的发展，形成企业和农户互利共赢的良好局面，以促进我国柴胡产业的健康和可持续发展。

3. 加大对药材尤其是饮片的质量控制，严禁以次充好，滥竽充数

本次调查药材市场发现的以家种充野生、以茎充根的现象相当严重，收购商从个体户收购药材时，可能有的本身芦头就比较长，但收购商甚至药材饮片制造商为了获取利润，对其放任自流，不做处理，将茎切入饮片中，严重影响了柴胡的药效，建议制定相关质量标准，规范市场秩序。

4. 严厉打击恶意囤货抬高柴胡价格的行为

药材作为我国大宗药材以及生活必需消耗品，其价格不会太高，再加上单一药材每年的产量有限，这就给一些不法商人制造了可乘之机，他们通过投入大笔资金恶意囤积药材、哄抬药材价格，造成了老百姓眼中吃药难的问题。因此，必须严厉打击恶意囤积药材、抬高药材价格等破坏市场秩序的行为。

第三节　北柴胡栽培技术研究

一、生长习性

北柴胡（*Bupleurum chinense* DC.）属喜温、喜光、耐旱性较强的植物，忌高温和涝洼积水，对土壤要求不严，生长期怕积水。从质量及经济效益综合考虑，柴胡应种植于气候略微冷凉的地方，我国大部分地区均可栽培。常野生于海拔 1500m 以下的山区、丘陵的荒坡、草丛、路旁、林缘和林中隙地，田间能自然越冬。

柴胡完成一个生长发育周期需要两年，人工栽培柴胡的第一年只生基叶和茎，只有很少植株开少量花，尚不能结子，在田间能自然越冬；第二年春季返青，植株生长迅速，于 7～9 月开花，8～10 月为果熟期。

刚收获的柴胡种子的胚尚未发育成熟，处于休眠状态，须经后熟过程，加速胚的发育以提高发芽率；新收种子的胚的体积仅占胚腔的 5.1%，5 个月后能长到 16.69%，在土中层积储藏的种子能加速胚的发育，促进后熟。层积 5 个月，发芽率可达 69.1%，不进行层积的新种子，其发芽率一般在 43%～50%。秦雪梅[11]等测定 2003 年、2004 年、2005 年 3 个不同年份的柴胡种子的超氧化歧化酶（Superoxide Dismutase，SOD）、过氧化物酶（Peroxidase，POD）活性与发芽率并探讨两者的相关性，结果发现柴胡种子储存年限是影响柴胡种子活力的关键因素。常温下储存种子寿命不超过一年，播种时必须用新鲜并经过处理的种子，不能使用陈种子[12]。藏柴胡种子以两年生植株采收的当年种子为最好。

二、栽培技术

育苗地宜选土壤深厚、疏松肥沃的沙质壤土，或者轻质壤土，pH 在 6.5～7.5 或偏酸性土壤为佳。套种柴胡的前作物，播种前一定要深耕、多施肥，来满足柴胡生长发育对土壤环境条件和养分的需要，播种前须提前处理种子。

（一）处理种子的方法

（1）化学药剂处理　柴胡种子出苗率低，用药剂处理种子，可以有效地提高种子出苗率。

（2）温水浸种　将种子用 30～40℃的温水浸泡 8～12h，除去水面秕子，将 1 份种子与 3 份细沙混合，在 20～25℃条件下催芽，约 7～10 天，当部分种子裂口后，将种子与细沙一同播入土中。

（3）机械处理　用细沙与种子搅拌磨去部分外皮，或用碾米机去外皮，然后进行播种，可增加种皮的透气性，以促进发芽。

（4）种子冻融处理等方法　黑龙江省明水县有特殊的技术工人处理柴胡种子："三九天"将柴胡种子浸泡 24h，去除水面秕子，捞出饱满的种子与 2 倍湿沙混匀，在室外冷冻 3～4 天后，再在室内融化，如此反复 2～3 次后，筛出种子晾干备用。用此法处理的种子，就是在模仿自然条件下人工促进种子的后熟，使种子顺利渡过休眠期，完成生理后熟过程。播种时必须用新鲜并经过处理的种子，播种后种子出苗快，生长健壮，抗病虫害能力强。

（二）柴胡播种的时间

（1）春播　当土壤表层温度稳定在10℃以上或土壤解冻深度达10cm以上，即可进行播种。

（2）夏播　又称雨季播种，夏播是柴胡主产区的主要播种形式。

（3）秋播　秋播宜早不宜迟，一般在立秋之后的8月上旬，播种后当年即可出苗。

（4）冬播　冬播宜选用当年秋季收获的新种子，播种时间一般在10月下旬至11月上旬，只要土壤未上冻均可播种。

不同地区播种的时间不同。柴胡的播种方法以育苗、移栽、直接播种、田间套种为主。藏柴胡以种子繁殖，一般在春、秋季节播种，以秋播为好，秋播温度高、降雨足、出苗快而齐。

（5）柴胡的田间管理　育苗时要经常检查棚内温度，温度控制在20~25℃之间，如果高于28℃要遮阴或通风降温；出苗后及时中耕除草，严防草荒，发现病虫害要及时防治；进入10月上旬以后，地上叶片开始枯黄，进入越冬休眠状态，为了防止冬春失墒，保证翌春返青有足够的土壤墒情，于封冻前浇一次水，对柴胡根系的生长十分有利；当春季温度回升到10℃以上时，幼芽开始萌发，长出新的植株，干旱时要及时浇水；开花期是柴胡消耗水分和养分最多的时候，要及时浇水追肥，为了提高根的产量和质量，大田一般要打顶，留种田要加强管理。雨涝注意及时排水，防止地面积水，否则易引发根腐病。

（三）病虫害防治

柴胡病虫害以根腐病、锈病、斑枯病、蚜虫、黄凤蝶、赤条椿虫等为主。防治措施：

（1）锈病　及时清除病残叶并集中烧毁，发病初期用25%锈宁1000倍液防治。

（2）斑枯病　及时清除病残枯叶并集中烧毁，发病初期喷1：1：160波尔多液，生长期喷40%代森铵1000倍液或退菌特1000倍液。

（3）根腐病　移栽时尽可能地选取壮苗，用70%甲基托布津1000倍液浸根5min，晾干后栽植；增施磷肥，提高抗病能力；发现病株，及时拔除，病穴用石灰水处理。

（4）黄凤蝶　人工捕杀，用90%敌百虫800倍液，每隔5~7天喷1次，连喷2~3次。

（5）蚜虫　用40%乐果乳油1500~2000倍液喷杀。

（6）赤条椿虫　用80%晶体敌百虫800倍液或用40%乐果乳油1000~1500倍液防治。

坚持以农业防治、物理防治、生物防治为主，化学防治为辅的无害化防治原则。加强预测预报，适时合理施药，交替、混合施药。使用的农药要符合中药材使用标准。

（四）采收与加工

一年生柴胡根中皂苷总含量为1.57%，两年生为1.19%，但两年生根的干重为一年生的3倍以上，从总量收益率考虑，仍以两年生以上收获为佳，以三年生的挥发油含量最高。柴胡宜于播种后2~3年采挖，一般于秋季植物枯萎后或早春萌芽前挖取地下根条，以春季采挖者为佳，挖出后抖去泥土，除去茎叶，晒干即成。若提取柴胡油，宜阴干。藏柴胡可当年采挖，也可次年采收种子后采挖，两年生藏柴胡根也应在种子收割后及时采挖，过迟会使次生芽返青，影响根的产量及药效。药根采挖后应及时分级晾晒，干后即可出售[13]。

三、小结

近年来，柴胡的种植产业不断发展，虽然北柴胡在我国已经有多年的种植经验，但就整个种植产业而言，仍然存在着很多问题。

首先是北柴胡的大规模种植问题：目前虽然仍以大田直播和育苗移栽为主，但并不意味着大田直播和育苗移栽就是最好的方法，在上述两者的方法下进行种植，费时费力不说，还会影响其他作物的产量。而近年来在湖北房县的柴胡 GAP 规范化种植开发中，发现柴胡的套种模式相较于育苗移栽和大田直播来说，更适合大面积种植。套种模式不仅缩短了工时，节省了人力、物力、财力，更重要的是很好地解决了柴胡幼苗期的遮阴保湿难题。除此之外，柴胡的套种模式不会影响当年其他套种作物的产量，既能确保年年有收益，又合理利用了土地，非常值得推广[14]。

其次是柴胡田间管理所存在的问题：在柴胡种植中，部分药农存在着播期不适宜、播种过深问题，很难实现一播全苗；种植密度偏稀，不能充分发挥群体的增产作用；水肥运用不合理，重氮肥，轻有机肥、磷肥的施用；不重视摘除花蕾、深耕等问题；有的药农存在只种不管或少管现象，影响了柴胡的品质。因此，当务之急是对药农进行统一培训，使其系统地学习中药材基础种植知识。其实不仅仅是种植柴胡的药农，对于种植其他中药材的药农来说也要加以引导，推广最先进的中药材种植与管理技术，使其搭上中药材产业化种植的快车[15]。

最后也是最重要的一点，那就是柴胡的种源问题：柴胡为经方代表性品种，自古以来其品种来源混乱，而近些年由于盲目引种，导致这一问题更加突出。从近些年该品产新的情况来看，柴胡种源混乱问题至今没有改观。各地农户只是根据产量或身边人推荐随意种植，根本没有种源和品质概念。同一地区竟然可以生产红柴胡、北柴胡、津柴胡，甚至三岛柴胡。这种种源混乱的现象，导致柴胡合理价格体系难以建立。本来可以卖高价的优质北柴胡，最终只能以"柴火价"销售，严重影响了实业家对柴胡种植进行规模化、产业化投资的积极性。过去使用的柴胡以甘肃、山西和河北等地出产的北柴胡（即硬柴胡）为优，红柴胡品质相对弱一些。至于日本的三岛柴胡，虽然生长快、产量大，但未入药典，又是外来物种，推荐种植属于违法行为。除此之外，多地都有种植的竹叶柴胡也被排除在药典之外，同样不推荐种植。出于对中医药行业以及民众健康负责，我们应大力推荐种植正品北柴胡[16]。当然，这需要媒体、专家和实业家共同参与，正确引导，以"订单农业"形式引导柴胡种植走产业化之路。

第四节　藏柴胡的资源分布与种质鉴别

来源于北柴胡和红柴胡的正品柴胡药材，主要以人工栽培供应市场，但产量是关键。由于红柴胡的产量低，需要种植 3 年才能达到药用标准，故红柴胡的资源濒临绝灭。北柴胡成为市场的主要栽培品种。近年来，市场又出现了一种新的地方药材品种藏柴胡，在临床上应用。藏柴胡来源于伞形科植物窄竹叶柴胡 *Bupleurum marginatum* Wall. ex DC. var. *stenophyllum*（Wolff）Shan et Y. Li 的干燥根，因其种植产量大已经在甘肃、山西、陕西等地种植，在我国华北和西北地区有广泛的适应性，已在市场上当作柴胡替代品使用[17]。藏柴胡是否可以作为北柴胡的替代品呢？山西省中医药研究院刘霞课题组已开展相关研究。本节从藏柴胡的资源现状、种质鉴别等方面阐述了藏柴胡近年来的研究内容，以期为藏柴胡相关应用提供参考。

一、藏柴胡的资源分布

藏柴胡最早记录于《滇南本草》中，其中所记录的柴胡，据图及文字描述，与竹叶柴胡或窄竹叶柴胡完全一致[18]。该植株对环境要求不严格，适应能力较强，广泛分布于我国西部和西南部海拔 2700～4000m 的林下、山坡、溪边或路旁，在西藏分布于普兰、吉隆、聂拉木、日喀则、仁布、曲水、拉萨、措美、米林、林芝、波密、察雅、洛隆、芒康、贡觉、八宿等县镜内，喜温暖，耐干旱，较耐寒冷，在-20℃条件下能自然越冬，在一般的田间地头、荒地、山坡均能生长，并且多生长于山坡、灌丛、松林下、河边草地等，以向阳、肥沃疏松、缓坡、排水良好的沙质壤土为宜，在地势低洼积水处不宜生长，具有悠久的使用历史[19]。除此之外，藏柴胡的入药部位也是其争议的热点，2020 年版《中国药典》规定中药柴胡的药用部位是根，但据文献记载和实地调查，柴胡的使用在北方主要为根，在西南地区为全草，而华东和华南地区则根和地上部分分别使用。

二、藏柴胡的植物形态

藏柴胡为多年生草本，植株较矮，高 25～60cm。主根圆柱形，多分叉，质坚硬。根的顶端常有红棕色的地下茎，木质化，长 2～10cm，有时扭曲缩短与根较难区分[19]。茎绿色，硬挺，基部常木质化，带紫棕色，茎上有淡绿色的粗条纹，实心。叶狭长，长 3～10cm，宽 3～6cm，骨质边缘较窄；基生叶紧密排成两列，9～13 脉，长 4～11cm，宽 3～6mm，顶端急尖或渐尖，有硬尖头，长达 1 mm，基部微收缩抱茎，9～13 脉，向叶背面显著突出，淡绿白色，茎上部叶同形，但逐渐缩小，7～15 脉。复伞形花序，花序少，花柄短；花序直径 1.5～4cm，伞幅 3～4（7），不等长，长 1～2cm，总苞片 2～5，很小，不等大，披针形或小如鳞片，长 1～4mm，宽 0.2～1mm，1～5 脉，小伞形花序直径 4～9mm；小总苞片 5，披针形，小总苞片长过花柄，长 1.5～2.5mm，宽 0.5～1mm，顶端渐尖，有小突尖头，基部不收缩，1～3 脉，有白色膜质边缘；小伞形花序有花 8（6）～10（12），直径 1.2～1.6mm；花瓣浅黄色，顶端反折处较平而不凸起，小舌片较大，方形，花柄长 2～4.5mm，较粗，花柱基厚盘状，宽于子房。果长圆形，长 3.5～4.5mm，宽 1.8～2.2mm，棕褐色，棱狭翼状，每棱槽中有油管 5～6，合生面 4～6。花期 8～9 月，果期 9～10 月[20]。与竹叶柴胡植物形态的主要区别在于：藏柴胡植株较矮，叶狭长，骨质边缘较窄，基生叶紧密排成两列；花序少，花柄短；小总苞片长过花柄；花期 8～9 月，果期 9～10 月[5]。

三、藏柴胡的性状特征

藏柴胡的根呈圆锥形或圆柱形，微有分支，弯曲，最长达 18cm，直径 0.1～0.6cm，近根头部残留 1～3 个茎基，茎基部有密集的节，表面棕褐色或黄棕色，具细纵皱，可见皮孔及支根痕。质柔韧，不易折断，断面略显纤维性，皮部较厚呈黑棕色环。气浓郁，久嚼微具辛辣味，有刺喉感。可在断面与气味上与窄竹叶柴胡进行区别。目前，柴胡的鉴定主要依靠形态学特征或其中的化学成分柴胡皂苷的检查，然而，柴胡属植物药材种类繁多，来源复杂，且同属植物来源的生药形态和显微特征极近似,化学成分在植物发育和收获后加工过程中也可能会有很大的变化,使得用传统方法对柴胡进行鉴定存在相当的难度。

四、藏柴胡及其易混品的鉴定

由于市场上柴胡药材种类繁多,再加上还有掺杂伪混品的现象,在一定程度上造成了柴胡属药用植物的品种混乱和质量的良莠不齐,使得中药柴胡临床用药的安全性和有效性受到很大的威胁。山西省中医药研究院刘霞老师课题组实验采用 DNA 条形码分子鉴定技术鉴定藏柴胡及其易混品,为藏柴胡基原鉴别提供科学依据,以确保柴胡药材质量及临床用药安全[21]。具体实验内容如下。

(一)实验方法

1. 样品来源

实验中所用的 50 份藏柴胡及其易混品的样品主要来源于柴胡的主产地甘肃和山西,2019年的样品为实地采集。新鲜叶片采用硅胶干燥法于-80℃冰箱保存备用,药材干根于 20℃保存备用,样品经山西省食品药品检验所高天爱教授(前期样品)和崔宇宏教授鉴定;从外观性状上看,有部分样品无法确定其基原,故用 DNA 条形码进行鉴定。标本凭证保存在山西省食品药品检验所,样品信息见表 2-7。

表 2-7　药材样品 DNA 分子鉴定信息

编号	中文名	时间	来源	培养方式	部位	采集方式
S1~S3	藏柴胡	2019-09	甘肃临洮三十铺村上	栽培	叶片	实地采集
S4~S6	藏柴胡	2019-09	甘肃临洮三十铺村下	栽培	叶片	实地采集
S7~S9	藏柴胡	2019-09	甘肃临洮窑店上	栽培	叶片	实地采集
S10~S12	藏柴胡	2019-09	甘肃临洮窑店下	栽培	叶片	实地采集
S13~S15	藏柴胡	2019-09	甘肃临夏康乐	栽培	叶片	实地采集
S16~S18	藏柴胡	2019-09	甘肃临夏八龙村	栽培	叶片	实地采集
S19~S21	藏柴胡	2019-09	甘肃临夏上湾乡	栽培	叶片	实地采集
S22~S24	藏柴胡	2019-09	甘肃陇西首阳	栽培	叶片	实地采集
S25~S26	红柴胡	2019-09	甘肃陇西通安	栽培	叶片	实地采集
S27~S29	北柴胡	2017-07	甘肃陇南	栽培	干燥根	市售
S30~S32	北柴胡	2017-08	山西万荣	栽培	干燥根	市售
S33~S35	北柴胡	2019-09	甘肃临夏	栽培	叶片	实地采集
S36~S38	北柴胡	2018-07	山西万荣	野生	干燥根	市售
S39~S41	北柴胡	2018-07	山西	栽培	干燥根	市售
S42~S43	锥叶柴胡	2018-10	内蒙古	野生	干燥根	市售
S44~S45	银州柴胡	2018-10	甘肃定西	栽培	干燥根	市售
S46~S47	黑柴胡	2019-07	山西神池	栽培	干燥根	市售
S48~S50	北柴胡	2019-10	山西闻喜	栽培	叶片	实地采集

2. 样品准备

用 75%乙醇擦拭叶片和根的表面，自然晾干后置于 2mL 离心管中，以 50Hz 的频率研磨成细粉，称取约 50mg 粉末。

3. DNA 提取及质检

利用 Ezup 柱式植物组织基因组 DNA 抽提试剂盒（B518261）提取样品总 DNA。取 5μL DNA 溶液 1%琼脂糖、1×TAE 缓冲溶液电泳（电压 120～180V）检测 DNA 质量。

4. 引物

PCR 扩增选用通用引物：

ITS2F（5′-ATGCGATACTTGGTGAAT-3′）；

ITS3R（5′-GACCCTTCTCCAGACTACAAT-3′）。

5. PCR 反应体系

PCR 反应体系见表 2-8。

表 2-8 PCR 反应体系

加入物质	浓度	体积/μL
模板 DNA	20～50ng/μL	1～2
引物 F	10μmol/L	1
引物 R	10μmol/L	1
dTNP（脱氧核糖核苷三磷酸）	10mmol/L	1
Taq 稀释缓冲液（与 $MgCl_2$）	稀释 10 倍后使用	2.5
Taq 聚合酶	5U/μL	0.2
加双蒸水至		25

6. PCR 反应条件

PCR 反应条件见表 2-9。

表 2-9 PCR 反应条件

序号	程序	温度/℃	时间
1	预变性	95	5min
2	变性	94	30s
3	退火	58	30s
4	延伸	72	60s
5	循环上述操作 2～4 中的内容 38 次		
6	修复延伸	72	10 min

7. 电泳检测条带

将 PCR 产物用 5μL 1%琼脂糖凝胶电泳。电泳参数：150V，100mA，10～20min。电泳观察。

8. 数据处理

应用 CodonCode Aligner 软件对测序峰图进行校对拼接，基于隐马尔可夫模型的 HMMer 注释方法[22]，手动查找并去除两端 5.8 S 和 28 S 区段，获得 ITS2 间隔区序列。登陆 GenBank 的 Nucleotide 数据库下载相关柴胡序列，利用 MEGA6.0 进行序列比对，计算 GC 含量及种内、种间 K2P（Kimura 2-Parameter）遗传距离，采用邻接法（Neighbour-Joining，NJ）构建系统聚类树，同时以 Bootstrap（自展支持率 1000 次）重复检验各分支的支持率。根据 Schultz[23,24] 等建立的 ITS2 数据库及其网站预测 ITS2 的二级结构。

（二）结果与讨论

1. 柴胡样品 DNA 提取和质检结果

柴胡药材样品提取 DNA 后，对 S1～S15 样品进行抽样检测，发现样品呈现单一条带，说明 DNA 完整无降解，有明显条带说明浓度可以满足 PCR 要求，如图 2-1 所示。在完成 50 个样本总 DNA 提取后，发现 32、40 和 42 号样本的 DNA 未成功提取，故后续分析样本总数为 47 份。

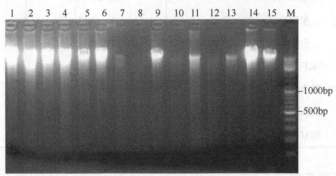

图 2-1　DNA 提取检测图

2. PCR 扩增结果

利用 ITS2 引物进行 PCR 扩增，用 5μL 1%浓度为琼脂糖凝胶电泳检测 PCR 产物，发现抽样柴胡样品均能扩增出单一明亮条带，长度约为 500bp。对所有检测后的 PCR 产物进行测序，结果见图 2-2。

3. 基于 ITS2 序列的物种鉴定结果

将注释得到的 47 条 ITS2 序列在中药材 DNA 条形码鉴别系统和 GenBank 数据库中进行相似性搜索（BLAST）鉴定，结果表明 ITS2 序列能够准确鉴定藏柴胡及其易混品，其中 24 条为窄竹叶柴胡，18 条为北柴胡，2 条为红柴胡，1 条为锥叶柴胡，2 条为银州柴胡。

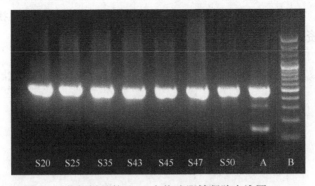

图 2-2 柴胡样品的 PCR 产物琼脂糖凝胶电泳图

A 为 Marker1-Thermo（SM0332），B 为 Marker2-生工（B500437）

4. 藏柴胡及其易混品的 ITS2 序列长度及变异位点分析

藏柴胡及其易混品的 ITS2 序列特征见表 2-10，其中只有北柴胡的 18 条 ITS2 序列有 4 个变异位点，共有 4 个（A1～A5）单倍型（表 2-11），单倍型 A1 包括 8 条序列，单倍型 A2 包括 1 条序列，单倍型 A3 包括 2 条序列，单倍型 A4 包括 3 条序列，其余柴胡种内均无变异位点。

表 2-10 藏柴胡及其易混品的 ITS2 序列特征

基原物种	ITS2 长度/bp	平均 GC 量/%	种内变异位点
窄竹叶柴胡	229	62.6	0
北柴胡	233	62.1	4
锥叶柴胡	233	50.3	未知
银州柴胡	229	60.2	0
红柴胡	233	51.7	0

表 2-11 北柴胡 ITS2 序列种内变异位点信息

变异位点/bp	A1	A2	A3	A4
185	C	G	*	*
192	A	*	A	*
194	T	*	*	A
230	G	C	*	C

注：*表示与单倍型 A1 碱基相同。

藏柴胡与其同属间的变异位点主要集中在第 22、35、40、85、110、181、182、185、220、223 位点，与北柴胡和红柴胡的变异位点较多，与锥叶柴胡和银州柴胡的序列相似度较高，见图 2-3。

（三）小结

本实验利用 ITS2 序列准确地鉴别了藏柴胡药材及其易混品，为中药材柴胡的临床用药安全提供了可靠的技术手段。目前，药典中收录的两种柴胡品种分别面临着以下资源现状：

南柴胡产量很少，几乎绝种；北柴胡种植产量低，野生资源枯竭。寻找新的柴胡药材资源及替代品成为柴胡资源研究的一个重要方向。

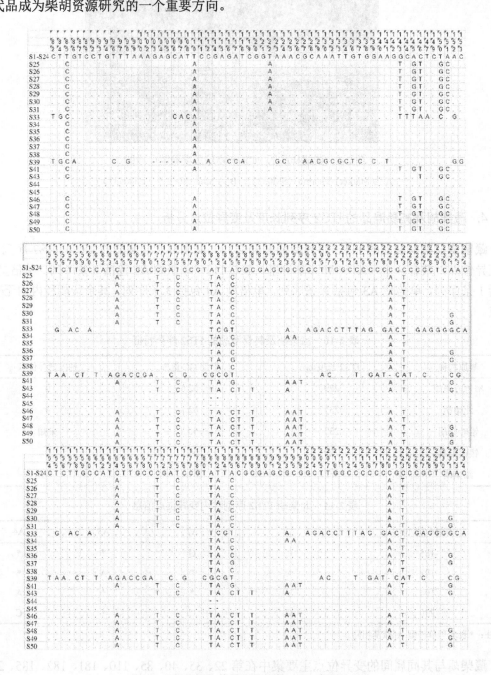

图 2-3　藏柴胡与其易混品间的 ITS2 序列比对

基于此，后续可收集更多不同基原的柴胡样本，并通过多种 DNA 条形码分子鉴定技术和 DNA 分子标记技术（如 RAPD、AFLP 和 ISSR 等），进一步构建系统发育树，从而确定柴胡不同物种间的系统发育关系、分化过程及进化地位，从分子水平探讨不同基原柴胡之间的遗传关系，寻找分子水平上密切联系的柴胡物种，从而发现可替代的新的柴胡资源物种，扩大中药材柴胡药用资源，有效加快寻找柴胡药材新资源的进程[26-28]。

五、藏柴胡的药理活性和毒性作用

山西中医药研究院刘霞老师课题组[34]专门针对藏柴胡的药理活性进行了相关研究。课题组采用甘肃陇南产藏柴胡（GZ）、山西万荣产藏柴胡（WZ）和山西万荣产北柴胡（WB）的水煎液，分别进行了①大鼠的解热作用实验：大鼠发热模型采用背部皮下注射 2,4-二硝基苯酚溶液（12.5mg/kg）进行复制；②小鼠抗炎作用实验：小鼠耳郭肿胀模型采用二甲苯 20μL 涂抹小鼠右耳、上下两面进行复制；③小鼠保肝作用实验：小鼠急性肝损伤模型采用腹腔注射 CCl_4（0.1%）植物油溶液进行复制。结果发现，山西万荣产藏柴胡在解热、抗炎、保肝方面的作用接近山西万荣产北柴胡，作为柴胡使用的可能性较大；而甘肃陇南产藏柴胡虽然在解热、抗炎方面的作用强于山西万荣产北柴胡，但其保肝作用不明显。

柴胡是传统中药材，在实际临床应用中发现该药材存在一定的毒性作用。近年来有研究发现，柴胡皂苷在发挥镇静、镇痛等药理作用的同时伴有很强的毒性作用。有研究资料显示[29]：采用经典小鼠急性毒性实验，进行柴胡皂苷 d（SSd）对小鼠灌胃给药，最大给药量和腹腔给药半数致死量的实验，结果发现腹腔给药 SSd 时小鼠的临床反应最为强烈，毒性症状以间歇性抽搐、呼吸急促、心率加快、躁动为主；同时也有相关资料表明[30-33]：长期给予大鼠柴胡皂苷可导致其肝功能出现异常以及肝细胞发生器质性病变。

藏柴胡作为一种新的药用资源，其皂苷类成分是否也具有与北柴胡相同的毒性作用，刘霞老师课题组对其进行了初步探究。该课题组对甘肃陇南产藏柴胡（GZ）、山西万荣产藏柴胡（WZ）和山西万荣产北柴胡（WB）的水提物和醇提物进行了小鼠为期两周的最大给药量实验以及急性毒性实验，发现柴胡总皂苷中的柴胡皂苷 a、柴胡皂苷 d 可能是造成柴胡毒性的主要物质基础之一，尽管三种柴胡在一定剂量给药后均能造成柴胡的毒性反应，但是相比较而言，甘肃陇南产藏柴胡的毒性高于山西万荣产藏柴胡和山西万荣产北柴胡。此外，该结果也与文献记载的毒性量效关系一致[35-37]。

六、小结

综上所述，虽然藏柴胡近年来凭着产量高、适应性强等优点在全国各地广泛种植，并作为柴胡替代品在市场上流通，但其并不是药典收载品，同时随着中药资源以及分析方法的不断发展，因其越来越多的缺点也将暴露出来（如毒副作用）而逐渐被市场淘汰。因此，有必要在临床研究上彻底搞清楚藏柴胡的药理作用与毒理作用之后，再决定其是否可以在全国范围内种植与药用。

第五节　柴胡药材种质资源多样性分析

一、我国柴胡种质资源概况

种质资源是资源开发的基础，是指具有特定种质、基因，同时可供育种、栽培及相关研究利用的各种生物类型，又称为遗传资源（genetic resources）、基因资源（gene resources）、品种资源或育种的原始材料，包括品种、类型、近缘种和野生种的植株、种子、无性繁殖器官、细胞、染色体、基因甚至 DNA 片段等[38]。全世界大概有 200 种柴胡属植物，《中国植物志》收载有 59 种（含变种、变型）。我国幅员辽阔，药用柴胡广布于除海南岛以外的各个地区。调查显示，我国药用柴胡主要是来自柴胡属 25 种、8 个变种和 3 个变型植物[39]。仅就其生物学种而言，柴胡种质资源丰富，不同变种、变型、生态型柴胡的存在更扩充了我国柴胡种质资源库[40]。

二、柴胡种质资源的形态多样性[41]

柴胡种质资源的多样性，最直观的表现在其外观形态上的不同。舒璞[42]等主要依据柴胡属植物的形态性状采用聚类分析和主成分分析的方法，选取了根、茎、总苞片、小总苞片、果实等器官的 49 个主要形态性状，对国产 17 种柴胡属植物进行了分类，探讨了柴胡属药用植物各种间的亲缘关系及种间、种下单位的分类关系，首次提出中国柴胡属植物的分类系统，将柴胡属分为大叶柴胡亚属和真柴胡亚属，后者又可分为大苞组和小苞组。此外，通过不同柴胡的根形、油管、气味、叶表皮特征、花粉形态、薄层色谱特征等也能将其各类型区分开来，说明不同类型的柴胡具有特定的形态学标记和理化标记，展示了我国柴胡的种质资源多样性[43-46]。由此可见，我国柴胡种质资源丰富，并且形态多样，而迥异的外观性状既可以作为其种质资源的一种标记，也可作为柴胡育种工作中的选种目标性状。

三、柴胡种质资源的细胞核型多样性[47]

目前对柴胡染色体数已有数百个记录，染色体基数有 4、6、7、8，其中以 6、7、8 为常见，大多是二倍体。姜传明[48]等揭示了柴胡核型特征，分析了北柴胡、狭叶柴胡、柞柴胡 *B. komarovianum* Lincz.、锥叶柴胡 *B. bicaule* Helm.、大叶柴胡 *B. longiradiatum* Turcz.等染色体数目，发现不同种质来源的柴胡细胞核型各有特点，并根据核型特征分析了东北地区各种柴胡间的演化关系。王奇志[49]等对横断山区柴胡 6 个种和 2 个变种进行了染色体研究，结果表明，不同种间染色体的数目、形态、大小、长度均存在差异，表现出多样的细胞核型。因此，柴胡的核型可作为其细胞学辅助标记，能够代表柴胡种质资源的多样性。

四、柴胡种质资源的分子遗传多样性

随着分子生物学技术的发展，对柴胡种质资源的研究已深入分子水平，目前主要的技术有 ITS（Internal Transcribed Spacer，ITS）、RAPD、AFLP、ISSR 等。

武莹[50]等将 rDNA ITS 序列分析技术用于柴胡的基原鉴定中，对 2000 年版《中国药典》收载品北柴胡、狭叶柴胡、各地常用品种竹叶柴胡 *B. marginatum* Wall. ex DC.、黑柴胡 *B. smithii* Wolff、小叶黑柴胡 *B. smithii* Wolff var. *parvifolium* Shan et Y. Li 以及柴胡近缘属孜然芹属植物孜然芹的序列分析表明：ITS1、ITS2 序列信息位点较为丰富，不同种的柴胡均有特异性的变异位点，柴胡属内差异率较低，与近缘属植物间差异率较高。张福生[51]等设计专用于北柴胡与狭叶柴胡鉴别的 ARMS 特异性引物，可从多种药材及中成药（蜜丸、水蜜丸）中快速、准确地检测出北柴胡、狭叶柴胡，该方法具有准确、高效、省时、简便的特点；王奇志[52]等对横断山区柴胡10个种、4个变种以及产于河北和黑龙江的柴胡3个种的nrDNA ITS进行测序，同时从GenBank中下载同属的来自非洲和地中海西部16种柴胡的nrDNA ITS序列数据，结合染色体数目变化结果，探讨了横断山区柴胡属植物的系统发育状况，认为横断山区可能是现代柴胡属植物的频度中心和多样性分布中心之一；郑亭亭[53]以核型分析为参考，结合ISSR（Inter-simple Sequence Repeat，ISSR）和ITS标记进一步分析发现红根型红柴胡和白根型红柴胡的种质不同，可见柴胡种质资源存在广泛的分子遗传多样性，这些特征一方面是柴胡种质多样性的证据，另一方面也能说明柴胡种质间的亲缘进化关系。由以上研究可知：我国柴胡种质资源丰富，表现在其形态多样性、细胞核型多样性和分子遗传多样性等方面。收集柴胡种质资源是柴胡育种的基础，应当广泛收集形态上、细胞及分子水平上有不同特征的个体样本，建立柴胡种质资源库，从而为充分利用我国丰富的柴胡种质资源提供素材。

秦雪梅[47]等建立了从柴胡药材干根中提取DNA、通过RAPD技术对柴胡种质资源进行聚类分析的方法；梁之桃[54]等通过RAPD技术对柴胡属5种植物进行了标记分析，阐明了这些植物的亲缘关系，该技术也能用于柴胡种源道地性鉴定；郝建平[55]等对山西省9个不同地区北柴胡植株进行RAPD分子标记，其中产自山西万荣县、夏县和新绛县的北柴胡植株属于家种，其余的6个类型为野生种，利用RAPD技术对植株的DNA进行多态性扩增，共检测出22条DNA谱带，其中多态性谱带18条，说明9个分别生长、种植于山西不同地区的北柴胡在一定程度上具有遗传多态性；秦雪梅[56]等以7个柴胡栽培药材的干根为材料，采用AFLP技术进行分析，实现了对山西左权种的鉴别分子标记的联合使用在种质资源鉴定中更为有效，结果更为可靠。

ISSR标记可以揭示更高程度的DNA多态性，隋春[57]等建立了适于柴胡ISSR分析的反应体系，并采用ISSR分子标记分析了3份栽培柴胡种质个体间及种质间差异；白杨[58]以保康柴胡GAP种植基地的北柴胡为研究重点，并与收集的其他两个种植基地的北柴胡以及两个野生北柴胡进行比较，以三岛柴胡和银州柴胡作为种外参照，采用ISSR技术标记不同产地柴胡的DNA，分析了不同产地、不同品种柴胡的遗传多样性和亲缘关系及其与药材品质的相关性。除此之外，柴胡的遗传标记辅助育种也取得一定成绩：在DNA标记方面，陈怀琼[59]等采用磁珠富集法筛选出具有多态性、可重复的SSR（Simple Sequence Repeats，SSR）引物；隋春[60]等建立并优化了柴胡的ISSR-PCR反应体系，对栽培柴胡种质遗传的混杂度进行了ISSR分析，并利用ISSR和SSR分子标记构建了北柴胡遗传图谱；而在基因工程方面，已经对北柴胡皂苷合成途径上游的5个关键酶基因进行了克隆和序列分析[61-64]；除此之外，还构建了北柴胡根的全长富集cDNA文库，并获得了3111个高品质EST序列[65]；而454焦磷酸测序技术也已应用于北柴胡皂苷生物合成途径相关基因的分析中，为北柴胡功能基因组研究和各种生理现象的分子机制研究提供了基础[66]；北柴胡中可能参与柴胡皂苷合成的UGT基因的全长cDNA克隆及其RNAi转基因载体的成功构建，又为柴胡的转基因育种奠定了基础[67]。以上研究工作为今后利用植物基因工程改良柴胡性状、培育高质量的柴胡新品种奠定了理论和技术基础。

综上所述，以ITS序列作为分子标记的最大限制是由于进化顺序、变异等原因，在某些间隔区上表现的差异性较小，不适合于属内种或种群的标记；RAPD分析则无须设计扩增反应引物以及被研究生物基因组的核苷酸序列，同时退火温度较低、简便易行、省时省力，所需DNA样品量极少。因此后者在DNA样品量不足时有较大优势。而AFLP则结合了RAPD

和 ITS 两种技术的优点，具有分辨率高、稳定性好、效率高的优点，但它的技术费用昂贵，对 DNA 的纯度和内切酶的质量要求很高；ISSR 标记不仅不需要获得 SSR 两侧的单拷贝序列，而且与 SSR 标记相比，ISSR 引物可以在不同的物种间通用，可同时获得几倍于 RAPD 的信息量，检测非常方便，因而是一种非常有发展前途的分子标记。

五、我国柴胡育种的研究进展

我国素有人工栽培柴胡的习惯，长期以来无新品种，家种柴胡主要靠自留种，各地农家栽培类型构成了家种柴胡的品种来源。农户的柴胡种子多是本地野生资源留种、药材市场购种或名产地引种，使得品种混杂的现象严重，山西省的农家栽培北柴胡就有多支根型、少支根型和单根型三类[68]。三岛柴胡是最早在日本选成的柴胡商品品种，其品质优良，萌发率较野生种高，我国从 20 世纪 80 年代开始试引种，目前已掌握完备的种植技术，但其仍为非药典品种，不能满足中国市场需求。随着我国柴胡的需求量加大，人们对符合《中国药典》规定、品质纯正优良、利于生产管理的品种的需求也日渐增大，一系列新品种在此情形下应运而生。

"中柴 1 号"是国内外首个北柴胡新品种，采用混合选育法，从河北省的一份休眠浅、种子萌发率高的地方品种中选育而成。"中柴 1 号"具有浅休眠特征，与其他家种或野生柴胡比较，表现出萌发率高、药材根形好、柴胡皂苷量稳定、产量高、效益好等优势，于 2003 年正式被北京种子管理站鉴定认可。杨成民[69]等还对其中皂苷量的动态变化进行了研究，确定有效成分产量为采收指标，建立其规模化生产的理论与技术，目前已得到较广泛的推广。作为第一个被鉴定认可的柴胡商品品种，"中柴 1 号"对缓解柴胡市场供求关系和规范柴胡药源功不可没。

"中柴 2 号"和"中柴 3 号"是在"中柴 1 号"的基础上以系统选育法选育的良种。采用单株选育法，以几种柴胡品种的整齐度、株型、产量、根色和有效成分量为特征指标得到新选品种，具有根色深、株型矮的特征，其他品质性状更优秀。这两个品种也在 2009 年获得北京市非主要农作物品种鉴定证书。相比于"中柴 1 号""中柴 2 号"和"中柴 3 号"在整齐度、皂苷量和产量等性状均有所提高[70]。由此可见，以中柴系列为代表，我国柴胡新品种品质性状逐代优化，表现出良好的发展势头，但其对某些生态环境适应性不佳，例如，四川省青川县马公乡引种的中柴系列良种在植株生长过程中与当地特殊气候不适应，生长期推迟。一方面柴胡花期遇雨季，不利于授粉和结实；另一方面，引种的植株长势不佳，药材生产情况也不及原产区优良。为此，有必要继续选育性状多样、适应多种生态环境的柴胡新品种。

六、结语与展望

我国柴胡种质资源丰富，表现在形态多样性、细胞核型多样性和分子遗传多样性等方面，柴胡育种基础工作已经较为完备，并取得一定成效。采用传统的混选法获得的"中柴 1 号"良种，开启了我国柴胡商品品种的序幕；以单株系统选育得到的"中柴 2 号"和"中柴 3 号"品种在品质和整齐度上更进一步，我国柴胡品种选育呈现出良好的发展势头。此外，柴胡分子育种也取得一定成果，近年来，国内外学者对柴胡的传统用法、植物化学、药理学和生物活性机制进行了深入研究，使得柴胡的功效更为明确，柴胡及其产品备受关注，市场需求量大，这是柴胡产业发展的机遇[71]。

大规模规范化栽培良种是中药现代化的时代背景，而目前我国柴胡育种工作仍在起步阶段，因此建议柴胡育种工作主要从以下三个方面入手：一是扩大育种目标。既要注重优质高产、稳产，还要兼顾抗病虫育种，培育抗病虫品种以减少甚至替代在种植中农药的使用。二是建立种质资源库。广泛收集具有特征性状的种质资源，并深入研究其生理特性，为充分发掘其中的优良遗传性状准备材料。三是育种方法的改变。既要以传统选种法在现有的品种中优中选优，又要借鉴如杂交育种、杂种优势育种、倍性育种和诱变育种等手段培育良种，还要推广分子育种技术，筛选、克隆关键基因，在基因水平上创造良种。如此选育柴胡优良品种，促进品种纯正、性状均一，实现药材质量安全、有效、稳定、可控的全面发展。

参考文献

[1] 中央人民政府卫生部. 中华人民共和国药典一部 [M]. 上海：商务印书馆，1955.

[2] 中华人民共和国药典委员会. 中华人民共和国药典一部 [M]. 北京：人民卫生出版社，1963：237.

[3] 中华人民共和国药典委员会. 中国药典：一部 [S]. 北京：中国医药科技出版社，2020：293-294.

[4] 郭丽华. 北柴胡、南柴胡和三岛柴胡比较生物学的研究 [D]. 哈尔滨：东北农业大学，2003.

[5] 中国科学院中国植物志编辑委员会. 中国植物志第五十五卷第一分册. 北京：科学出版社，1979：219-293.

[6] 潘胜利，顺庆生，柏巧明. 中国药用柴胡原色图志 [M]. 上海：上海科学技术文献出版社，2002：9.

[7] 郭佳琪，杨印军，方伟，等. 藏柴胡以及种植北柴胡和竹叶柴胡的皂苷含量研究 [J]. 中国现代中药，2018，20（01）：34-38.

[8] 王梦迪，靳光乾. 柴胡中药资源研究进展 [J]. 山东林业科技，2019，49（03）：107-110，114.

[9] 珍稀濒危和大宗常用药用植物资源调查手册 [R]. 北京：中国中医科学院中药研究所. 2008.

[10] 王玉庆，牛颜冰，秦雪梅，等. 野生柴胡资源调查 [J]. 山西农业大学学报（自然科学版），2007（01）：103-107.

[11] 潘安中，谢树莲，秦雪梅. 不同年份柴胡种子 SOD、POD 活性与发芽率的测定 [J]. 天津中医药，2008（03）：243-245.

[12] 李宪红. 柴胡的栽培技术 [J]. 河南农业，2018（07）：30.

[13] 毛文乐. 临洮县藏柴胡栽培技术 [J]. 农业科技与信息，2015（17）：53.

[14] 王斌，迟云超，郑友兰，等. 柴胡的栽培技术 [J]. 人参研究，2008（01）：43-45.

[15] 王玉庆. 北方中药材栽培 [M]. 太原：山西经济出版社，2012.

[16] 蒋小娟，马正梅. 临夏州柴胡种植技术及存在的问题 [J]. 农业科技通讯，2017（04）：207-209.

[17] 王惠，刘霞. 藏柴胡的研究进展 [J]. 世界最新医学信息文摘，2019，19（20）：110-113.

[18] 丁锤，徐莹，马孝熙，等. 柴胡属5种易混药材的鉴别研究 [J]. 中药材，2016，39（9）：1975-1981.

[19] 陈彦芹，鲍隆友. 西藏柴胡属植物资源及窄竹叶柴胡栽培技术 [J]. 中国林副特产，2006，（85）：40-41.

[20] 王辉. 六种柴胡类药用植物生长动态与采收期研究 [D]. 甘肃农业大学，2013.

[21] 夏召弟，刘霞，冯玛莉，等. 基于 ITS2 条形码鉴定藏柴胡及其易混品 [J]. 中草药，2020（22）.

[22] Selig C，Wolf M，Müller T，et al. Homology modelling RNA structure for molecular systematics [J]. Nucl Acids Res，2008，36（12）：377-380.

[23] Keller A，Schleicher T，Schultz J，et al. 5. 8S-28S rRNA interaction and HMM-based ITS2 annotation [J]. Gene，2009，430（1/2）：50-57.

[24] Koetschan C，Förster F，Keller A，et al. The ITS2 Database Ⅲ-sequences and structures for phylogeny [J]. Nucl Acids

Res, 2010, 38（6）：275-279.

[25] 陈士林，姚辉，韩建萍，等. 中药材 DNA 条形码分子鉴定指导原则 [J]. 中国中药杂志，2013，38（02）：141-148.

[26] 戚文涛，李剑超，王晨，等. 应用 ITS2 条形码及种子形态鉴定柴胡属种子 [J/OL]. 中国实验方剂学杂志：1-10 [2020-02-12].

[27] 王亚丹，韩晓妮，赵玉乔，等. 基于 ITS2 条形码鉴别市售柴胡药材及其混伪品 [J]. 中草药，2017，48（17）：3590-3596.

[28] 陈士林.《中药分子鉴定技术与应用》评价 [J]. 中国中药杂志，2017，42（05）：1011.

[29] 王世荣. 分析柴胡皂苷对肝脏的药理毒理作用 [J]. 世界最新医学信息文摘，2015，15（A2）：55，57.

[30] 孙蓉，黄伟，李素君，等. 关于"柴胡劫肝阴"的源流发展与初步实验研究 [J]. 中国药物警戒，2009，6(10): 577-580.

[31] 黄幼异，黄伟，孙蓉. 柴胡皂苷对肝脏的药理毒理作用研究进展 [J]. 中国实验方剂学杂志，2011，17(17): 298-301.

[32] 黄伟，孙蓉. 柴胡皂苷类成分化学与药理和毒理作用研究进展 [J]. 中药药理与临床，2010，26(3): 71-74.

[33] 卢伟，杨光义，杜士明，等. 竹叶柴胡化学成分和药理作用研究进展 [J]. 医药导报，2016，35(2): 164-168.

[34] 王惠. 藏柴胡与北柴胡的鉴别与药理活性对比研究 [D]. 太原：山西省中医药研究院，2019.

[35] 黄伟. 柴胡总皂苷粗制品的肝毒性实验研究 [D]. 济南：山东中医药大学，2011.

[36] 孙蓉，黄伟，尹建伟. 不同提取工艺对北柴胡不同炮制品皂苷 a 含量及急性毒性实验比较研究 [J]. 中国药物警戒，2011，8(8): 454-459.

[37] 刘亚旻，刘新民，潘瑞乐. 柴胡毒性作用研究进展 [J]. 中成药，2012，34（06）：1148-1151.

[38] 姚入宇，陈兴福，张宝林，等. 我国柴胡的种质资源现状与育种研究展望 [J]. 中草药，2013，44（10）：1349-1353.

[39] 黄玮，孙平，张文生，等. 北京东灵山地区不同海拔柴胡居群的遗传多样性 [J]. 植物遗传资源学报，2008，9（04）：453-457.

[40] 王秀全，李玉新，李会成，等. 北柴胡种源道地性 RAPD 分析 [J]. 中药材，2003（12）：855-856.

[41] 贾金萍，刘晓节，秦雪梅，等. 北柴胡药材种质资源的化学与遗传分析 [C]. 中国药学会中药与天然药物专业委员会：中国药学会，2009：280-284.

[42] 舒璞，袁昌齐，佘孟兰，等. 中国柴胡属药用植物的数量性状分类研究（I）[J]. 西北植物学报，1998（02）：126-132.

[43] 王秀丽，王义，王秀全，等. 三岛柴胡种子生物学特性研究 [J]. 吉林农业大学学报，1997（02）：57-60.

[44] 邓友平，赵力强，张立鸣. 北柴胡与三岛柴胡种子萌发特性研究 [J]. 中药材，1996（02）：55-57.

[45] 金怡，王海之，钱建立. 建立中药产业的比较优势 [J]. 绿色经济，2002（03）：56-58.

[46] 郝建平，秦雪梅. 北柴胡快速繁殖及种子萌发条件研究 [J]. 中草药，2008（05）：752-756.

[47] 南晓洁，郝媛媛，秦雪梅，等. 柴胡药材干根 DNA 提取及 RAPD 分析 [J]. 中草药，2009，40（03）：447-451.

[48] 姜传明，徐娜，王好友，等. 东北柴胡属细胞分类学研究 I. 6 种柴胡的核型分析 [J]. 植物研究，1994（03）：267-272，333-334.

[49] 王奇志，何兴金，周颂东. 基于染色体计数和 ITS 序列初步探讨横断山区柴胡属植物（伞形科）的系统发育 [J]. 植物分类学报，2008（02）：142-154.

[50] 武莹，刘春生，刘玉法，等. 5 种习用柴胡的 ITS 序列鉴别 [J]. 中国中药杂志，2005（10）：732-734.

[51] 薛英，邢婕，张福生，等. 柴胡与狭叶柴胡的特异性引物 PCR 鉴别方法 [J]. 时珍国医国药，2015，26（02）：370-372.

[52] 逢云莉，唐自慧，王奇志，等. 中国柴胡属植物叶表皮特征及系统学意义 [J]. 武汉植物学研究，2009，27（02）：133-144.

[53] 郑亭亭. 柴胡选育品系和主要栽培种质的品质及遗传整齐度评价 [D]. 北京：中国协和医科大学，2010.

[54] 梁之桃，秦民坚，王峥涛，等. 柴胡属 5 种植物 RAPD 分析与分类鉴定 [J]. 中草药，2002（12）：64-66.

[55] 赵瑒，高可青，郝建平，等. 晋产北柴胡试管植株的 RAPD 分析 [J]. 山西大学学报（自然科学版），2013，36（02）：267-270.

[56] 郝媛媛，南晓洁，秦雪梅，等. 柴胡栽培种 ZQ-T 干根药材的 AFLP 鉴别 [J]. 山西大学学报（自然科学版），2010，33（02）：291-295.

[57] 隋春，魏建和，王跃虎，等. 柴胡栽培种质遗传混杂的 ISSR 分析 [J]. 新疆大学学报：自然科学版，2007：233-236.

[58] 白杨. 不同产地柴胡的 ISSR 分子标记及品质研究 [D]. 武汉：湖北中医学院，2008.

[59] 陈怀琼，郑亭亭，魏建和，等. 磁珠富集法开发北柴胡多态性简单序列重复标记 [J]. 生物技术通讯，2010，21（02）：200-205.

[60] 隋春，魏建和，陈士林，等. 柴胡 ISSR-PCR 反应体系的建立与优化 [J]. 时珍国医国药，2008（08）：1837-1839.

[61] 战晴晴，隋春，魏建和，等. 利用 ISSR 和 SSR 分子标记构建北柴胡遗传图 [J]. 药学学报，2010，45（04）：517-523.

[62] 董乐萌，刘玉军，魏建和. 柴胡皂苷合成途径中三个关键酶基因片段的克隆与序列分析 [J]. 世界科学技术—中医药现代化，2008（05）：56-60，15.

[63] 隋春，战晴晴，魏建和，等. 北柴胡皂苷生物合成途径关键酶 IPPI 的全长 cDNA 克隆及其序列分析 [J]. 中草药，2010，41（07）：1178-1184.

[64] 隋春，魏建和，战晴晴，等. 北柴胡鲨烯合酶基因及其编码区 cDNA 克隆与序列分析 [J]. 园艺学报，2010，37（02）：283-290.

[65] Sui C，Wei J H，Chen S L，et al. Construction of a full-length enriched cDNA library and analysis of 3111 ESTs from roots of *Bupleurum chinense* DC. [J]. Bot Stud，2010，51（01）：7-16.

[66] Ashour M L，Wink M. *Genus Bupleurum*: A review of its phytochemistry, pharmacology and modes of action [J]. J Pharm Pharmacol，2011，63（03）：305-321.

[67] 隋春，徐洁森，赵立子，等. 北柴胡 *UGT* 基因的克隆及其过量表达和 RNAi 转基因载体的构建 [J]. 中国中药杂志，2012，37（05）：558-563.

[68] 秦雪梅，王玉庆，岳建英. 栽培柴胡资源状况分析 [J]. 中药研究与信息，2005（08）：30-32.

[69] 杨成民，魏建和，程惠珍，等. 北柴胡皂苷含量动态变化 [J]. 中药材，2006（04）：316-318.

[70] 郑亭亭，隋春，魏建和，等. 北柴胡二代新品种"中柴2号"和"中柴3号"的选育研究 [J]. 中国中药杂志，2010，35（15）：1931-1934.

[71] Sui C，Zhang J，Wei J H，et al. Transcriptome analysis *Bupleurum chinense* DC. focusing on genes involved in the biosynthesis of saikosaponins [J]. BMC Genomics，2011（12）：539-554.

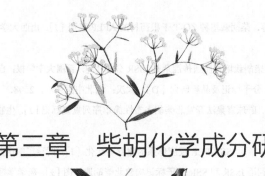

第三章 柴胡化学成分研究

柴胡中的化学成分复杂，国内外学者在前期进行了大量研究，主要采用传统的化学分离和鉴定手段，发现其中的主要有效成分为皂苷类、挥发油类和多糖类。挥发油类成分多以气质联用研究为主，因其稳定性较差很少用作质量控制指标。皂苷类成分稳定性较好，目前已分离得到上百种皂苷类成分，因其结构稳定和专属性强常被作为质量控制成分。此外还分离得到了黄酮、脂肪酸、多元醇、植物甾醇、木脂素、香豆素、多糖、微量元素等其他类型的成分。这些成分存在的部位不尽相同，皂苷类、挥发油类和多糖类成分多存在于柴胡的药用部位根中，而黄酮类成分则主要存在于柴胡的地上部分（茎叶和花）中。本课题组采用核磁和液-质联用表征的植物代谢图，对不同器官的化学成分进行了指认。

第一节 柴胡化学研究概述[1]

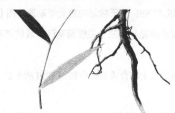

一、皂苷类

迄今为止，从柴胡属植物中已分离得到 100 多种皂苷类成分（部分见表 3-1），均为五环三萜类齐墩果烷型衍生物，其苷元分为 7 种不同类型：环氧醚（Ⅰ）、异环双烯（Ⅱ）、1 烯（Ⅲ）、同环双烯（Ⅳ）、十二烯二十八羧酸（Ⅴ）、异环双烯三十羧酸（Ⅵ）、十八烯型（Ⅶ），各类母核结构见图 3-1。含量较大的柴胡皂苷 a（Saikosaponin a，SSa）、柴胡皂苷 d（Saikosaponin d，SSd）、柴胡皂苷 c（Saikosaponin c，SSc）均属于环氧醚型（Ⅰ）母核。此三种成分通常被认为是柴胡中主要的有效成分，针对其药理作用和机制的研究近年来逐渐增多。SSa、SSd 也是 2015 年版《中国药典》（一部）柴胡项下含量测定的指标成分。

SSa、SSd 在酸性条件下内酯环开环成共轭体系，形成的柴胡皂苷 b_1（Saikosaponin b_1，SSb_1）、柴胡皂苷 b_2（Saikosaponin b_2，SSb_2），其母核均为异环双烯（Ⅱ）型。故柴胡醋制品中 SSa 和 SSd 含量减少，相应 SSb_1 和 SSb_2 含量增加与醋提供的酸性环境有关。近年来的研究也发现，除了醋制以外，当柴胡和其他中药材配伍作为复方应用时，与其他药材中的酸性成分共煎也可能使其中的 SSa 和 SSd 发生结构变化。

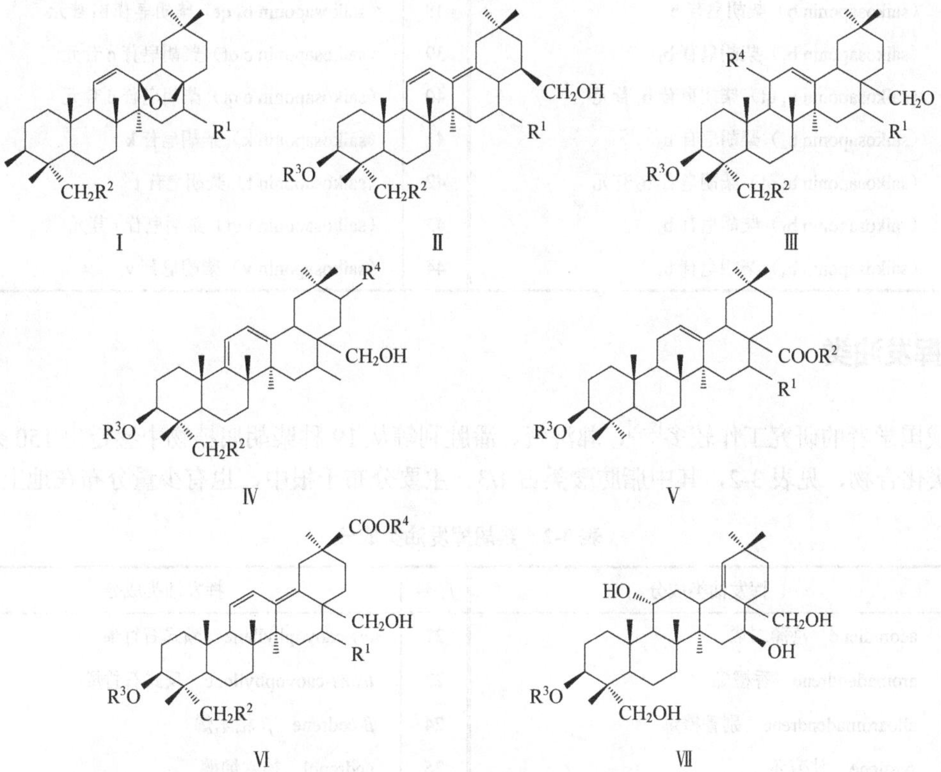

图 3-1 柴胡皂苷母核构型图

表 3-1 柴胡皂苷类成分

序号	柴胡皂苷类成分	序号	柴胡皂苷类成分
1	（Prosaikogenin d）前柴胡皂苷元 d	16	（6'-O-Acetylsaikosaponin a）6'-O-乙酰柴胡皂苷 a
2	（Prosaikogenin f）前柴胡皂苷元 f	17	（6'-O-Acetylsaikosaponin d）6'-O-乙酰柴胡皂苷 d
3	（Prosaikogenin g）前柴胡皂苷元 g	18	（deglucosylated derivative of Saikosaponin）柴胡皂苷 f 脱葡萄糖衍生物
4	11(α)甲氧基柴胡皂苷 f[11(α)-methoxysaikosaponin f]	19	（malonyl-acetyl-Saikosaponin a）丙二酰-乙酰基柴胡皂苷 a
5	[11(α)-methoxysaikosaponin fqt]11(α)甲氧基柴胡皂苷 f 苷元	20	（malonylsaikosaponin a）丙二酰柴胡皂苷 a
6	（2'-O-Acetylsaikosaponin a）2'-O-乙酰柴胡皂苷 a	21	（malonylsaikosaponin d）丙二酰柴胡皂苷 d
7	（2'-O-Acetylsaikosaponin d）2'-O-乙酰柴胡皂苷 d	22	（saikosaponin a）柴胡皂苷 a
8	（3',6'-O, O-diacetylsaikosaponin b₂）3',6'-O, O-二乙酰柴胡皂苷 b₂	23	（saikosaponin b₃ qt）柴胡皂苷 b₃ 苷元
9	（3',6'-O, O-diacetylsaikosaponin b₂ qt）3',6'-O, O-二乙酰柴胡皂苷 b₂ 苷元	24	（saikosaponin c）柴胡皂苷 c
10	（3'-O-Acetylsaikosaponin a）3'-O-乙酰柴胡皂苷 a	25	（saikosaponin d）柴胡皂苷 d
11	（3'-O-Acetylsaikosaponin d）3'-O-乙酰柴胡皂苷 d	26	（saikosaponin e）柴胡皂苷 e
12	（3'-O-acetylsaikosaponin）3'-O-乙酰柴胡皂苷 b₂	27	（saikosaponin f）柴胡皂苷 f
13	（3'-O-Acetylsaikosaponin）3'-O-乙酰柴胡皂苷 D 苷元	28	（saikosaponin i）柴胡皂苷 i
14	（4'-O-Acetylsaikosaponin a）4'-O-乙酰柴胡皂苷 a	29	（saikosaponin m）柴胡皂苷 m
15	（4'-O-Acetylsaikosaponin d）4'-O-乙酰柴胡皂苷 d	30	（saikosaponin n）柴胡皂苷 n

续表

序号	柴胡皂苷类成分	序号	柴胡皂苷类成分
31	（saikosaponin b）柴胡皂苷 b	38	（saikosaponin b₄ qt）柴胡皂苷 b₄ 苷元
32	（saikosaponin b₁）柴胡皂苷 b₁	39	（saikosaponin c qt）柴胡皂苷 c 苷元
33	（saikosaponin b₁ qt）柴胡皂苷 b₁ 苷元	40	（saikosaponin e qt）柴胡皂苷 e 苷元
34	（saikosaponin b₂）柴胡皂苷 b₂	41	（saikosaponin k）柴胡皂苷 k
35	（saikosaponin b₂ qt）柴胡皂苷 b₂ 苷元	42	（saikosaponin t）柴胡皂苷 t
36	（saikosaponin b₃）柴胡皂苷 b₃	43	（saikosaponin t qt）柴胡皂苷 t 苷元
37	（saikosaponin b₄）柴胡皂苷 b₄	44	（saikosaponin v）柴胡皂苷 v

二、挥发油类

我国学者的研究工作较多[2-5]，郭济贤、潘胜利等从 19 种柴胡属植物中鉴定出 150 余种挥发油类化合物，见表 3-2，其中脂肪酸类占 1/3。主要分布于根中，也有少量分布在地上部分。

表 3-2　柴胡挥发油类成分

序号	挥发油类成分	序号	挥发油类成分
1	acoradiene　菖蒲二烯	22	cis-caoyophyllene　顺式石竹烯
2	aromadendrene　香橙烯	23	trans-caoyophyllene　反式石竹烯
3	alloaromadendrene　别香橙烯	24	β-cedrene　β-柏木烯
4	Azulene　甘菊环	25	cedrenol　柏木烯醇
5	1-methyl-3-isopropylbenzene　1-甲基-3-异丙基苯	26	1,8-cineole　1,8-桉树脑
6	p-isopropylbenzoic acid　对异丙基苯甲酸	27	citral　柠檬醛
7	β-bisabolene　β-红没药烯	28	citronellol　香茅醇
8	borneol　冰片	29	copaene　胡椒烯
9	isoborneol　异冰片	30	α-copaene　α-胡椒烯
10	bornylene　冰片烯	31	α-cubebene　α-荜橙茄油烯
11	β-bourbonene　β-波旁烯	32	β-cubebene　β-荜橙茄油烯
12	cadiene　荜橙茄烯	33	m-cymene　间聚伞花素
13	γ-cadiene　γ-荜橙茄烯	34	p-cymene　对聚伞花素
14	σ-cadiene　σ-荜橙茄烯	35	γ-decalactone　γ-葵酸内酯
15	cis-calamenene　顺式去氢白菖蒲烯	36	n-decanal　n-葵醛
16	camphene　莰烯	37	n-decane　n-葵烷
17	σ-3-carene　σ-3-蒈烯	38	5-methyldecane　5-甲基葵烷
18	carvacrol　香芹烯	39	2,5-dimethyldecane　2,5-二甲基葵烷
19	[+]-carvone　[+]-香芹酮	40	5-methyl-5-ethyldecane　5-甲基-5-乙基葵烷
20	cis-carvol　顺式葛缕醇	41	n-dodecanal　n-十二醛
21	trans-carvol　反式葛缕醇	42	2,4-dodecadienal　2,4-十二碳二烯醛

序号	挥发油类成分	序号	挥发油类成分
43	2-methyldodecane 2-甲基十二烷	78	4-metyl-3-heptanone 4-甲基-3-庚酮
44	3-methyldodecane 3-甲基十二烷	79	3,3,5-trimethylheptane 3,3,5-三甲基庚烷
45	α-elemene α-榄香烯	80	hexadecanal 十六醛
46	β-elemene β-榄香烯	81	hexadecanoic acid 十六酸
47	γ-elemene γ-榄香烯	82	2-methylhexadecane 2-甲基十六烷
48	β-elemol β-榄香醇	83	cyclohexanone 环己酮
49	estragole 蒿脑	84	1-hexene 1-己烯
50	eudesmol 桉叶油醇	85	cis-3-hexene-1-ol 顺式-3-己烯-1-醇
51	α-eudesmol α-桉叶油醇	86	α-himachalene α-雪松烯
52	eugenol 丁香油	87	humulene 葎草烯
53	α-farnesene α-金合欢烯	88	α-humulene α-葎草烯
54	trans-β-farenesene 反式-β-金合欢烯	89	khusilol 库恩醇
55	farnesylacetone 法呢基丙酮	90	linalol 里哪醇
56	hexahydrofarnesylacetone 六氢法呢基丙酮	91	ledol 喇叭茶醇
57	farnesylacetate 法呢醇乙酸酯	92	limonene 柠檬烯
58	α-fenchene α-莰烯	93	longicyclene 长叶松环烯
59	β-fenchene β-莰烯	94	longifolene 长叶烯
60	fenchane 莰烷	95	menthone 薄荷酮
61	fenchone 小茴香酮	96	messoialactone 玛索依内酯
62	2-pentyl-furan 2-戊烷基呋喃	97	γ-muurolene γ-衣兰油烯
63	Geraniol 牻牛儿醇	98	myrcene 月桂烯
64	geranylacetone 牻牛儿丙基酮	99	myrcenol 月桂烯醇
65	germacrene D 大根香叶烯 D	100	myrtenol 桃金娘烯醇
66	α-guaiene α-愈创木烯	101	myrtenal 桃金娘烯醛
67	β-guaiene β-愈创木烯	102	neral 橙花醛
68	guaiol 愈创木醇	103	nerol 橙花醇
69	β-gurjunene β-古芸烯	104	nerolidol 橙花叔醇
70	1-heptadecene 1-十七碳烯	105	nerolidol isomer 橙花叔醇同分异构体
71	heptadecane 十七烷	106	nonadecane 十九烷
72	8-methylheptadecane 8-甲基十七烷	107	2-nonenal 2-壬醛
73	γ-heptalactone γ-庚酸内酯	108	cis-6-nonenal 顺式-6-壬醛
74	n-hepyaldehyde n-庚醛	109	nootkatone 努特卡酮
75	heptoic acid 庚酸	110	γ-octalactone γ-辛酸内酯
76	1-heptanol 1-庚醇	111	octanal 辛醛
77	3-heptanoe 3-庚酮	112	2,6-dimethylocatane 2,6-二甲基辛烷

序号	挥发油类成分	序号	挥发油类成分
113	patchoulane 绿叶烷	132	γ-terpinene γ-萜品烯
114	patchouli alcochol 绿叶醇	133	tepineol-4 萜品烯醇-4
115	γ-patchoulene γ-绿叶烯	134	α-terpineolene α-萜品油烯
116	pentanoic acid 戊酸	135	etradecanoic acid 十四酸
117	2-methylcyclopentanone 2-甲基环戊酮	136	n-tetradecane n-十四烷
118	perillen 紫苏油烯	137	2,5-dimethyltetradecane 2,5-二甲基十四烷
119	n-pentadecane n-十五烷	138	α-thujene α-侧柏烯
120	α-phellandrene α-水芹烯	139	7-methyltridecan 7-甲基十三烷
121	β-phellandrene β-水芹烯	140	thymol 百里酚
122	α-pinene α-蒎烯	141	torreyol 香榧醇
123	β-pinene β-蒎烯	142	n-tridecane n-十三烷
124	isopinocamphone 异松茨酮	143	7-tridecanone 7-十三烷酮
125	pulegone 长叶薄荷酮	144	β-thujene β-侧柏烯
126	isopulegol 异长叶薄荷醇	145	4,8-dimethyltridecane 4,8-二甲基十三烷
127	sabinane 桧烷	146	n-undecan n-十一烷
128	β-selinene β-蛇床烯	147	undecanal 十一醛
129	α-terpineol α-萜品醇	148	5-undecanone 5-十一烷酮
130	β-terpineol β-萜品醇	149	veratryl alcohol 藜芦基醇
131	β-terpinene β-萜品烯	150	verbenone 马鞭草烯酮

三、多炔类

此类成分往往被看作是柴胡中的毒性成分。但近年来本课题组研究也发现，部分多炔类成分毒性较小、抗抑郁活性显著，而且由于其容易通过血脑屏障而成为抗抑郁新药的前体化合物并受到越来越多的关注。

黄海强等从柴胡属植物大叶柴胡 *B. longiradiatum* Turcz.醇提物的二氯甲烷萃取部位提取分离得到 17 种多炔类成分，发现其中含 12 位羟基的柴胡毒素和乙酰柴胡毒素具有神经毒性和细胞毒性[6]。本实验室等将红柴胡（*B. scorzonerifolium* Willd.）醇提物中溶于石油醚部分所得的浸膏，经硅胶柱分离，不同比例的石油醚-乙酸乙酯作为洗脱溶剂，最终得到四个多炔类化合物：(2Z，8Z，10E)-2,8,10-十五烷三烯-4,6-二炔-1-醇（柴胡炔醇 A）、(2Z,8E,10E)-2,8,10-十五烷三烯-4,6-二炔-1-醇、(2Z,8Z,10E)-2,8,10-十七烷三烯-二炔-1-醇（柴胡炔醇 C）和柴胡炔醇，并发现这些化合物通过抑制 5-HT 靶点发挥抗抑郁活性[7]。

四、柴胡多糖

国内学者中以复旦大学陈道峰课题组的相关研究最为多见，国外则以日本学者 Haruki Yamada 对于三岛柴胡中柴胡多糖的研究较多。

1989 年耿俊贤[8]等将北柴胡水提液经超滤和透析分离得到柴胡多糖——柴 111-5311，用酸水解法和薄层色谱法证明柴 111-5311 是由半乳糖醛酸、半乳糖、葡萄糖、阿拉伯糖、木糖、核糖、鼠李糖和一个未知成分组成，其平均分子量约为 8000，张永文[9]总结了柴胡多糖 2Ⅱb 和 2Ⅱc 的结构和药理活性，表明二者都是由半乳糖醛酸、半乳糖、鼠李糖、阿拉伯糖等中性糖和微量的蛋白质组成，二者的分子量分别为 23000 和 53000。

五、黄酮类

黄酮类成分主要存在于柴胡地上部分（茎叶和花）。据报道，从柴胡属植物的地上部分中共提取鉴定得到一系列黄酮类化合物，按照其苷元可分为槲皮素类、异鼠李素类和山奈酚类等[10]，连接的糖主要有葡萄糖（Glucose，Glc）、鼠李糖（Rhamnose，Rha）、阿拉伯糖（Arabinose，Ara）、半乳糖（Galactose，Gal）等，化合物结构及分子式信息见表 3-3。

除上述三种母核的化合物外，还在柴胡茎叶部分中分离得到了异黄酮类化合物，结构见图 3-2。

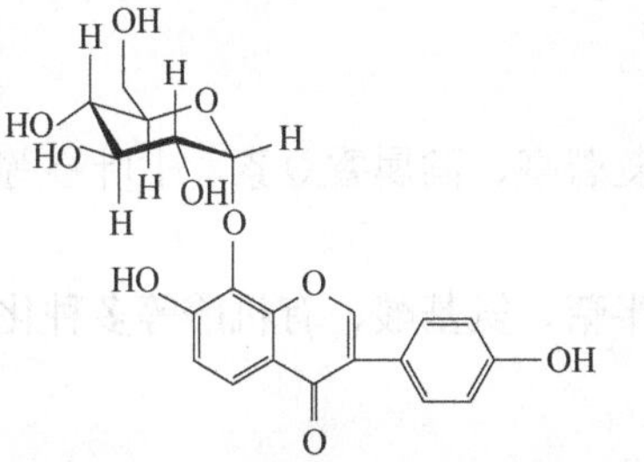

葛根素(8-β-D-葡萄吡喃糖-4′,7-二羟基异黄酮) 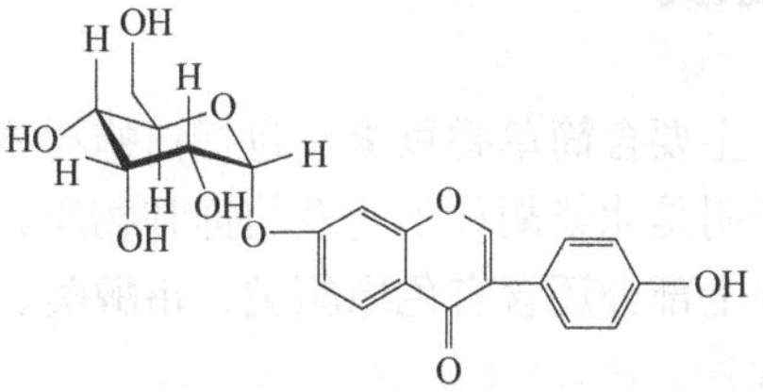　　　7,4′-二羟基-异黄酮-7-O-β-D葡萄糖苷

图 3-2　柴胡地上部分异黄酮类化合物结构图

表 3-3　柴胡非药用部位（茎叶和花）中含有的黄酮类化合物表

分类	母核	R	R¹	化合物名称	分子式
槲皮素及其苷类	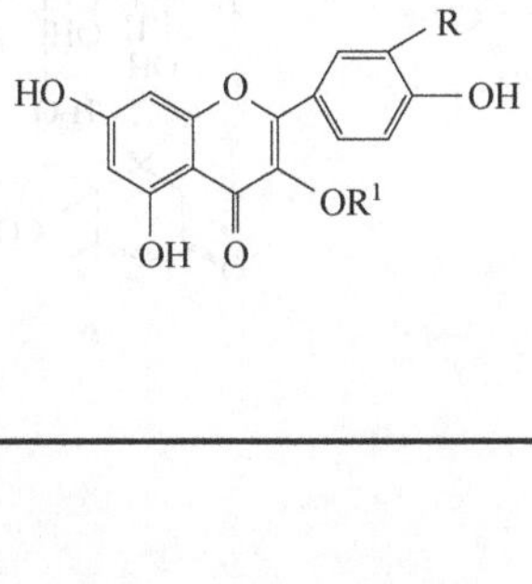	OH	H	槲皮素	$C_{15}H_{10}O_7$
		OH	Rha	槲皮苷（槲皮素-3-O-α-L-鼠李糖苷）	$C_{21}H_{20}O_{11}$
		OH	Glc	异槲皮苷（槲皮素-3-O-β-D-葡萄糖苷）	$C_{21}H_{20}O_{12}$
		OH	Ara	广寄生苷（槲皮素-3-O-L-阿拉伯糖苷）	$C_{20}H_{18}O_{12}$
		OH	Glc（6-1）Rha	芦丁（槲皮素-3-O-β-D-芸香糖苷）	$C_{27}H_{30}O_{16}$

分类	母核	R	R₁	化合物名称	分子式
异鼠李素及其苷类	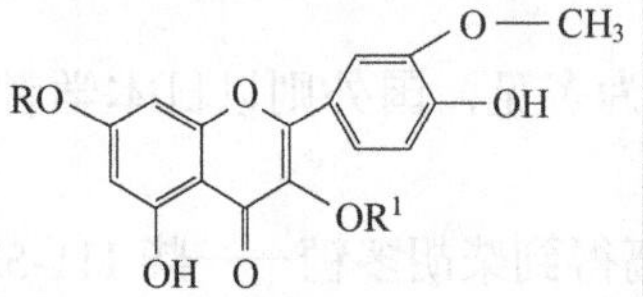	H	H	异鼠李素	$C_{16}H_{12}O_7$
		Rha	H	异鼠李素-7-O-α-L-鼠李糖苷	$C_{22}H_{22}O_{11}$
		Glc（6-1）Rha	H	水仙苷（异鼠李素-3-O-芸香糖苷）	$C_{28}H_{32}O_{17}$
		Glc	H	异鼠李素-3-O-β-D-葡萄糖苷	$C_{22}H_{22}O_{12}$
		Gal	H	仙人掌苷（异鼠李素-3-O-β-半乳糖苷）	$C_{22}H_{22}O_{12}$
山奈酚及其苷类	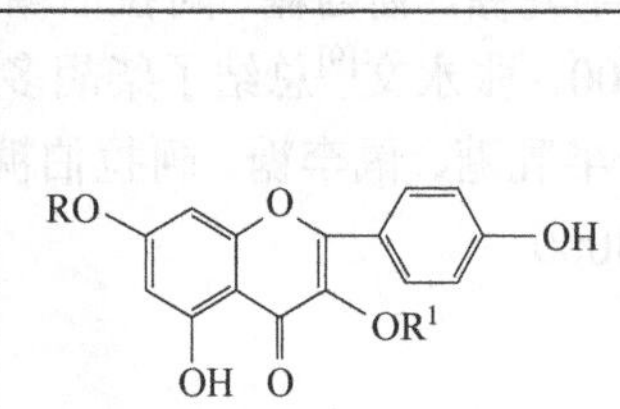	H	H	山奈酚	$C_{15}H_{10}O_6$
		H	Ara	山奈酚-3-O-α-L-阿拉伯糖苷	$C_{20}H_{18}O_{10}$
		Rha	H	山奈酚-7-O-α-L-鼠李糖苷	$C_{21}H_{20}O_{10}$
		Rha	Rha	山奈酚-3,7-二-O-α-L-鼠李糖苷	$C_{27}H_{30}O_{14}$
		Rha	Ara	山奈酚-3-O-α-L-阿拉伯糖 7-O-α-L-鼠李糖苷	$C_{26}H_{28}O_{14}$
		H	Glc（6-1）Ara	山奈酚-3-O-芸香糖苷	$C_{27}H_{30}O_{15}$

六、木脂素类

柴胡中的木脂素类大多为油状物，从柴胡中分到约有 30 多个此类化合物[11]，有三种结构类型：木脂内酯类、单环氧木脂素和双环氧木脂素。

七、香豆素类

柴胡中主要含简单香豆素，包括白蜡树亭、莨菪亭、蒿属香豆素、七叶亭等，香豆素类成分已被证明是北柴胡种子萌发的抑制物质。

柴胡地上部分还含有色原酮类、甾醇类、倍半萜、氨基酸、有机酸等多种化合物，其结构见图3-3。

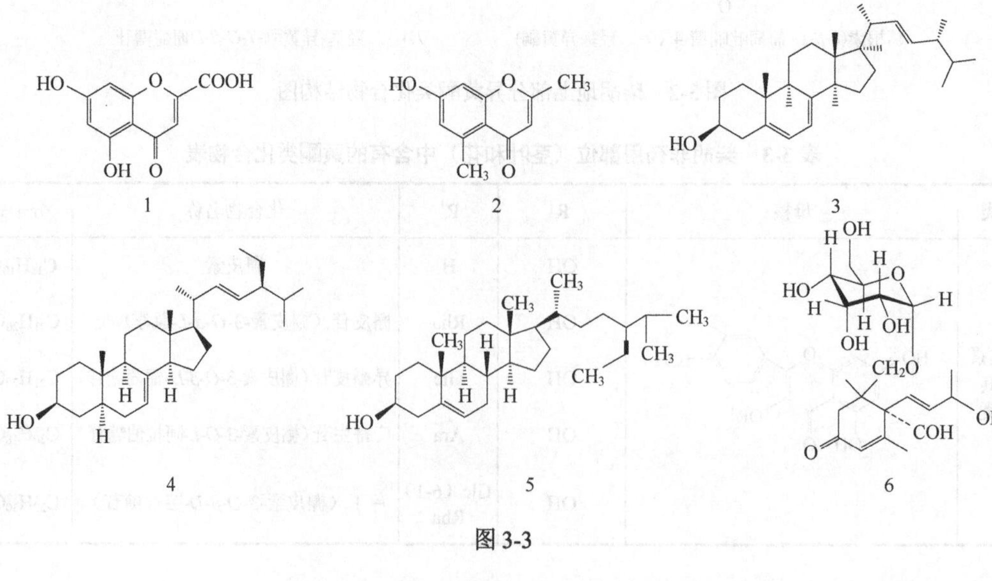

图 3-3

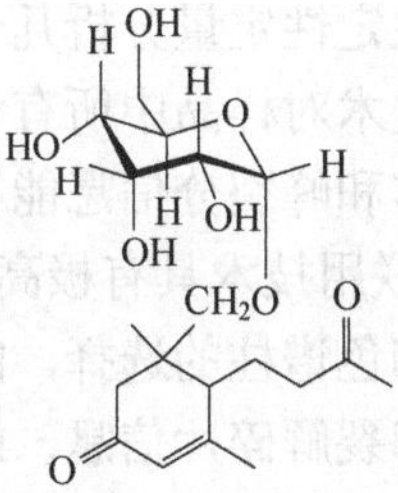

7

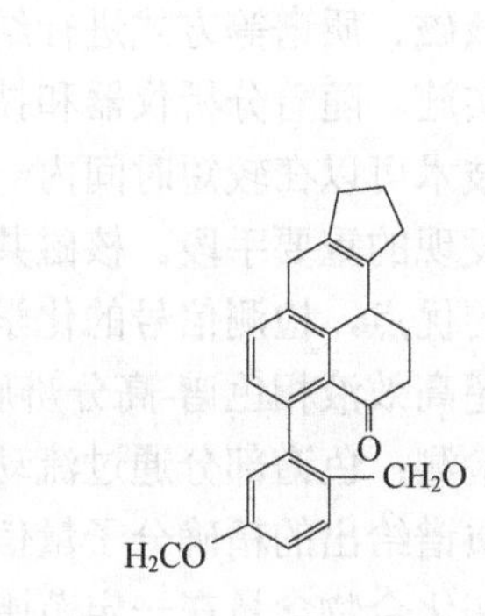

8

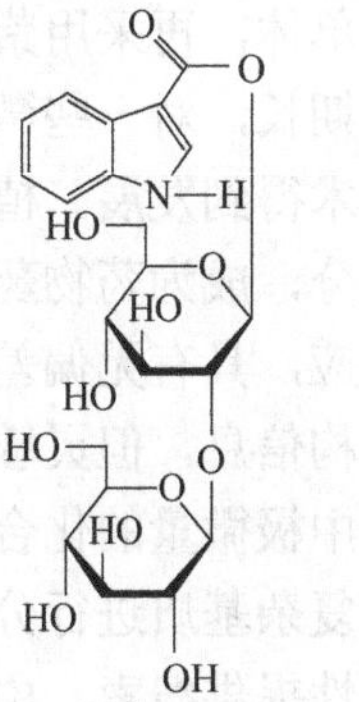

9

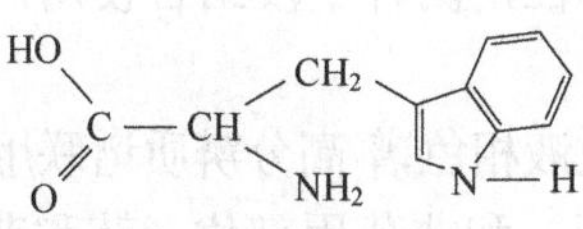

10

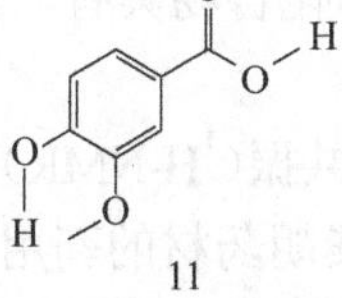

11

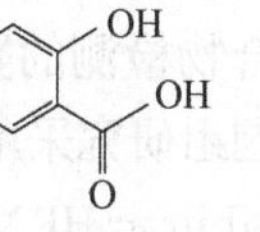

12

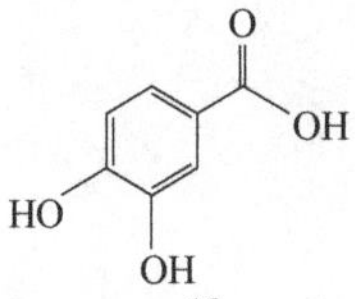

13

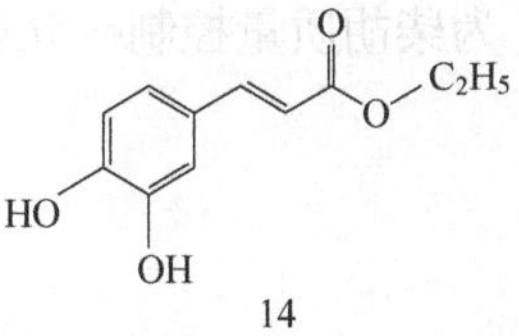

14

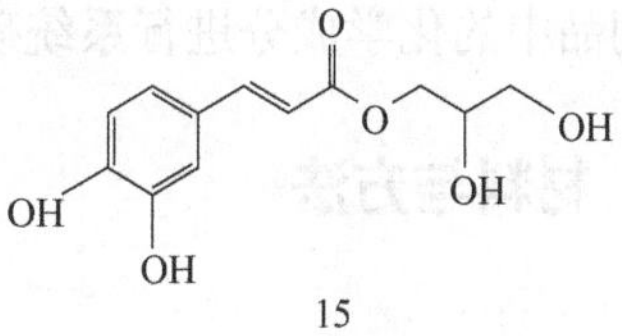

15

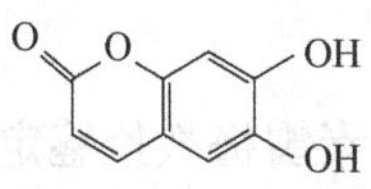

16

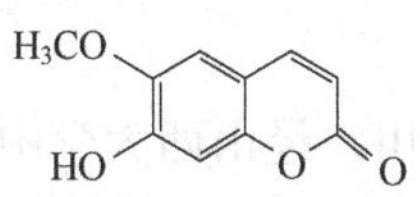

17

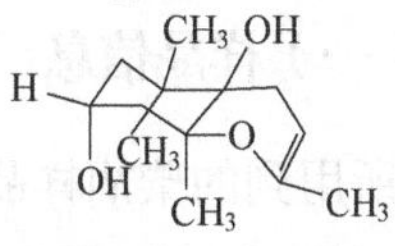

18

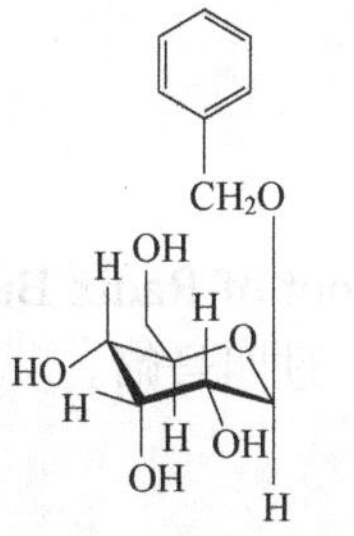

19

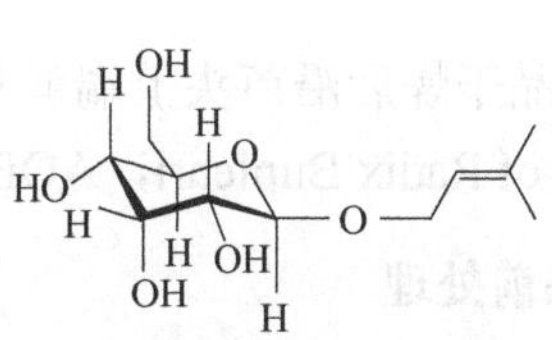

20

图3-3 柴胡地上部分中其他化合物结构图

1—柴胡色原酮酸；2—2,5-二甲基-7-羟基色原酮；3—麦角甾醇；4—菠菜甾醇；5—β-谷甾醇；6—柴胡新苷 A；7—柴胡新苷 B；

8—8-（3',6'-二甲氧基）-4,5 环己二烯 -（11,12-二氧亚甲基）-稠二氢异香豆素；9—3-羧基吲哚-10-O-β-D-葡萄糖-（1→2）-β-D-葡萄糖

酯；10—色氨酸；11—香草酸；12—水杨酸；13—原儿茶酸；14—咖啡酸乙酯；15—1-O-咖啡酰甘油酯；16—七叶内酯；

17—东莨菪内酯；18—柴胡素；19—苯甲醇葡萄糖苷；20—1-O-β-D-吡喃葡萄糖氧基-3-甲基丁-2-烯-1-醇

第二节　基于植物代谢谱的柴胡化学成分指认[12]

柴胡的上述化学成分研究都是基于传统的植物化学方法，通过提取、分离、纯化，获得

化合物单体，再采用紫外、红外、核磁、质谱等方式进行结构鉴定。这种方法准确性高，但研究周期长，对一些微量成分很难实施。随着分析仪器和技术的发展，一种快速指认植物成分的技术得到发展。植物代谢组学技术可以在较短时间内一次性定性定量分析几十种甚至上百种成分，成为药物药效物质基础发现的重要手段。核磁共振技术对样品中所有含氢化合物均有响应，具有无偏差、检测谱广的优点，检测信号的化学位移和峰裂分信息能够提供化合物的结构信息，但灵敏度不高；而超高效液相色谱-高分辨质谱联用技术具有极高的灵敏度，对样品中极微量的化合物同样可以检测；色谱部分通过流动相和色谱柱的选择，能够最大限度地对复杂基质进行分离；高分辨质谱给出的精确分子量信息和裂解碎片信息，能够对化合物的定性提供线索。由于其峰面积和化合物含量在一定范围内呈线性关系，可以进行半定量分析。但限于色谱条件，其检测的化合物具有一定的选择性，两种手段结合使用，可以极大提高化合物检测的数量。

课题组研究采用 600MHz 核磁共振（^{1}H-NMR）和超高效液相色谱-高分辨质谱联用（UHPLC/ESI Q-Orbitrap HRMS）技术，对柴胡药材的药用部位（根）和非药用部位（茎和茎叶）以及醋制品中的化学成分进行系统研究，为柴胡质量控制研究奠定基础。

一、材料与方法

（一）样品信息

所用到的柴胡样品产自山西陵川，经山西大学中医药现代研究中心秦雪梅教授鉴定为北柴胡（*Bupleurum chinense* DC.），并留样于山西大学中医药现代研究中心。

（二）样品前处理

1. 柴胡生品前处理

取 CH-31 号样品干燥后沿芦头上端剪断，分为根（Root of Radix Bupleuri，ROB）和地上部分（Aerial part of Radix Bupleuri，AOB），分别粉碎，过四号筛。

2. 柴胡醋制品前处理

取 CH-31 号样品按 2015 版《中国药典》（四部 0213 炮制通则）方法，首先剪成 2～4 mm 厚的饮片，每 100g 柴胡生品加入 20g 米醋，拌匀，密塞，置于 40℃水浴中待醋被完全吸收，置电磁炉（功率为 600W）上炒至饮片不粘手为止，制得醋柴胡（Vinegar-baked Radix Bupleuri，VBRB）。粉碎，过四号筛。

（三）^{1}H-NMR 测定方法

1. ^{1}H-NMR 供试品溶液制备

采用本实验室方法，分别称取 ROB、AOB 和 VBRB 样品粉末 200mg，加 1.5mL 甲醇、1.5mL 水，涡旋 1min，超声 30min，离心（3000r/min，30min），静置，取上清液至台式真空浓缩系统中浓缩至干，残渣加入 400μL 的 CD_3OD 和 400μL 缓冲重水缓冲溶剂（含 KH_2PO_4，用 1mol/L NaOD 调节 pH 至 6.0），离心 10min（4℃，13000r/min），取上清液 600μL 进行 NMR 分析。

2. ¹H-NMR 测定参数

样品在 25℃下于 600MHz NMR 仪上测定（频率 600.13MHz），扫描次数为 64，采用 noesyppr1d 序列，压制水峰，用氘代甲醇进行锁场，内标为 TSP 谱宽 12345.679Hz，傅里叶变换 0.188Hz，脉冲间隔 D_1 为 1s，延迟时间为 5.0s。相调节、基线调节及峰校正均为手动。

3. ¹H-NMR 谱化合物解析方法

（1）图谱检查　检查整个氢谱谱图的外形、信号对称性、分辨率、噪声、被测样品的信号等。注意所使用溶剂的信号、旋转边带、C 卫星峰、杂质峰等。

（2）定标　确定 TMS 的位置，若有偏移应对全部信号进行校正。

（3）计算　根据分子式计算不饱和度 u。从积分曲线计算质子数。

（4）解析单峰　对照是否有—CH_2—O—、—$CHCOCH_2N$=、—CH_3C—、—$RCOCH_2Cl$—、—RO-CH_2-Cl—等基团。

（5）确定无芳香族化合物　如果在 6.5～8.5 范围内有信号，则表示有芳香族质子存在。如出现 AA′BB′的谱形说明有芳香邻位或对位二取代。

（6）解析多重峰　按照一级谱的规律，根据各峰之间的相系关系，确定有何种基团。如果峰的强度太小，可把局部峰进行放大测试，增大各峰的强度。

（7）确定官能团和活泼氢　把图谱中所有吸收峰的化学位移值与对照品图谱相对照，确定是何官能团，并预测质子的化学环境。用重水交换确定有无活泼氢。

（8）与标准品对照　连接各基团，推出结构式，并用此结构式对照该谱图是否合理。再对照已知化合物的标准谱图。

（四）UHPLC-Q Exactive Orbitrap HRMS 测定方法

1. UHPLC-Q Exactive Orbitrap HRMS 样品制备

（1）供试品溶液的制备　称取 ROB、AOB 和 VBRB 粉末各 100mg，精密称定，精密加入甲醇 1.5mL，称定重量，于 30℃超声提取 30min，放置至室温，补足减失的重量，3000r/min 离心 10min，上清液过 0.22μm 微孔滤膜，即得。

（2）对照品溶液的制备　精密称取芦丁、槲皮素、异鼠李素、山奈酚、绿原酸、隐绿原酸、新绿原酸、异绿原酸 A（3,5-dicaffeoylquinic acid）、异绿原酸 B（3,4-dicaffeoylquinic acid）、异绿原酸 C（4,5-dicaffeoylquinic acid）、SSa、SSd、SSc、SSb₁、SSb₂ 对照品适量，加甲醇配制成浓度分别为 1.05mg/mL、1.066mg/mL、0.174mg/mL、1.186mg/mL、0.672mg/mL、0.968mg/mL、1.444mg/mL、1.090mg/mL、1.154mg/mL、1.216mg/mL、1.004mg/mL、1.007mg/mL、1.000mg/mL、0.989mg/mL、1.001mg/mL 的对照品贮备液。

精密量取上述贮备液适量，加甲醇稀释至含芦丁、槲皮素、异鼠李素、山奈酚、绿原酸、隐绿原酸、新绿原酸、异绿原酸 A、异绿原酸 B、异绿原酸 C、SSa、SSd、SSc、SSb₁、SSb₂ 浓度分别为 0.105mg/mL、53.3μg/mL、17.4μg/mL、59.3μg/mL、33.6μg/mL、19.4μg/mL、28.9μg/mL、21.8μg/mL、23.1μg/mL、24.3μg/mL、401.5μg/mL、402.7μg/mL、399.8μg/mL、395.6μg/mL、400.3μg/mL 的对照品溶液。

2. UHPLC-Q Exactive Orbitrap HRMS 测定条件

（1）色谱条件　WatersBEHC₁₈色谱柱（100mm×2.1mm，1.7μm）；流动相为 0.1%甲酸水

（A）、乙腈（B）；梯度洗脱为 0～1min（10%～10%B），1～2min（10%～15%B），2～8min（15%～30%B），8～12min（30%～60%B），12～16min（60%～90%B），16～18min（90%～95%B），18～20min（95%～95%B），20～21min（95%～10%B）；流速为 0.2mL/min；紫外检测波长为 210nm，254nm；柱温为 50℃；进样量为 1μL。

（2）质谱条件　采用电喷雾离子源（HESI），鞘气为 35bar，辅助气为 10bar，喷雾电压为 3.5kV（正离子）、2.5kV（负离子），毛细管温度为 320℃，样品先采用 Fullscan 进行全扫描，分辨率设为 35000，二级质谱采用动态数据依赖性扫描（Data Dependent Scan，DDS），分辨率设为 17500，选取上一级最高峰进行 CID 碎片扫描，碰撞能量设为 30%，离子扫描范围 m/z（100～1500）。

3. 质谱化合物解析方法

（1）建立化合物库　通过在线数据库与文献结合，建立目标植物所包含的所有化合物的质谱信息。

（2）确定分子离子峰　由质谱的高质量端确定分子离子峰，求出分子量，初步判断化合物类型及是否含有 Cl、Br、S 等元素。根据分子离子峰的高分辨数据，给出化合物的组成式。

（3）化合物初步指认　通过分子量匹配化合物。

（4）基于 MS^2 的化合物确定　比对实验数据与匹配化合物的二级谱图，通过碎片离子的分布与响应确定目标化合物。

（5）验证结果　将所得结构式按质谱断裂规律分解，看所得离子与标准品谱图比对是否一致。

二、实验结果

（一）柴胡 ¹H-NMR 图谱化学成分指认

通过对化学位移、耦合常数、峰形的分析，并结合 Biological Magnetic Resonance Data Bank（BMRB）数据库、文献数据及对照品图谱对照，从柴胡（ROB、AOB 和 VBRB）¹H-NMR图谱中共指认出 37 个化合物。大致可以分为六类。

1. 柴胡皂苷类

包括 SSa、SSd、SSb₁、SSb₂，此类化合物上甲基信号大多位于 $\delta1.50～0.50ppm$ 的高场区域内，$\delta6.50～3.00ppm$ 区域还有一些柴胡皂苷上亚甲基的信号。

2. 氨基酸类

包括苏氨酸、丙氨酸、精氨酸、甘氨酸等,此类化合物上甲基信号大多位于 $\delta3.50～1.30ppm$ 的区域内。

3. 糖类

包括蔗糖、α-葡萄糖、β-葡萄糖、木糖等，其信号位于 $\delta5.50～3.50ppm$ 区域内，植物中此类化合物含量最高，因而此区域信号强度也最强。

4. 有机酸类

包括植物中初级代谢产物如苹果酸、柠檬酸、马来酸等，其信号多位于 $\delta6.50\sim2.00$ppm 区域内，也包括一些次级代谢产物，如绿原酸、异绿原酸类化合物，由于此类化合物含有芳香环和多个反式双键，其信号多位于 $\delta8.00\sim5.00$ppm 低场区域内。

5. 黄酮类

主要是柴胡地上部分（AOB）中含有的芦丁、异鼠李素等，其信号多位于 $\delta8.00\sim6.00$ppm 低场区域内。

6. 其他

如甜菜碱、腺嘌呤等。

典型 ^{1}HNMR 图谱见图 3-4，化合物化学位移及峰形、耦合常数等参数见表 3-4。

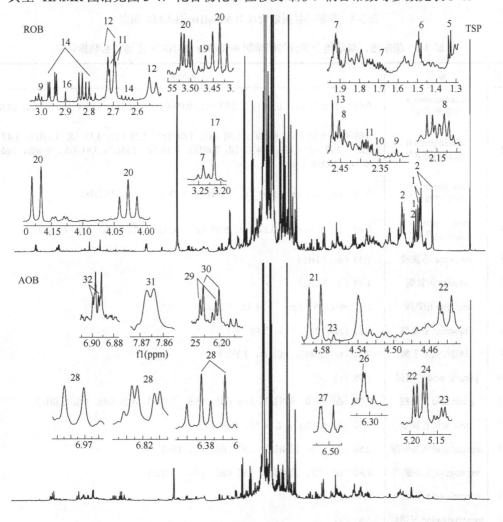

图 3-4

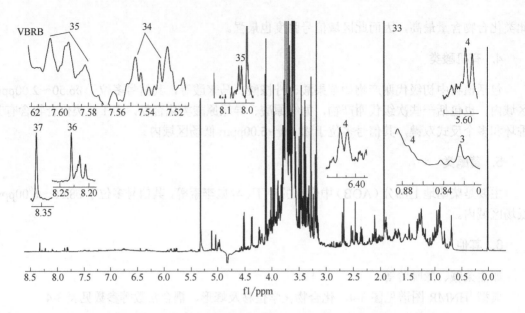

图 3-4 柴胡药材提取物典型 600MHz ^{1}H-NMR 图谱

表 3-4 柴胡根、柴胡地上部分和醋柴胡 600MHz ^{1}H-NMR 图谱化合物指认表

序号	成分	δ_H/ppm
1	saikosaponin a 柴胡皂苷 a[①]	0.69（s），0.91（s），0.94（s），0.97（s），0.99（s），1.02（s），1.09（s），5.96（d，10.8Hz）
2	saikosaponin d 柴胡皂苷 d[①]	0.69（s），0.91（s），93（s），1.01（s），1.04（s），1.29（s），3.13（d，7.2Hz），3.47（d，7.2Hz），3.92（d，6.6Hz），4.41（d，7.8Hz），4.55（d，7.8Hz），5.41（dd，9.6Hz，3.6Hz），5.96（d，10.8Hz）
3	saikosaponin b₁ 柴胡皂苷 b₁[①]	0.69（s），0.82（s），5.69（d，10.8Hz），6.39（dd，3.0，10.2Hz）
4	saikosaponin b₂ 柴胡皂苷 b₂[②]	0.69（s），0.74（s），0.87（s），5.59（d，10.2Hz），6.44（dd，3.0，10.8Hz）
5	threonine 苏氨酸	1.33（d，7.2Hz）
6	alanine 丙氨酸	1.48（d，7.2Hz）
7	arginine 精氨酸	1.7（m），1.92（m），3.24（t，7.2Hz）
8	glutamine 谷氨酸	2.03（m），2.13（m），2.46（m）
9	GABA 氨基丁酸	2.31（t，7.2Hz），3.01（t，7.2Hz）
10	pyruvic acid 丙酮酸	2.36（s）
11	malic acid 苹果酸	2.38（dd，16.0，9.0Hz），2.69（dd，15.6，3.6Hz），4.29（dd，9.0，3.6Hz）
12	citric acid 柠檬酸	2.54（d，16.8Hz），2.70（d，16.8Hz）
13	aspartic acid 天冬氨酸	2.64（dd，9.6，17.4Hz），2.82（dd，7.8，17.4Hz）
14	asparagine 天冬酰胺	2.82（dd，7.8，17.4Hz），2.95（dd，3.6，17.4Hz）
15	succinic acid 丁二酸	2.46（s）
16	trimethylamine 三甲胺	2.89（s）

序号	成分	δ_H/ppm
17	choline 胆碱	3.21（s）
18	betaine 甜菜碱	3.27（s）
19	glycine 甘氨酸	3.46（s）
20	sucrose 蔗糖	3.44（t，9.6Hz），3.51（dd，3.6，10.2Hz），4.03（t，8.4Hz），4.17（d，8.4Hz），5.40（d，4.2Hz）
21	galactose 半乳糖	4.58（d，2.4Hz），5.25（d，2.4Hz）
22	lactose 乳糖	4.44（d，7.2Hz），4.66（d，7.8Hz），5.21（d，7.8Hz）
23	xylose 木糖	4.57（d，7.8Hz），5.17（d，3.6Hz）
24	α-glucose α-葡萄糖	5.19（d，3.6Hz）
25	β-glucose β-葡萄糖	4.63（d，7.8Hz）
26	maleic acid 马来酸	6.31（s）
27	fumaric acid 富马酸	6.54（s）
28	isochlorogenic acid A 异绿原酸 A[①]	5.41（s），5.45（s），6.28（（d，15.6Hz），6.37（d，15.6Hz），6.82（dd，7.8Hz，1.8Hz），6.97（d，8.4Hz）7.09（t，1.8Hz），7.59（d，15.6Hz），7.63（d，15.6Hz）
29	isochlorogenic acid C 异绿原酸 C[①]	6.21（d，16.2Hz），6.27（d，16.2Hz）
30	chlorogenic acid 绿原酸	6.21（d，16.2Hz）
31	isorhamnetin 异鼠李素	6.42（d，1.8Hz），7.87（d，1.8Hz）
32	Rutin 芦丁	1.17（d，6.0Hz），6.22（d，2.4Hz），6.93（d，7.8Hz），7.69（d，2.4Hz）
33	acetic acid 乙酸	1.93（s）
34	Tryptophan 色氨酸	7.52（d，9.6Hz），7.72（d，8.4Hz）
35	benzoic acid derivative 苯甲酸衍生物	7.59（t，7.8Hz），7.63（t，7.2Hz），8.02（d，7.8Hz）
36	Adenine 腺嘌呤	8.23（s），8.35（s）
37	formic acid 甲酸	8.46（s）

① 由标准化合物鉴定。

（二）柴胡 UHPLC-Q Exactive Orbitrap HRMS 图谱化学成分指认

为了得到更全面的代谢产物信息，分别对各样品进行了正、负离子模式的扫描测定，得到正、负离子模式下基峰离子流色谱图（BPI）见图 3-5。首先通过和已有的 13 个对照品的保留时间和碎片离子比对，指认了 1～4、10、12、13、15～19、21、25 号峰；然后通过分析一级质谱信息，选择正负离子模式扫描下得到准分子离子及其精确分子量，计算其可能的元素组成，同时结合碎片离子、参考文献，推测其他化合物的结构式。采用上述方法，在 ROB、AOB、VBRB 样品共指认了 31 种化学成分（表 3-5）。其中苯丙素类成分 6 个，如绿原酸、异绿原酸 A 等；黄酮类成分 11 个，如槲皮素及其苷类、异鼠李素及其苷类、山柰酚及其苷类等；上述两类化合物主要存在于 SOB 中。皂苷类成分 14 个，主要存在于 ROB 和 VBRB 样品中，其中 VBRB 除存在原生皂苷外，还有一些和醋中的乙酰基反应生成的产物——乙酰皂苷。

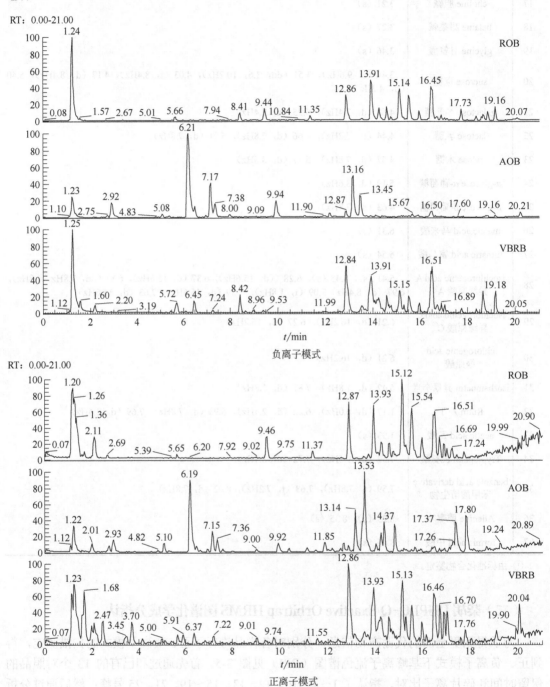

图 3-5　柴胡的 UHPLC /ESI Q-Orbitrap MS 图谱

ROB—柴胡根；AOB—柴胡地上部分；VBRB—醋柴胡

表 3-5　从 UHPLC-Q Exactive Orbitrap HRMS 图谱中指认的主要代谢产物

序号	成分	保留时间 /min	分子式	分子离子 /[M+H]$^+$	误差值 /ppm	二级碎片
1	neochlorogenic acid 新绿原酸①	2.15	$C_{16}H_{18}O_9$	355.10257	0.62	377.08466, 163.03909$^+$, 145, 02855
2	chlorogenic acid 绿原酸①	2.98	$C_{16}H_{18}O_9$	355.10272	1.04	731.17853, 377.08475, 163.03912, 145.02840
3	cryptochlorogenic acid 隐绿原酸①	3.21	$C_{16}H_{18}O_9$	355.10257	0.62	377.08453, 163.03912, 145, 02861
4	rutin 芦丁①	6.27	$C_{27}H_{30}O_{16}$	611.16156	1.47	633.14343$^+$, 465.10245, 303.04990
5	isoquercitrin 异槲皮苷	6.46	$C_{21}H_{20}O_{12}$	465.10278	0.06	633.14172, 465.10223, 303.04971
6	quercetin-7-O-glucoside 槲皮素-7-O-葡萄糖苷	6.56	$C_{21}H_{20}O_{12}$	465.10342	1.44	487.08530, 303.05517
7	hyperoside 金丝桃苷	6.67	$C_{21}H_{20}O_{12}$	465.10376	2.17	487.08530
8	kaempferol-3-O-rhamnose (1-6) glucoside 山奈酚-3-O-鼠李糖（1-6）葡萄糖苷	7.17	$C_{27}H_{30}O_{15}$	595.16547	0.45	617.14740, 433.11255
9	quercetin-3-O-arabinoside 槲皮素-3-O-阿拉伯糖苷	7.21	$C_{20}H_{18}O_{11}$	435.09277	1.36	457.07471, 399.14185, 303.05029
10	isochlorogenic acid B 异绿原酸B①	7.25	$C_{25}H_{24}O_{12}$	517.13477	1.39	539.1168, 499.12393, 163.03903, 1055.24292
11	isochlorogenic acid A 异绿原酸A①	7.41	$C_{25}H_{24}O_{12}$	517.13452	0.91	539.11676, 499.12399, 163.03897, 1055.24243
12	isorhamnetin-3-O-rhamnose (1-6) glucoside 异鼠李素-3-O-鼠李糖（1-6）葡萄糖苷	7.41	$C_{28}H_{32}O_{17}$	625.17688	0.91	647.15863, 317.06537
13	isochlorogenic acid C 异绿原酸C①	8.05	$C_{25}H_{24}O_{12}$	517.13464	1.14	539.11676, 499.12357, 163.03889, 1055.24207
14	quercetin 槲皮素①	9.99	$C_{15}H_{10}O_7$	303.05020	0.89	
15	kaempferol-3-O-arabinoside 山奈酚-3-O-阿拉伯糖苷	11.56	$C_{20}H_{18}O_{10}$	419.07346	−0.21	287.28635
16	kaempferol 山奈酚①	11.65	$C_{15}H_{10}O_6$	287.05527	0.91	
17	isorhamnetin 异鼠李素①	12.02	$C_{16}H_{12}O_7$	317.06607	1.57	299.11093
18	saikosaponin c 柴胡皂苷 c①	12.90	$C_{48}H_{78}O_{17}$	927.53052	−0.70	949.51312, 909.51996, 891.50946, 781.47382, 763.46210, 745.45160, 601.40961, 583.39917, 439.35687, 403.33572
19	saikosaponin b$_2$ 柴胡皂苷 b$_2$①	13.87	$C_{42}H_{68}O_{13}$	781.47272	−0.69	803.46557, 763.46259, 745.45172, 733.45111, 601.40973, 455.35214, 437.34158
20	saikosaponin a 柴胡皂苷 a①	13.94	$C_{42}H_{68}O_{13}$	781.47217	−1.39	803.45465, 763.46167, 745.45123, 601.40918, 455.35168, 437.34122, 419.33038
21	2″-O-acetyl- saikosaponin a 2″-O-乙酰基-柴胡皂苷 a	14.08	$C_{44}H_{70}O_{14}$	823.48193	−2.31	845.46448, 803.45416, 763.46143, 619.41992, 601.40930, 455.35162, 419.33302

序号	成分	保留时间/min	分子式	分子离子/[M+H]⁺	误差值/ppm	二级碎片
22	saikosaponin b₁ 柴胡皂苷 b₁①	14.23	$C_{42}H_{68}O_{13}$	781.47241	-1.09	803.45465，763.46191，745.45135，601.40948，455.35178，437.34134
23	2″-O-acetyl- saikosaponin b₂ 2″-O-乙酰基-柴胡皂苷 b₂	14.43	$C_{44}H_{70}O_{14}$	823.48279	-1.26	845.46448，803.45392，781.47205，455.36162，437.34106
24	saikosaponin e 柴胡皂苷 e	14.56	$C_{42}H_{68}O_{12}$	765.47748	-1.14	787.45966
25	3″-O-acetyl- saikosaponin b₂ 3″-O-乙酰基-柴胡皂苷 b₂	14.77	$C_{44}H_{70}O_{14}$	823.48254	-1.57	845.46466，805.47198，787.46008，763.46075
26	saikosaponin d 柴胡皂苷 d①	15.16	$C_{42}H_{68}O_{13}$	781.47247	-1.01	803.45483，763.46277，745.45123，601.40948，455.35196，437.34143
27	6″-O-acetyl- saikosaponin b₂ 6″-O-乙酰基-柴胡皂苷 b₂	15.32	$C_{44}H_{70}O_{14}$	823.48242	-1.71	845.46346，763.46155，455.35168，437.34109
28	2″-O-acetyl- saikosaponin d 2″-O-乙酰基-柴胡皂苷 d	15.57	$C_{44}H_{70}O_{14}$	823.48254	1.57	845.46466，805.47217
29	3″-O-acetyl- saikosaponin d 3″-O-乙酰基-柴胡皂苷 d	15.83	$C_{44}H_{70}O_{14}$	823.48145	2.89	845.46460，805.47241，781.55261，497.36218，455.35168，393.26083
30	4″-O-acetyl- saikosaponin d 4″-O-乙酰基-柴胡皂苷 d	15.98	$C_{44}H_{70}O_{14}$	823.48248	1.64	845.46472，805.47205，763.46191，619.28455，455.35156，393.26065
31	diacetyl-SSa 二乙酰基柴胡皂苷 a	16.48	$C_{46}H_{72}O_{15}$	865.49249	2.20	887.47491，847.48260，829.46936，823.48096，763.46106

① 由标准化合物鉴定。

分别以绿原酸（苯丙素类化合物）、芦丁（黄酮类化合物）、柴胡皂苷 a（皂苷类化合物）为例介绍化合物的指认过程。

绿原酸的分子式为 $C_{16}H_{18}O_9$，精确分子质量为 354.09453。正离子模式下，提取到保留时间为 2.98min 的色谱峰，其 m/z 值为 355.10272，推断其为绿原酸的[M+H]⁺峰，[M+Na]⁺峰的精确 m/z 值为 377.08475。163.03912 的碎片离子峰是绿原酸脱去一分子奎尼酸后的离子峰。新绿原酸和隐绿原酸是绿原酸的同分异构体，其[M+H]⁺峰和碎片峰十分相似，但保留时间分别为 2.15min 和 3.21min，可据此辨认。

芦丁的分子式为 $C_{27}H_{30}O_{16}$，精确分子量理论值为 610.15283。正离子模式下提取到保留时间 6.27min 的色谱峰，其 m/z 值为 611.15997，推断其为芦丁的[M+H]⁺峰，一级质谱图中 m/z 值为 633.14343 的[M+Na]⁺峰的存在更加确认上述推断。二级质谱图中主要碎片峰 465.10245 芦丁失去一分子鼠李糖的离子峰[M+H-Rha]⁺，303.04990 为芦丁失去芸香糖成为其苷元槲皮素的离子峰[M+H-Glc-Rha]⁺。

SSa 的分子式为 $C_{42}H_{68}O_{13}$，精确分子量理论值为 780.46544。正离子模式下提取到保留时间 13.94min 的色谱峰，其 m/z 值为 781.47272，推断其为 SSa 的[M+H]⁺峰，一级质谱图中 m/z 值 803.45465 的离子峰为[M+Na]⁺峰，二级质谱中主要碎片峰 m/z 值 763.45245 为 SSa 丢失一分子水的离子峰[M+H-H₂O]⁺，m/z 值 619.41650 为 SSa 丢失一分子葡萄糖和一分子水的离子峰[M+H-Glc-H₂O]⁺，m/z 值 455.35162 为 SSa 失去糖基成为苷元后失去一分子水的离子峰[M+H-Glc-Rha-H₂O]⁺，m/z 值 437.34113 和 m/z 值 419.33051 的离子峰分别为[M+H-Glc-Rha-2H₂O]⁺和[M+H-Glc-Rha-3H₂O]⁺离子峰。裂解规律分析见图 3-6。SSd 与 SSa 为同分异构体，

分子量和碎片非常相似，但二者保留时间不同，SSa 保留时间约为 13.94 min，而 SSd 保留时间约为 15.16 min，可据此辨认。

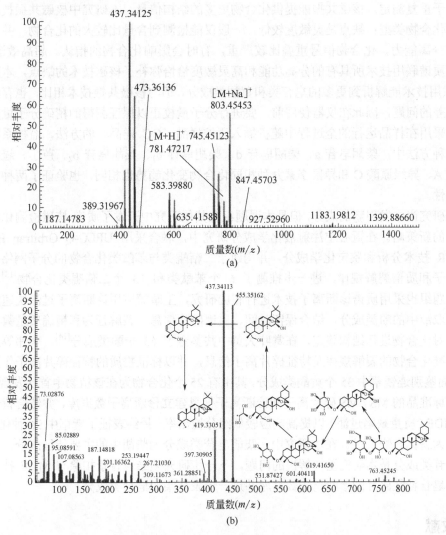

图 3-6　柴胡皂苷 a 的一级、二级质谱图及其裂解规律分析

三、小结与讨论

　　植物代谢组学技术可同时表征多种化合物，整体性可以同时看到化学成分的全貌，也可以用于后续的不同类群分类。本节首先采用 ^{1}H-NMR 和 UPLC/ESI Q-Orbitrap HRMS 两种技术获得了柴胡的药用部位（根）、非药用部位（基生茎和茎叶）、醋制柴胡的代谢谱，对其中的化学成分进行了指认。两种方法共获得 59 种代谢物信息，可以互为补充。其中，1H-NMR 图谱中表征了 31 个成分，包括 12 个有机酸类、9 个氨基酸类、6 个糖类、4 个柴胡皂苷类、4 个生物碱和 2 个黄酮类成分。UHPLC-Q Exactive Orbitrap HRMS 图谱表征出 37 个成分，包括 14 个柴胡皂苷类、11 个黄酮类和 6 个有机酸类成分。在柴胡茎叶中发现了苯丙素类成分（绿原酸和异绿原酸类化合物）。

核磁与质谱两种方法的互补对辨认成分的优点：1H-NMR 技术具有无偏向性、稳定性好的优点，同样的化合物在同样的溶剂和稳定的 pH 值条件下，其化学位移和耦合常数变动很小，利于重复测定。核磁共振能提供化合物更多的结构信息，本研究中核磁共振技术能解析更多的化合物类型；缺点是灵敏度较低，一般仅能检测到含量比较大的化合物，并且由于其不具有分离能力，化合物信号重叠比较严重，有时会影响化合物的指认。超高效液相色谱-高分辨质谱联用技术所具有的分离功能和高灵敏度恰恰弥补了核磁技术的缺点，本研究采用液/质联用技术能解析到更多的皂苷类和黄酮类成分，但与核磁共振技术相比，也存在重复性相对较差的问题，因此在仪器使用前，要进行分子量校正以保证测得的精确分子量数值的准确，并采用在样品运行的全过程中随机插入质控样品（QC 样品）的方法，监控系统的稳定性。两种方法中，柴胡皂苷 a、柴胡皂苷 d、柴胡皂苷 b_1、柴胡皂苷 b_2、芦丁、绿原酸、异绿原酸 A、异绿原酸 C 和异鼠李素九种相同化合物变化趋势也相同，也验证了两种方法互补的合理性。

本研究尚未发现新的成分，但是本课题组在其他研究中开发了质谱-核磁检测化学成分综合表征的新策略。在冠心宁注射液化学成分研究中，联合采用 UPLC-Q Orbitrap HRMS 与 ^{1}H-NMR 技术分析和鉴定化学成分，并构建了二萜醌类与苯酞类化合物的分子网络，利用其诊断离子和质谱裂解规律，进一步推测了 6 个苯酞类和 13 个二萜醌类化合物[13]。同时，其他课题组也采用质谱诊断离子技术进行相应研究，王晴等应用诊断离子过滤快速筛选掌叶大黄提取液中的酚类成分，结合保留时间、质谱碎片信息、裂解行为和精确质量数（计算分子式）对化合物进行结构鉴定，在掌叶大黄中共鉴定了 63 个酚类成分[14]。李伟等通过分析黄酮标准化合物的裂解规律及特征碎片离子信息，并以标准物质的特征碎片离子作为诊断离子，全面鉴别连钱草中 35 个黄酮类成分，其中有 25 个化合物为在该植物中首次发现[15]。Feng等参考标准品的 MS / MS 碎片离子和诊断离子信息建立诊断离子数据库，并结合背景扣除技术与 MDF（质量缺陷过滤）以提高响应较低组分检出率，最终表征了紫草中 96 种化合物（其中 9 种为新化合物）[16]。在本研究中，柴胡皂苷类成分为柴胡中的主要特征成分，全面表征柴胡皂苷类成分是本研究亟待解决的问题，下一步研究须结合背景扣除与 MDF 技术，构建其柴胡皂苷特征碎片的诊断离子数据库并进一步表征柴胡皂苷类成分。

参考文献

[1] 秦雪梅. 北柴胡药材种质资源的化学与遗传分析 [D]. 太原：山西大学，2009.

[2] 郭济贤，潘胜利，李颖，等. 中国柴胡属 19 种植物挥发油化学成分的研究 [J]. 上海医科大学学报，1990，17（4）：278-281.

[3] 洪筱坤，王智华，郭济贤，等. 柴胡属 19 种植物挥发油的气象色谱相对保留值的指纹分析 [J]. 药学学报，1998，23（11）：839-845.

[4] 庞吉海，杨缤，梁伟升，等. 狭叶柴胡挥发油化学成分的 GC/MS 分析 [J]. 北京医科大学学报，1992，24（6）：501-502.

[5] 李秀芹，孙秀燕，毕开顺，等. 柴胡挥发油含量的 GC 指纹图谱分析方法 [J]. 中草药，2006，37（8）：1165-1167.

[6] 黄海强. 柴胡属植物化学成分和质量控制研究及天目藜芦化学成分研究 [D]. 上海：第二军医大学，2010.

[7] Liu J，Fang Y，Yang L，*et al*. A qualitative, and quantitative determination and pharmacokinetic study of four polyacetylenes from *Radix Bupleuri* by UPLC-PDA–MS [J]. J Pharm Biomed Anal，2015，111：257-65.

[8] 耿俊贤，陈仕儒. 柴胡多糖的分离和鉴定 [J]. 中国中药杂志，1989，014（001）：37-40.

［9］张永文. 柴胡果胶多糖的结构与药理活性研究进展［J］. 国外医学（中医中药分册），1996（04）：20-23.

［10］梁鸿，赵玉英，崔艳君，等. 北柴胡中黄酮类化合物的分离鉴定［J］. 北京医科大学学报，2000，32（3）：223-225.

［11］谭利，张庆英，李教社，等. 南柴胡根中木脂素苷类化合物的研究［J］. 药学学报，2005，40（5），36-39.

［12］Xing J，Sun H，Jia J，et al. Integrative hepatoprotective efficacy comparison of raw and vinegar-baked *Radix Bupleuri* using nuclear magnetic resonance-based metabolomics［J］. J Pharm Biomed Anal，2017，138：215-222.

［13］崔一凡. 冠心宁注射液化学成分和生物活性研究［D］. 太原：山西大学，2020.

［14］王晴，卢志威，刘月红，等. UPLC-Q-TOF/MS～E 结合诊断离子过滤方法快速分析大黄中酚类成分［J］. 中国中药杂志，2017（10）：26-28.

［15］李伟，冯育林，黎田儿，等. UPLC-Q-TOF/MS 技术结合诊断离子方法快速分析连钱草中黄酮类化合物［J］. 质谱学报，2016（37）：516.

［16］Feng J，Yu P，Zhou Q，et al. An integrated data filtering and identification strategy for rapid profiling of chemical constituents，with *Arnebiae Radix* as an example［J］. J Chromatogr A，2020，1629：461496.

[9] 汤亚池, 王勇健, 李雪, 等. 基于超高效液相色谱-质谱联用技术的代谢组学研究进展[J]. 色谱, 2000, 20(3): 45-54.
[10] 李静, 赵立子, 魏建, 等. 中药质量标志物 (Q-marker) 研究进展及应用[J]. 中草药, 2019, 40 (15): 16-30.
[12] Kim J, Son H, Ra C. Integrating metabolomics approaches into the science metabolomics of Korean Aspsona miana and sudan maganta as anna-box of metabolomics[J]. Chem Pharmacy Res, 2015, 136: 715-722.
[13] 高鹏, ...
[14] 王一, ..., 等. ...
色谱, 2012, 197: 2856.
[15] 李晨, 黄力, 刘杰红, 等. LC-Q-TOF/MS 及代谢组学技术用于柴胡药材的化学成分分析[J]. 色谱, 2016, 27: 1186.
[16] Gao X, Guo D, et al. ... and ... (Chinese traditional) An an 3-D ... in chinese ... Pharmaceut. 2006: 19-60.

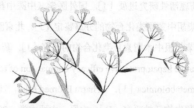

第四章　基于性状和指标成分分析的柴胡质量评价

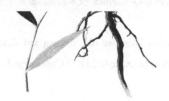

中药的质量直接决定了其临床使用的安全性与疗效，对中药的质量控制一直是中药研究的热点和难点。自 1963 年以来，《中国药典》收载的每个中药材品种项下的质量标准鉴别、含量测定等项目在不断完善和提高，体现了成熟的中药质量研究成果，2020 年版《中国药典》更加注重质量控制的专属性、合理性、整体性和均一性。中药材的质量涉及原植物的种质、土壤、栽培、采收、加工炮制等多种环节。鉴于中药材本身的复杂性、易变性和人们对其认知的程度，以及科学技术条件、研究思路和方法等因素的制约，人们一直在探寻、创新和发展中药质量控制模式。本章在介绍目前国内外应用较多的中药材质量控制方法和模式类型的基础上，重点整理了本课题组对柴胡药材的性状与化学分析结果，特别是将植物代谢组学与技术用于柴胡的品质评价中。

第一节　中药材质量评价模式概述

一、辨状论质

辨状论质，即中药材品质感官评价（sensory evaluation）模式，包括以药材的形态、色泽、气味、质地等性状特征及一些简单的理化反应特点来评价中药的真伪优劣[1]。其中"道地药材"是历代中医和老药工经过长期的传统鉴别经验和临床使用实践，产生了公认的质优药材正品，是老祖宗、老中医、老百姓认可的"好药材"。传统性状经验评价方法具有方便、快速、直观、实用等优点。中药的颜色、气味和滋味在中药性状鉴别中具有重要地位，其应用非常广泛：枸杞的颜色以正红色为佳品，暗淡的红色则为次品；黄芩的断面以色黄为佳，色绿则是次品；阿魏闻起来有蒜臭气；冰片有香凉感；新木香比老木香香气浓烈；人参特有参气；

海风藤口尝后味苦有辛辣感，而青风藤味苦没有辛辣感；砂仁的伪品土砂仁口尝辛凉感淡、有涩味；天然牛黄味先苦而后甜，有清凉感、无腥臭味是佳品；人参伪品野豇豆的根嚼之有豆腥味。这些传承性的感官评价在中药材道地性及商品规格评价中应予以充分重视，发挥其在中药质量评价中的现实意义。

基于传统性状分析的评价是最传统的方式，其评价的基础是"辨状论质"，但存在模糊性与精准性不足的问题。如"质坚""体大""气微香""味微甜而略带苦"等，不同的人往往会有不同的理解和判断，主观性强且影响因素较多。此外，老中医和老药工的评价经验缺乏继承和共享，其重现性和科学性往往受到怀疑，不利于感官评价的规范化研究及创新发展。

二、化学评价与控制模式

当前我国中药质量评价还采用了化学评价模式，即借鉴天然药物化学的研究思路建立的中药中某一个或几个"指标成分""有效成分"或"活性成分"的定性、定量分析方法，结合化学指纹图谱分析技术控制中药的质量。

（一）基于单一成分的中药质量控制模式

该模式以已知的某单一活性成分或有效成分为质量控制指标，通过定性和定量分析，判断被研究中药是否"合格"。这种模式因分析方法重现性好、结果灵敏准确而受到关注和推广。由于中药自身的复杂性，尤其是复方制剂，其疗效既不是单一活性成分的作用，也不是多种成分活性的简单加和，而是多个功能成分、多靶点协同作用的结果。所以，其"指标性成分"不一定是其专属性成分，也不一定是有效成分，检测任何一种指标成分的活性均不能反映中药的整体疗效，也就是说，分析得越细，目标越缩小，离中药整体疗效的距离越远。由于存在局限性，2020 年版《中国药典》中已阐明有效成分的中药品种不到 5%，绝大部分中药的有效成分仍未得以阐明[2]。而且，随着时间的推移和中成药品种的不断增加，这种通过对个别指标性成分进行定性或/和定量分析来实现质量控制的模式对中药而言，其潜在的局限性和缺陷将逐渐凸显出来。

（二）基于化学指纹图谱和多指标性成分的中药质量控制模式

鉴于测定单一指标成分含量不足以确保中药质量，人们已经注意到对中药的多指标成分的检测及一测多评法、化学指纹图谱的应用[3,4]。中药化学指纹图谱能综合评价和全面控制中药的内在质量，尤其适用于有效成分不完全明确的中药材及中药产品。化学指纹图谱结合多指标成分的定量测定，能提供比单一成分含量测定更丰富的相关质量，被认为是鉴别中药真实性及评价质量一致性和产品稳定性的实际可行的模式，已逐步得到应用，特别是在现代中药注射剂质量控制中得到了广泛应用。

基于化学分析的质量评价准确、快速、可行性强，但未能关联药效，难以直接反映中药的安全性和有效性。另外，化学评价模式在中药质量控制与标准研究中仍存在一些误区和问题：依然采用"唯成分论"的观点建立中药质量标准；用某种或某些指标成分的含量测定评价中药的质量研究，不同功效的中药用同一种成分评价其质量是否科学；测什么成分，测几个成分，选用何种测定方法，量的上下限如何确定等问题困惑着研究者，且定量标准与安全性、有效性之间很难建立直接或必然的联系；中药指纹图谱研究苛求图谱的质量，而忽视了中药本身的质量。这种化学评价为主的中药质量控制模式和策略，未能全面有效地控制中药质量，既难以保证稳定可控，也难以保证安全有效。

三、基于生物效应的中药质量评价与控制模式

也称"生物检定或生物效价检测法（Bio-assay）"，是在严格控制的实验条件下，利用生物体或离体器官与组织的特定生物效应来评估药物的生物活性（包括药效和毒性），从而控制和评价药物的质量。2002年以来，肖小河教授将基于"药物-生物反应"的生物检定法引入中药质量控制和评价中，创建了基于生物测定的中药质量评价新模式和系列方法，通过检测生物活性谱和生物效价值，为定性定量表征和评价中药内在品质的真伪优劣及毒副作用，提供了具有原始创新意义的研究思路和关键技术[5]。以此为基础建立的中药质量生物评价模式与有效性和安全性关联紧密，突破了"就药论药，就质量论质量，唯成分论质量"的局限性，开拓和引领了中药标准研究新的发展方向。目前中药质量生物评价方法已成为2020年版《中国药典》以及国家药监局颁布的《天然药物研究技术要求》的质量检测手段。

基于药效（生物效应）的质量评价最可靠，但成本大、时间长、灵敏度不高、普适性和可行性不强，通常与化学关联，用于质量标志物的发现。另外，生物评价方法目前仍存在一些问题：生物活性测定与中药的"功能主治"只是部分相关而不能完全一致；生物活性测定只能针对中药做主要的药效学验证研究，难以完全真实反映所有的功效；生物个体的差异会导致生物测定的误差，方法的重现性和稳定性需要多次实验验证。

四、中药质量研究展望

综上，无论是传统的感官评价模式，还是目前广泛应用的化学评价模式，以及近年颇受关注的生物评价模式，迄今，我们还不能在真正意义上完全控制中药的质量。虽然"找成分，测含量"是目前中药质量控制的主要方式，但是据此建立的定量标准与安全性、有效性之间难以建立直接或必然的联系。为破解中药标准"量而不准，难关药效，难控难评"的困局，肖小河教授在回顾性分析和总结性、前瞻性研究的基础上，重新审视中药标准的概念和内涵，提出了"中药大质量观"（integrative qality concept）的研究模式，其基本思想包括：中药质量控制模式不能拘泥于"组分论"，感官、化学和生物评价都是中药质量控制与评价必需的模式和手段，应从单一走向综合，实行多元化；不能将中药质（品质）与量（用量）隔开来，二者应是一体化的；用量与质量相互关联，密不可分，量从质变，以质定量；中药质量的控制范围要从量而不准走向量而又准，基本做到"多也多不得，少也少不得"；中药的用量标准要从经验传承走向科学有据，使剂量不再是中医的"不传之秘"。"中药大质量观"的研究模式提供了今后我国中药质量控制与标准研究和制定的新的发展方向。

根据中药化学成分与植物次生代谢物合成的关联性，为反映中药中与功效有关物质与质量的关系，刘昌孝院士[6]提出了质量标志物的概念，着眼于全过程的物质基础的特有、差异、动态变化和质量的传递性、溯源性，建立质量标记物中药产业链全过程控制体系及质量溯源体系。质量标志物的核心内容是基于有效、特有、传递与溯源、可测和处方配伍的"五要素"（图4-1），既反映了与有效性（和安全性）的关联关系，又体现了中药成分的专属性、差异性特征，特别是基于方-证对应的配伍环境，使质量研究回归到中医药理论，体现了针对疾病

的中药有效性表达方式及其物质基础的客观实质。质量标志物核心概念有利于反映中药治疗疾病的本质特征，有利于建立有专属性、针对性的质量评价方法和质量标准，有利于建立可传递和溯源的全程质量控制体系。

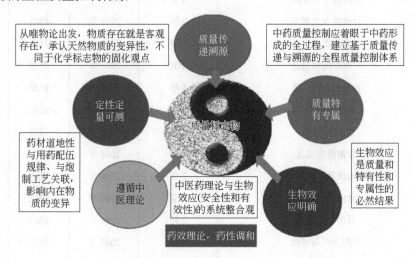

图 4-1　复方中药制剂 Q-market 测定的五项原则[6]

本课题组致力于山西大宗药材柴胡的质量评价与控制研究，在对全国柴胡资源调查的基础上，收集了主要产区的柴胡药材和饮片样本。本章主要从药材性状和化学成分两方面评价柴胡质量，特别是从整体化学成分谱评价柴胡的均一性（指纹图谱）。

第二节　柴胡药材性状分析[7]

柴胡在 20 世纪 60 年代以前一直依赖野生资源，随着中成药用量的急剧增加，至 70 年代成为紧缺中药材，野生资源不能满足传统和工业药用的需要，于 80 年代初，一些省区开始野生柴胡变家种的试验并取得成功，在 2000 年以后家种柴胡已成为主流商品。有关柴胡的药源研究，潘胜利在专著《中国药用柴胡原色图志》中对野生柴胡的资源状况做了系统的调研，但近年柴胡药材的供应已由野生转为家种，其药材性状发生了哪些变化却未见相关报道。为系统评价目前柴胡药材的质量，在已知柴胡的资源状况下，广泛收集实验材料，正确鉴定物种基源，奠定研究基础。本节将采用实地调查和形态观察方法，分析栽培柴胡药材的性状特征。

一、材料与方法

2004～2007 年山西大学课题组先后到安国、亳州等药材市场，了解到商品柴胡的来源地主要为山西、甘肃、陕西、东北等省区，也有河南、四川等，再分别赴上述省份的主要种植区 35 个县实地调查访问，并采集植物标本、药材及种子，购买柴胡饮片等共计 127 份样本，所有样本均经山西大学中医药现代研究中心秦雪梅教授鉴定，详细样本资料见表 4-1、表 4-2，商品资源见表 4-3；植物及药材性状分析采用形态观察法。

表 4-1　柴胡药材样本

序号	采集地	生长年限	采集时间	生长方式	柴胡种类
1	甘肃陇南武都区	不详	2006 年	野生	北柴胡
2	甘肃陇南武都区	2 年	2006 年	栽培	北柴胡
3	甘肃陇南两当县	不详	2006 年	野生	北柴胡
4	甘肃陇南宕昌县	不详	2006 年	野生	北柴胡
5	甘肃陇南宕昌县	3 年	2006 年	栽培	北柴胡
6	甘肃陇南徽县	不详	2006 年	野生	北柴胡
7	甘肃陇南徽县	2 年	2006 年	栽培	北柴胡
8	甘肃陇南成县	不详	2006 年	野生	北柴胡
9	甘肃陇南成县（陇西种子）	2 年	2006 年	栽培	北柴胡
10	甘肃定西陇西	不详	2006 年	野生	北柴胡
11	甘肃定西陇西	2 年	2006 年	栽培	北柴胡
12	甘肃陇西马河镇	2 年	2003 年	栽培	北柴胡
13	甘肃陇西马河镇（花期）	1 年	2003 年	栽培	北柴胡
14	甘肃陇西马河镇	2 年	2004 年	栽培	北柴胡
15	甘肃陇西首阳	2 年	2005 年	栽培	北柴胡
16	甘肃首阳（大捆样）	2 年	2005 年	栽培	北柴胡
17	甘肃首阳（小捆样）	2 年	2005 年	栽培	北柴胡
18	甘肃首阳（未捆样）	2 年	2005 年	栽培	北柴胡
19	甘肃陇西首阳试验园	2 年	2003 年	栽培	北柴胡
20	甘肃庆阳市	不详	2006 年	野生	北柴胡
21	甘肃庆阳市	2 年	2006 年	栽培	北柴胡
22	甘肃天水市（小条）	不详	2006 年	野生	北柴胡
23	甘肃清水县杨碾村	2 年	2006 年	栽培	北柴胡
24	甘肃礼县草坝	2 年	2003 年	栽培	北柴胡
25	甘肃天水市党川乡	2 年	2006 年	栽培	北柴胡
26	甘肃岷县	不详	2006 年	野生	北柴胡
27	甘肃张掖市	2 年	2006 年	栽培	北柴胡
28	陕西宝鸡凤翔	2 年	2006 年	栽培	北柴胡
29	陕西宝鸡凤翔	不详	2006 年	野生	北柴胡
30	陕西宝鸡通洞镇	不详	2006 年	野生	北柴胡
31	陕西宝鸡通洞镇	2 年	2006 年	栽培	北柴胡
32	陕西宝鸡太白县桃川	2 年	2006 年	栽培	北柴胡
33	陕西商洛天士力药用植物基地	2 年	2006 年	栽培	北柴胡
34	陕西宝鸡凤县	2 年	2006 年	栽培	北柴胡
35	陕西宝鸡	2 年	2006 年	栽培	北柴胡

续表

序号	采集地	生长年限	采集时间	生长方式	柴胡种类
36	陕西宝鸡麟游县两亭乡	2年	2006年	栽培	北柴胡
37	陕西宝鸡	不详	2006年	野生	北柴胡
38	陕西商洛实验田内	2年	2005年	栽培	北柴胡
39	陕西商洛实验田外	2年	2005年	栽培	北柴胡
40	河南旧县	不详	2006年	野生	北柴胡
41	河南旧县	2年	2006年	栽培	北柴胡
42	河南洛阳栾川和峪镇	不详	2006年	野生	北柴胡
43	山西太谷（山西方山引陵川种子）	2年	2007年	栽培	北柴胡
44	山西太谷（山西左权种子）	2年	2007年	栽培	北柴胡
45	山西太谷（山西灵丘当地种子）	2年	2007年	栽培	北柴胡
46	山西太谷（甘肃陇西种子）	2年	2007年	栽培	北柴胡
47	山西太谷（山西陵川外引种子）	2年	2007年	栽培	北柴胡
48	山西太谷（左权种子）	2年	2005年	栽培	北柴胡
49	山西陵川（山西陵川当地种子）	2年	2007年	栽培	北柴胡
50	山西陵川（山西陵川外引种子）	2年	2007年	栽培	北柴胡
51	山西陵川（山西灵丘当地种子）	2年	2007年	栽培	北柴胡
52	山西陵川（山西灵丘外引种子）	2年	2007年	栽培	北柴胡
53	山西陵川（山西方山引陵川种子）	2年	2007年	栽培	北柴胡
54	山西陵川（黑龙江北柴种子）	2年	2007年	栽培	北柴胡
55	山西陵川（陕西商洛种子）	2年	2007年	栽培	北柴胡
56	山西陵川（甘肃陇西种子）	2年	2007年	栽培	北柴胡
57	山西陵川（方山新民种子）	2年	2007年	栽培	北柴胡
58	山西陵川（外地引种）	2年	2004年	栽培	北柴胡
59	山西陵川（外地引种）	2年	2003年	栽培	北柴胡
60	山西陵川（外地引种）	3年	2006年	栽培	北柴胡
61	山西陵川（陵川本地）	2年	2006年	栽培	北柴胡
62	山西陵川（外地引种）	2年	2006年	栽培	北柴胡
63	山西陵川（陵川本地）	2年	2005年	栽培	北柴胡
64	山西万荣	2年	2004年	栽培	北柴胡
65	山西万荣	不详	2004年	野生	北柴胡
66	山西万荣	1年半	2004年	栽培	北柴胡
67	山西万荣	2年半	2005年	栽培	北柴胡
68	山西万荣	2年	2005年	栽培	北柴胡
69	山西万荣	不详	2003年	野生	北柴胡
70	山西万荣（山西左权种子）	2年	2005年	栽培	北柴胡

序号	采集地	生长年限	采集时间	生长方式	柴胡种类
71	山西万荣（中柴1号）	2年	2005年	栽培	北柴胡
72	山西长治（万荣引种）	2年	2005年	栽培	北柴胡
73	山西长治（安国种子）	2年	2005年	栽培	北柴胡
74	山西长治（1）（亳州种子）	2年	2005年	栽培	北柴胡
75	山西长治（2）（亳州种子）	2年	2005年	栽培	北柴胡
76	山西长治（山西陵川）	2年	2005年	栽培	北柴胡
77	山西左权	1年半	2003年	栽培	北柴胡
78	山西左权	不详	2003年	野生	北柴胡
79	山西运城平陆（小捆）	2年	2005年	栽培	北柴胡
80	山西运城平陆（大捆）	2年	2005年	栽培	北柴胡
81	山西运城新绛	2年	2005年	栽培	北柴胡
82	山西运城绛县南樊	不详	不详	—	北柴胡
83	山西运城风陵渡	2年	2006年	栽培	北柴胡
84	山西芮城（粗，无分支）	2年	2004年	栽培	北柴胡
85	山西芮城（粗，多分支）	2年	2004年	栽培	北柴胡
86	山西芮城（细，多分支）	2年	2004年	栽培	北柴胡
87	山西芮城（细，不分支）	2年	2004年	栽培	北柴胡
88	山西安泽	2年	2006年	家种	北柴胡
89	山西安泽	不详	2004年	野生	北柴胡
90	山西安泽劳井山黄花岭	不详	2004年	野生	北柴胡
91	山西方山北武当镇新民村	不详	2005年	野生	北柴胡
92	山西方山县	不详	2005年	野生	北柴胡
93	山西灵丘外引	2年	2005年	栽培	北柴胡
94	山西灵丘当地	2年	2005年	栽培	北柴胡
95	山西介休绵山	不详	2004年	野生	北柴胡
96	山西浑源恒山	不详	2005年	野生	北柴胡
97	甘肃陇南成县	不祥	2006年	野生	三岛柴胡
98	甘肃青海	不祥	2006年	野生	黑柴胡
99	山西太谷（黑龙江明水）	2年	2006年	栽培	红柴胡
100	山西太谷红柴胡（黑龙江明水）	3年	2007年	栽培	北柴胡
101	山西太谷（陕西商洛种子）	2年	2007年	栽培	北柴胡
102	山西太谷（潞城引种）	3年	2006年	栽培	三岛柴胡
103	山西陵川	2年	2007年	栽培	红柴胡
104	山西方山	不详	2005年	野生	黑柴胡
105	山西方山	不详	2004年	野生	红柴胡

序号	采集地	生长年限	采集时间	生长方式	柴胡种类
106	黑龙江明水	2 年	2004 年	栽培	红柴胡
107	黑龙江明水（混乱）	2 年	2006 年	栽培	红柴胡
108	黑龙江明水（来自 107）	2 年	2006 年	栽培	红柴胡
109	山西陵川（陵川外引种）		2007 年	种植	北柴胡
110	山西绛县（黑龙江红柴胡种子）	2 年	2007 年	栽培	北柴胡
111	山西绛县（甘肃陇西种子）	2 年	2007 年	栽培	北柴胡
112	山西绛县（方山引陵川）	2 年	2007 年	栽培	北柴胡
113	山西绛县（陵川外引种）	2 年	2007 年	栽培	北柴胡
114	山西绛县（陵川本地）	2 年	2007 年	栽培	北柴胡
115	山西绛县（灵丘外引）	2 年	2007 年	栽培	北柴胡
116	山西绛县（灵丘本地）	2 年	2007 年	栽培	北柴胡
117	山西绛县（陕西商洛）	2 年	2007 年	栽培	北柴胡
118	山西绛县（山西左权）	2 年	2007 年	栽培	北柴胡

表 4-2　柴胡饮片样本

序号	购置地点	柴胡种类	序号	购置地点	柴胡种类
1	河北安国药材市场	红柴胡	6	山西太原晋济堂药店	北柴胡
2	陕西西安朱雀药店	北柴胡	7	山西太原黄河大药房	北柴胡
3	陕西西安莲湖区中医院	北柴胡	8	山西太原一心堂大药房	黑柴胡
4	陕西商洛致和堂药店	北柴胡	9	四川成都得元堂沙湾店	竹叶柴胡
5	陕西商洛民生大药房	北柴胡			

表 4-3　主要商品信息

商品种类	商品资源	主要产区
北柴胡类	栽培	甘肃、山西、陕西
红柴胡类	野生为主，少量栽培	黑龙江明水、海拉尔
黑柴胡类（量少）	野生	山西、甘肃
竹叶柴胡类	栽培、野生	四川等西南省区（仅在西南地区作中医调剂用）

二、结果与分析

（一）柴胡不同种间的性状特性

观察北柴胡、红柴胡、黑柴胡的植物植本与药材性状，结果见图 4-2 和表 4-4。

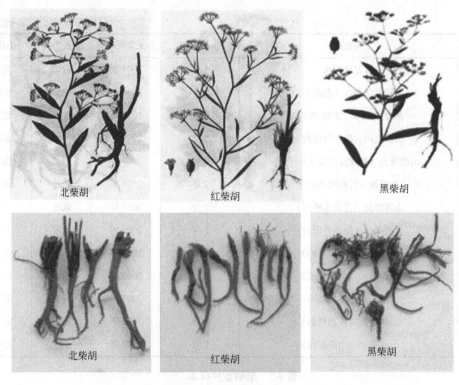

图 4-2　不同种柴胡的植株与根的形态

表 4-4　不同柴胡种间的性状特征

种名	植株性状	药材根性状
北柴胡	植株较高大，叶较宽，花瓣大于小苞片	根较粗壮，根实膨大，残留茎基，或短纤维状叶基；根棕褐色，不易折断，断面纤维性，气微香
红柴胡	植株较北柴胡小，叶狭窄，花与北柴胡同	根较细小，根头有多数棕色毛刷状枯叶纤维；根红棕色易折断，断面较平坦，具败油气
黑柴胡	植株较北柴胡略小，叶与北柴胡相似，花的小苞片明显大于花瓣	根较小，根头分歧，残留茎基，下侧具两行疣状突起不定根；根黑褐色，易折断、较干、栓皮易脱，油腥气较浓

由表 4-4 可见，三种不同的柴胡植物在小花瓣与小苞片的相对大小和叶的大小上可明显区分。药材根的特征主要表现在根头性状和颜色及气味上的区别，即：北柴胡根头残留茎基，无刷状纤维与疣状突起，颜色较浅，气微；红柴胡根头具典型的毛刷状纤维，颜色为红棕色，败油气明显；黑柴胡根头下侧具疣状突起，颜色发黑，油腥气较浓。

（二）北柴胡野生与栽培品的性状特征

分别观察甘肃、陕西、山西等多个产地北柴胡野生与栽培品药材的形态，结果见表 4-5。

表 4-5　野生与栽培北柴胡的形态

样品产地	根形	长短	分枝	颜色
甘肃陇南成县（野生）	根粗，形状不规则	5～6cm	分枝多	深褐色
甘肃陇南成县（栽培）	根细而长，较均匀	9cm	无分枝或少	浅褐色

续表

样品产地	根形	长短	分枝	颜色
甘肃陇南岩昌县（野生）	根弯，不规则	短 4～5cm	分枝少	深褐色
甘肃陇南岩昌县（栽培）	根直，均匀	长 8～9cm	偶有分枝	浅褐色
甘肃陇南武都区（野生）	根弯，不规则	5cm	分枝多	深褐色
甘肃陇南武都区（栽培）	根直，均匀	10～11cm	分枝少	浅黄色
陕西宝鸡凤翔县（野生）	根弯，不规则	短	分枝多	浅黄色
陕西宝鸡凤翔县（栽培）	根直，均匀规则	长	分枝少	褐色
陕西宝鸡通河镇（野生）	根弯，不规则	短	分枝多	深褐色
陕西宝鸡通河镇（栽培）	根较直，较均匀	长	分枝少	浅褐色
山西万荣（野生）（65 号）	根形状不规则（主根表面多小突起）	短（5cm 左右）	分枝多，且多级	黄褐色
山西万荣（栽培）（66 号）	根均匀较直	长（12cm 以上）	分枝、少分枝或无	浅黄色
山西左权（野生）（78 号）	不规则，弯曲，表面突起多	细长（7cm 长）	分枝少或无	褐色（深暗）
山西左权（栽培）（77 号）	根不规则	粗长（1cm 粗 20cm 长）	分枝多	浅棕黄色（色亮）

由表 4-5 可见，北柴胡药材的野生品与栽培品在形态性状上有较明显的区别，通常野生品根形状不规则，较弯曲，粗短，分枝较多，在同一产地的颜色比栽培的深；而栽培的根较细直长，均匀规则，分枝少、色浅。

（三）北柴胡引种地与原产地药材性状比较

观察三个原产地北柴胡异地引种后药材根的形态变化，结果见表 4-6。

表 4-6　原产地与引种地北柴胡药材性状

样品产地	根形	长短	分枝	颜色
甘肃陇西原产地	根直、均匀	细长	分枝多	浅黄色
陇西引入山西太谷	根直、均匀	略粗长	分枝少	色深
陇西引入山西陵川	根不均匀，略弯	粗短	分枝多	浅黄色
山西灵丘原产地	根细、均匀，小支、疤痕	长	分枝多	浅黄色
灵丘引入山西太谷	根细、均匀	长	无分枝或少	黄褐色
灵丘引入山西陵川	根细、均匀	略短	分枝稍多	浅黄色
山西陵川原产地	根粗、弯，不均匀	短	分枝多	浅黄色
陵川引入山西太谷	根很细、直	长	分枝少	浅褐色

由表 4-6 可见，北柴胡由原产地引入异地栽培后，根的形态总体变化不大，其分枝多少、长短及颜色深浅的变化与引入地的土层厚度和土质有关。引入太谷的栽培品总体根变长且分枝少，可能其试验地为平原，土层较厚且疏松，根容易向下伸长；而引入陵川的样品略粗短，弯曲，分枝较多，可能与该试验地为山区土层薄且紧密有关。

（四）北柴胡不同农家的药材性状

观察三个不同种植地的北柴胡药材，比较同一种植地根的形态变化情况，总体上根头形态、根长短与根的颜色，没有大的变化，但根的分枝数量有较大变化。其中山西万荣西村乡的北柴胡种植基地药材形态可分为三种类型，即多支根型、少支根型和单根型，结果见图4-3。

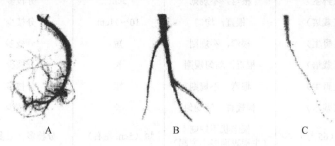

图4-3　万荣北柴胡的三种类型

A—多支根型北柴胡；B—少支根型北柴胡；C—单根型北柴胡

山西芮城北柴胡种植地药材可分为四种类型，即粗根少分枝型、粗根多分枝型、细根少分枝型与细根多分枝型，结果见图4-4。

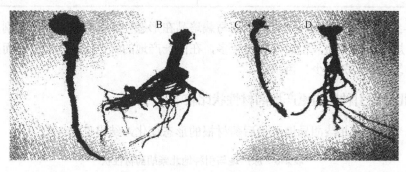

图4-4　芮城不同的农家栽培类型

A—粗根少分枝型；B—粗根多分枝型；C—细根少分枝型；D—细根多分枝型

甘肃陇西北柴胡种植地药材可分为三个类型，即细根少分枝或不分枝型、粗根多分枝型、细根多分枝型，结果见图4-5。

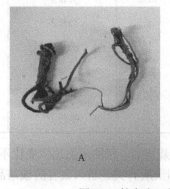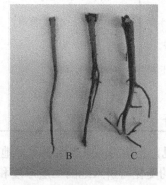

图4-5　甘肃陇西北柴胡的三种类型

A—粗根多分枝型；B—细根少分枝型；C—细根多分枝型

由以上三个种植地的药材性状比较分析结果可见，根的分枝多少，主要与土壤厚度、疏松程度及种植密度相关，而与遗传基础和产地没有太大的相关性，可能该性状不是可稳定遗传的性状。

三、结论与讨论

北柴胡、红柴胡、黑柴胡三类药材的植物形态和药材性状有明显的鉴别特征，表明物种之间有显著的差异，其中药典收载品北柴胡和红柴胡的花结构相似，均为花瓣长于小苞片，而山西地方习用药材黑柴胡是非药典收载品，花的形态中则小苞片长于花瓣。故黑柴胡与两种正品柴胡的亲缘关系较远。

北柴胡野生品与栽培品的药材性状在根的曲直、长短、粗细、分枝多少上有明显差异，可据此加以鉴别。这些形态上的变化，主要是栽培品的土壤环境引起的。

北柴胡异地引种或在同一种植地出现的根分枝多少的变化不是可稳定遗传的性状，该性状的变化与栽培地土层的厚度、疏松度、种植密度有关。

第三节　基于 HPLC 含量测定方法的柴胡质量评价[8]

迄今为止，柴胡中主要有效成分仍然被认为是皂苷类成分，对其含量控制的指标也以皂苷类成分为主，主要集中在柴胡皂苷 a、柴胡皂苷 c、柴胡皂苷 d 三种成分上。高效液相色谱法所采用的检测器仍然以紫外检测器（Ultraviolet Detector，UVD）为主，蒸发光散射检测器（Evaporative Light-Scattering Detector，ELSD）和质谱（包括三重四级杆质谱和高分辨质谱）作为检测手段的也有涉及。由于 SSa 和 SSd 结构中仅有一个双键，紫外线最大吸收位于 203nm 处，处于紫外线的末端吸收，很多化合物在此波长处均有吸收。在此波长下测定，既限制了柴胡皂苷类成分 SSa 和 SSd 的灵敏度，也易造成其他成分之间的相互干扰。柱前衍生化法是通过加酸反应，使药材中的 SSa 和 SSd 转化成具有双键结构的 SSb_1 和 SSb_2，测定波长由末端波长的 210nm 转换到 254nm 测定，大大提高了检测的选择性。通过对衍生化条件的一系列摸索，20min 即可完成测定，且准确度和精密度令人满意，使用 UV 检测器可以作为可选择的方法之一。

2020 年版《中国药典》中柴胡药材的含量测定项下选择了 210nm 作为测定波长，尚可具有良好的重复性和回收率。但当柴胡药材和其他药物配伍成为复方时，其中的成分更为复杂，处于紫外线末端吸收处的成分较多，这些成分对柴胡皂苷的测定会产生干扰，其测定的准确度难以令人满意，且原生皂苷会发生结构变化，为此，本课题组建立了柴胡皂苷转化产物的含量测定方法。

一、柴胡皂苷 a、柴胡皂苷 d 转化产物含量测定方法的建立

北柴胡（Bupleurμm chinense DC.）的干燥根是正品柴胡药材的主要来源，具有解表和里、疏肝解郁、升举阳气之功效。柴胡皂苷为柴胡药材的主要有效成分之一，其中以柴胡皂苷 a（SSa）、柴胡皂苷 d（SSd）的药理活性较强，具抗炎、保肝、降低血中胆固醇等作用[9]。虽有较多文献报道 HPLC 法测定 SSa、SSd 的含量[10,11]，但因其分子结构中只含一个双键，

处于紫外线末端吸收，采用 HPLC-UV 法检测波长大多在 210nm 以下，其 HPLC 图谱的基线不平稳，杂质峰干扰严重，检测灵敏度低，方法不稳定。而 HPLC-ELSD 法检测限较高且仪器费用昂贵，不宜普及[12-14]。另有报道 SSa、SSd 在酸性条件下易水解开环成共轭体系（图 4-6），一定条件下可定向转化为柴胡皂苷 b_1、（SSb$_1$）、柴胡皂苷 b_2（SSb$_2$），使检测波长红移至 254nm，紫外吸收增强，检测灵敏度提高，但目前报道的文献中该方法的样品前处理酸化条件不一，在酸的浓度、酸化反应时间及酸化反应温度等方面都存在很大差异，对测定结果影响较大。因此，本文拟采用单因素与正交实验优选柴胡药材中 SSa、SSd 的前处理酸化条件（通过测定酸化后 SSb$_1$、SSb$_2$ 的含量来反映柴胡药材中 SSa、SSd 的含量），并与 6 种文献分析方法进行比较评价，得出更稳定、可靠的 SSa、SSd 含量测定方法，进而为中药柴胡的质量控制提供更科学的依据。

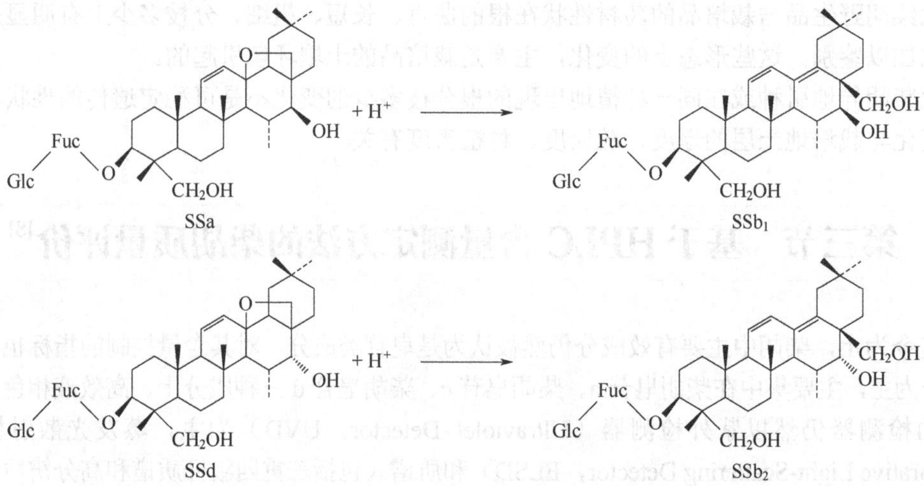

图 4-6　SSa、SSd 的酸化反应方程

（一）样品

SSa、SSd 对照品（购于中国药品生物制品检定所），乙腈（色谱纯），磷酸（优级纯），其余试剂均为分析纯。所有柴胡药材均采自当地，经山西大学秦雪梅教授鉴定为正品。

（二）方法与结果

1. 酸化条件的优选

（1）样品溶液的制备　称取柴胡药材粉末 1g，加 8%氨-甲醇溶液 50mL，超声提取 45min，滤过，蒸干，甲醇溶解并定容至 50mL 量瓶中，摇匀，备用。

（2）色谱条件　色谱柱：Hypersil ODS-C$_{18}$柱（200mm×4.6mm，5μm）。柱温：25℃。检测波长：250nm。流动相：乙腈-0.05% H$_3$PO$_4$（38：62）。流速：1.0mL/min。

（3）酸化条件单因素考察　根据影响酸化反应的因素，参考相关文献的反应条件，分别单因素考察不同的盐酸浓度、酸化反应温度和酸化反应时间对酸化产物 SSb$_1$、SSb$_2$ 含量测定结果的影响，以筛选各因素的最佳范围。由于从中国药品生物制品检定所只能购买到 SSa、SSd 对照品，而没有 SSb$_1$、SSb$_2$，故在整个研究过程中需要将 SSa、SSd 对照品做和样品相同的酸化处理后进行随行对照。

① 盐酸浓度的考察：量取上述样品溶液 1mL 置 5mL 量瓶中共 5 份，分别加不同浓度 4%、6%、8%、10%、12%的盐酸 1mL，在 30℃下恒温反应 24h，反应结束加 8%KOH 溶液调节 pH 至中性，以甲醇定容，摇匀，过 0.45μm 微孔滤膜，取 20μL 注入液相色谱仪，记录色谱峰面积并计算不同浓度盐酸酸化反应的测定结果，以酸化产物 SSb_1、SSb_2 含量对盐酸浓度绘制曲线，结果见图 4-7（a）。

② 酸化反应温度的考察：量取上述样品溶液 1mL 置 5mL 量瓶中共 5 份，各加 8%盐酸 1mL，分别在 20℃、25℃、30℃、35℃、40℃下恒温反应 24h，反应结束后加 8%KOH 溶液调节 pH 至中性，以甲醇定容，摇匀，过 0.45μm 微孔滤膜，取 20μL 注入液相色谱仪，记录色谱峰面积并计算不同酸化反应温度的测定结果，以酸化产物 SSb_1、SSb_2 含量对酸化反应温度绘制曲线，结果见图 4-7（b）。

③ 酸化反应时间的考察：量取上述样品溶液 1mL 置 5mL 量瓶中共 12 份，各加 8%盐酸 1mL，分别在 30℃下恒温反应 4h、6h、8h、10h、12h、14h、16h、18h、21h、24h、27h、32h，反应结束加 8% KOH 溶液调节 pH 至中性，以甲醇定容，摇匀，过 0.45μm 微孔滤膜，取 20μL 注入液相色谱仪，记录色谱峰面积并计算不同酸化反应时间的测定结果，以酸化产物 SSb_1、SSb_2 含量对酸化反应时间绘制曲线，结果见图 4-7（c）。

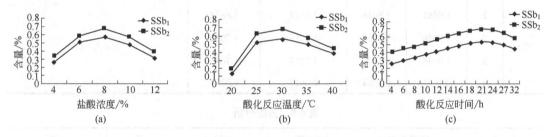

图 4-7　酸化反应单因素考察

由图（a）可见，盐酸浓度在 6%～10%间酸化产物 SSb_1、SSb_2 含量较高。

由图（b）可见，酸化反应温度在 25～35℃间酸化产物 SSb_1、SSb_2 含量较高。

由图（c）可见，随反应时间的延长，酸化反应产物不断增加，至 21h 时反应酸化产物 SSb_1、SSb_2 含量最大，因此选择酸化反应时间的最佳范围为 18～24h。

（4）正交实验优选酸化条件　在单因素考察的基础上设计正交实验因素水平表，见表 4-7。取样品溶液 1mL 置 5mL 量瓶中共 9 份，按正交实验设计表 4-7，加入 1mL 相应浓度的盐酸，并在相应的温度及时间下进行反应，反应结束加 8% KOH 溶液调节 pH 至中性，甲醇定容，摇匀，过 0.45μm 滤膜，取 20μL 注入液相色谱仪，实验结果分析见表 4-8。

表 4-7　$L_9 (3^4)$ 正交实验设计

水平	因素		
	反应温度（A）/℃	盐酸浓度（B）/%	反应时间（C）/h
1	25	6	18
2	30	8	21
3	35	10	24

表 4-8 正交实验结果分析

实验号	因素				SSb$_1$含量/%	SSb$_2$含量/%
	A	B	C	D（误差）		
1	1	1	1	1	0.5219	0.5851
2	1	2	2	2	0.5368	0.6441
3	1	3	3	3	0.3885	0.4688
4	2	1	2	3	0.5291	0.6364
5	2	2	3	1	0.5500	0.6791
6	2	3	1	2	0.3918	0.4780
7	3	1	3	2	0.5113	0.5798
8	3	2	1	3	0.5214	0.6028
9	3	3	2	1	0.3754	0.4209
SSb$_1$	I	1.4471	1.5623	1.4351	1.4473	
	II	1.4708	1.6082	1.4414	1.4399	B>A>C
	III	1.4082	1.1557	1.4497	1.4390	
	R	0.0626	0.4525	0.0147	0.0083	
SSb$_2$	I	1.6981	1.8014	1.6659	1.6852	
	II	1.7936	1.9260	1.7015	1.7020	B>A>C
	III	1.6035	1.3677	1.7277	1.7080	
	R	0.1901	0.5584	0.0618	0.0228	

表 4-9 方差分析

方差来源		离差平方和	自由度	方差	F 值	P 值
SSb$_1$	A	0.00067	2	0.00033	48.33	<0.05
	B	0.04136	2	0.02068	2995.90	<0.01
	C	0.00004	2	0.00002	2.61	>0.05
	D	0.00001	2	0.00001		
SSb$_2$	A	0.00602	2	0.00301	64.69	<0.05
	B	0.05727	2	0.02864	615.20	<0.01
	C	0.00064	2	0.00032	6.90	>0.05
	D	0.00009	2	0.00005		

注：$F_{0.05}(2,2)=19.00$；$F_{0.01}(2,2)=99.00$。

直观分析：影响柴胡皂苷 a、柴胡皂苷 d 酸化反应因素的顺序为：B>A>C，即盐酸浓度>反应温度>反应时间，所得最佳酸化反应条件为 $A_2B_2C_3$。

方差分析见表 4-9，B 因素对柴胡皂苷 a、柴胡皂苷 d 酸化反应的影响具有极显著性意义（$P<0.01$），A 因素的影响具有显著性意义（$P<0.05$），C 因素的影响无显著性意义（$P>0.05$），各因素的影响大小次序为 B>A>C，方差分析与直观分析结果具有一致性。

（5）酸化反应时间的再优选　通过对正交实验结果的方差分析，在 18～24h 酸化反应时间对测定结果无显著性影响，因此有必要重新优选酸化反应时间，使酸化反应时间尽可能缩短，便于实验操作。通过对图 4-7（c）中的数据进行显著性检验分析，结果表明反应 24h 与反应 16h 的测定结果存在显著性差异，而与 18h 的测定结果无显著性差异。因此，可将酸化反应时间从 24h 提前至 18h，即最佳酸化反应条件为：8%盐酸，30℃反应 18h。

（6）正交实验验证　根据以上实验确定的酸化反应最佳条件为：用 8%盐酸，30℃恒温反应 18h。现量取上述样品溶液 1mL 共 3 份进行重复性实验，结果表明在所选酸化条件下测得酸化产物 SSb_1、SSb_2 含量高，且重现性好，酸化产物 SSb_1、SSb_2 的平均含量分别为 0.56%、0.67%，RSD 值分别为 1.33%、1.12%。

2. 提取条件的优选

（1）提取方法比较　称取药材粉末 0.5g 3 份，加 5%氨-甲醇 25mL，分别用超声、回流和温浸提取，各提取 1h，滤过，蒸干，甲醇溶解并定容至 25mL，各取 1mL 置 5mL 量瓶中，按上述优选的酸化条件进行酸化反应，结果见表 4-10。

表 4-10　不同提取方法对测定结果的影响

提取方法	超声	回流	温浸
SSb_1 含量/%	0.5683	0.5247	0.3082
SSb_2 含量/%	0.7302	0.6773	0.4761

结果表明超声提取的效果较好，因此选用超声提取方法。

（2）提取溶剂比较　称取药材粉末 0.5g 7 份，分别加入甲醇、2%氢氧化钾-甲醇、5%吡啶-甲醇、3%氨-甲醇、5%氨-甲醇、8%氨-甲醇、10%氨-甲醇 25mL，超声提取 1h，滤过，蒸干，甲醇溶解并定容至 25mL，各取 1mL 置 5mL 量瓶中，按上述优选的酸化条件进行酸化反应，结果见表 4-11。

表 4-11　不同提取溶剂对测定结果的影响

提取溶剂	甲醇	2%氢氧化钾-甲醇	5%吡啶-甲醇	3%氨-甲醇	5%氨-甲醇	8%氨-甲醇	10%氨-甲醇
SSb_1 含量/%	0.3841	0.4144	0.2283	0.4349	0.5293	0.5927	0.4683
SSb_2 含量/%	0.6276	0.7529	0.3927	0.6745	0.7166	0.7843	0.6901

结果表明 8%氨-甲醇提取效果最佳，因此选用 8%氨-甲醇为提取溶剂。

（3）提取溶剂量比较　称取药材粉末 0.5g 6 份，分别加入 10mL、15mL、20mL、25mL、30mL、35mL 8%氨-甲醇溶液，超声提取 1h，滤过，蒸干，甲醇溶解并定容至 25mL，各取 1mL 置 5mL 量瓶中，按上述优选的酸化条件进行酸化反应，结果见表 4-12。

表 4-12　不同提取溶剂量对测定结果的影响

溶剂量/mL	10	15	20	25	30	35
SSb_1 含量/%	0.4129	0.4679	0.5243	0.5653	0.5633	0.5736
SSb_2 含量/%	0.5806	0.6537	0.7138	0.7521	0.7487	0.7561

结果表明提取溶剂量达到 25mL 后，SSb_1、SSb_2 含量基本达到平衡，因此确定最佳提取溶剂量为 25mL。

（4）提取次数比较　称取药材粉末 0.5g 4 份，加 8%氨-甲醇 25mL，分别超声提取 1 次、2 次、3 次、4 次，每次超声 1h，滤过，蒸干，甲醇溶解并定容至 25mL，各取 1mL 置 5mL 量瓶中，按上述优选的酸化条件进行酸化反应，结果见表 4-13。

表 4-13　提取次数对测定结果的影响

提取次数/次	1	2	3	4
SSb_1 含量/%	0.5673	0.6257	0.6386	0.6423
SSb_2 含量/%	0.7531	0.8291	0.8394	0.8401

结果表明提取 3 次后，SSb_1、SSb_2 含量基本达到平衡，因此选取最佳提取次数为 3 次。

（5）提取时间比较　称取药材粉末 0.5 g 4 份，加 8%氨-甲醇 25mL，分别超声提取 30min、45min、60min、75min，提取 3 次，滤过，蒸干，甲醇溶解并定容至 25mL，各取 1mL 置 5mL 量瓶中，按上述优选的酸化条件进行酸化反应，结果见表 4-14。

表 4-14　提取时间对测定结果的影响

提取时间/min	30	45	60	75
SSb_1 含量/%	0.6075	0.6429	0.6551	0.6446
SSb_2 含量/%	0.7861	0.8347	0.8339	0.8421

结果表明超声提取 3 次，每次提取 45min 后，SSb_1、SSb_2 含量基本达到平衡，因此选取最佳提取时间为 45min。

综上所述，最终确定的提取方法为：称取药材粉末 0.5g，加 8%氨-甲醇 25mL 超声提取 3 次，每次提取 45min。

3. 方法学考察

按中药质量标准分析方法验证指导原则对上述方法进行验证。标准曲线表明 SSb_1、SSb_2 分别在 0.119～2.38μg、0.157～3.14μg 范围内线性关系良好。其回归方程分别为 $y=1000000x+4786.7$（$r=0.9998$），$y=2000000x+85930$，（$r=0.9994$），所得标准曲线见图 4-8。精密度实验测得 SSb_1、SSb_2 的 RSD 分别为 0.97%和 1.65%，结果表明仪器精密度良好。稳定性实验测得 SSb_1、SSb_2 的 RSD 分别为 1.12%和 1.78%，结果表明样品溶液在 24h 内稳定性良好。重现性实验测得 SSb_1、SSb_2 峰面积的 RSD 分别为 1.02%和 0.96%，结果表明重现性良好。加样回收率实验见表 4-15 与表 4-16，测得 SSb_1、SSb_2 平均回收率分别为 99.86%、98.73%，RSD 值分别为 1.67%、1.28%，结果表明样品测定的回收率良好，符合要求。

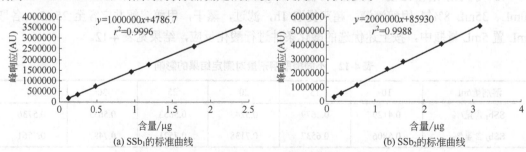

图 4-8　SSb_1、SSb_2 的标准曲线

表 4-15 SSb₁ 的回收率测定

样重/g	SSb₁ 的含量/mg	加入量/mg	测得量/mg	回收率/%	RSD/%
0.5008	2.8044	1.19	3.9683	97.8	
0.5011	2.8062	1.19	3.9847	99.04	
0.5014	2.8078	1.19	4.0024	100.38	1.67
0.4996	2.7978	1.19	4.0140	102.21	
0.5002	2.8011	1.19	3.9787	98.96	
0.5003	2.8017	1.19	4.0087	101.43	

表 4-16 SSb₂ 的回收率测定

样重/g	SSb₂ 的含量/mg	加入量/mg	测得量/mg	回收率/%	RSD/%
0.5002	4.0516	1.57	5.6276	100.38	
0.5012	4.0597	1.57	5.5977	97.96	
0.5007	4.0557	1.57	5.6290	100.21	1.28
0.5002	4.0516	1.57	5.5803	97.37	
0.5001	4.0508	1.57	5.6136	99.54	
0.4998	4.0484	1.57	5.5896	98.17	

4. 分析方法比较评价

（1）不同分析方法的比较 取同一份柴胡样品，按表 4-17 中不同方法进行备样，不同分析方法所得色谱图见图 4-9。

表 4-17 不同分析方法的比较

分析方法	提取溶剂	方法	次数/次	酸化酸度	温度	时间	检测器
本文方法	8% NH₃- CH₃OH 25mL	超声 45min	3	8%HCL	30℃	18h	UV 250nm
方法一	CH₃OH 15mL	超声 1h	3	8% HCL	25℃	14h	UV 250nm
方法二	2% KOH- CH₃OH 40mL	回流 1h	2	4% HCL	室温	16h	UV 250nm
方法三	2% KOH- CH₃OH 25mL	回流 1h	1	4% HCL	40℃	4h	UV 250nm
方法四	2% KOH- CH₃OH 25mL	超声 30min	1	4% HCL - CH₃OH	室温	4h	UV 250nm
方法五	8% NH₃- CH₃OH 25mL	超声 45min	3	不酸化	不酸化	不酸化	UV 203nm
方法六	8% NH₃- CH₃OH 25mL	超声 45min	3	不酸化	不酸化	不酸化	ELSD

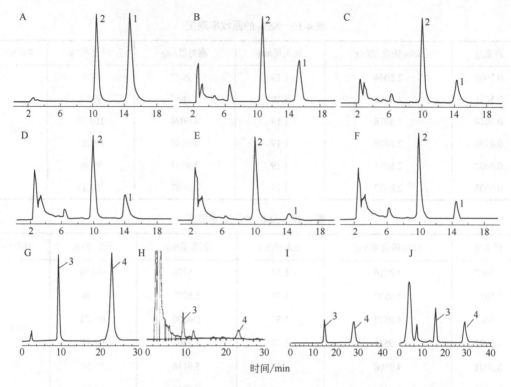

图 4-9　不同分析方法的 HPLC 色谱图

1—SSb$_1$；2—SSb$_2$；3—SSa；4—SSd；A—SSb$_1$、SSb$_2$；B—本文方法；C—方法一；D—方法二；E—方法三；

F—方法四；G—SSa、SSd；H—方法五样品；I—方法六样品；J—方法六对照品

　　由图 4-9 可知：A 图为经过酸化处理的对照品色谱图；B、C、D、E、F 为经过酸化处理的样品色谱图，其中 B 图（本文方法）分离度好，目标峰面积大；C 图与 B 图比较，杂质峰较小，但目标峰面积也小；D、E、F 图与 B 图比较，杂质峰较大，目标峰较小，尤其是 SSb$_1$ 目标峰相差较大；G 图为未经过酸化处理的对照品色谱图；H 图为未经过酸化处理的样品色谱图，其灵敏度低，分离度不好，且样品分析时间较长；I 图为对照品 SSa、SSd 的 ELSD 色谱图；J 为柴胡样品的 ELSD 色谱图，其分离度虽然较好，但灵敏度低，所需分析样品量较大，且与本文方法比较分析时间较长，所需分析费用昂贵。综合分析，本文方法要比其他几种方法更优。

　　（2）酸化方法比较验证　取 3 个不同产地的北柴胡样品按表 4-18 中的五种的不同酸化方法进行备样，过 0.45μm 微孔滤膜，取 20μL 注入色谱仪，所得测定结果见表 4-18，柱状分析图见图 4-10。结果表明，3 个北柴胡样品中用本文方法所测定的酸化产物 SSb$_1$、SSb$_2$ 含量均较高，间接反映了 SSa、SSd 含量也较高，证明本文方法更优，可行性更强。

表 4-18　不同酸化方法测定结果比较

分析方法	山西太谷		山西陵川		山西万荣	
	SSb$_1$ 含量/%	SSb$_2$ 含量/%	SSb$_1$ 含量/%	SSb$_2$ 含量/%	SSb$_1$ 含量/%	SSb$_2$ 含量/%
本文方法	0.4865	0.8156	0.4619	0.7656	0.6584	0.9793
文献法一	0.3935	0.7865	0.3232	0.6215	0.4361	0.7956

分析方法	山西太谷		山西陵川		山西万荣	
	SSb$_1$ 含量/%	SSb$_2$ 含量/%	SSb$_1$ 含量/%	SSb$_2$ 含量/%	SSb$_1$ 含量/%	SSb$_2$ 含量/%
文献法二	0.3412	0.6806	0.2853	0.5285	0.3539	0.6952
文献法三	0.0889	0.4917	0.0537	0.4398	0.1095	0.5697
文献法四	0.2731	0.5864	0.1729	0.4927	0.2873	0.6312

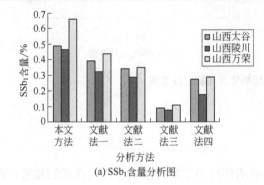
(a) SSb$_1$ 含量分析图

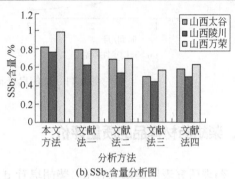
(b) SSb$_2$ 含量分析图

图 4-10　不同酸化方法比较柱状分析图

（三）结论与讨论

本节对 HPLC 测定柴胡皂苷 a、柴胡皂苷 d 的前处理酸化条件及提取条件进行优化，经与文献报道的六种测定方法比较，表明所选取的方法杂质峰较小、目标峰较大、分离度好、灵敏度高，为柴胡药材中柴胡皂苷 a、柴胡皂苷 d 的含量测定提供科学依据，可用于评价不同产地样品的质量优劣。

SSa、SSd 易受温度、光线、酚类或酸性成分的影响而发生变化，本研究用 SSa、SSd 对照品分五组（a——室温光照条件下，甲醇溶解；b——室温避光条件下，甲醇溶解；c——室温避光条件下，2%KOH-CH$_3$OH 溶解；d——室温避光条件下，2%HCl-CH$_3$OH 溶解；e——冷藏避光条件下，甲醇溶解）对其稳定性进行考察，实验期间每个月取样进行一次测定，连续3 个月，结果见图 4-11。结果表明，SSa、SSd 受温度和酸度的影响较大，受光线影响较小，在中性和碱性条件下其稳定性无显著性差异，对照品用甲醇溶解后，在冷藏避光的条件下稳定性良好。

酸化反应时，本研究通过比较相同浓度的 HCl-H$_2$O、HCl-CH$_3$OH、HCl-50%CH$_3$OH 溶液对测定结果的影响，结果表明三种结果并无显著性差异。因此，本文选择 HCl-H$_2$O 溶液进行酸化反应。对检测波长的选择，相同条件下分别比较 240nm、250nm 和 254nm 波长下的色谱图，结果 250nm 波长下色谱图目标成分 SSb$_1$、SSb$_2$ 的峰面积均较大，因此，最终确定检测波长为 250nm。

酸性条件下，SSa、SSd 在一定温度范围内可转化为 SSb$_1$、SSb$_2$，但关于酸化的温度界限文献并未见报道，本研究通过对酸化反应的温度进行考察，结果表明 SSa、SSd 在低于20℃时，酸化反应非常缓慢；当反应温度超过 40℃时，SSa 除生成 SSb$_1$ 外，还生成另一种副产物，而 SSd 只生成单一产物 SSb$_2$；当反应温度达到 80℃时，SSa、SSd 完全水解为柴胡皂苷元。因此，酸化反应的温度应该在 20～40℃进行选择，但关于 SSa 酸化反应在 40～80℃生成副产物的指认，还须进一步研究。

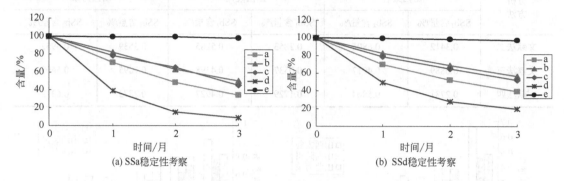

(a) SSa稳定性考察　　　　　　　　　　(b) SSd稳定性考察

图 4-11　柴胡皂苷 a、柴胡皂苷 d 稳定性考察

二、柴胡药材样品的质量评价

药理研究表明柴胡皂苷 a、柴胡皂苷 d 为柴胡药材的主要有效成分，其含量的高低可直接反应柴胡质量的优劣，利用已建立的通过测定样品酸化后柴胡皂苷 b_1、柴胡皂苷 b_2 的含量间接反映柴胡皂苷 a、柴胡皂苷 d 含量高低的方法，分析测定不同产地、不同品种的 118 份柴胡药材样本，评价其质量优劣，并选取 9 个种质资源，分别在山西太谷、陵川和绛县种植，做产地适应性考察，分析影响柴胡质量的各种因素，为中药柴胡的质量控制提供更科学的依据。

（一）样品

柴胡药材经鉴定有 2 份黑柴胡（*B. smithii* var. *parvifolium*）（98，104），2 份三岛柴胡（*B. faleatum* L.）（97，102）和 7 份红柴胡（*B. scozonerifolium* Willd.）（99，100，103，105，106，108，110），其余均为北柴胡（*B. chinense* DC.）。所有药材样品见表 4-19。

（二）方法与结果

1. 酸化产物柴胡皂苷 b_1、柴胡皂苷 b_2 的含量测定

（1）供试品溶液的制备　取样品粗粉 0.5g，精密称定，置具塞三角瓶中，加 8%氨-甲醇 25mL，超声提取 3 次，每次 45min，合并提取液，滤过，滤液蒸干，甲醇溶解并定容至 25mL；精密量取此溶液 1mL 置 5mL 量瓶中，加 8%的 HCl 溶液 1mL，30℃恒温反应 18h，用 8%KOH 溶液中止反应并调节 pH 至 7，甲醇定容至 5mL，摇匀，于测定前过 0.45μm 滤膜，作为供试品溶液。

（2）对照品溶液的制备　精密称取柴胡皂苷 a、柴胡皂苷 d 对照品适量，置 10mL 棕色容量瓶中，加甲醇稀释至刻度，摇匀，即得 0.119mg/mL 柴胡皂苷 a 对照品溶液和 0.154mg/mL 柴胡皂苷 d 对照品溶液。

柴胡皂苷 a 和柴胡皂苷 d 对照品溶液进行和供试品溶液相同的酸化处理后进行随行对照。

（3）色谱条件　色谱柱：Hypersil ODS-C$_{18}$柱（200mm×4.6mm，5μm）。柱温：25℃。检测波长：250mm。流动相：乙腈-0.05%H$_3$PO$_4$（38∶62）。流速：1.0mL/min。进样量：20μL。测定结果见表4-19。

表4-19　柴胡样品统计及测定

序号	采集地	生长年限	采集时间	生长方式	SSb$_1$含量/%	SSb$_2$含量/%
1	甘肃陇南武都区	不详	2006年	野生	0.9284	0.9704
2	甘肃陇南武都区	2年	2006年	栽培	0.9183	1.1960
3	甘肃陇南两当县	不详	2006年	野生	0.9208	1.0127
4	甘肃陇南宕昌县	不详	2006年	野生	0.8326	1.0066
5	甘肃陇南宕昌县	3年	2006年	栽培	0.7982	0.9898
6	甘肃陇南徽县	不详	2006年	野生	0.9509	0.8682
7	甘肃陇南徽县	2年	2006年	栽培	0.9359	1.1385
8	甘肃陇南成县	不详	2006年	野生	0.8186	0.8853
9	甘肃陇南成县（陇西种子）	2年	2006年	栽培	0.8154	0.7637
10	甘肃定西陇西	不详	2006年	野生	0.6880	0.7391
11	甘肃定西陇西	2年	2006年	栽培	0.6108	0.8091
12	甘肃陇西马河镇	2年	2003年	栽培	0.6696	1.0261
13	甘肃陇西马河镇（花期）	1年	2003年	栽培	0.4369	0.6345
14	甘肃陇西马河镇	2年	2004年	栽培	0.7765	0.9422
15	甘肃陇西首阳	2年	2005年	栽培	0.6967	0.9154
16	甘肃首阳（大捆样）	2年	2005年	栽培	0.5101	0.5980
17	甘肃首阳（小捆样）	2年	2005年	栽培	0.4732	0.7244
18	甘肃首阳（未捆样）	2年	2005年	栽培	0.4658	0.6355
19	甘肃陇西首阳试验园	2年	2003年	栽培	0.6031	0.7128
20	甘肃庆阳市	不详	2006年	野生	0.7961	0.8505
21	甘肃庆阳市	2年	2006年	栽培	0.9827	1.3326
22	甘肃天水市（小条）	不详	2006年	野生	0.6339	0.8278
23	甘肃清水县杨碾村	2年	2006年	栽培	1.0256	1.2654
24	甘肃礼县草坝	2年	2003年	栽培	0.8569	1.1429
25	甘肃天水市党川乡	2年	2006年	栽培	0.8403	0.8790
26	甘肃岷县	不详	2006年	野生	0.9018	1.1301
27	甘肃张掖市	2年	2006年	栽培	0.5150	0.6384
28	陕西宝鸡凤翔	2年	2006年	栽培	0.8503	1.0939
29	陕西宝鸡凤翔	不详	2006年	野生	0.8919	1.3078

序号	采集地	生长年限	采集时间	生长方式	SSb$_1$含量/%	SSb$_2$含量/%
30	陕西宝鸡通洞镇	不详	2006年	野生	0.4115	0.4689
31	陕西宝鸡通洞镇	2年	2006年	栽培	0.4366	0.5510
32	陕西宝鸡太白县桃川	2年	2006年	栽培	0.7019	0.8328
33	陕西商洛天士力药用植物基地	2年	2006年	栽培	0.2740	0.3190
34	陕西宝鸡凤县	2年	2006年	栽培	0.5960	0.5846
35	陕西宝鸡	2年	2006年	栽培	0.5404	0.6115
36	陕西宝鸡麟游县两亭乡	2年	2006年	栽培	0.8620	1.0489
37	陕西	不详	2006年	野生	0.9748	1.3690
38	陕西商洛实验田内	2年	2005年	栽培	1.0362	1.4259
39	陕西商洛实验田外	2年	2005年	栽培	0.9155	1.3217
40	河南旧县	不详	2006年	野生	0.9373	1.2974
41	河南旧县	2年	2006年	栽培	0.6837	0.8350
42	河南洛阳栾川和峪镇	不详	2006年	野生	0.4353	0.4773
43	山西太谷（山西方山引陵川种子）	2年	2007年	栽培	0.7798	1.0208
44	山西太谷（山西左权种子）	2年	2007年	栽培	0.5031	0.6065
45	山西太谷（山西灵丘当地种子）	2年	2007年	栽培	0.6142	0.8006
46	山西太谷（甘肃陇西种子）	2年	2007年	栽培	0.7404	1.1808
47	山西太谷（山西陵川外引种子）	2年	2007年	栽培	0.8885	1.4727
48	山西太谷（左权种子）	2年	2005年	栽培	0.4450	0.5860
49	山西陵川（山西陵川当地种子）	2年	2007年	栽培	0.5078	0.6050
50	山西陵川（山西陵川外引种子）	2年	2007年	栽培	0.7057	1.1844
51	山西陵川（山西灵丘当地种子）	2年	2007年	栽培	0.7948	0.9899
52	山西陵川（山西灵丘外引种子）	2年	2007年	栽培	0.7225	0.9857
53	山西陵川（山西方山引陵川种子）	2年	2007年	栽培	0.8311	0.9699
54	山西陵川（黑龙江北柴种子）	2年	2007年	栽培	0.6545	0.8994
55	山西陵川（陕西商洛种子）	2年	2007年	栽培	0.7848	1.0718
56	山西陵川（甘肃陇西种子）	2年	2007年	栽培	0.6412	0.8380
57	山西陵川（方山新民种子）	2年	2007年	栽培	0.7028	0.9571
58	山西陵川（外地引种）	2年	2004年	栽培	0.4672	0.4924
59	山西陵川（外地引种）	2年	2003年	栽培	0.3163	0.3622
60	山西陵川（外地引种）	3年	2006年	栽培	0.2755	0.4307
61	山西陵川（陵川本地）	2年	2006年	栽培	0.4268	0.5057
62	山西陵川（外地引种）	2年	2006年	栽培	0.4370	0.6901
63	山西陵川（陵川本地）	2年	2005年	栽培	0.2620	0.2849

续表

序号	采集地	生长年限	采集时间	生长方式	SSb$_1$含量/%	SSb$_2$含量/%
64	山西万荣	2年	2004年	栽培	0.2202	0.3566
65	山西万荣	不详	2004年	野生	0.6689	0.7092
66	山西万荣	1年半	2004年	栽培	0.4719	0.5492
67	山西万荣	2年半	2005年	栽培	0.3169	0.5229
68	山西万荣	2年	2005年	栽培	0.5882	0.6827
69	山西万荣	不详	2003年	野生	0.3830	0.3624
70	山西万荣（山西左权种子）	2年	2005年	栽培	0.4211	0.4544
71	山西万荣（中柴1号）	2年	2005年	栽培	0.5202	0.6193
72	山西长治（万荣引种）	2年	2005年	栽培	0.5228	0.6601
73	山西长治（安国种子）	2年	2005年	栽培	0.7095	0.9466
74	山西长治（1）（亳州种子）	2年	2005年	栽培	0.5190	0.6542
75	山西长治（2）（亳州种子）	2年	2005年	栽培	0.3212	0.4178
76	山西长治（山西陵川）	2年	2005年	栽培	0.3973	2.5323
77	山西左权	1年半	2003年	栽培	0.3235	0.3362
78	山西左权	不详	2003年	野生	0.4149	0.4244
79	山西运城平陆（小捆）	2年	2005年	栽培	0.6380	0.9286
80	山西运城平陆（大捆）	2年	2005年	栽培	0.4135	0.6822
81	山西运城新绛	2年	2005年	栽培	0.1954	0.3054
82	山西运城绛县南樊	不详	不详	—	0.4349	0.4965
83	山西运城风陵渡	2年	2006年	栽培	0.5707	0.5864
84	山西芮城（粗，无分支）	2年	2004年	栽培	0.3124	0.3970
85	山西芮城（粗，多分支）	2年	2004年	栽培	0.3552	0.3947
86	山西芮城（细，多分支）	2年	2004年	栽培	0.5640	0.6608
87	山西芮城（细，不分支）	2年	2004年	栽培	0.4477	0.5660
88	山西安泽	2年	2006年	家种	0.3786	0.4853
89	山西安泽	不详	2004年	野生	0.3211	0.3206
90	山西安泽劳井山黄花岭	不详	2004年	野生	0.4658	0.6377
91	山西方山北武当镇新民村	不详	2005年	野生	0.2083	0.2307
92	山西方山县	不详	2005年	野生	0.1480	0.1955
93	山西灵丘外引	2年	2005年	栽培	0.3328	0.3659
94	山西灵丘当地	2年	2005年	栽培	0.3378	0.3800
95	山西介休绵山	不详	2004年	野生	0.3307	0.3929
96	山西浑源恒山	不详	2005年	野生	0.3177	0.3553
97	甘肃陇南成县三岛柴胡	不祥	2006年	野生	0.8927	0.8530
98	甘肃青海黑柴胡	不祥	2006年	野生	0.1801	0.0945
99	山西太谷红柴胡（黑龙江明水）	2年	2006年	栽培	0.1551	0.1894
100	山西太谷红柴胡（黑龙江明水）	3年	2007年	栽培	0.1153	0.1394

序号	采集地	生长年限	采集时间	生长方式	SSb₁含量/%	SSb₂含量/%
101	山西太谷（陕西商洛种子）	2年	2007年	栽培	0.5167	0.7599
102	山西太谷三岛柴胡（潞城引种）	3年	2006年	栽培	1.1260	1.6265
103	山西陵川红柴胡	2年	2007年	栽培	0.1169	0.1516
104	山西方山黑柴胡	不详	2005年	野生	0.1763	0.1260
105	山西方山红柴胡	不详	2004年	野生	0.2665	0.2892
106	黑龙江明水红柴胡	2年	2004年	栽培	0.0671	0.0722
107	黑龙江明水柴胡（混乱）	2年	2006年	栽培	0.3340	0.3828
108	黑龙江明水红柴（来自107）	2年	2006年	栽培	0.1433	0.1928
109	山西陵川（陵川外引种）	2年	2007年	种植	0.8590	1.3080
110	山西绛县（黑龙江红柴胡种子）	2年	2007年	栽培	0.1021	0.1295
111	山西绛县（甘肃陇西种子）	2年	2007年	栽培	0.6092	0.9330
112	山西绛县（方山引陵川）	2年	2007年	栽培	0.5977	0.7812
113	山西绛县（陵川外引种）	2年	2007年	栽培	0.6267	1.1066
114	山西绛县（陵川本地）	2年	2007年	栽培	0.4131	0.5678
115	山西绛县（灵丘外引）	2年	2007年	栽培	0.5132	0.6997
116	山西绛县（灵丘本地）	2年	2007年	栽培	0.4741	0.7201
117	山西绛县（陕西商洛）	2年	2007年	栽培	0.6127	1.0179
118	山西绛县（山西左权）	2年	2007年	栽培	0.4417	0.5868

2. 柴胡药材样品评价

（1）不同品种比较　对北柴胡、红柴胡、黑柴胡和三岛柴胡中酸化产物柴胡皂苷 b₁、柴胡皂苷 b₂ 的含量进行测定，得 HPLC 图谱见图 4-12。

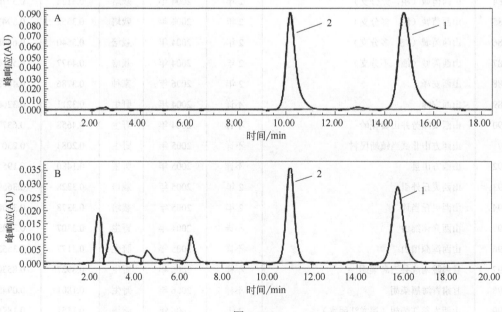

图 4-12

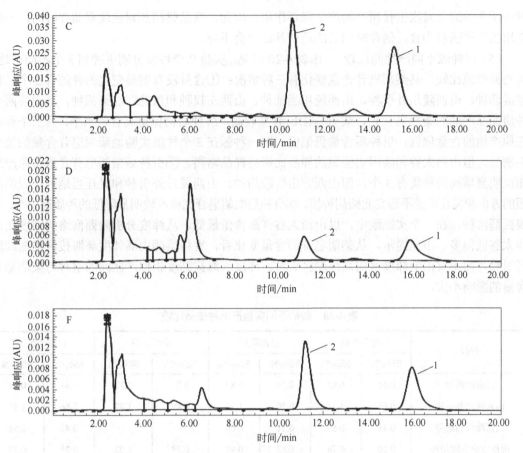

图 4-12 柴胡不同品种的 HPLC 图谱

1—柴胡皂苷 b_1；2—柴胡皂苷 b_2

A—柴胡皂苷 b_1、b_2 对照品；B—北柴胡样品；C—三岛柴胡样品；D—黑柴胡样品；E—红柴胡样品

测定结果表明，柴胡不同品种间柴胡皂苷 b_1、柴胡皂苷 b_2 的含量存在显著差异，反映了柴胡皂苷 a、柴胡皂苷 d 含量的差异，其中北柴胡和三岛柴胡的含量较高，而红柴胡和黑柴胡的皂苷含量较低。

（2）不同生长方式比较　柴胡药材的生长方式分野生与栽培两种，结果表明，柴胡皂苷含量在同产地栽培品与野生品间无显著差异，因野生柴胡生长环境、生长年限各不同，质量不好控制；而栽培品规范化种植，统一管理，便于质量控制，因此建议商品柴胡应完全由栽培品替代野生品。

（3）不同省间比较　主要含甘肃、陕西和山西三个省的北柴胡样品，总体上分析，甘肃样品柴胡皂苷 a、柴胡皂苷 d 含量较高，其次为陕西，再次为山西。甘肃和陕西样品分布比较集中，甘肃主要分布在陇南和陇西一带，陕西主要分布在宝鸡和商洛一带，这些地区纬度较高，日照时间长，昼夜温差大，利于次生代谢产物的积累，因而柴胡皂苷含量一般较高。而山西样品地域分布较广，除陵川、万荣、太谷、平陆、左权等主产区外，还有其他非主产区样品，如新绛、介休、浑源等地，这些非主产区样品柴胡皂苷含量较低，影响整个山西柴胡药材质量，说明环境因素对柴胡皂苷含量影响较大，建议柴胡种植时应做产地适应性考察。

（4）不同贮藏时间比较　一般储存时间越长，样品中柴胡皂苷含量越低，原因可能是药材中所含的酶会对次生代谢产物产生降解作用。因此，商品柴胡药材应注意储存时间，一般选用当年的药材为宜，储存时间长的药材其品质会下降。

（5）同种源不同产地间比较　由表4-20可见，实验9个种质分别引种到3个不同产地，再与原产地比较，其柴胡皂苷含量变化有三种情况：①含量没有明显变化的种源有5个：甘肃陇西种、山西陵川外引种、山西陵川当地种、山西左权种和黑龙江红柴胡种，其中前两个种质在原产地的柴胡皂苷 b_1、柴胡皂苷 b_2 含量较高，引种后仍保持高含量水平，后三个种质在原产地的含量偏低，引种后含量仍偏低。同一种源在3个种植实验地柴胡皂苷含量的差异不明显，但山西太谷和陵川实验地的样品比绛县样品略高。②引种后柴胡皂苷含量与原产地相比明显增高的种质有3个，即山西方山引陵川种、山西灵丘外引种和灵丘当地种，表明山西的方山和灵丘可能不适宜北柴胡种植。③引种后柴胡皂苷比原产地明显降低的种质有1个，即陕西商洛种，在3个实验地中，以山西太谷样品含量最低，从纬度分析陕西商洛的纬度比山西太谷低得多。由此提示，从柴胡皂苷的含量变化看，宜将柴胡由高纬度高海拔区向低纬度区引种，而不宜由低纬度区向高纬度区引种，纬度或海拔高度相似产区间的引种对柴胡皂苷含量的影响不大。

表4-20　柴胡不同实验产地种植品比较

种源	山西绛县		山西陵川		山西太谷		原产地	
	SSb_1/%	SSb_2/%	SSb_1/%	SSb_2/%	SSb_1/%	SSb_2/%	SSb_1/%	SSb_2/%
甘肃陇西种	0.61	0.93	0.64	0.84	0.74	1.18	0.61	0.81
山西陵川外引种	0.63	1.11	0.70	1.18	0.89	1.47	0.86	1.31
山西陵川当地种	0.41	0.57	0.51	0.60	—	—	0.43	0.51
山西方山引陵川种	0.60	0.78	0.83	0.97	0.78	1.02	0.21	0.23
山西灵丘外引种	0.51	0.70	0.72	0.98	—	—	0.33	0.36
山西灵丘当地种	0.47	0.72	0.79	0.99	0.61	0.80	0.34	0.38
山西左权种	0.44	0.59	—	—	0.50	0.61	0.41	0.42
陕西商洛种	0.61	1.02	0.78	1.07	0.52	0.76	1.04	1.43
黑龙江红柴胡种	0.10	0.13	0.12	0.15	0.12	0.14	0.14	0.19

（6）同产地不同种源间比较　不同种源北柴胡按 SSb_1+SSb_2 含量高低排序：

山西绛县：山西陵川外引种＞陕西商洛种＞甘肃陇西种＞山西方山引陵川种＞山西灵丘外引种＞山西灵丘当地种＞山西左权种＞山西陵川当地种。

山西陵川：山西陵川外引种＞陕西商洛种＞山西方山引陵川种＞山西灵丘当地种＞山西灵丘外引种＞甘肃陇西种＞山西陵川当地种。

山西太谷：山西陵川外引种＞甘肃陇西种＞山西方山引陵川种＞山西灵丘当地种＞陕西商洛种＞山西左权种。

3个实验地与原产地含量普遍较高的为山西陵川外引种、甘肃陇西种和山西方山引陵川种，说明上述3个种质基本形成较稳定的遗传背景，受引种地与原产地环境影响波动较小，同时说明引种地与原产地间的环境条件较一致；原产地含量较低的山西灵丘外引种、山西灵丘当地种和山西陵川当地种，引种后虽然皂苷含量有所提高，但仍不能达到高含量种质，表明选择原产地高含量的种质是基础，再进行合理的引种可提高柴胡药材皂苷有效成分的含量。

本次实验的山西左权种质实为几年前引种到太谷的种子，在太谷和绛县种植的药材样品皂苷含量略有提高，但质量不是很好，而据前期研究，该种刚引种到太谷时样品的皂苷含量较高、质量较优，分析原因可能是该种刚从原产地引种过来时质量较优，经过几年种植，其种质退化，不如原种质量好，表明中药材种质的复壮很必要。

（三）结论与讨论

① 样品测定结果表明，柴胡皂苷的含量与 HPLC 图谱在不同种间存在差异，其中北柴胡和三岛柴胡的含量较高，且 HPLC 图谱相似，红柴胡和黑柴胡的皂苷含量较低，图谱相似；北柴胡皂苷含量以甘肃样品的最高，其次为陕西样品，山西的样品来源较多，含量高低不一；栽培品的皂苷含量并不比野生品低，表明栽培品可替代野生药材。

② 测定结果中柴胡皂苷 b_1、柴胡皂苷 b_2 含量的高低反映了北柴胡药材中柴胡皂苷 a、柴胡皂苷 d 积累的多少，柴胡皂苷 a、柴胡皂苷 d 的积累受药材遗传因素和生长环境的共同影响。一般在原产地皂苷含量较高的种质，引种后的药材其皂苷含量也较高，表明遗传因素的基础作用（如陕西商洛种）。但环境因素对柴胡皂苷含量的影响非常明显，可使低含量种质引种后含量提高 2～3 倍（如灵丘种），也可使高含量种质引种后含量降低一半（如商洛引种到太谷）。在种质资源确定时，环境对 SSa、SSd 积累量的影响较大，且引种地与原产地在纬度和海拔高度上的相对环境因素是影响 SSa、SSd 上升或下降的主要原因。将高纬度区原产地种质引到较低纬度区时（如灵丘引到太谷），SSa 和 SSd 的含量会上升；将低纬度区种质引到高纬度区时（如商洛引到太谷），SSa 和 SSd 含量则下降。测定结果表明，甘肃西南部定西与天水地区，陕西的商洛，山西晋东南（长治、陵川）、晋南（万荣、绛县）、晋中（太谷）等地适宜北柴胡种植。

③ 柴胡药材根的产量主要受营养生长期的长短影响，营养生长期越长，根的产量越高。柴胡适宜从低纬度、短日照地区引种到高纬度、长日照地区种植，可延迟开花期，增加营养生长期天数，从而提高根的产量。但根的产量增加却与皂苷积累相反，柴胡的产量低是主要矛盾，因此，引种时应综合考虑。

④ 为更好地控制北柴胡质量，建议种植时应首先选择甘肃、山西、陕西三省纬度较高、日照较长的柴胡适宜产地，其次选择根细长或多分支形态柴胡皂苷 a、柴胡皂苷 d 含量较高的种质，种植密度不宜过大，土层疏松，以促进根的生长，从而在保证柴胡皂苷高含量的同时，增加柴胡的产量。

⑤ 柴胡原生皂苷 SSa 和 SSd 的酸性转化产物 SSb_1 和 SSb_2，据文献报道具有药理活性，且能从中国药品生物制品检定所以外的渠道购买到对照品用于质控存放。

第四节　基于指纹图谱技术的柴胡质量均一性评价[15]

中药作为一个复杂体系，其药效一般是多种化学成分共同作用产生的结果。中药质量控制手段在 20 世纪经历了由传统经验鉴别到一个或多个指标性成分含量控制的转变。然而，只对其中少数已知成分进行分析，无法体现中医药的整体性特点。指纹图谱技术在这种情况下应运而生，并且迅速为业内公认和接收，成为体现中药整体性的核心质控技术。国家食品药品监督管理局于 2000 年颁布了《中药注射剂指纹图谱研究的技术要求（暂行）》，标志着现代中药质量管理标准的正式启动，并由此带动药材、饮片、中间体、方剂、制剂和中成药组成的多环节中药产业链质量控制创新体系的真正建立。

指纹图谱技术在建立之初，主要用于药材、提取物和制剂的一致性评价，借助相似度这一指标，样品的一致性可以快速直观获得。日本汉方药的主要生产企业早在20世纪80年代就采用高效液相指纹图谱作为企业内部控制中药质量的方法。他们选用传统方剂中的道地药材，采集按配方煎煮所得药液的指纹图谱，并以此为标准对大生产的原料、配方和工艺严格控制，使成品指纹图谱与标准指纹图谱一致。

国内早期采用指纹图谱技术用于药材真伪鉴别和优劣判定。优劣判定须结合传统的经验判别手段，先以十批以上的优质药材建立共有模式，其余样品则以与共有模式的相似度高低来判定药材质量，如果不事先规定优质药材，而以所有样本建立共有模式，则相似度的差别代表了样本的差异。

近年来，国内许多药学和相关学科的科研人员对柴胡进行了大量的指纹图谱研究，研究对象涉及不同产地、不同品种的柴胡及其不同药用部位，研究手段既有传统的高效液相紫外联用技术，也有最为先进的超高效液相色谱-高分辨质谱联用技术，电化学震荡和近红外光谱技术在品种快速筛查方面也显示出独特的优点。随着柴胡市场需求量的增加、野生资源量的减少，柴胡在我国被广泛种植，但品种混乱，加之化学成分复杂，有效成分含量相差悬殊，造成柴胡及其制剂质量不稳定。目前为止尚不能从化学上区分柴胡不同种间的差异和同种不同产地药材的相似性。

本课题组的实验项目建立了HPLC-UV法分析测定柴胡指纹图谱，从化学成分上分析比较不同品种、相同品种不同产地柴胡药材的相似性。本方法改进了流动相酸的种类，解决因皂苷类紫外末端吸收带来色谱图基线不平稳的问题，获得了理想的HPLC图谱，与文献报道的HPLC-UV分析法和酸处理后再用HPLC-UV分析法相比，获得的信息更丰富，方法更稳定，更符合中药材指纹图谱技术要求。采用"中药色谱指纹图谱相似度评价软件"进行相似度分析，SPSS软件进行聚类分析，SIMCA-P软件进行模式识别，评价不同品种、不同产地36个柴胡样品的指纹图谱，以期为中药柴胡的质量控制提供科学依据。

一、材料与方法

（一）材料

柴胡样品来自山西、甘肃、陕西3个主要产区，包括北柴胡、红柴胡、黑柴胡等3个不同种，共计36个，经山西大学中医药现代研究中心秦雪梅教授鉴定为正品柴胡，见表4-21。

表4-21　不同产地、不同品种柴胡样品

编号	产地	品种	备注	采集时间/年
1	内蒙古海拉尔	红柴胡	栽培	2007
2	甘肃陇南武都	北柴胡	野生	2006
3	甘肃陇南武都	北柴胡	栽培	2006
4	甘肃陇南宕昌	北柴胡	野生	2006
5	甘肃陇南宕昌	北柴胡	栽培	2006

续表

编号	产地	品种	备注	采集时间/年
6	甘肃陇南徽县	北柴胡	野生	2006
7	甘肃陇南徽县	北柴胡	栽培	2006
8	甘肃定西陇西	北柴胡	野生	2006
9	甘肃定西陇西	北柴胡	栽培	2006
10	甘肃庆阳	北柴胡	野生	2006
11	甘肃庆阳	北柴胡	栽培	2006
12	陕西宝鸡凤翔	北柴胡	栽培	2006
13	陕西宝鸡凤翔	北柴胡	野生	2006
14	陕西宝鸡通和	北柴胡	野生	2006
15	陕西宝鸡通和	北柴胡	栽培	2006
16	陕西天士力药用植物基地	北柴胡	栽培	2006
17	陕西商洛试验田内	北柴胡	栽培	2005
18	陕西商洛试验田外	北柴胡	栽培	2005
19	山西太谷	北柴胡	左权引种	2007
20	山西太谷	北柴胡	灵丘引种	2007
21	山西太谷	北柴胡	陇西引种	2007
22	山西陵川	北柴胡	栽培	2007
23	山西陵川	北柴胡	灵丘引种	2007
24	山西陵川	北柴胡	方山引陵川种	2007
25	山西陵川	北柴胡	陇西引种	2007
26	山西万荣	北柴胡	栽培	2004
27	山西万荣	北柴胡	野生	2004
28	山西长治	北柴胡	万荣引种	2005
29	山西长治	北柴胡	陵川引种	2005
30	山西左权	北柴胡	栽培	2003
31	山西左权	北柴胡	栽培	2003
32	甘肃青海	黑柴胡	野生	2006
33	山西太谷	红柴胡	黑龙江明水引种	2006
34	山西太谷	红柴胡	黑龙江明水引种	2007
35	山西方山	黑柴胡	野生	2005
36	山西方山	红柴胡	黑龙江引种	2007

注：栽培柴胡均为两年生；野生柴胡的生长年限均为不详。

（二）色谱条件

色谱柱：Diamonsil（钻石）C_{18}（200mm×4.6mm，5μm）。流动相：乙腈（0.02%三氟乙

酸）A-水（0.02%三氟乙酸）B，梯度洗脱（表4-22）。检测波长：203nm。流速：1.0mL/min。柱温：25℃。进样量：20μL。

表4-22　梯度洗脱程序

流动相	0min	5min	20min	45min	70min	100min
乙腈（0.02%三氟乙酸）/%	5	5	20	30	50	80
水（0.02%三氟乙酸）/%	95	95	80	70	50	20

（三）色谱条件的筛选

1. 流动相的选择

实验过程中选择了乙腈-水和甲醇-水两种流动相系统，从基线的稳定、色谱峰的数目、各个色谱峰的分离及其形状综合考虑，选用乙腈-水作为流动相进行梯度洗脱考察北柴胡药材的HPLC的指纹图谱。同时为了改善图谱的基线平稳问题，在乙腈和水中均加入0.02%的三氟乙酸。

2. 梯度洗脱条件的选择

实验过程中对9种不同的洗脱梯度方法［乙腈（0.02%三氟乙酸）A- 水（0.02%三氟乙酸）B］进行比较研究，具体梯度洗脱比例见表4-23，选择出峰数目多、峰形理想、基线平稳的方法9。

表4-23　梯度洗脱条件选择

	1			2			3	
时间/min	A/%	B/%	时间/min	A/%	B/%	时间/min	A/%	B/%
0	5.0	95.0	0	5.0	95.0	0	5.0	95.0
5	5.0	95.0	5	5.0	95.0	5	5.0	95.0
25	20.0	80.0	15	20.0	80.0	20	20.0	80.0
75	50.0	50.0	45	30.0	70.0	45	30.0	70.0
95	80.0	20.0	70	50.0	50.0	70	50.0	50.0
105	80.0	20.0	100	80.0	20.0	80	100.0	0.0
			110	100.0	0.0			

	4			5			6	
时间/min	A/%	B/%	时间/min	A/%	B/%	时间/min	A/%	B/%
0	5.0	95.0	0	5.0	95.0	0	20.0	80.0
20	20.0	80.0	30	25.0	75.0	10	35.0	65.0
30	30.0	70.0	60	60.0	40.0	15	40.0	60.0
40	45.0	55.0	65	25.0	75.0	25	50.0	50.0
60	100.0	0.0				35	75.0	25.0
65	10.0	90.0				45	95.0	5.0
						50	100.0	0.0

续表

7			8			9		
时间/min	A/%	B/%	时间/min	A/%	B/%	时间/min	A/%	B/%
0	5.0	95.0	0	5.0	95.0	0	5.0	95.0
15	5.0	95.0	10	5.0	95.0	5	5.0	95.0
40	30.0	70.0	20	20.0	80.0	20	20.0	80.0
75	50.0	50.0	40	30.0	70.0	45	30.0	70.0
95	80.0	80.0	70	50.0	50.0	70	50.0	50.0
105	100.0	0	90	80.0	20.0	100	80.0	20.0
115	100.0	0	100	100.0	0			
			110	100.0	0			

在选定条件下，理论塔板数按柴胡皂苷 a 计算不低于 5000，与相邻峰分离度大于 1.5，对称因子在 0.95～1.05 之间。

3. 检测波长的选择

通过对 203nm、208nm 和 210nm 波长下色谱图进行比较。结果发现，203nm 处出峰数目多、峰形稳定、色谱图分离效果好，随着检测波长的增大，色谱图中指标峰柴胡皂苷 a、柴胡皂苷 d 的峰面积逐渐减小，因此综合比较，选择 203nm 为指纹图谱的检测波长。

4. 分析时间的选择

对柴胡进行了 120min 色谱图的测定，从 120min 色谱图可知，100min 的色谱图已基本能反映柴胡样品的主要成分，因此最终选择 100min 的图谱作为柴胡药材指纹图谱。

（四）溶液制备

1. 供试品溶液的制备

取柴胡药材粗粉 1.0g，精密称定，置具塞锥形瓶中，加 8%-NH$_3$ 甲醇 25mL 超声提取 45min，放冷，滤过，滤液蒸干，甲醇溶解并定容至 10mL，摇匀，备用，临用前过 0.45μm 微孔滤膜，取 20μL 溶液注入液相色谱仪。

2. 对照品溶液的制备

精密称取柴胡皂苷 a、柴胡皂苷 d 对照品适量，置 10mL 棕色容量瓶中，加甲醇稀释至刻度，摇匀，即得 0.119mg/mL 柴胡皂苷 a 对照品溶液和 0.154mg/mL 柴胡皂苷 d 对照品溶液。

二、实验结果

（一）柴胡样品 HPLC 对照指纹图谱的建立

取不同产地的 30 个北柴胡、4 个红柴胡及 2 个黑柴胡分别进样，记录指纹图谱。使用"中药色谱指纹图谱相似度评价软件"，通过色谱峰多点校正的方法，对各样品的色谱峰进行匹配并自动生成对照指纹图谱，见图 4-13。

対 30 批北柴胡生成的对照图谱进行共有峰的标定，共 32 个共有峰，其中 8 号峰为柴胡皂苷 a，9 号峰为柴胡皂苷 d。以 9 号峰为对照峰，各共有峰的相对保留时间分别为：0.4148、0.5843、0.6207、0.7210、0.7525、0.7721、0.8384、0.9239、1.0000、1.0695、1.1315、1.2593、1.4305、1.7403、1.8144、1.8734、2.0075、2.1124、2.1485、2.1777、2.2666、2.3784、2.4200、2.4875、2.4951、2.6728、2.7934、2.8564、3.0046、3.0672、3.0672、3.0875。

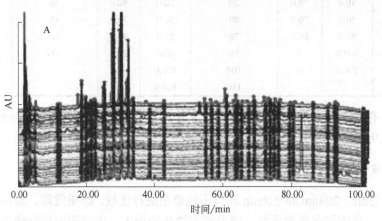

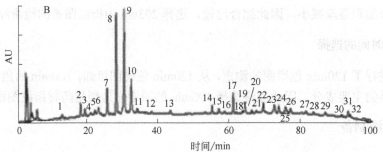

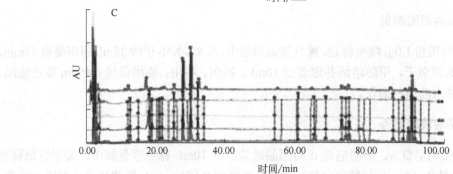

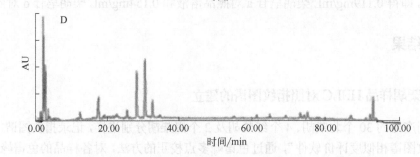

图 4-13

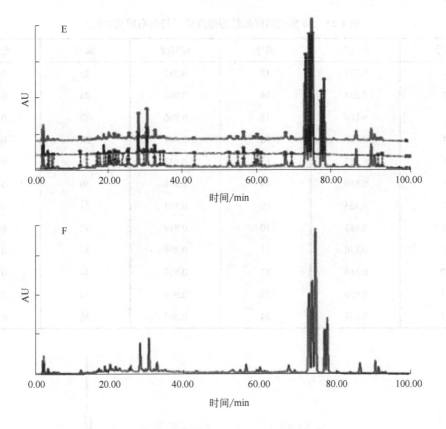

图 4-13　柴胡药材指纹图谱及其对照指纹图谱

A—北柴胡药材指纹图谱；B—北柴胡对照指纹图谱；C—红柴胡药材指纹图谱；D—红柴胡对照指纹图谱；
E—黑柴胡药材指纹图谱；F—黑柴胡对照指纹图谱

（二）柴胡样品 HPLC 指纹图谱评价

1. 相似度评价

按中国药典委"中药色谱指纹图谱相似度评价软件"进行计算，得出相应的对照图谱及相似度值，把 36 批柴胡样品的指纹图谱与共有模式比较，以中位数矢量作为共有模式，计算各样品的相似度值（见表 4-24）。

利用"中药色谱指纹图谱相似度评价软件"生成 3 个品种柴胡的对照指纹图谱，见图 4-14。红柴胡（S_2）与北柴胡（S_1）相比，成分较为接近，但没有北柴胡对照指纹图中的 12 号、21 号、27 号和 28 号峰，其他峰与北柴胡一一对应，差别在于峰面积的大小上，两者对应的峰中大部分成分峰面积（包括柴胡皂苷 a、柴胡皂苷 d）都比北柴胡低很多，仅在 18min 和 94min 左右有两个明显高于北柴胡的峰；黑柴胡（S_3）与北柴胡相比，出现了北柴胡不具有的特征峰，如北柴胡对照指纹图中 14 号峰前的峰，以及 17 号左右的 3 个小峰，且在 20min、30min、60min 等左右的峰数目明显多于北柴胡和红柴胡，在与北柴胡对应的峰中，于 70～80min 间，黑柴胡有 2 组峰面积较大的组峰，可以此作为黑柴胡非药典收载品的化学依据。

表 4-24　36 批柴胡样品的相似度值（与共有模式比较）

编号	相似度	编号	相似度	编号	相似度
1	0.724	13	0.981	25	0.853
2	0.834	14	0.967	26	0.812
3	0.866	15	0.966	27	0.887
4	0.860	16	0.941	28	0.899
5	0.887	17	0.938	29	0.847
6	0.969	18	0.908	30	0.888
7	0.935	19	0.893	31	0.895
8	0.861	20	0.899	32	0.625
9	0.870	21	0.896	33	0.772
10	0.866	22	0.858	34	0.763
11	0.950	23	0.901	35	0.594
12	0.961	24	0.805	36	0.799

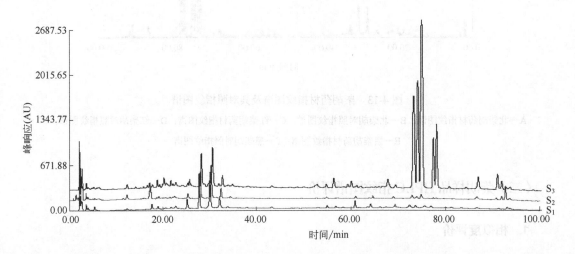

图 4-14　北柴胡、红柴胡和黑柴胡的 HPLC 指纹图谱比较

S_1—北柴胡；S_2—红柴胡；S_3—黑柴胡

2. 聚类分析

以 36 批柴胡样品 HPLC 图谱的各相对峰面积值为变量，数据通过"SPSS 软件"进行聚类分析与 t 检验，置信区间设为 95%，当 $P > 0.05$ 时没有显著性差异，$P < 0.05$ 时有显著性差异，聚类结果见图 4-15。分析结果表明：柴胡不同种间的差异较大，北柴胡样品先聚为一类，再和红柴胡（Ⅱ类）聚类，最后再和黑柴胡（Ⅲ类）聚类，说明柴胡不同种间北柴胡和红柴胡较接近，而黑柴胡距离较远，这与相似度结果分析一致。同种不同产地、不同生长方式（栽培或野生）柴胡样品相互聚为一类（Ⅰ类），通过 t 检验分析，柴胡种内不存在显著性差异（$P > 0.05$），说明北柴胡同种不同产地、不同生长方式的药材化学成分较为相近，

栽培品可替代野生品。

模式识别：用 Simca-P 11.5 软件（Mmetrics，Mmea，Sweden），以柴胡样品的 HPLC 图谱的相对峰面积值为变量，进行偏最小二乘法-显著性（PLS-DA）分析，结果见图 4-16。

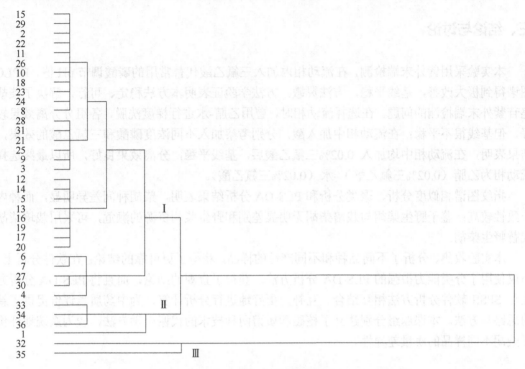

图 4-15　样品聚类分析树状图

样品 1、33、34、36 为红柴胡；32、35 为黑柴胡；其余为北柴胡

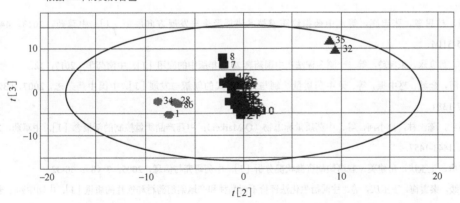

图 4-16　柴胡样品 PLS-DA 散点图

■—北柴胡；●—红柴胡；▲—黑柴胡

PLS-DA 分析结果表明，不同品种柴胡可明显分开，而不同产地的同种柴胡种类相似性高且野生品种与栽培品种不能分开，与相似度分析和聚类分析的结果一致，表明同一物种柴胡药材化学成分相似，种内一致性高，种间差异明显。

三、结论与讨论

本实验采用紫外末端检测，在流动相内加入三氟乙酸代替常用的磷酸调节 pH 值，HPLC 图谱得到极大改善，基线平稳，方法灵敏，方法学验证表明本方法稳定、可行，解决了柴胡皂苷紫外末端检测的问题。在选择流动相时，曾用乙腈-水进行梯度洗脱，各组分分离效果较好，但基线很不平稳；在流动相中加入酸，分别考察加入不同浓度磷酸和三氟乙酸的效果，结果表明，在流动相中均加入 0.02%三氟乙酸后，基线平稳，分离效果良好，所以最终选择流动相为乙腈（0.02%三氟乙酸）-水（0.02%三氟乙酸）。

指纹图谱相似度分析、聚类分析和 PLS-DA 分析结果表明，柴胡种间差异明显，而种内一致性较高；鉴于野生柴胡与栽培柴胡无明显差别和野生柴胡资源的濒危，可采用栽培柴胡代替野生柴胡。

本实验收集、分析了不同品种和不同产地的样品，获得了更可靠的结论；在软件分析上，不仅使用了分类能力很强的 PLS-DA 分析方法，获得了直观的结论，而且将 PLS-DA 分析方法与 SPSS 软件分析方法相互结合、互补，更好地进行分析计算，为中药质量评价提供了新的思路与方法。本课题组分别建立了核磁和质谱两种技术的代谢组学方法，较为系统地评价了柴胡不同样品的质量差异性。

参考文献

[1] 秦雪梅，孔增科，张丽增，等. 中药材"辨状论质"解读及商品规格标准研究思路 [J]. 中草药，2012，11：7-12.

[2] 孔维军. 基于成分敲出/敲入的中药（牛黄）药效物质辨识和质量控制模式的初步研究 [D]. 成都：成都中医药大学，2011.

[3] 李强，杜思邈，张忠亮，等. 中药指纹图谱技术进展及未来发展方向展望 [J]. 中草药，2013，44（22）：3095-3104.

[4] 杨洋，黄良永，朱美玲，等. 一测多评法在中国药典 2015 年版中的应用 [J]. 中南药学，2017，12.

[5] 肖小河，金城，赵中振，等. 论中药质量控制与评价模式的创新与发展 [J]. 中国中药杂志，2007，032（014）：1377-1381.

[6] 刘昌孝，陈士林，肖小河，等. 中药质量标志物（Q-Marker）：中药产品质量控制的新概念 [J]. 中草药，2016，47（9）：1443-1457.

[7] 秦雪梅，王玉庆，岳建英. 栽培柴胡资源状况分析 [J]. 中药研究与信息，2005，7（8）：30-32.

[8] 李媛媛，秦雪梅，王玉庆，等. 柱前衍生化法评价不同品种和产地柴胡药材和饮片的质量 [J]. 中国中药杂志，2008，33（3）：237-240.

[9] 李仁国. 柴胡有效成分及药理作用分析 [J]. 陕西中医，2013，034（006）：750-751.

[10] 史群云，高丽丽. 柴胡的研究现状 [J]. 中国医药导报，2009，6（3）：158-159.

[11] 杨秀伟，郝美荣. 中药成分代谢分析 [M]. 北京：中国医药科技出版社，2003：413.

[12] 董友毅，罗思齐，潘胜利，等. 柴胡主要皂苷成分的高效液相色谱测定 [J]. 中国中药杂志，1989，14（11）：

38-41.

[13] 马林，何丽一，宋万志，等. 柴胡皂苷的高效液相色谱分离与测定 [J]. 药物分析杂志，1994，14（2）：6-8.

[14] Li X，Gao Q，Chen X，et al. High Performance Liquid Chromatographic Assay of Saikosaponins from Radix Bupleuri in China [J]. Biol Pharm Bull，2005，28（9）：1736-1742.

[15] 李媛媛，秦雪梅，王玉庆，等. 北柴胡皂苷类成分的特征（指纹）图谱研究 [J]. 中国医院药学杂志，2007，27（11）：1500-1503.

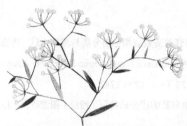

第五章　基于代谢组学的柴胡质量差异性评价

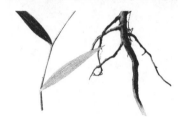

代谢组学（metabolomics/metabonomics）这一概念在 1999 年由被称为代谢组学之父的 Jeremy K. Nicholson 教授提出，是继蛋白质组学、基因组学和转录组学之后，快速发展起来的一门新兴学科和技术。该技术可对生物体或细胞内所有相对分子质量小于 1000 的小分子代谢产物同时进行定性和定量分析，它关注的是这类小分子在机体新陈代谢或受到外来刺激（包括药物、毒物、环境、病原体等）扰动过程中产生的特定代谢产物。通过这些小分子代谢物的变化趋势和变化程度，揭示生命过程中的调控规律。指纹图谱和代谢组学技术均能够对中药所含的化学成分进行全面分析，但与主要关注样品相似性的指纹图谱技术不同，代谢组学技术不仅能通过多元统计分析明确不同样本的分组聚类情况，而且能确定不同组间的差异代谢产物，这些差异代谢物可以作为不同样品质量区分的化学标志物进行定量研究，一方面对代谢组学的结果进行验证，另一方面还可以寻找到简便快速的样品区分方法。

第一节　基于 ¹H-NMR 不同柴胡样品代谢轮廓差异分析[1]

任何一种植物都包含初生代谢产物与次生代谢产物，其构成成分的种类和含量高低，是植物遗传基因和环境因素长期影响的结果，研究植物的全部代谢产物对于分类鉴定和开发利用具有重要意义。近年迅速发展的代谢组学技术是研究植物与环境的相互关系，以及药用植物活性的系统生物学关键技术，它的最终目标是对有机体内的所有代谢物进行定性与定量分析。它的两个较初级研究层次为：代谢物轮廓分析（metabolic profiling），即以选择性测定有机体一组代谢物为目的；代谢物指纹分析（metabolic fingerprinting），即以测定有机体的代谢物指纹，但并不以指认所有化合物为目标[2]。作为药用植物，其具有生理活性的次生代谢产物受到更多关注，已有的药理和化学研究表明，柴胡的有效成分主要包括皂苷类与挥发油类，围绕此两类成分的相关研究报道较多。然而，柴胡植物的生长适应性强、分布广泛，是一种道地性不强的中药材，故商品来源的地域复杂，加之人工栽培后各产地间相互引种现象普遍，不同的地理种质混杂，由此生产的药材其质量均一性成为药界关心的主要问题，而仅从皂苷与挥发油两大类成分（即代谢物轮廓分析）评价柴胡药材的均一性尚不够完善。因此，需要从整体化学成分全面系统地评价柴胡药材质量。

本节拟采用近年发展的代谢组学新技术，采用重现性好、通量大、稳定性好、分析成分全的核磁（NMR）测定手段，结合多元数据计算，分析柴胡药材的代谢指纹，从全成分（既包括基础代谢产物也包括次生代谢产物，既包括极性化学成分也包括非极性化学成分）比较分析柴胡药材不同的物种（北柴胡与红柴胡）、不同商品药材主产区（甘肃、山西、陕西、黑龙江等省）、不同的生长类型（野生型与人工栽培型）间的区别，以及比较分析同一种植地不同的种质来源和同一种质在不同种植地栽培所采收药材的代谢指纹，以期评价柴胡药材的均一性，探讨遗传因素和产地环境因素对柴胡药材代谢产物的影响规律。

一、材料与方法

（一）材料

供试样品 63 份，经山西大学中医药现代研究中心秦雪梅教授鉴定其中 6 份为红柴胡、57 份为北柴胡，详细资料见表 5-1，模式样本保存于山西大学中医药现代研究中心。

表 5-1　NMR 分析的柴胡样本

序号	代码	种	类型	生长地	种源	采收年份/年
1	B-GWW-WD-6	北柴胡（B）	野生（W）	甘肃武都（GW）	武都（WD）	2006
2	B-GWC-WD-6	北柴胡（B）	栽培（C）	甘肃武都（GW）	武都（WD）	2006
3	B-GLW-LX-6	北柴胡（B）	野生（W）	甘肃陇西（GL）	陇西（LX）	2006
4	B-GLC-LX-6	北柴胡（B）	栽培（C）	甘肃陇西（GL）	陇西（LX）	2006
5	B-GQW-QY-6	北柴胡（B）	野生（W）	甘肃庆阳（GQ）	庆阳（QY）	2006
6	B-GQC-QY-6	北柴胡（B）	栽培（C）	甘肃庆阳（GQ）	庆阳（QY）	2006
7	B-XFC-FX-6	北柴胡（B）	栽培（C）	陕西凤翔（XF）	凤翔（FX）	2006
8	B-XFW-FX-6	北柴胡（B）	野生（W）	陕西凤翔（XF）	凤翔（FX）	2006
9	B-XBW-TD-6	北柴胡（B）	野生（W）	陕西宝鸡通洞（XB）	通洞（TD）	2006
10	B-XBC-TD-6	北柴胡（B）	栽培（C）	陕西宝鸡通洞（XB）	通洞（TD）	2006
11	B-SLC-LC-6	北柴胡（B）	栽培（C）	山西陵川（SL）	陵川（LC）	2006
12	B-SLW-LC-6	北柴胡（B）	野生（W）	山西陵川（SL）	陵川（LC）	2006
13	B-SWC-WR-4	北柴胡（B）	栽培（C）	山西万荣（SW）	万荣（WR）	2004
14	B-SWW-WR-4	北柴胡（B）	野生（W）	山西万荣（SW）	万荣（WR）	2004
15	B-SCC-BZ-5	北柴胡（B）	栽培（C）	山西长治（SC）	亳州（BZ）	2005
16	B-SCC-CZ-5	北柴胡（B）	栽培（C）	山西长治（SC）	亳州 2 号（CZ）	2005
17	B-STC-FL-7	北柴胡（B）	栽培（C）	山西太谷（ST）	方山引陵川（FL）	2007
18	B-STC-ZQ-7	北柴胡（B）	栽培（C）	山西太谷（ST）	左权（ZQ）	2007
19	B-STC-NQ-7	北柴胡（B）	栽培（C）	山西太谷（ST）	灵丘（LQ）	2007
20	B-STC-LX-7	北柴胡（B）	栽培（C）	山西太谷（ST）	甘肃陇西（LX）	2007

序号	代码	种	类型	生长地	种源	采收年份/年
21	B-STC-LW-7	北柴胡（B）	栽培（C）	山西太谷（ST）	陵川外引种（LW）	2007
22	B-STC-ZQ-5	北柴胡（B）	栽培（C）	山西太谷（ST）	左权（ZQ）	2005
23	B-SLC-LC-7	北柴胡（B）	栽培（C）	山西陵川（SL）	陵川（LC）	2007
24	B-SLC-LW-7	北柴胡（B）	栽培（C）	山西陵川（SL）	陵川外引种（LW）	2007
25	B-SLC-NQ-7	北柴胡（B）	栽培（C）	山西陵川（SL）	灵丘（LQ）	2007
26	B-SLC-FL-7	北柴胡（B）	栽培（C）	山西陵川（SL）	灵丘外引种（LW）	2007
27	B-SLC-FL-7	北柴胡（B）	栽培（C）	山西陵川（SL）	方山引陵川（FL）	2007
28	B-SLC-HB-7	北柴胡（B）	栽培（C）	山西陵川（SL）	黑龙江北柴（HB）	2007
29	B-SLC-SL-7	北柴胡（B）	栽培（C）	山西陵川（SL）	陕西商洛（SL）	2007
30	B-SLC-LX-7	北柴胡（B）	栽培（C）	山西陵川（SL）	甘肃陇西（LX）	2007
31	B-SLC-FS-7	北柴胡（B）	栽培（C）	山西陵川（SL）	方山（FS）	2007
32	B-SCC-LC-5	北柴胡（B）	栽培（C）	山西长治（SC）	陵川（LC）	2005
33	B-GYW-YC-6	北柴胡（B）	野生（W）	甘肃宕昌（GY）	宕昌（YC）	2006
34	B-GYC-YC-6	北柴胡（B）	栽培（C）	甘肃宕昌（GY）	宕昌（YC）	2006
35	B-GCW-CX-6	北柴胡（B）	野生（W）	甘肃成县（GC）	成县（CX）	2006
36	B-GCC-CX-6	北柴胡（B）	栽培（C）	甘肃成县（GC）	成县（CX）	2006
37	B-GMC-MH-3	北柴胡（B）	栽培（C）	甘肃陇西马河（GM）	马河（MH）	2003
38	B-GSC-LX-5	北柴胡（B）	栽培（C）	甘肃陇西首阳（GS）	陇西（LX）	2005
39	B-XTC-TJ-6	北柴胡（B）	栽培（C）	陕西天士力基地（XT）	天士力基地（TJ）	2006
40	B-XTC-TJ-5	北柴胡（B）	栽培（C）	陕西天士力基地（XT）	天士力基地（TJ）	2005
41	B-XSC-TW-5	北柴胡（B）	栽培（C）	陕西商洛（XS）	天士力基地外（TW）	2005
42	B-SLC-LW-4	北柴胡（B）	栽培（C）	山西陵川（SL）	陵川外引种（LW）	2004
43	B-SLC-LW-3	北柴胡（B）	栽培（C）	山西陵川（SL）	陵川外引种（LW）	2003
44	B-SLC-LW-6	北柴胡（B）	栽培（C）	山西陵川（SL）	陵川外引种（LW）	2006
45	B-SLC-LW-5	北柴胡（B）	栽培（C）	山西陵川（SL）	陵川外引种（LW）	2005
46	B-SWC-LW-3	北柴胡（B）	栽培（C）	山西万荣（SW）	陵川外引种（LW）	2003
47	B-SWC-WR-6	北柴胡（B）	栽培（C）	山西万荣（SW）	万荣（WR）	2006
48	B-SCC-WR-5	北柴胡（B）	栽培（C）	山西长治（SC）	万荣（WR）	2005
49	B-GHC-HX-6	北柴胡（B）	栽培（C）	甘肃微县（GH）	微县（HX）	2006
50	B-GTW-TS-6	北柴胡（B）	野生（W）	甘肃天水（GT）	天水（TS）	2006
51	B-SWC-WR-5	北柴胡（B）	栽培（C）	山西万荣（SW）	万荣（WR）	2005
52	B-SWW-WR-3	北柴胡（B）	野生（W）	山西万荣（SW）	万荣（WR）	2003
53	B-SWC-ZQ-5	北柴胡（B）	栽培（C）	山西万荣（SW）	左权（ZQ）	2005
54	B-SWC-ZC-5	北柴胡（B）	栽培（C）	山西万荣（SW）	中柴1号（ZC）	2005
55	B-SZC-ZQ-3	北柴胡（B）	栽培（C）	山西左权（SE）	左权（ZQ）	2003

续表

序号	代码	种	类型	生长地	种源	采收年份/年
56	B-SZW-ZQ-3	北柴胡（B）	野生（W）	山西左权（SE）	左权（ZQ）	2003
57	H-STC-MS-7	红柴胡（H）	栽培（C）	山西太谷（ST）	明水（MS）	2007
58	H-STC-MS-8	红柴胡（H）	栽培（C）	山西太谷（ST）	明水（MS）	2007
59	H-SLC-MS-7	红柴胡（H）	栽培（C）	山西陵川（SL）	明水（MS）	2007
60	H-SFW-FS-4	红柴胡（H）	野生（W）	山西方山（SF）	方山（FS）	2004
61	H-HMC-HH-6	红柴胡（H）	栽培（C）	黑龙江明水（HM）	明水红柴混（HH）	2006
62	B-SCC-AG-5	北柴胡（B）	栽培（C）	山西长治（SC）	安国（AG）	2005
63	H-HMC-HN-6	红柴胡（H）	栽培（C）	黑龙江明水（HM）	明水红柴选新（HN）	2006

（二）样品制备方法

依据不用的植物材料和所含代谢产物的差异，参考相关文献，有三种主要用于 NMR 测定的样品制备方法，为筛选柴胡药材最佳提取条件，按表5-2设计加入不同的提取溶剂与 NMR 试剂，按下述方法提取制备样品。

表5-2 柴胡药材 NMR 分析样品制备筛选（每个实验重复 3 次）

实验号	提取溶剂	是否干燥	NMR 溶剂
1	蒸馏水 6mL	是	750µL Buffer+750µL MeOD
2	25%甲醇（分析纯）6mL	是	750µL Buffer+750µL MeOD
3	50%甲醇（分析纯）6mL	是	750µL Buffer+750µL MeOD
4	75%甲醇（分析纯）6mL	是	750µL Buffer+750µL MeOD
5	100%甲醇（分析纯）6mL	是	750µL Buffer+750µL MeOD
6	氯仿（分析纯）3mL+50%甲醇 3mL	是	有机相 1mL MeOD 水相 750µL Buffer+750µL MeOD
7	750µL MeOD +750µL Buffer	否	同提取溶剂

注：Buffer——KH_2PO_4 溶于（D_2O）氘代水中，以 NaOD（重氢氢氧化钠）调节 pH=6，含 0.1%TSP。

方法一：表 5-2 中的 1～5 号按此方法。

精密称取 22 号北柴胡样品粉末 50mg 置 10mL 玻璃离心器中，加入提取溶剂，加盖涡旋混匀 1min，超声提取 25min，以 3500r/min 的转速室温离心 25min，将提取液转移至 25mL 圆底烧瓶中，用旋转蒸发仪干燥。于测定前按用相应的 NMR 试剂溶解并转移至 2mL 离心管中，以 13000r/min 的转速离心 10min，移取 800µL 溶液于 NMR 管中，即可。

方法二：表 5-2 中的 6 号按此方法。

精密称取 22 号样品粉末 50mg 置于 10mL 玻璃离心管中，分别加 1.5mL 蒸馏水及甲醇、3mL 氯仿，加盖漩涡混匀 1min，超声提取 25min，以 3500r/min 的转速室温离心 25min，提取液分为两层（上层为水溶性部分，下层为有机部分），用移液枪分别转移不同的部分至 25mL 圆底烧瓶中，用旋转蒸发仪干燥（水溶性部分须反复加入甲醇至干燥完全）。于测定前用 NMR 试剂溶解，其中有机相部分用氘代甲醇 1mL 溶解，水相部分用 750µL 氘代甲醇与 750µL Buffer（Buffer：KH_2PO_4 溶于氘代水中，以 NaOD 调节 pH=6，含 0.1%TSP）缓冲氘代水，溶解液分别转移至 2mL 离心管中，以 13000r/min 的转速离心 10min，移取 800µL 溶液于核磁管中，即可。

方法三：表 5-2 中的 7 号按此方法。

精密称取 22 号北柴胡样品粉末 50mg 置 2mL 离心管中，加入 750μL Buffer 缓冲液及 750μLMeOD，涡漩混匀 1min，超声提取 25min，以 13000r/min 的转速离心 10min，移取上清液于 2mL 离心管中，再以 13000r/min 的转速离心 10min，移取 800μL 溶液于 NMR 管中，即可。

三种提取方法的 NMR 测试图谱见图 5-1。

方法一中从水到不同浓度甲醇提取物的 NMR 图谱信息，以 50%甲醇提取物的信号峰最丰富，再与方法二的水相和方法三比较，其 NMR 图谱信息相似，而方法二中的有机物 NMR 图谱与其他图谱有较大差异，故柴胡药材代谢成分既包含极性成分，也包括较多的非极性成分，宜选择方法二的两相提取法。因此，在对 63 份柴胡样品代谢指纹评价时，均采用方法二提取制备样品。

二、实验结果

（一）不同品种柴胡的 NMR 分析

不同品种柴胡有机相与水相的 ¹H-NMR 测试图谱见图 5-2。

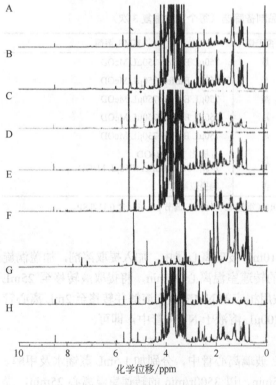

图 5-1　不同分析方法比较

A—100%甲醇提取；B—75%甲醇提取；C—25%甲醇；
D—50%甲醇；E—水提取；F—氯仿-甲醇-水（2∶1∶1）
提取有机相；G—氯仿-甲醇-水（2∶1∶1）提取水相；
H—氘代甲醇+提取 Buffer

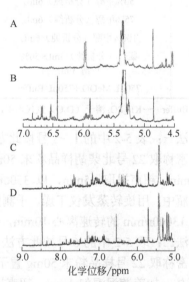

图 5-2　不同品种柴胡有机相与
水相的 ¹H-NMR 测试图谱

A—北柴胡有机提取物 ¹H-NMR 图谱（σ 7.0～4.5ppm）；
B—北柴胡水提物 ¹H-NMR 图谱（σ 9.0～5.0ppm）；
C—红柴胡有机提取物 ¹H-NMR 图谱（σ 7.0～4.5ppm）；
D—红柴胡水提物 ¹H-NMR 图谱（σ 9.0～5.0ppm）

从有机相提取部分的 ¹H-NMR 图谱图 5-2（A 和 C）可见，北柴胡与红柴胡有明显的差异，其中化学位移 σ7.0～4.5ppm 范围，红柴胡的信号比北柴胡多，表明这一范围红柴胡的脂溶性成分种类较北柴胡多；在化学位移 σ4.5～0.5ppm 范围，两个种的信号数没有较大差异，表明这部分红柴胡和北柴胡的化学成分的种类相似。

从水相的 ¹H-NMR 图谱图 5-2（B 和 D）看，北柴胡与红柴胡的信号差异不明显。

（二）主成分分析（PCA）

PCA 得分图见图 5-3。

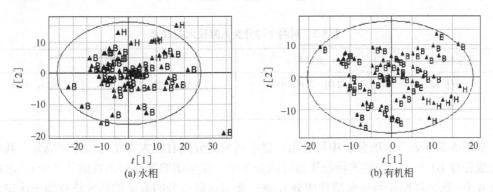

图 5-3　PCA 得分图

从图 5-3（b）可见，北柴胡（B）与红柴胡（H）分别聚在两个部分，能明显区分开；图 5-3（a）中却不能明显分开。表明两个物种代谢产物的脂溶性部分有明显区别，水溶性成分相似，分析结果与 NMR 图直观分析一致。

（三）偏最小二乘判别分析（PLS-DA）

PLS-DA 得分图见图 5-4。

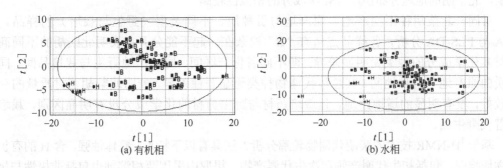

图 5-4　PLS-DA 得分图

从有机相和水相的 PLS-DA 得分图上可见，北柴胡与红柴胡均能明显分离开，表明这两种的化学成分不同，由于 PLS-DA 的分类能力强于 PCA，水相在 PCA 中不能分开两个种，但在 PLS-DA 中却能被分开，说明北柴胡与红柴胡的脂溶性成分有较大区别，而水溶性成分也有较小的区别。

PLS-DA 载荷图见图 5-5。

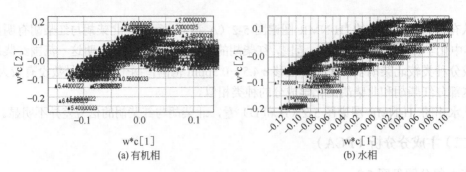

图 5-5　PLS-DA 载荷图

表 5-3　对两个种分类贡献较大的成分

提取溶剂种类	北柴胡 σ	红柴胡 σ
有机相	2.00，3.96，4.00	6.44，5.88，5.40，5.44，6.12，6.16，5.48
水相		3.20，1.64，3.56，1.68，3.24，1.76

从图 5-5 和表 5-3 的分析中可看出，对不同种的分类有较大贡献的代谢物成分，其中脂溶性成分有 10 个（北柴胡的特征脂溶性成分 3 个，红柴胡的特征脂溶性成分 7 个），水溶性成分 6 个（均为红柴胡特征水溶性成分），进一步对这些成分的表征的研究将有助于认识北柴胡与红柴胡不同种的特异性代谢物成分组。

三、小结与讨论

本研究建立的代谢组学分析方法从整体上评价了柴胡药材不同种间的化学差异性及同一种内药材质量的一致性，为中药的质量控制提供了一种有效途径。从化学上支持了经典形态学对柴胡属两个主要种的分类，阐明了遗传因素对柴胡代谢产物种类的影响大于产地环境因素，北柴胡的地理分布虽广但化学成分的相似性较高。

对同一北柴胡种不同产地、原产地与引种地、不同类型（野生与栽培）的样品，经 PCA 与 PLS-DA 分析，各样品点所有"B"混杂在一起不能分开，表明北柴胡的不同商品药材其化学成分的种类无明显差异，即不同省份产区间、同一产地野生与栽培品间、同一种质的原产地与引种地间，其总体代谢物种类无显著性差异，表明北柴胡药材质量的一致性较好，没有明显的道地产地，且栽培药材与野生药材的化学成分没有明显区别，栽培品可替代野生品。

基于 ^{1}H-NMR 技术的柴胡代谢物轮廓分析方法具有以下特点：整体性强，含 H 的有机化合物均响应，包括初生代谢产物和次生代谢产物，提取中采用两相溶剂也包括非极性与极性化合物；重现性好；稳定性高；通量大；分析时间较色谱短。

基于 SIMCA-P11.0 软件的分析计算，其 PLS-DA 的分类能力较 PCA 更强，可用于差异更细微的样品间分类；在分类基础上的 VIP 功能可寻找到引起差异的主要贡献成分。本研究表明北柴胡与红柴胡的主要差异在 10 个脂溶性成分和 6 个水溶性成分，为进一步确证成分结构提供研究基础。

第二节　柴胡药用部位和非药用部位化学差异研究[3]

柴胡是临床常用药材，历代本草和 2015 年版《中国药典》（一部）所记载的药用部位均为根，药材在每年二月、八月采收后应除去地上部分后阴干。关于柴胡非药用部位，《本草纲目》中曾记载："苗、主治卒聋。捣汁频滴之。"[4]。《得配本草》中记载："下降用梢，上升用根。"[5]说明柴胡苗与根的功用截然不同。然而，近些年来随着柴胡药材价格不断上涨，在绝大多数柴胡饮片统货中都可发现含有地上茎叶部分，说明药农在采收柴胡时，地上部分并未去除完全，饮片加工企业也未将地上部分除去。2015 年版《中国药典》（一部）中"柴胡"项下对于非药用部位的掺入限度没有规定，仅在《中国药典》（四部）"0212 药材和饮片鉴定通则"项下，规定了饮片中含有的药屑杂质不得过 3%。如果将柴胡茎叶作为药屑杂质按此限度掺入药材中，对药材质量是否会产生影响还未见研究。此外，已有文献表明柴胡茎叶中含有芦丁等黄酮类成分，是否还有其他潜在的药效成分存在？这些成分如果可以被利用，既可引导农民开发柴胡副产品，增加药农收益，也利于控制地上部分的掺杂。本节选择 ¹H-NMR 和 UHPLC-Q Exactive Orbitrap HRMS 两种技术，在整体表征柴胡根和茎叶两个部位的化学轮廓基础上，结合多元统计技术寻找其差异代谢物，并对茎叶部分的掺入引起柴胡质量的变化进行讨论。

一、材料与方法

（一）材料、仪器与试剂

柴胡药用部位及非药用部位样品编号见表 5-4 和表 5-5。非药用部位为个子货样品干燥后沿芦头剪断所得（CH-65 号样品为从饮片中分拣所得）。根部（Root of Radix Bupleuri, ROB），标注为 G；靠近根部芦头以上的不含叶片部分为基生茎（Stem of Radix Bupleuri, SOB）标注为 J；含叶片部分命名为茎叶（Stem and leafs of Radix Bupleuri, SLOB），标注为 JY。不同部位区分详见图 5-6。分别粉碎，过四号筛。为更加准确区分根与基生茎和茎叶的差异，避免因药材批次不同引起的差异，采用同一批药材自身的根和基生茎或茎叶进行比较。

表 5-4　柴胡个子货样品信息表

编号	产地	购买/采集地点
CH-3	陕西（家种）	安徽亳州药材市场
CH-10	山西大同（野生）	山西大同
CH-31	山西陵川（家种）	山西陵川
CH-37	山西吕梁（野生）	山西吕梁
CH-51	山西吕梁（2 年生家种）	山西吕梁石楼县
CH-56-1	山西方山（从晋南购种）	山西方山县石站头
CH-56-2	山西方山（第 3 块地）	山西方山县石站头
CH-56-3	山西方山（第 3 块地）	山西方山县石站头

编号	产地	购买/采集地点
CH-56-4	山西方山（根长）	山西方山县石站头
CH-57	陕西（野生）	陕西西安药材市场
CH-58-1	山西长治（2年生）	山西长治振东药材基地
CH-58-2	山西长治（发芽率高）	山西长治振东药材基地
CH-58-3	山西长治（2年生）	山西长治振东药材基地
CH-59	山西长治	山西长治振东药材基地
CH-61	山西	河北安国药材市场
CH-62	山西平顺（2年生）	山西平顺县路家口村
CH-70	不明	广西玉林药材市场
CH-76	山西	河北安国药材市场
CH-77	不明	河北安国药材市场
CH-78	不明	河北安国药材市场
CH-79	不明	河北安国药材市场

表 5-5 柴胡药用部位及非药用部位样品编号

药用部位 ROB	非药用部位（基生茎）SOB	药用部位 ROB	非药用部位（茎叶）SLOB
CH-3-G	CH-3-J	CH-56-1-G	CH-56-1-JY
CH-10-G	CH-10-J	CH-56-2-G	CH-56-2-JY
CH-31-G	CH-31-J	CH-56-3-G	CH-56-3-JY
CH-37-G	CH-37-J	CH-56-4-G	CH-56-4-JY
CH-51-G	CH-51-J	CH-58-1-G	CH-58-1-JY
CH-57-G	CH-57-J	CH-58-2-G	CH-58-2-JY
CH-65-G	CH-65-J	CH-58-3-G	CH-58-3-JY
CH-70-G	CH-70-J	CH-59-G	CH-59-JY
CH-76-G	CH-76-J	CH-60-G	CH-60-JY
CH-77-G	CH-77-J	CH-61-G	CH-61-JY
CH-78-G	CH-78-J	CH-62-G	CH-62-JY
CH-79-G	CH-79-J		

（二）实验方法

（1）重复性样品制备　选取 CH-31 号样品重复制备供试品溶液 6 份。

（2）QC 样品制备　将上述的制备好的样本各吸取 100μL 混合均匀，过 0.22μm 微孔滤膜，即为 QC 样本。

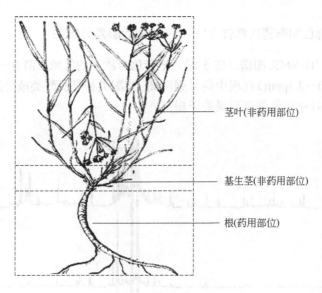

茎叶(非药用部位)

基生茎(非药用部位)

根(药用部位)

图 5-6　不同部位区分

（3）柴胡茎叶掺入样品制备　选取 CH-31 号柴胡药材，将茎叶部分和根按照 0%（5g 根）、3%（0.5g 茎叶+16.5g 根）、6%（5g 茎叶+8.3g 根）、12%（1g 茎叶+8.3g 根）四个比例混合均匀，粉碎，过四号筛。分别制备供试品溶液。

二、实验结果

（一）柴胡药用和非药用部位 ^{1}H–NMR 差异研究

1. 样品提取方法重复性实验

供试品溶液制备的重复性是后续进行多元统计分析的基础，因此我们首先采用同批次样品平行备样、分别测定的方法，考察方法重复性。图 5-7 为柴胡药用部位和非药用部位的 PCA 得分散点图。从图中可以看出，重复备样样品聚集在一起，说明方法重复性良好，可以进行后续的多元统计分析。

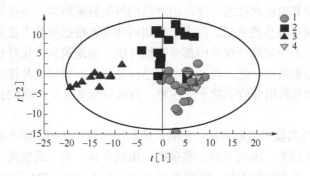

图 5-7　PCA 得分散点图

1—柴胡根；2—柴胡基生茎；3—柴胡茎叶；4—重复性样品

2. 柴胡药用部位和非药用部位 ¹H-NMR 代谢轮廓差异研究

首先观察样品 ¹H-NMR 图谱（图 5-8），皂苷信号所在的区域（δ1.0～0.5ppm）和糖类成分所在的区域（δ5.0～3.3ppm）在根中信号强度高；黄酮类和有机酸类成分所在的区域（δ8.5～6.0ppm）在柴胡茎叶中信号强度明显高于根部。

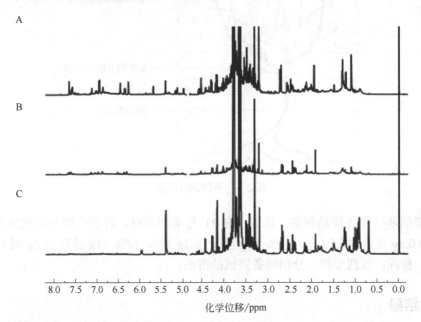

图 5-8　柴胡药用部位和非药用部位典型 ¹H-NMR 图谱

A—柴胡茎叶；B—柴胡基生茎；C—柴胡根

继而采用多元统计分析的方法进行比较，见图 5-9（a）。首先采用 PCA，PCA 可以反映数据的原始状态。由图可见，在以主成分 1（t[1]：30.6%）和主成分 2（t[2]：14.2%）为坐标构建二维 PCA 得分散点图中，柴胡药用部位和非药用部位可以明显分开。其中柴胡茎叶大多位于 PCA 得分图 t[1]轴的左半边，而根和基生茎样品点位于 t[1]轴的右半边。说明柴胡含叶片的柴胡茎叶的化学组成差异与柴胡根非常明显。值得注意的是，在柴胡根的样品点中，有一个柴胡基生茎样品点混于其中。此样品为 CH-65-J，该样品系从 CH-65 号样品（饮片）挑拣得出的，而非像其他批次样品一样，由样品沿芦头剪断所得。现代研究表明，横环纹可以作为区分北柴胡根与根茎的特征。但由于柴胡根和靠近根部的基生茎外观颜色和质地十分相似，切成饮片之后不一定每片饮片中都带有横环纹，极难辨认，虽经仔细挑选，处理测定后，仍然与根部样品聚集在一起，与其他基生茎样品分离。说明饮片样品仅凭肉眼观察和挑选，区分药用部位和非药用部位仍然十分困难。为减少结果误差，将 CH-65 号样品除去进行后续分析。

PCA 属于无监督的模式识别方法，它能反映数据的原始状态，但不能忽略与研究目的无关的组内误差和随机误差，因而不利于准确确定组间差异。为了确定两组样品的差异、最大程度减小组内差异、扩大组间差异，继续进行 PLS-DA 和 OPLS-DA 分析。OPLS-DA 分析须在 PLS-DA 模型验证通过的基础上进行。排列实验结果[R^2X(cum)=0.555，R^2Y(cum)=0.937，CV-ANOVA 验证 P 值为 2.42×10⁻²²]可证明模型可靠有效，可以进行后续分析。由图 5-9（b）

可见，在 OPLS-DA 散点图中三组样品之间得到最大分离，有效降低了组内差异。

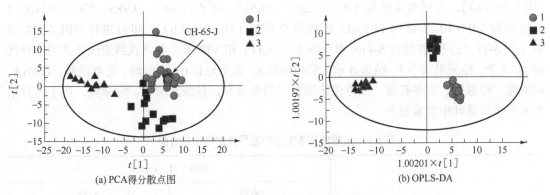

图 5-9 柴胡药用部位和非药用部位 ^{1}H-NMR 测定多元统计分析图

1—柴胡根；2—柴胡基生茎；3—柴胡茎叶

由于柴胡饮片中掺入的大多是靠近根部的柴胡基生茎，我们首先分析柴胡根和基生茎的化学轮廓差异。PCA 得分散点图 [图 5-10 (a)] 显示两种样品可以明显区分。排列实验结果 [R^2X (cum) =0.565，R^2Y (cum) =0.989，CV-ANOVA 验证 P 值为 1.34×10^{-8}] 证明模型可靠有效 [图 5-10 (b)]，可以继续进行 OPLS-DA [图 5-10 (c)]，结合 S-Plot 图 [图 5-10 (d)] 和 VIP 值寻找到造成分类的差异代谢物 6 个。从表 5-6 可见，柴胡根中柴胡皂苷 a、柴胡皂苷 d、丙氨酸、精氨酸、苹果酸含量较高，异绿原酸 A 则在柴胡基生茎中含量较高。

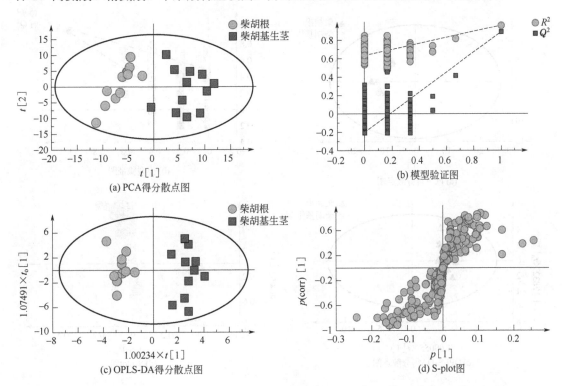

图 5-10 柴胡根和基生茎的 ^{1}H NMR 测定多元统计分析图

继续分析柴胡根和茎叶化学组成的差异，PCA 显示柴胡根和茎叶样品可以明显区分 [图 5-11（a）]。排列实验结果 [R^2X（cum）=0.535，R^2Y（cum）=0.985，CV-ANOVA 验证 p 值为 1.04×10^{-9}] 证明 PLS-DA 模型可靠有效 [图 5-11（b）]，可以进行 OPLS-DA 分析 [图 5-11（c）]，并结合 S-Plot 图 [图 5-11（d）] 和 VIP 值，共寻找到造成分类的差异代谢物 13 个，结果见表 5-7。结果显示，柴胡皂苷 a、柴胡皂苷 d、丙氨酸、谷氨酰胺、GABA、丙酮酸、柠檬酸、天冬氨酸、蔗糖在柴胡根中的含量高，异绿原酸 A、绿原酸、芦丁、异鼠李素在柴胡茎叶中含量较高。

表 5-6　柴胡根和基生茎中差异代谢物相对含量

成分	相对丰度（×100）	
	ROB	SOB
SSa 柴胡皂苷 a	9.97±8.95	2.49±1.56
SSd 柴胡皂苷 d	21.35±10.62	1.31±1.24
alanine 丙氨酸	76.22±29.01	20.06±15.48
arginine 精氨酸	164.03±63.54	5.27±7.37
maleic acid 苹果酸	51.78±18.72	4.80±4.60
isochlorogenic acid A 异绿原酸 A	32.33±13.61	185.04±31.77

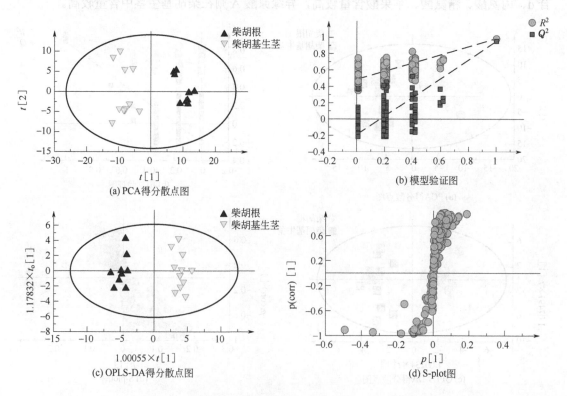

(a) PCA得分散点图

(b) 模型验证图

(c) OPLS-DA得分散点图

(d) S-plot图

图 5-11　柴胡根和茎叶的 ^{1}H NMR 测定多元统计分析图

表 5-7　柴胡根和茎叶中差异代谢物相对含量

成分	相对丰度（×100）	
	ROB	SLOB
SSa 柴胡皂苷 a	168.02±25.31	31.14±7.93
SSd 柴胡皂苷 d	55.56±7.09	26.92±5.27
alanine 丙氨酸	115.77±27.07	26.03±5.18
glutamine 谷氨酸	62.59±9.20	32.93±5.41
GABA 氨基丁酸	27.13±5.12	9.68±2.73
pyruvic acid 丙酮酸	27.47±4.68	14.96±4.63
citric acid 柠檬酸	22.86±5.66	12.86±5.98
aspartic acid 天冬氨酸	12.96±1.67	6.06±4.18
sucrose 蔗糖	199.44±18.13	145.52±11.10
isochlorogenic acid A 异绿原酸 A	3.48±1.53	14.89±8.25
chlorogenic acid 绿原酸	1.13±0.59	4.47±1.91
rutin 芦丁	3.03±1.74	29.49±16.40
isorhamnetin 异鼠李素	3.18±1.65	37.64±17.36

3. 柴胡非药用部位掺入对药材质量的影响研究

取以不同比例掺入柴胡茎叶的样品，进行核磁测定，对采集的数据进行预处理并进行多元统计分析。由图 5-12 可以看出，混入不同比例的柴胡茎叶的药材，外观十分相似。多元统计结果见图 5-13，四组样品的 PCA 得分散点图［图 5-13（a）］显示，混入了柴胡茎叶的柴胡样品，其样品点与根均能够明显分开，这种趋势在 OPLS-DA 图［图 5-13（b）］中更加明显，且随着茎叶掺入比例的加大，散点与柴胡根样品点的距离逐渐增加，说明其对于药材化学成分的影响也逐渐增加。按照 2015 年版《中国药典》（四部）"0212 药材和饮片检定通则"项下的规定，如果将柴胡茎叶看作药屑杂质，即使按照标准要求掺入 3%，其化学组成也发生了很大变化。

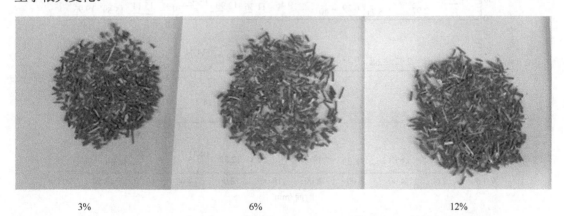

| 3% | 6% | 12% |

图 5-12　不同比例柴胡茎与柴胡根混合外观图

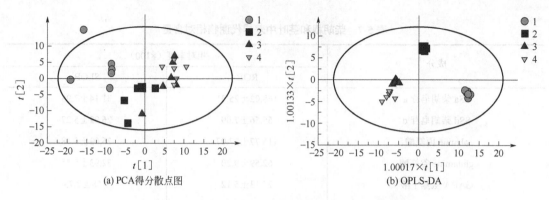

图 5-13　不同比例柴胡茎与柴胡根混合多元统计分析图

1—柴胡根；2—含 3%柴胡茎叶；3—含 6%柴胡茎叶；4—含 12%柴胡茎叶

（二）柴胡药用部位和非药用部位 UHPLC-Q Exactive Orbitrap HRMS 代谢轮廓差异研究

1. 方法学考察

① 精密度实验：取 QC 样品连续进样 6 次，考察仪器系统的精密度，结果见图 5-14。对总离子流图和色谱图中的主要组分峰的保留时间（t_R）和峰面积（Area）通过数据处理软件分析，各组分峰的相对保留时间和相对峰面积的相对标准偏差（RSD）均小于 15.0%，说明仪器精密度良好。

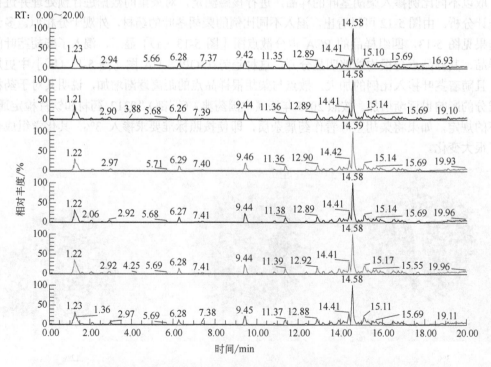

图 5-14　正离子模式 QC 样本连续进样基峰离子流色谱图

② 重复性实验：取重复性样本（CH-31 号样品重复备样 6 次）分别进样，结果见图 5-15。

对总离子流图和色谱图中的主要组分峰的保留时间（t_R）和峰面积（Area）通过数据处理软件分析，各组分峰的相对保留时间和相对峰面积的 RSD 均小于 15.0%，说明方法重复性良好。

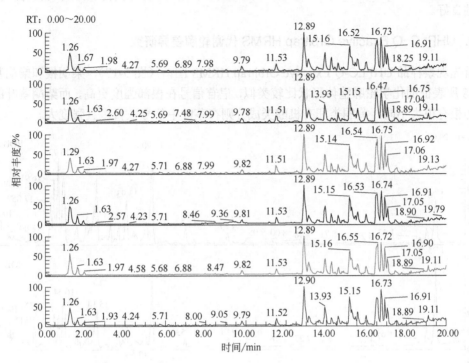

图 5-15　正离子模式重复性样本的基峰离子流色谱图

③ 稳定性实验：取 QC 样本分别在 0h、4h、8h、12h、24h、48h 进样，结果见图 5-16。

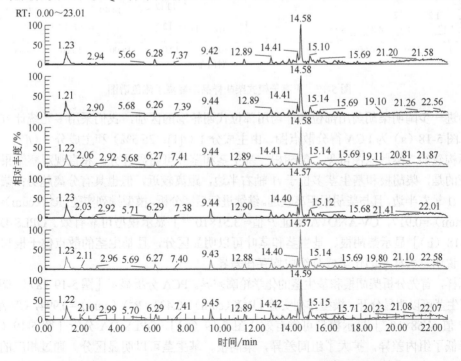

图 5-16　正离子模式 QC 样本在不同时间的基峰离子流色谱图

对总离子流图和色谱图中的主要组分峰的保留时间（t_R）和峰面积（Area）通过数据处理软件分析，各组分峰的相对保留时间和相对峰面积的 RSD 均小于 15.0%，说明溶液及仪器系统稳定性良好。

2. UHPLC-Q Exactive Orbitrap HRMS 代谢轮廓差异研究

首先观察样品 UHPLC-Q Exactive Orbitrap HRMS 图谱（图 5-17），柴胡根和柴胡基生茎 LC-MS 所表征的化学轮廓整体形状比较类似，皂苷信号在根部强度更高，而柴胡茎叶的化学轮廓与根有很大不同，黄酮类和有机酸类成分则在茎叶中信号数目多且强度大。

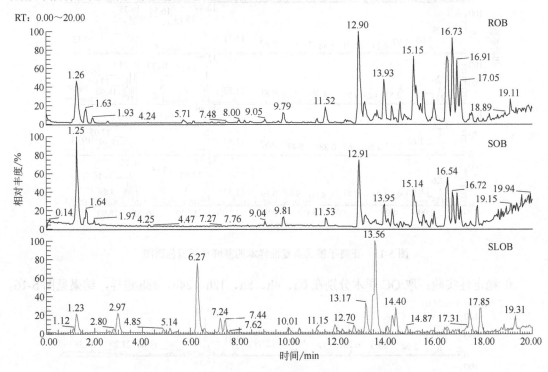

图 5-17　正离子模式柴胡样品基峰离子流色谱图

为进一步阐明柴胡药用部位和非药用部位代谢轮廓的区别，我们采用多元统计方法进行分析。图 5-18（a）为 PCA 得分散点图，由主成分 1（$t[1]$：26.5%）和主成分 2（$t[2]$：13.8%）为坐标构建的二维散点图可见，柴胡根、基生茎和茎叶可明显区分。和直观观察结果可以相互印证的是，柴胡根和基生茎多位于 $t1$ 轴右半边，距离较近，但也具有分离趋势；柴胡茎叶均位于 $t1$ 轴左半边，且与柴胡根距离较远。继续进行后续分析，模型排列实验[R^2X（cum）=0.441，R^2Y（cum）=0.917，CV-ANOVA 验证 P 值= $3.51×10^{-17}$] 显示模型可靠有效。OPLS-DA 分析[图 5-18（b）] 显示柴胡根、基生茎和茎叶可以明显区分，且基生茎的散点位于根和茎叶的中间。说明三类样品的化学成分组成均存在差异。

同样，首先分析柴胡根和基生茎的化学轮廓差异。PCA 分析显示 [图 5-19（a）]，柴胡根和柴胡基生茎可以明显分开。模型排列实验 [R^2X（cum）=0.493，R^2Y（cum）=0.994，CV-ANOVA 验证 P 值=$4.68×10^{-4}$] 显示模型可靠有效 [图 5-19（b）]。OPLS-DA 分析 [图 5-19（c）] 进一步降低了组内差异，扩大了组间差异，柴胡根、基生茎可以明显区分。通过相应的 S-plot 图 [图 5-19（d）] 与 VIP 值（VIP>2.0），寻找到差异代谢物。分别读取每个样品总离子流中相应色谱峰的峰面积，以对照品峰面积和浓度作为对照，计算差异代谢物相对含量，无对照品的则以其相应的苷元作为对照计算。将计算结果进行组间 t 检验，以 $P<0.05$ 作为具有显著性差异的限度。结果显示（表 5-8），柴胡皂苷 a 与柴胡皂苷 d 在根中的含量更高，异槲皮苷、槲皮素-7-O-葡萄糖苷、槲皮素-3-O-阿拉伯糖苷、异绿原酸 B、异绿原酸 A、异绿原酸 C 在根中含量较基生茎部低。

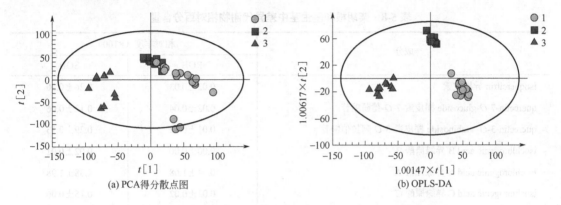

图 5-18　柴胡药用部位和非药用部位 LC-MS 多元统计分析图

1—柴胡根；2—柴胡基生茎；3—柴胡茎叶

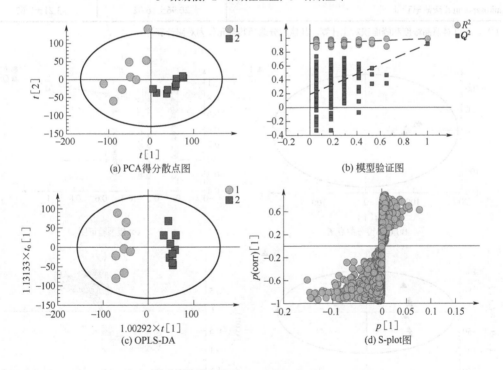

图 5-19　柴胡根和基生茎 LC-MS 多元统计分析图

1—柴胡根；2—柴胡茎

继续分析柴胡根和柴胡茎叶，两类样品在 PCA 得分散点图中可以明显分开 [图 5-20（a）]，PLS-DA 模型验证 [图 5-20（b）] 显示模型可靠有效 [R^2X（cum）=0.496，R^2Y（cum）=0.978，CV-ANOVA 验证 P 值=$1.76×10^{-8}$]，继续进行 OPLS-DA [图 5-20（c）]。通过相应的 S-plot

图［图 5-20（d）］与 VIP 值（VIP＞2.0）结合化合物相对含量 t 检验分析，寻找到 16 个差异代谢物（表 5-9）。结果显示，柴胡皂苷 a、柴胡皂苷 d、柴胡皂苷 c 在根中的含量更高，绿原酸、芦丁、异槲皮苷、槲皮素-7-O-葡萄糖苷、山奈酚-3-O-芸香糖苷、槲皮素-3-O-阿拉伯糖苷、异绿原酸 A、异鼠李素-3-O-芸香糖苷、异绿原酸 C、槲皮素、山奈酚-3-O-阿拉伯糖苷、山奈酚、异鼠李素在根中含量较茎叶部低。

表 5-8　柴胡根和基生茎中差异代谢物相对百分含量

成分	相对丰度（×100）	
	ROB	SOB
isoquercitrin 异槲皮素	0.02±0.03	0.26±0.20
quercetin-7-O-glucoside 槲皮素-7-O-葡萄糖苷	0.02±0.04	0.12±0.06
quercetin-3-O- arabinoside 槲皮素-3-O-阿拉伯糖苷	0.01±0.02	0.29±0.13
isochlorogenic acid B 异绿原酸 B[①]	0.00±0.00	0.02±0.01
isochlorogenic acid A 异绿原酸 A[①]	0.94±1.08	4.38±1.98
isochlorogenic acid C 异绿原酸 C[①]	0.02±0.02	0.15±0.06
kaempferol-3-O-arabinoside 山奈酚-3-O-阿拉伯糖苷	0.01±0.01	0.07±0.07
saikosaponin a 柴胡皂苷 a	22.13±16.49	4.03±4.91
saikosaponin d 柴胡皂苷 d	20.96±16.02	3.21±3.62

① 表示以对照品浓度和峰面积对比计算，其他成分选择其苷元作为对照计算。

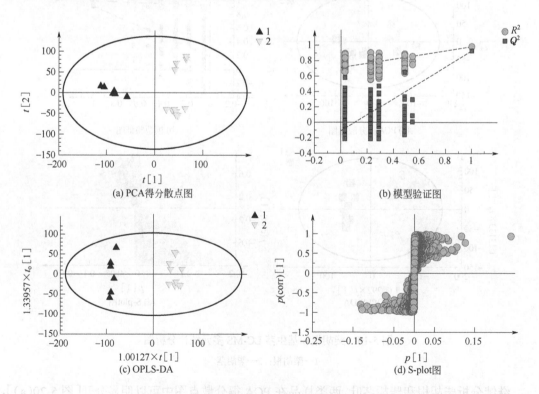

(a) PCA得分散点图　　(b) 模型验证图
(c) OPLS-DA　　(d) S-plot图

图 5-20　柴胡根和茎叶 LC-MS 多元统计分析图

1—柴胡根；2—柴胡茎

表 5-9 柴胡根和茎叶中差异代谢物相对百分含量

成分	相对丰度（×100）	
	ROB	SLOB
chlorogenic acid 绿原酸[①]	5.22±4.05	21.30±8.93
rutin 芦丁[①]	8.61±6.75	127.37±34.49
isoquercitrin 异槲皮素	0.26±0.20	4.02±1.18
quercetin-7-O-glucoside 槲皮素-7-O-葡萄糖苷	0.15±0.15	2.45±0.86
kaempferol-3-O-rhamnose（1-6）glucoside 山奈酚-3-O-鼠李糖（1-6）葡萄糖苷	0.03±0.02	0.52±0.16
quercetin-3-O- arabinoside 槲皮素-3-O-阿拉伯糖苷	0.25±0.24	5.10±1.27
isochlorogenic acid A 异绿原酸 A[①]	6.48±5.04	15.25±8.78
isorhamnetin-3-O-rhamnose（1-6）glucoside 异鼠李素-3-O-鼠李糖（1-6）葡萄糖苷	1.15±1.38	5.13±3.62
isochlorogenic acid C 异绿原酸 C[①]	0.23±0.17	0.60±0.56
quercetin 槲皮素[①]	0.11±0.08	4.29±1.46
kaempferol-3-O- arabinoside 山奈酚-3-O-阿拉伯糖苷	0.05±0.06	0.44±0.38
kaempferol 山奈酚	0.00±0.00	0.12±0.06
isorhamnetin 异鼠李素[①]	0.20±0.47	1.00±0.92
saikosaponin c 柴胡皂苷 c[①]	8.49±4.58	0.18±0.28
saikosaponin a 柴胡皂苷 a[①]	17.43±11.62	0.50±0.47
saikosaponin d 柴胡皂苷 d[①]	15.30±10.91	0.40±0.40

① 表示以对照品浓度和峰面积对比计算，其他成分选择其苷元作为对照计算。

三、小结与讨论

利用上述实验结果，采用 ^{1}H-NMR 和 UPLC/ESI Q-Orbitrap HRMS 两种技术分析了柴胡药用部位（根）和非药用部位（基生茎和茎叶）化学轮廓的差异性，多元分析和图谱直观观察结果显示，柴胡根、基生茎和茎叶的化学轮廓均不相同，其中药用部位（根）和距离根部较近的基生茎化学组成比较相似，含叶子的柴胡茎叶化学组成与柴胡根明显不同。采用 ^{1}H-NMR 和 UPLC/ESI Q-Orbitrap HRMS 两种技术寻找到造成柴胡根和基生茎区分的差异代谢物分别为 6 个和 9 个，造成柴胡根和茎叶区分的差异代谢物分别为 13 个和 16 个。从寻找到的差异代谢物的数量来看，柴胡根和茎叶的区别更加明显。差异代谢物主要属于黄酮类、苯丙素类和皂苷类化合物。两种方法得到的相同代谢物，其变化趋势也相同。本实验获得的差异代谢物中，除异绿原酸 A、异鼠李素-3-O-鼠李糖苷、山奈酚-3-O-阿拉伯糖苷、异鼠李素-3-O-芸香糖苷、异鼠李素 5 种成分外，其余 11 种成分也符合该筛选标准，但除柴胡皂苷 a 和柴胡皂苷 d 趋势相同外，其他差异代谢物种类并不一致，原因可能是两个研究对象除北柴胡（*Bupleurum chinense* DC.）外其余品种并不相同。

由于 2015 年版《中国药典》（一部）项下未对柴胡茎叶掺入限度作规定，参考《中国药典》（四部）"0212 药材和饮片检定通则"项下的规定，将柴胡茎叶看作药屑杂质，饮片中可以存在的残茎比例最高不超过为 3%。本实验参考药典规定，将柴胡茎以重量比 3%掺入柴胡根，即导致了化学轮廓的明显变化。说明此限度规定具有合理性。但实验中也发现，仅凭肉眼观察，很难将柴胡茎从饮片中准确区分。应当采取更为灵敏和准确的化学标志物进行残茎控制，在本实验寻找到的差异代谢物中。含量差异大且含量较高的成分为芦丁和异绿原酸 A，可以考虑以此两种成分作为化学标志物。

以往研究中，对柴胡茎叶中的黄酮类成分研究较多见，本实验中首次发现，苯丙素类化合物也是柴胡茎叶中较为主要的结构类型。本实验指认了包括绿原酸类（绿原酸、新绿原酸、隐绿原酸）和异绿原酸类（异绿原酸 A、异绿原酸 B、异绿原酸 C）在内的 6 种成分，其中以绿原酸含量最高，平均可达 0.21%，与野菊花中含量相当；其次是异绿原酸 A，平均值为 0.15%。绿原酸和异绿原酸 A 具有抗菌、抗炎作用，且柴胡茎叶中这两类成分含量尚可。柴胡苗（茎叶）在古籍中有治疗"卒聋"的记载，应考虑采用合适的开发手段进行合理利用。

第三节　柴胡生品和醋制品化学差异研究[6]

炮制是中药独特的药材处理方法，具有减毒、增效、引经等作用。柴胡生品解表退热作用较强，醋制之后减弱了其发散作用，解表退热作用减弱，疏肝解郁作用增强，其功效的差别必然有其物质基础。然而 2020 年版《中国药典》中对醋北柴胡的质控项目中除"浸出物"一项有所区别外，其余项目均与北柴胡饮片相同。相关研究表明，柴胡醋制后其化学轮廓发生了很大改变。本节在 ^{1}H NMR、GC-MS 和 UHPLC/ESI Q-Orbitrap HRMS 技术表征代谢轮廓基础上，重点应用多元统计分析手段，对柴胡生品和醋制品的化学差异进行研究，以期寻找到更多的次级代谢产物之间的差异成分，为醋柴胡制定专属质量控制指标以及柴胡生品和醋制品之间功效区别提供更多实验依据。

一、基于 ^{1}H-NMR 柴胡醋制前后的化学比较

柴胡经醋制后其化学成分会发生改变，柴胡皂苷 a 和柴胡皂苷 d 转化成柴胡皂苷 b_1、柴胡皂苷 b_2，且柴胡的挥发油的种类和成分发生改变。本节用多种方法比较柴胡生品及两种醋制柴胡的化学成分的差异，NMR 从整体表征柴胡初级代谢物的变化，GC-MS 用于分析醋制前后挥发油类成分的变化，HPLC 定量分析醋制引起柴胡皂苷的变化，通过多种手段的综合分析，全面、系统地得出醋制引起的柴胡化学变化。

药典中收载的醋柴胡是用米醋炮制的，而醋是我国传统的调味品，其产地多、品种丰富，不同种类的醋引起柴胡炮制的差异尚未研究。因此，我们先用 ^{1}H-NMR 的方法对米醋和陈醋进行分析，建立不同食醋的代谢轮廓，再研究分析不同的醋炮制引起的醋柴胡的差异。

（一）材料与方法

1. 材料

米醋产自河北统万珍极食品有限公司，陈醋产自山西东湖老陈醋集团。
CH-65～CH-69 号柴胡样品信息同表 5-10。

表 5-10 柴胡饮片样品信息表

编号	产地	购买地点	生产厂家	批号
CH-65	山西	山西维康堂中药饮片有限公司	山西维康堂中药饮片有限公司	151201
CH-66	山西	山西鸿翔一心堂坞城路连锁店	安徽盛海堂中药饮片有限公司	2016111241
CH-67	山西	北京同仁堂太原太榆路店	安徽盛海堂中药饮片有限公司	201610097
CH-68	河北	国大万民药房南中环店	河北全泰药业有限公司	1612201
CH-69	山西	北京同仁堂太原体育西路店	安徽盛海棠中药饮片有限公司	201609020

2. 样品制备方法

测定陈醋和米醋的 pH 值，用 NaOH 分别调节陈醋和米醋的 pH 至 7.00。取 600μL 样品，加入 100μL 含 0.05% TSP 的 D_2O，在 13000r/min 下离心 15min，取 600μL 上清液于 5mm 核磁管中待测。样品在 25℃下于 600 兆 NMR 测试仪上进行测定，测定频为 600.13MHz，扫描 64 次。其他参数设置如下：PW=30℃（14μs），RD=40.5μs，Fid 转换 LB=0.188Hz，采用由 "noesypr1d" 脉冲序列抑制残余水峰信号。

按 2010 年版《中国药典》方法制备醋柴胡，取柴胡生品（100g）分别加入 20g 的陈醋或米醋，混匀，等醋被完全吸收后，炒干，分别制得陈醋制柴胡和米醋制柴胡，各备 6 份。在实验中，我们采用两种备样方法，见图 5-21、图 5-22。每批样品平行备样 6 份。

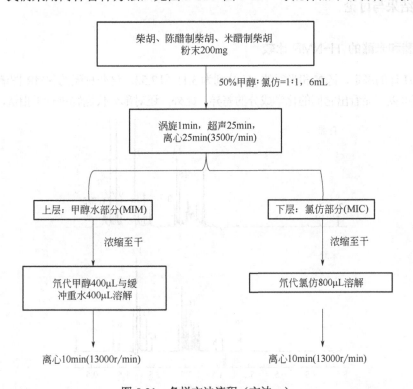

图 5-21 备样方法流程（方法一）

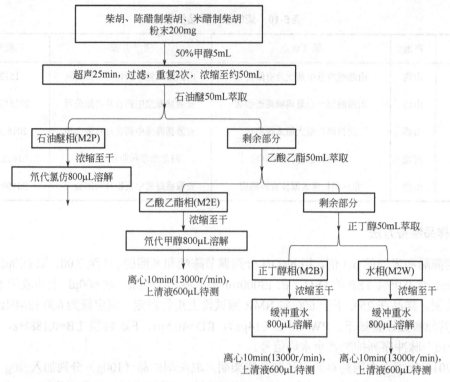

图 5-22　备样方法流程（方法二）

（二）结果与讨论

1. 陈醋和米醋的 ¹H-NMR 比较

通过 pH 计的测定，陈醋和米醋的 pH 分别为 3.11 和 2.52。这两种醋的 NMR 图谱见图 5-23，在图中我们可以明显看出它们的化学成分的差异。此外，还对部分代谢物进行了指认，见表 5-11。

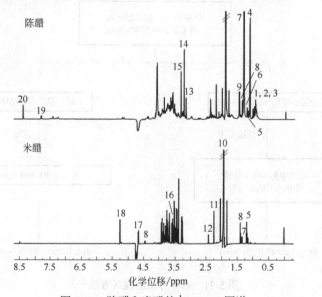

图 5-23　陈醋和米醋的 ¹H-NMR 图谱

表 5-11　醋中主要化合物的 ^{1}H-NMR 数据归属

序号	化合物	δ_H	来源
1	异亮氨酸	0.96（t, J=6.0Hz）；1.04（d, J=7.2Hz）	S, R
2	亮氨酸	0.99（d, J=7.2Hz）；1.01（d, J=7.2Hz）	S, R
3	缬氨酸	0.99（d, J=7.2Hz）	S, R
4	3-羟基丁酸	1.15（d, J=6.0Hz）	S, R
5	乙醇	1.19（t, J=7.2Hz）	S, R
6	乙酸乙酯	1.23（t, J=7.2Hz）	S
7	苏氨酸	1.33（d, J=7.2Hz）	S, R
8	乳酸	1.39（d, J=7.2Hz）；4.43（q, J=6.6Hz）	S, R
9	丙氨酸	1.48（d, J=7.2 Hz）	S
10	乙酸	1.92（s）	S, R
11	丙酮酸	2.23（s）	S, R
12	琥珀酸	2.40（s）	S, R
13	胆碱	3.21（s）	S, R
14	甜菜碱	3.26（s）	S, R
15	肌醇	3.36（s）	S, R
16	甘油	3.55（dd, J=4.2Hz, 9.6Hz）；3.66（dd, J=4.2Hz, 11.4Hz）	R
17	β-D-葡萄糖	4.66（d, J=7.8Hz）	R
18	α-葡萄糖	5.24（d, J=3.6Hz）	S, R
19	苯甲酸钠	7.49（t, J=7.2Hz）；7.55（t, J=7.2Hz）；7.88（d, J=7.8Hz）	S
20	甲酸	8.46（s）	S, R

注：S 表示陈醋；R 表示米醋。

2. 基于 ^{1}H-NMR 代谢组学比较柴胡醋制前后的差异

为了能充分提取代谢物，我们选择了两种提取方法，在 M1 中，采用氯仿：甲醇：水=2：1：1 进行提取，所有的极性和非极性成分都能提取完全，提取物可以分成两部分（氯仿部分 M1C 和甲醇部分 M1M）。M1C 的信号主要是不饱和脂肪酸和它们的酯类，而 M1M 的信号为柴胡的初级代谢产物和部分次级代谢产物，典型的 ^{1}H-NMR 图谱见图 5-24。图谱大致可分为三个区域：δ 3.50～0.00ppm 为氨基酸和有机酸区；δ 6.00～3.50ppm 有大部分糖信号和一些氨基酸信号，这个区的信号最强；δ 10.00～6.00ppm 为芳香区。通过对化学位移、耦合常数、峰形的分析，并结合 Biological Magnetic Resonance Data Bank（BMRB）数据库和文献数据对照，对化合物进行指认（表 5-12）。

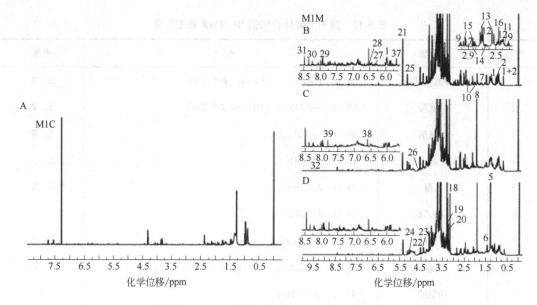

图 5-24　柴胡生品的氯仿相（M1C）¹H-NMR 图谱

A—柴胡生品的氯仿相（M1C）¹H-NMR；B—柴胡的甲醇水相（M1M）¹H-NMR 图谱；

C—陈醋制柴胡 S-VBRB；D—米醋制柴胡 R-VBRB

表 5-12　柴胡生品和炮制品中主要化合物的 ¹H-NMR 数据归属

序号	化合物	δ_H/ppm	提取方法	信号来源
1	柴胡皂苷 a	0.69（s），0.94（s），0.99（s），1.02（s），1.048（s），1.26（d，J=6.0Hz），2.94（d，J=4.2Hz），4.08（d，J=6.6Hz），5.35（dd，J=3.0Hz，7.2Hz），5.98（d，J=9.6Hz）	M1M，M2E	A，B，C
2	柴胡皂苷 d	0.69（s），0.91（s），0.93（s），0.97（s），1.01（s），2.97（d，J=4.2Hz），5.33（dd，J=3.0Hz，7.2Hz），5.94（d，J=4.2Hz）	M1M，M2E	A，B，C
3	柴胡皂苷 b₁	0.69（s），0.82（s），5.69（d，J=10.8Hz），6.39（dd，J=3.0Hz，10.2Hz）	M2E	A，B，C
4	柴胡皂苷 b₂	0.69（s），0.74（s），0.87（s），5.59（d，J=10.2Hz），6.44（dd，J=3.0Hz，10.8Hz）	M2E	A，B，C
5	苏氨酸	1.33（d，J=7.2Hz）	M1M	A，B，C
6	丙氨酸	1.48（d，J=7.2Hz）	M1M	A，B，C
7	精氨酸	1.71（m），1.92（m），3.24（t，J=7.2Hz）	M1M	A，B，C
8	乙酸	1.93（s）	M1M	B，C
9	GABA	2.31（t，J=7.2Hz），3.01（t，J=7.2Hz）	M1M	A，B，C
10	谷氨酰胺	2.03（m），2.13（m），2.46（m）	M1M	A，B，C
11	丙酮酸	2.36（s）	M1M	A，B，C
12	苹果酸	2.38（dd，J=16.0Hz，9.0Hz），2.69（dd，J=15.6Hz，3.6Hz），4.29（dd，J=9.0Hz，3.6Hz）	M1M	A，B，C
13	柠檬酸	2.54（d，J=16.8Hz），2.70（d，J=16.8Hz）	M1M	A，B，C
14	天冬氨酸	2.64（dd，J=9.6Hz，17.4Hz），2.82（dd，J=7.8Hz，17.4Hz）	M1M	A，B，C
15	天冬酰胺	2.82（dd，J=7.8Hz，17.4Hz），2.95（dd，J=3.6Hz，17.4Hz）	M1M	A，B，C

续表

序号	化合物	δ_H/ppm	提取方法	信号来源
16	琥珀酸	2.46（s）	M1M	A, B, C
17	三甲胺	2.89（s）	M1M, M2E	A, B, C
18	胆碱	3.21（s）	M1M	A, B, C
19	甜菜碱	3.27（s）	M1M	A, B, C
20	甘氨酸	3.46（s）	M1M	A, B, C
21	蔗糖	3.44（t, J=9.6Hz），3.51（dd, J=3.6 Hz, 10.2Hz），4.03（t, J=8.4Hz），4.17（d, J=8.4Hz），5.40（d, J=4.2Hz）	M1M	A, B, C
22	半乳糖	4.58（d, J=2.4Hz）	M1M	A, B, C
23	乳糖	4.44（d, J=7.2Hz），4.66（d, J=7.8Hz），5.21（d, J=7.8Hz）	M1M	A, B, C
24	木糖	4.57（d, J=7.8Hz），5.17（d, J=3.6Hz）	M1M	A, B, C
25	α-葡萄糖	5.19（d, J=3.6Hz）	M1M	A, B, C
26	β-葡萄糖	4.63（d, J=7.8Hz）	M1M	A, B, C
27	马来酸	6.31（s）	M1M	A, B, C
28	富马酸	6.54（s）	M1M	A, B, C
29	尿苷	7.59（d, J=7.8Hz）	M1M	A, B, C
30	腺嘌呤	8.23（s），8.35（s）	M1M	A, B, C
31	甲酸	8.46（s）	M1M	A, B, C
32	NAD 衍生物	9.48（s）	M1M	B, C
33	脂肪酸	1.32（br s），1.58（m），2.05（m），2.26（t, J=7.2Hz）	M2E	A, B, C
34	川芎嗪	2.55（s）	M2E	B, C
35	没食子酸	6.98（s）	M2E	B, C
36	5-HMF	9.51（s），7.38（d, J=3.6Hz），6.58（d, J=3.6Hz），4.61（s）	M2E	B, C
37	未知物 1	5.68（d, J=3.6Hz）	M1M	A, B, C
38	未知物 2	6.54（s）	M1M	A, B, C
39	未知物 3	7.77（s）	M1M	B, C
40	未知物 4	2.02（s）	M2E	B, C
41	未知物 5	8.34（s）	M2E	C
42	未知物 6	9.55（t, J=6.6Hz）	M2E	B, C
43	未知物 7	7.46（t, J=7.8Hz）	M2E	C
44	未知物 8	8.00（d, J=7.8Hz）	M2E	A, B, C

注：A 表示柴胡生品（RB）；B 表示陈醋制柴胡（S-VBRB）；C 表示米醋制柴胡（R-VBRB）。

在氨基酸区，指认的化合物包括苏氨酸、丙氨酸、精氨酸、GABA、谷氨酰胺、天冬氨酸、天冬酰胺和甘氨酸。在有机酸区指认的有醋酸、丙酮酸、苹果酸、柠檬酸、琥珀酸，还有一些其他化合物，包括三甲胺、胆碱和甜菜碱。碳水化合物的信号高度集中且有重叠，这个区域显示信号有蔗糖、半乳糖、乳糖、木糖、α-葡萄糖、β-葡萄糖。芳香区含有尿苷、腺嘌呤、马来酸、富马酸、甲酸、NAD 衍生物。除了大量的初级代谢产物，柴胡皂苷 a 和柴胡皂苷 d 也被检测到。此外，一些未指认的化合物，比如在生品柴胡中有未知物 1（δ 5.68ppm，d，J=5.68Hz）和未知物 2（δ 6.54ppm，s）中，而未知物 3（δ 7.77ppm，s）仅能在醋制品中检测到。这些代谢物化学变化和耦合常数见表 5-12。

由于在 M1M 中的初级代谢产物信号较高，柴胡皂苷 b_1 和柴胡皂苷 b_2 未被检测到。据文献报道，柴胡醋制后柴胡皂苷 b_1 和柴胡皂苷 b_2 的含量增加。因此我们采用分步萃取的方法对样品进行进一步处理，所得的图谱见图 5-25，大多数初级代谢产物和糖区的信号在 M2W 和 M2B 中，而 M2P 中多数为脂肪酸及其酯类。在 M2E 中（图 5-26），可以明显看到柴胡皂苷的信号，包括柴胡皂苷 a、柴胡皂苷 d、柴胡皂苷 b_1 和柴胡皂苷 b_2。此外，川芎嗪、没食子酸、三甲胺、5-HMF 和一些未知化合物［未知物 4（δ 2.02ppm），未知物 6（δ 9.55ppm，t，J=6.6Hz）］只在醋制后的柴胡中检测到。而只在陈醋制柴胡中检测到未知物 5（δ 8.34ppm，s）、未知物 7（δ 7.46ppm，t，J=7.8Hz）、未知物 8（δ 8.00ppm，d，J=7.8Hz）。

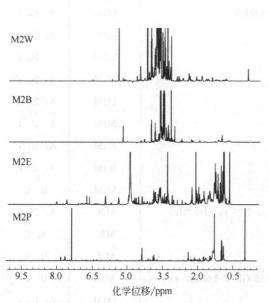

图 5-25　醋制柴胡分步萃取的 ^{1}H-NMR 图谱

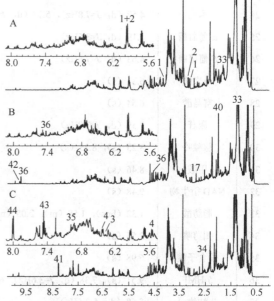

图 5-26　柴胡的 M2E 相 ^{1}H-NMR 图谱

A—柴胡生品（RB）；B—陈醋制柴胡（S-VBRB）；

C—米醋制柴胡（R-VBRB）

从 M1M 和 M2E 中分析可以看出，生品柴胡含柴胡皂苷 a、柴胡皂苷 d 和蔗糖较多，而柴胡皂苷 b_1、柴胡皂苷 b_2、乙酸、川芎嗪和 5-HMF 的含量较少。然而，直观的分析不能完全反应生品和醋制柴胡之间的差异，因此我们采用多元统计分析的方法进行比较，见图 5-27。

首先采用 PCA，它能反映数据的原始状态。图 5-27 中 A1 为 M1M 的柴胡及两种醋制品的 PCA 得分散点图，由主成分 1（PC1：37.7%）和主成分 2（PC2：14.8%）为坐标构建的二维得分散点图可见，柴胡生品及炮制品可以明显分开。图 5-27 中 B1 为 M2E 部分的柴胡及两种醋制品的 PCA 得分散点图，生品和醋制品之间也可明显分开，而两种醋制品之间有明显的分开趋势。第 1 主成分和第 2 主成分可以解释 64.4%（t_1：46.4%，t_2：16.0%）的原变量信息。OPLS-DA 可以使两组之间的差别达到最大，从而确定两组之间的化学差异成分。图 5-27 中 A2 和 B2 分别为 M1M 和 M2E 部分的 OPLS-DA 图，生品和醋制品可以明显分开，其模型验证参数见表 5-13。通过 OPLS-DA 的 s-plot 图（图 5-27 中 A3 和 B3）结合 VIP 值分析确定，柴胡经过醋制后，柴胡皂苷 a，柴胡皂苷 d，柴胡皂苷 b_1，柴胡皂苷 b_2，苏氨酸、甘氨酸、琥珀酸、丙酮酸、苹果酸、柠檬酸、醋酸、胆碱、蔗糖、半乳糖、5-HMF 和川芎嗪的含量发生了变化（表 5-14）。

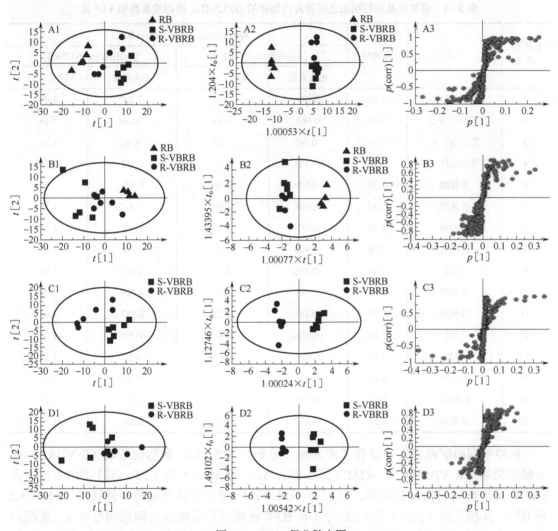

图 5-27 PCA 得分散点图

1—PCA 得分图；2—OPLS-DA 得分散点图；3—OPLS-DA s-plot 图

A，B 分别表示 M1M 和 M2E 中柴胡生品（RB）和醋制品（VBRB）的差异；C，D 分别表示 M1M 和 M2E 中陈醋制柴胡（S-VBRB）和米醋制柴胡（R-VBRB）的差异

表 5-13 OPLS-DA 模型参数

项目	OPLS-DA N	R^2X	R^2Y	Q^2/cum
M1M（生品 RB 与 VBRB）	1P + 1O	0.717	0.972	0.934
M1M（A-VBEB 与 B-VBRB）	1P + 2O	0.785	0.983	0.885

续表

项目	OPLS-DA N	R^2X	R^2Y	Q^2/cum
M2E（生品 RB 与 VBRB）	1P + 3O	0.712	0.977	0.845
M2E（A-VBEB 与 B-VBRB）	1P + 2O	0.701	0.974	0.879

表 5-14 柴胡生品和粗制品之间差异代谢物的 OPLS-DA 的相关系数和 VIP 值

代谢物序号	名称	δ_H/ppm	Muti-criteria assessment（MCA）			
			raw RB vs. VBRB		S-VBRB vs. R-VBRB	
			相关系数	VIP（>1）	相关系数	VIP（>1）
1	柴胡皂苷 a	4.08	0.889	1.54	−0.667	1.09
2	柴胡皂苷 d	5.94	0.688	1.44	−0.256	1.14
3	柴胡皂苷 b₁	6.39	−0.765	1.37	−0.682	1.25
4	柴胡皂苷 b₂	5.96	−0.833	1.45	0.582	1.14
5	苏氨酸	1.33	−0.546	2.08	0.977	1.97
6	甘氨酸	3.46	0.960	1.89	−0.862	1.71
7	琥珀酸	2.46	0.807	1.27	−0.780	1.55
8	丙酮酸	2.36	−0.845	1.32	0.814	1.65
9	乙酸	1.93	−0.835	1.42	0.260	1.75
10	苹果酸	4.29	−0.901	1.66	0.729	1.45
11	柠檬酸	2.54	−0.801	1.25	0.812	1.63
12	胆碱	3.21	−0.890	1.41	−0.543	1.08
13	蔗糖	5.40	0.990	2.02	−0.229	1.51
14	半乳糖	4.58	−0.784	1.05	−0.184	1.01
15	5-HMF	9.51	−0.855	1.50	0.723	1.61
16	川芎嗪	2.55	−0.857	1.49	0.231	1.17

两种不同醋制品之间也进行了多元统计分析（图 5-28），陈醋制柴胡（S-VBRB）和米醋制柴胡（R-VBRB）在 M1M（图 5-28，A1）和 M2E（图 5-28，B1）的 PCA 散点图中均呈现出明显的分开趋势。它们在 OPLS-DA 图中可以明显的分开（图 5-28，A2 和 B2）。其相关的 s-plot（图 5-28，A3 和 B3）表明两种醋制品之间柴胡皂苷 a、柴胡皂苷 b₁、柴胡皂苷 b₂、苏氨酸、甘氨酸、琥珀酸、苹果酸、柠檬酸、丙酮酸、5-HMF 的含量存在差异。

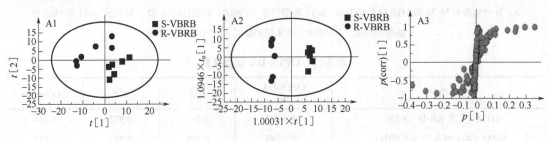

图 5-28

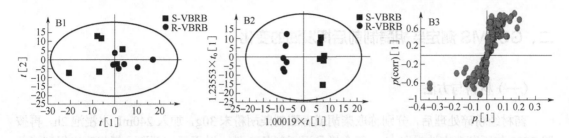

图 5-28 PCA 得分散点图

1—PCA 得分图；2—OPLS-DA 得分图；3—OPLS-DA s-plot 图

A，B 分别表示 M1M 和 M2E 中陈醋制柴胡（S-VBRB）和米醋制柴胡（R-VBRB）的差异

对找到的差异成分进行 ANOVA（SPSS16.0）分析，从图 5-29 可见，醋制后成分变化的结果与多元统计分析基本一致，柴胡醋制后，柴胡皂苷 a、柴胡皂苷 d、蔗糖、甘氨酸、琥珀酸的含量增加，而柴胡皂苷 b_1、柴胡皂苷 b_2、乙酸、苏氨酸、丙氨酸、胆碱、苹果酸、琥珀酸、半乳糖、5-HMF、川芎嗪的含量降低。而两种炮制品之间也存在着差异，它们之间的差异较小。陈醋制柴胡和米醋制柴胡之间，蔗糖、甘氨酸、琥珀酸、苏氨酸、丙酮酸、苹果酸、柠檬酸、5-HMF 的含量存在差异。

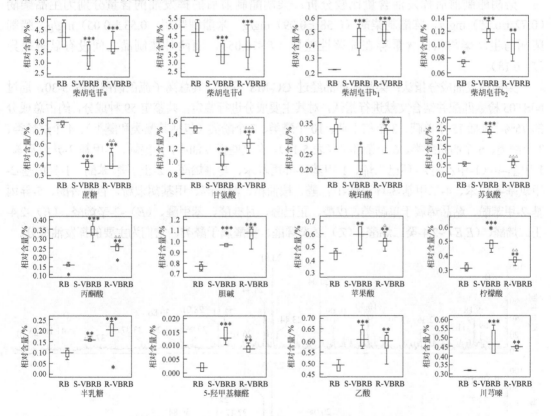

图 5-29 柴胡生品和柴胡醋制品的差异代谢物箱图

—表示与生品（RB）相比（$P<0.05$，**$P<0.01$，***$P<0.001$）；

△—表示与陈醋制柴胡（S-VBRB）相比（$^{\triangle}P<0.05$，$^{\triangle\triangle}P<0.01$，$^{\triangle\triangle\triangle}P<0.001$）

二、GC-MS 测定柴胡醋制前后挥发油的变化

（一）材料与方法

药材经粉碎处理后，分别称取柴胡或者醋制柴胡粉末 30g，加入 240mL 水浸泡 2h，再按照 2020 年版药典方法提取 6h，每个样品平行制备 6 份，以正己烷萃取，氮气吹出得到淡黄色的油状液体，用适量无水 Na_2SO_4 进行干燥。称油重计算平均得油率。然后加入 600μL 含有内标（0.1mg/mL）的正己烷，经 0.22μm 微孔滤膜过滤，进行 GC-MS 分析。

DB-5MS 色谱柱（5%二苯基-95%二甲基聚硅氧烷，30000mm×0.25mm，0.25μm）；进样量 1.0μL，不分流；进样口温度 250℃；氦气为载气，载气体积流量是 1.0mL/min。使用程序升温：50℃保持 1min；以 10℃/min 升至 100℃保持 2min；而后 3℃/min 升至 180℃，最后以 15℃/min 到 220℃，保持 1min。EI 离子源：温度 200℃，电子能量 70eV，全扫描模式，扫描范围 m/z50～550，传输线温度 280℃。

（二）结果与讨论

柴胡醋制前后挥发油含量比较分析：柴胡醋制前后的挥发油的含量分别为生品柴胡（0.72±0.05）mg/g，陈醋制柴胡（0.58±0.09）mg/g，米醋制柴胡（0.53±0.05）mg/g。醋制柴胡与生品柴胡相比含量存在显著性差异（$P<0.05$），而两种醋制品之间没有显著差异（$P=0.18$）。

柴胡挥发油成分指认：柴胡的样品经过 GC-MS 分析，其总离子流色谱图见图 5-30，通过 NIST05 检索匹配并结合文献进行指认，对其主要成分进行鉴定，共鉴定 59 种成分，约占总成分的 75%，包括 15 个单萜、8 个倍半萜、10 个醛类、7 个酚类（包括其酯类和醚类）、4 个烷烃类、3 个醇类、6 个脂肪酸类、6 个杂环类（表 5-15）。在这些挥发油中，β-蒎烯、1-甲基-2-异丙基苯、1-甲基-4-（1-甲乙酮）-环己二烯、1-甲基-4-异丙基苯、马鞭烯醇、2-正丁基-苯酚、1-异丙基-2-甲氧基-4-甲苯、4-二甲基-3-环己烯-1-乙醛、桉油精、薄荷醇、甲基胡椒粉、百里香酚、5-异丙基-2-甲苯酚、萜品烯属于单萜类，戊醛、正己醛、月桂醛、苯甲醛、（E）-2-辛烯醛、（E）-2,4-壬二烯醛、（E,E）-2,4-癸二烯醛、（Z）-2-癸烯醛、癸醛属于醛类，它们为主要的挥发油成分。

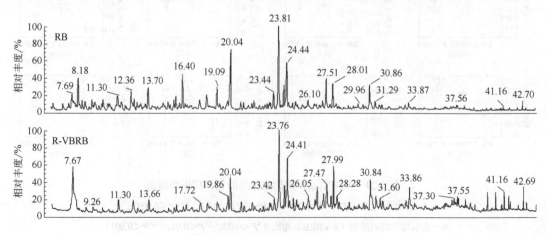

图 5-30

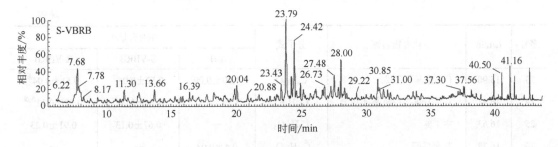

图 5-30 柴胡醋制前后的总离子流图

RB—柴胡；R-VBRB—米醋制柴胡；S-VBRB—陈醋制柴胡

此外，有 6 个化合物［β-蒎烯、1-甲基-4-（1-甲乙酮）-环己二烯、1,2-环氧环辛烷、正壬醛、马鞭烯醇、2-癸烯醛］只在生品柴胡中检测到，有 5 个化合物［卞丁醚、2-壬炔、α-荜澄茄烯、6-甲基-2-（4-甲苯基）-5-庚烯、橙花叔醇］只在醋制柴胡中检测到。

表 5-15 柴胡生品及醋制品挥发油成分指认表（$n=6$）

序号	t_R/min	化合物名称	分子式	相对含量/%		
				RB	S-VBRB	R-VBRB
1	6.22	戊醛	$C_5H_{10}O$	0.41±0.06	0.11±0.02[③]	—
2	6.98	正己醛	$C_6H_{12}O$	0.55±0.05	0.18±0.06[③]	0.26±0.04[③,④]
3	7.44	β-蒎烯	$C_{10}H_{16}$	0.34±0.07	—	—
4	7.69	糠醛	$C_5H_4O_2$	2.83±0.38	6.46±1.36[③]	9.12±1.06[③,⑥]
5	8.18	2-戊基呋喃	$C_9H_{14}O$	3.31±0.17	0.33±0.02[③]	0.40±0.02[③,⑥]
6	8.50	月桂醛	$C_{12}H_{24}O$	0.46±0.12	0.18±0.01[③]	0.18±0.06[②]
7	8.69	1-甲基-2-异丙基苯	$C_{10}H_{14}$	0.81±0.12	0.46±0.06[③]	0.52±0.06[③]
8	9.03	1-甲基-4-（1-甲乙酮）-环己二烯	$C_{10}H_{16}$	0.21±0.02	—	—
9	9.26	1-甲基-4-异丙基苯	$C_{10}H_{14}$	0.71±0.13	0.36±0.05[②]	0.53±0.05[①,④]
10	9.48	1-甲基-4-异丙烯-环己烯	$C_{10}H_{16}$	0.89±0.08	0.34±0.03[③]	0.59±0.11[③,⑥]
11	10.01	苯甲醛	C_7H_6O	0.42±0.04	0.55±0.03[③]	0.44±0.08[④]
12	10.14	1,2-环氧环辛烷	$C_8H_{14}O$	0.80±0.16	—	—
13	10.51	正壬醛	$C_9H_{18}O$	0.65±0.09	—	—
14	10.67	（E）-2-辛烯醛	$C_8H_{14}O$	0.55±0.12	0.43±0.07	0.54±0.13
15	11.31	（E）-2,4-壬二烯醛	$C_9H_{14}O$	1.73±0.07	1.58±0.11[①]	1.85±0.22
16	11.64	7-甲基-1-壬炔	$C_{10}H_{18}$	0.69±0.04	0.68±0.07	0.43±0.02[①,④]
17	12.36	（E）-9-十四烯-1-醇	$C_{14}H_{28}O$	2.69±0.40	2.15±0.20[①]	2.37±0.60
18	12.61	马鞭烯醇	$C_{10}H_{16}O$	0.79±0.04	—	—
19	12.83	4-乙基-苯甲醇	$C_9H_{12}O$	0.83±0.03	0.30±0.05[③]	0.51±0.03[③,⑥]
20	13.70	（E,E）-2,4-癸二烯醛	$C_{10}H_{16}O$	2.09±0.15	1.22±0.16[③]	1.34±0.21[③]
21	14.89	愈创木酚	$C_7H_8O_2$	1.31±0.09	0.74±0.07[③]	0.37±0.05[③,⑥]
22	15.73	2-正丁基-苯酚	$C_{10}H_{14}O$	0.79±0.05	0.56±0.05[③]	0.50±0.10[③]

序号	t_R/min	化合物名称	分子式	相对含量/%		
				RB	S-VBRB	R-VBRB
23	15.90	1-乙酰基环己烯	$C_8H_{12}O$	1.00±0.09	0.52±0.06[③]	0.51±0.04[③]
24	16.41	1-异丙基-2-甲氧基-4-甲苯	$C_{11}H_{16}O$	3.19±0.31	0.74±0.06[③]	0.52±0.11[③,⑥]
25	16.63	卞丁醚	$C_9H_{12}O_2$	—	0.67±0.13	0.91±0.23
26	16.78	2-癸烯醛	$C_{10}H_{12}O_2$	0.4±0.08	—	—
27	17.07	2-壬炔	C_9H_{16}		0.68±0.09	0.62±0.10
28	17.73	（Z）-2-癸烯醛	$C_{10}H_{18}O$	1.07±0.15	0.96±0.05	0.82±0.19[①]
29	18.26	对乙基愈创木酚	$C_9H_{12}O_2$	1.73±0.11	0.95±0.21[③]	0.82±0.10[③]
30	19.09	癸醛	$C_{10}H_{20}O$	2.24±0.13	1.41±0.29[③]	1.46±0.21[②]
31	19.87	Z-9-十六烯-1-醇	$C_{16}H_{32}O$	1.16±0.09	1.37±0.28	1.39±0.14[①]
32	20.04	4-甲基-3-环乙烯-1-乙醛	$C_{10}H_{16}O$	6.02±0.77	2.01±0.38[③]	2.46±0.36[②]
33	20.93	蓖麻油酸	$C_{10}H_{18}O$	0.60±0.02	0.72±0.06[②]	0.66±0.10
34	21.12	薄荷醇	$C_{10}H_{20}O$	0.50±0.04	0.32±0.06[③]	0.43±0.06[①,④]
35	21.73	丁位十二内酯	$C_{12}H_{22}O_2$	0.48±0.07	0.68±0.06[③]	0.89±0.08[③,⑥]
36	21.92	2-甲氧基-4-丙基-苯酚	$C_{10}H_{14}O_2$	0.86±0.14	0.43±0.05[③]	0.28±0.05[③,③]
37	23.08	α-荜澄茄烯	$C_{15}H_{24}$	—	0.97±0.19	1.13±0.10
38	23.42	甲基胡椒粉	$C_{10}H_{12}O$	1.31±0.18	1.49±0.08	1.02±0.08[①,⑥]
39	23.81	百里香酚	$C_{10}H_{14}O$	8.05±0.44	8.63±0.42[①]	8.37±0.18
40	24.23	（E）-6-十三烯-4-炔	$C_{13}H_{22}$	1.36±0.16	1.22±0.13	1.27±0.17
41	24.45	6-正丁基-2,4-二甲基-苯酚	$C_{12}H_{18}O$	4.12±0.49	4.86±0.23[①]	4.54±0.21[④]
42	24.89	1,3-二异丙基苯	$C_{12}H_{18}$	0.53±0.07	1.36±0.26[③]	1.22±0.12[③]
43	25.14	5-异丙基-2-甲苯酚	$C_{10}H_{14}O$	1.07±0.05	1.22±0.15	1.07±0.11
44	26.10	异丁香酚甲醚	$C_{11}H_{14}O_2$	1.14±0.35	1.81±0.17[②]	2.39±0.27[③,⑥]
45	26.73	α-依兰烯	$C_{15}H_{24}$	0.46±0.04	1.35±0.22[③]	1.66±0.30[③]
46	27.23	α-愈创烯	$C_{15}H_{24}$	0.89±0.10	1.83±0.39[②]	1.76±0.36[②]
47	27.51	1,2-二氢苊	$C_{12}H_{10}$	3.05±0.42	3.29±0.59	2.58±0.30[①,④]
48	28.01	β-依兰烯	$C_{15}H_{24}$	2.32±0.26	2.58±0.44	2.95±0.18[②]
49	28.28	异喇叭烯	$C_{15}H_{24}$	0.68±0.06	1.60±0.26[③]	1.49±0.26[③]
50	29.96	1,6,7-三甲基萘	$C_{13}H_{14}$	0.68±0.04	0.92±0.33	0.56±0.14[④]
51	30.86	棕榈酸	$C_{16}H_{32}O_2$	3.85±0.57	2.27±0.47[③]	3.17±0.39[④]
52	31.29	喇叭烯氧化物	$C_{15}H_{24}O$	0.88±0.12	1.32±0.37[①]	1.36±0.23[①]
53	31.60	9-十八烯酸甲酯	$C_{19}H_{36}O_2$	0.49±0.06	0.90±0.13[③]	0.90±0.15[③]
54	33.86	萜品烯	$C_{10}H_{16}$	0.97±0.12	0.98±0.05	2.96±0.51[③,⑥]
55	35.73	6-甲基-2-（4-甲苯基）-5-庚烯	$C_{15}H_{22}$	—	0.18±0.03	0.20±0.02
56	38.15	橙花叔醇	$C_{15}H_{26}O$	—	0.45±0.09	0.44±0.10

序号	t_R/min	化合物名称	分子式	相对含量/%		
				RB	S-VBRB	R-VBRB
57	39.87	棕榈酸甲酯	$C_{17}H_{34}O_2$	0.19±0.05	1.14±0.31[③]	0.96±0.23[③]
58	40.49	硬脂酸	$C_{18}H_{36}O_2$	0.05±0.03	1.02±0.43[③]	0.49±0.08[③,④]
59	41.15	亚油酸	$C_{18}H_{32}O_2$	0.13±0.05	1.07±0.20[③]	0.83±0.13[②]

① 表示与生品柴胡，(RB)相比，$P<0.05$。

② 表示与生品柴胡（RB）相比，$P<0.01$。

③ 表示与生品柴胡（RB）相比，$P<0.001$。

④ 表示与陈醋制柴胡（S-VBRB）相比，$P<0.05$。

⑤ 表示与陈醋制柴胡（S-VBRB）相比，$P<0.01$。

⑥ 表示与陈醋制柴胡（S-VBRB）相比，$P<0.001$。

柴胡用醋炮制后其挥发油的含量显著降低，我们进一步分析柴胡醋制前后其挥发性成分的改变。经 GC-MS 分析得到的数据（包括 134 个峰），对柴胡及两种醋制品经 PCA 分析，可以明显看到 18 个样品分成 3 组（PC1：49.7%，PC2：20.4%），见图 5-31。生品柴胡和醋制品可延 $t[1]$ 轴分开，生品位于正半轴；两种炮制品可延 $t[2]$ 轴明显分开，陈醋制柴胡位于正半轴，生品和醋制品之间的差异大于两种醋制品间的差异。

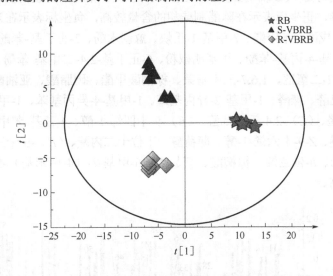

图 5-31 基于 GC-MS 柴胡生品和醋制品的 PCA 散点图

图 5-32 为 PC1 相对应的载荷图，用于找柴胡生品和醋制品之间的差异，正坐标表示在生品的含量较高，负坐标表示在醋制柴胡中含量较高。由此可见，戊醛、正己醛、2-戊基呋喃、月桂醛、1-甲基-2-异丙基苯、1-甲基-4-异丙基苯、1-甲基-4-异丙烯-环己烯、(E)-2-辛烯醛、7-甲基-1-壬炔、(E)-9-十四烯-1-醇、4-乙基-苯甲醇、(E, E)-2,4-癸二烯醛、2-正丁基-苯酚、1-乙酰基环己烯、1-异丙基-2-甲氧基-4-甲苯、(Z)-2-癸烯醛、对乙基愈创木酚、癸醛、4-甲基-3-环乙烯-1-乙醛、薄荷醇、2-甲氧基-4-丙基-苯酚、(E)-6-十三烯-4-炔、1,2-二氢苊、棕榈酸的含量在生品柴胡中较高。而糠醛、Z-9-十六烯-1-醇、薄荷醇、丁位十二内酯、百里香酚、6-正丁基-2,4-二甲基-苯酚、1,3-二异丙基苯、5-异丙基-2-甲苯酚、异丁香酚甲醚、α-依兰烯、α-愈创烯、β-依兰烯、异喇叭烯、喇叭烯氧化物、9-十八烯酸甲酯、萜品烯、棕榈

酸甲酯、硬脂酸、亚油酸的含量在醋制柴胡中较高。

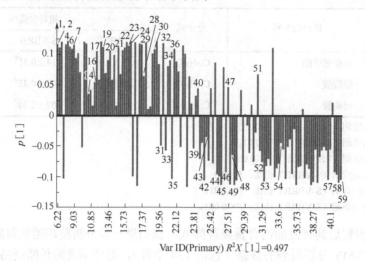

图 5-32　PCA 相对的载荷图（PC1）

两种醋制柴胡可延 PC2 轴明显分开，图 5-33 为 PC2 相对应的载荷图，用于找两种醋制柴胡品之间的差异，正坐标表示在陈醋制柴胡的含量较高，负坐标表示在米醋制柴胡中含量较高。由此可见，戊醛、苯甲醛、7-甲基-1-壬炔、愈创木酚、2-正丁基-苯酚、（Z）-2-癸烯醛、蓖麻油酸、2-甲氧基-4-丙基-苯酚、甲基胡椒粉、6-正丁基-2,4-二甲基-苯酚、5-异丙基-2-甲苯酚、α-愈创烯、1,2-二氢苊、1,6,7-三甲基萘、棕榈酸甲酯、硬脂酸、亚油酸在陈醋制柴胡中含量较高，而正己醛、糠醛、1-甲基-2-异丙基苯、1-甲基-4-异丙基苯、1-甲基-4-异丙烯-环己烯、（E）-2-辛烯醛、（E）-2,4-壬二烯醛、（E）-9-十四烯-1-醇、4-乙基-苯甲醇、（E，E）-2,4-癸二烯醛、卞丁醚、Z-9-十六烯-1-醇、薄荷醇、丁位十二内酯、（E）-6-十三烯-4-炔、异丁香酚甲醚、α-依兰烯、β-依兰烯、棕榈酸、萜品烯、6-甲基-2-（4-甲苯基）-5-庚烯在米醋制柴胡中含量相对较高。

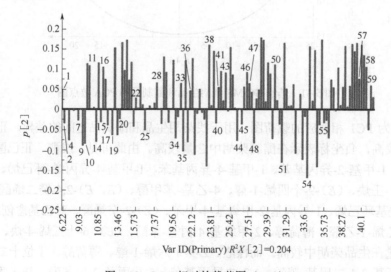

图 5-33　PCA 相对的载荷图（PC2）

表 5-15 中表示了柴胡生品和醋制品中各种成分的相对含量，通过 SPSS 16.0 软件进行 ANOVA 分析，用平均值±标准差比较，通过单变量分析结果与多元统计结果基本一致。

为了更直观地比较柴胡醋制前后的差异，我们把差异代谢物做成热点图（图5-34）。在图中深色表示经醋制后含量相对升高，浅色表示降低。在图的左边可以看到 18 个样品可以明显分成生品和醋制组两个大组，陈醋制柴胡和米醋制柴胡也可明显分开。在图的上方也可看到明显的两个大组，左边表示这些化合物在生品中含量较高，而右边的一组表示这些化合物在醋制柴胡中较高。

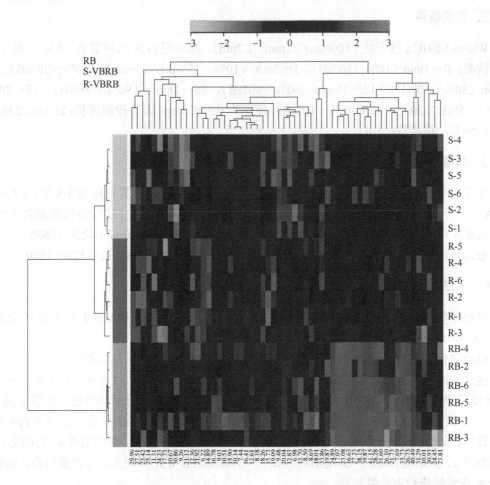

图 5-34　柴胡生品与醋制品中差异代谢物的热点图

三、LC-MS 测定柴胡醋制前后化学成分的变化

本小节在 UHPLC/ESI Q-Orbitrap HRMS 技术表征代谢轮廓基础上，重点应用多元统计分析手段，对柴胡生品和醋制品的化学差异进行研究，以期寻找到更多的次级代谢产物之间的差异成分，为醋柴胡制定专属质量控制指标以及柴胡生品和醋制品之间功效区别提供更多实验依据。

（一）材料与方法

1. 供试品溶液的制备

称取 ROB、AOB 和 VBRB 粉末各 100mg，精密称定，精密加入甲醇 1.5mL，称定重量，于 30℃超声提取 30min，放置至室温，补足减失的重量，3000r/min 离心 10min，上清液过 0.22μm 微孔滤膜，即得。

2. 色谱条件

Waters BEHC$_{18}$色谱柱（100mm×2.1mm，1.7μm），流动相为 0.1%甲酸水（A），乙腈（B）。梯度洗脱：0～1min（10%～10%B），1～2min（10%～15%B），2～8min（15%～30%B），8～12min（30%～60%B），12～16min（60%～90%B），16～18min（90%～95%B），18～20min（95%～95%B），20～21min（95%～10%B），流速为 0.2mL/min。紫外检测波长：210nm，254nm。柱温：50℃。进样量：1μL。

3. 质谱条件

采用电喷雾离子源（HESI），鞘气为 35bar，辅助气为 10bar，喷雾电压为 3.5kV（正离子）、2.5kV（负离子），毛细管温度为 320℃，样品先采用 Full scan 进行全扫描，分辨率设为 35000，二级质谱采用动态数据依赖性扫描（data dependent scan，DDS），分辨率设为 17500，选取上一级最高峰进行 CID 碎片扫描，碰撞能量设为 30%，离子扫描范围 m/z（100～1500）。

（二）结果与讨论

直观分析柴胡生品和醋制品 UHPLC-Q Exactive Orbitrap HRMS 正离子模式 BPI 图（图 5-35），柴胡醋制前后 BPI 图峰数量相似，但峰强度并不一致。

继而进行多元统计分析，PCA 得分散点图［图 5-36（a）］显示，柴胡生品和醋制品能够明显区分。排列实验结果［R^2X（cum）=0.550，R^2Y（cum）=0.989，CV-ANOVA 验证 p 值为 $6.11×10^{-5}$］可证明 PLS-DA 模型可靠有效［图 5-36（b）］，可以进行后续分析。由图 5-36（c）可见，在 OPLS-DA 散点图［图 5-36（d）］中两组样品之间得到最大分离。结合 S-Plot 图、VIP 值和 t 检验寻找到造成分类的差异代谢物 9 个。从表 5-16 可见，柴胡皂苷 a、柴胡皂苷 d、柴胡皂苷 c、柴胡皂苷 e、2'-O-柴胡皂苷 d、4'-O-柴胡皂苷 d 在柴胡生品中含量较高，而柴胡皂苷 b$_1$ 在醋制柴胡中含量较高。

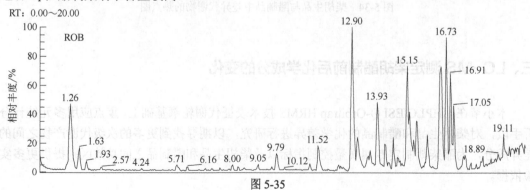

图 5-35

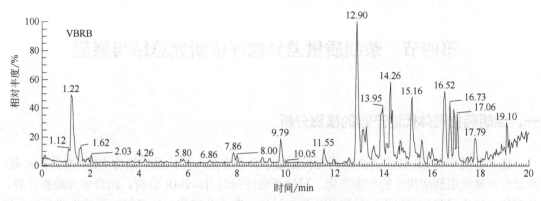

图 5-35　正离子模式柴胡生品和醋制品基峰离子流色谱图

ROB—柴胡生品；VBRB—柴胡醋制品

表 5-16　柴胡生品和醋制品中差异代谢物相对含量

成分	相对丰度（×100）	
	ROB	VBRB
saikosaponin c 柴胡皂苷 c[①]	0.16±0.04	0.06±0.050
saikosaponin a 柴胡皂苷 a[①]	0.31±0.05	0.23±0.11
saikosaponin b₁ 柴胡皂苷 b₁[①]	0.00±0.00	0.06±0.02
saikosaponin d 柴胡皂苷 d[①]	0.27±0.05	0.17±0.06
saikosaponin e 柴胡皂苷 e	0.02±0.01	0.00±0.00
3'-O-acetyl- saikosaponin b₂ 3'-O-乙酰基-柴胡皂苷 b₂	0.33±0.08	0.35±0.24
2'-O-acetyl- saikosaponin d 2'-O-乙酰基-柴胡皂苷 d	0.31±0.11	0.20±0.13
4'-O-acetyl- saikosaponin d 4'-O-乙酰基-柴胡皂苷 d	0.27±0.08	0.23±0.14

① 表示以对照品浓度和峰面积对比计算，其他成分选择其苷元作为对照计算。

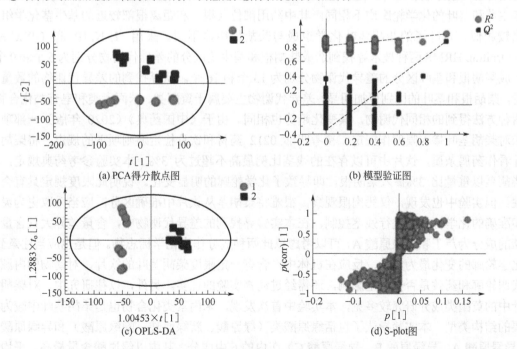

(a) PCA得分散点图

(b) 模型验证图

(c) OPLS-DA

(d) S-plot图

图 5-36　柴胡生品和醋制品 LC-MS 多元统计分析图

第四节 柴胡质量差异性评价研究总结与展望

一、柴胡药材整体代谢产物的核磁分析

建立了基于 NMR 技术的柴胡药材代谢组学分析方法，样品采用氯仿-甲醇-水体系提取，能较全面地提取到柴胡中的代谢产物，再用普适性强的 ^{1}H-NMR 分析，结合多元数据计算，从整体上评价了柴胡药材不同种间的化学差异性，其中北柴胡与红柴胡的脂溶性成分差异很显著，有 10 个对分类贡献大的成分，构成北柴胡特征的脂溶性成分 3 个，构成红柴胡的有 7 个；而水溶性成分显出一定的差异，有 6 个贡献大的成分，均为红柴胡的特征水溶性成分。另外发现柴胡在同一种内化学成分种类的相似性很高，尽管来自地理分布较广的四个不同省区 57 个北柴胡药材样品，即使采用分类能力很强的 PLS-DA 计算也不能分开，也不能将野生品与栽培品分开，表明北柴胡药材质量的种内一致性高，栽培品可替代野生品。该研究结果为中药的质量均一性评价提供了一种有效途径，从化学上支持了经典形态学对柴胡属两个主要药用种的分类，阐明了遗传因素对柴胡代谢产物构成种类的影响大于产地环境因素。

二、柴胡药用部位和非药用部位化学差异研究

采用 ^{1}H-NMR 和 UPLC/ESI Q-Orbitrap HRMS 两种技术分析了柴胡药用部位（根）和非药用部位（基生茎和茎叶）化学轮廓的差异性，多元分析和图谱直观观察结果显示，柴胡根、基生茎和茎叶的化学轮廓均不相同，其中药用部位（根）和距离根部较近的基生茎化学组成比较相似，含叶子的柴胡茎叶化学组成与柴胡根明显不同。采用 ^{1}H-NMR 和 UPLC/ESI Q-Orbitrap HRMS 两种技术寻找到造成柴胡根和基生茎区分的差异代谢物分别为 6 个和 9 个，造成柴胡根和茎叶区分的差异代谢物分别为 13 个和 16 个。从寻找到的差异代谢物的数量来看，柴胡根和茎叶的区别更加明显。差异代谢物主要属于黄酮类、苯丙素类和皂苷类化合物。两种方法得到的相同代谢物，其变化趋势也相同。由于《中国药典》（2020 年版）一部项下未对柴胡茎叶掺入限度作规定，参考四部 0212 药材和饮片检定通则项下的规定，将柴胡茎叶看作药屑杂质，饮片中可以存在的残茎比例最高不超过为 3%。本实验参考药典规定，将柴胡茎以重量比 3% 掺入柴胡根，即导致了化学轮廓的明显变化。说明此限度规定具有合理性。但实验中也发现，仅凭肉眼观察，很难将柴胡茎从饮片中准确区分。应当采取更为灵敏和准确的化学标志物进行残茎控制，在本实验寻找到的差异代谢物中，含量差异大且含量较高的成分为芦丁和异绿原酸 A，可以考虑以此两种成分作为化学标志物。但是也应当注意到，化学轮廓的变化最为灵敏，反应在机体中，含有一定限度柴胡茎叶的饮片，对动物的内源性代谢轮廓和药效是否会产生影响，还需经过动物实验的证实。另外，以往研究中，对柴胡茎叶中的黄酮类成分研究较多见，本实验中首次发现，苯丙素类化合物也是柴胡茎叶中较为主要的结构类型。本实验指认了包括绿原酸类（绿原酸、新绿原酸、隐绿原酸）和异绿原酸类（异绿原酸 A、异绿原酸 B、异绿原酸 C）在内的 6 中成分，其中以绿原酸含量最高，平均可达 0.21%，与野菊花中含量相当；其次是异绿原酸 A，平均值为 0.15%。绿原酸和异绿原酸 A

具有抗菌、抗炎作用，且柴胡茎叶中这两类成分含量尚可。柴胡苗（茎叶）在古籍中有治疗"卒聋"的记载，应考虑采用合适的开发手段进行合理利用。

三、柴胡生品与醋制品差异比较

本课题组首先比较两种醋的差异，陈醋和米醋的 pH 值存在差异，表明两种醋的酸度是不同的。此外，^{1}H-NMR 可以提供醋的整体的化合物的轮廓图，并且可以通过图谱直观的比较两种醋的差异。再用三种不同的方法比较柴胡生品和炮制品，通过 ^{1}H-NMR 的方法，共指认了 36 个代谢物，并采用多元统计分析，柴胡生品与两种醋制品均可明显的分开，醋制使柴胡中柴胡皂苷 b_1、柴胡皂苷 b_2、乙酸、苹果酸、柠檬酸、5-HMF、川芎嗪的含量升高，而柴胡皂苷 a、柴胡皂苷 d、蔗糖、甘氨酸、琥珀酸等的含量降低。GC-MS 结合多元统计分析比较柴胡生品及两种醋制品的挥发油的变化，结果表明醋制使柴胡挥发油的含量和成分均发生了变化。采用 UPLC/ESI Q-Orbitrap HRMS 技术分析了柴胡生品和醋制品，PCA 分析结果显示，柴胡生品和醋制品可以明显分开，说明其化学轮廓差异明显；UPLC/ESI Q-Orbitrap HRMS 技术寻找到 9 个差异代谢物，均为次级代谢产物。其中柴胡皂苷 a、柴胡皂苷 c、柴胡皂苷 d、柴胡皂苷 e、柴胡皂苷 b_1 和 4″-O-乙酰-柴胡皂苷 d 的变化趋势与文献报道相同。所不同的是本实验发现 3″-O-乙酰-柴胡皂苷 b_2、2″-O-乙酰-柴胡皂苷 d 含量在醋制前后也发生了显著变化，但柴胡皂苷 b_2 的含量差异并不显著。原因可能为醋制工艺不完全相同造成的。差异代谢物的数量虽不完全一致，但趋势基本相同。从本研究结果看，柴胡醋制后，柴胡皂苷 a 和柴胡皂苷 d 含量分别降低了 23% 和 41%。因此 2020 年版《中国药典》中对醋柴胡中柴胡皂苷 a 和柴胡皂苷 d 的含量限度与柴胡药材相同这一规定有待商榷。另外，在醋制后含量增加的化合物中，柴胡皂苷 b_1 对照品已有商品出售，检测方法也比较成熟，应考虑增加柴胡皂苷 b_1 作为含量指标加以控制。

四、核磁与质谱技术方法对比研究

NMR 代谢组学技术预处理简单，样品用量少，无损伤性，可测出的信息量大，对所有化合物的灵敏度是一样的。尤其是 NMR 的氢谱对含氢化合物都有响应，可以检测到大多数的化合物，得到丰富的样品信息。但是在 NMR 方法中由于代谢物的分子小，内源性物质多，许多化合物的峰相互重叠、干扰，使生物标志物常常受到不相干物质的干扰；测量的动态范围窄；同时，谱线展宽造成灵敏度相对较低。高分辨率的 NMR 可以解决灵敏度低的缺陷，使图谱容易解析。与 NMR 相比，色谱-质谱联用技术具有检测分离模式多样、变量与代谢物直接相关等优势，逐渐成为代谢组学研究中最主要的分析工具之一。其中，气相色谱（GC）是一项成熟的分析技术，GC 的高效分离结合 MS 的结构鉴定功能，使 GC-MS 具有高精密度、灵敏度及耐用性，成为代谢组学研究的重要平台之一。它与 LC-MS 相比，优势在于可从标准谱图库中获得化合物结构信息，易对代谢物进行定性。不足之处为对于不挥发性组分如生物体系中极性比较大的糖类、氨基酸等成分的分析，需要进行衍生化才能得到较多的代谢组分信息。与之相比，高效液相色谱（HPLC）对待测组分的挥发性和热稳定性没有要求，不需繁琐的衍生化步骤，样品前处理简单，检测温度低，分离物质快速、高效，与 MS 高灵敏度、高专属性的优点结合，具有提纯和制备单一物质的能力，是目前代谢组学研究中最常用的分析技术[7]。HPLC 有正相（NP）、反相（RP）、亲水性相互作用（HILIC）和离子交换（IEC）等多种色谱分离模式。根据化合物的不同极性，选择相应的 HPLC 操作模式，可以提高对样品的灵敏度和选择性。

本研究中核磁，LC-MS 和 GC-MS 代谢组学技术均运用于不同产地、药用部位与非药用部位和醋制与非醋制的代谢组学差异性研究中。结果发现，不同类型代谢组学技术所得到的代谢轮廓均能从整体上明显辨析不同原因导致的成分差异。但是，由于不同技术的偏向性，导致了不同的代谢组学技术所侧重的"整体成分"存在差异。从差异代谢物的种类可以明显看出，核磁代谢组学技术所得到的代谢物种类全面，但由于其灵敏度较低，对于一些微量代谢物的鉴定存在困难；相反 LC-MS 代谢组学技术灵敏度较高，具有较高的选择性，本研究中能检测到多种柴胡皂苷类成分，其为柴胡活性的代表性成分，后期可以优化样品制备，或者采用二维液相的方法提升专一性与分离效果，增加皂苷类成分检出量；GC-MS 代谢组学技术灵敏度较高，适用于挥发性代谢物的研究，对于一些大分子、难挥发性物质和热不稳定性物质鉴定存在困难，在本研究中主要集中于柴胡挥发油物质的研究。

五、展望

代谢组学通过对药用植物次生代谢产物的定性定量分析，结合模式识别、专家系统等分析方法，整体上探讨特征性化学成分特征和分布规律，进行鉴别药材种类、分析中药整体质量控制应用研究。随着现代分析技术的快速发展以及数据处理软件的不断完善，代谢组学的发展更迅速。但目前每种分析技术都有其自身不足之处，仍然没有满足对于生物样本内代谢物的高通量和高灵敏度分析复杂生物样本的要求。代谢组学对各种生物样本都进行无歧视分析，研究步骤都很程序化，虽然得到大量的结果，但不同的体系之间缺少特异性。特别是对低丰度的生物标志物的检测能力还有待提高。可能是由于植物代谢物种类繁多，约有 20 万～100 万种，代谢物分析技术、化合物结构鉴定以及数据分析成为植物代谢组学进一步发展的技术瓶颈。因此，有针对性地建立植物次级代谢物库至关重要，使代谢组学数据库更加全面、完整。在未来发展中，代谢组学应依据自身优势与其他组学技术、其他学科相结合，针对中医药复杂体系，进行标准化、规范化、精准化、多层次、多因素综合分析研究，向更精细化及中医药内涵科学方向发展。

参考文献

[1] 秦雪梅，王玉庆，岳建英. 栽培柴胡资源状况分析［J］. 中药研究与信息，2005，7（8）：30-32.

[2] Verpoorte R，Choi Y，Kim H，et al. NMR-based metabolomics at work in phytochemistry［J］. Phyfochem Rew，2007，（6）：3-14.

[3] 邢婕. 柴胡质量评价方法及其对肝脏功能影响研究［D］. 太原：山西大学，2018.

[4]（明）李时珍. 本草纲目［M］. 北京：人民卫生出版社，1977.

[5] 郑金生. 得配本草［M］. 北京：人民卫生出版社，2007.

[6] 孙慧敏. 柴胡醋制前后的化学及药理比较研究［D］. 太原：山西大学，2012.

[7] 马林，何丽一，宋万志，等. 柴胡皂苷的高效液相色谱分离与测定［J］. 药物分析杂志，1994，14（2）：6-8.

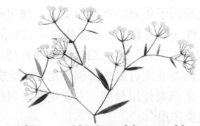

第六章　柴胡药理作用研究

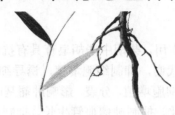

柴胡是"一药多源"的常用中药之一，2020年版《中国药典》中规定北柴胡和红柴胡均是正品柴胡入药，二者在不同有效成分含量上的显著差异，是否导致药效作用的不同尚不清楚，在临床应用时也并未区分，因此有必要对两种来源柴胡的药效作用进行比较研究，为柴胡的临床合理应用提供依据。

课题组研究针对柴胡药材资源和应用特点，提出从功效角度评价其种质资源的研究思路，以两种正品药材（红柴胡与北柴胡）为不同原料，配制成中药经典方剂柴葛解肌汤、小柴胡汤、逍遥散、柴胡疏肝散等作为研究对象，在动物体内从柴胡的解表退热、降酶保肝、疏肝解郁三个方面进行生物效应研究；采用代谢组学方法，对方剂的药物代谢物组差异性进行分析并获得代谢组整体基础化学信息；分析各队方剂药效学指标和代谢组学指标的差异性，以期探明两种柴胡构成中药复方后的化学本质，以及干预模型动物后的药效学异同性和机体代谢组综合变化状态等生物学基础。

中药复方整体药效评价优于单味药且更具中医配伍和整体性特色，所采用的代谢组学技术评价指标比常规药效学指标更具有灵敏性。本章的重点研究结果不仅为两种柴胡的准确应用及合理利用保护狭叶柴胡资源提供理论依据，而且将为多植物基源中药材的科学评价提供方法。

第一节　柴胡药理作用研究概况

本节主要从抗炎、抗肿瘤、保肝、解热、调节免疫、抗抑郁等方面对柴胡的药理作用研究概况进行介绍，为深入探讨柴胡及其组成方剂的药效与作用机制研究奠定基础。

一、抗炎作用

炎症是机体对于刺激的一种防御反应，表现为红、肿、热、痛和功能障碍，主要是由一些生物性、物理性和化学性的炎症因子引起局部组织变质、渗出和增生[1]。柴胡的主要有效成分柴胡皂苷,具有明显抗炎活性(既有直接的抗炎作用,又有间接通过肾上腺皮质产生的抗炎作用[2]),对多种炎症过程包括炎性渗出、毛细管通透性升高、炎症介质释放、白细胞游走、结缔组织增生和多种变态反应炎症均有显著抑制作用[3]。柴胡治疗炎症的主要成分是柴胡皂苷,其中柴胡皂苷 d(SSd)的抗炎作用最强,主要是通过刺激肾上腺、促进肾上腺皮质合成、分泌糖皮质激素来发挥抗炎作用[4]。

二、抗肿瘤作用

柴胡皂苷还具有抗肿瘤的作用。柴胡中柴胡皂苷具有抗肿瘤细胞分子黏附,干扰肿瘤细胞 S 期 DNA 合成及蛋白质代谢,抑制细胞增殖,诱导细胞凋亡等作用[1]。刘丹[5]等认为柴胡皂苷主要通过抑制肿瘤细胞增殖、分裂,影响肿瘤基因的表达来抑制肿瘤细胞的凋亡,并且通过诱导肿瘤细胞分化、抑制肿瘤血管生长、抑制肿瘤细胞侵袭转移、逆转肿瘤的多药耐药来发挥抗肿瘤作用,同时,柴胡皂苷具有独特的免疫调节功能,通过诱发巨噬细胞聚集、游走、吞噬,并且可以刺激 B 淋巴细胞和 T 淋巴细胞发挥免疫调节作用[6,7]。Ou J P 等[8]研究发现 Z-isochaihulactone(柴胡提取物)可以诱导肺癌 A549 细胞的形态学改变,并将细胞阻滞在 G_2/M 期,抑制癌细胞增殖。Hsu 等[9]研究报道,柴胡皂苷 d 可以通过诱导肺癌 A549 细胞中 p53 的活性,激活 Fas/FasL 凋亡系统以抑制癌细胞的增殖能力。有研究发现柴胡皂苷 d 还可通过将细胞周期阻滞在 G_1 期和诱导 p53 的表达来抑制肝癌 HepG2 细胞的凋亡与抑制其增殖[10]。Shin 等[11]报道许多骨质疏松及一些癌症后期引起的骨转移是由一种叫 RANKL 的活化因子配体在成骨细胞中的表达引起的,柴胡皂苷 a 和柴胡皂苷 d 可以有效抑制 RANKL 诱导破骨细胞和破骨细胞的重吸收,对癌症引起的骨丢失有着很好的预防和治疗作用。陆国辉等[12]研究发现大柴胡汤含药血清通过上调 Bax、Caspase-3 蛋白的表达,下调 Sirt3、PI3K、Akt、NF-KB、Bel-2 蛋白的表达来诱导人肝癌 HepG2 凋亡,而且这种作用呈一定的量效关系。8-hydroxy-2'-deoxyguanosine(8-OHdG)被称为肝癌的遗传风险参数,Shiota 等[13]研究表明小柴胡汤可以有效降低 8-OHdG 的水平从而预防肝癌的发生。

三、保肝作用

肝脏是身体内以代谢功能为主的一个器官,并有着去氧化、储存肝糖、合成分泌性蛋白质等作用[1]。传统中医用柴胡治疗肝郁气滞证,临床上表现为胸胁苦满、默默不欲饮食等消化系统病变,以及心烦、情绪异常等神经系统病变。从现代药理学角度讲,乙酰胆碱具有调节消化系统和神经系统功能的作用,乙酰胆碱可被胆碱酯酶水解。柴胡皂苷可以抑制胆碱酯酶,发挥胆碱样作用,进而对消化系统和神经系统发挥调节作用[14],从而治疗肝郁证,起到疏肝解郁的作用。柴胡皂苷的保肝活性主要表现在以下几个方面:①降低细胞色素 p-450 的活性,保护肝细胞损伤,促肝细胞再生;②刺激垂体肾上腺皮质系统,使内源性糖皮质激素分泌增加;③降低脱氢酶的辅酶细胞色素 C 还原酶的活性,降低激素样副作用的反应;④使巨细胞活性化,促进抗体、干扰素的产生;⑤促进蛋白合成,增加肝糖原,降低过氧化脂质,促进肝细胞再生;⑥增强 NK 细胞和 LAK 的活性。

四、解热作用

柴胡味苦而微辛，有和解退热的功效。《本草纲目》中称柴胡是"引清气退热必用之药"。现代药理学研究证明大剂量柴胡水煎剂对人工发热的家兔有解热作用，其有效成分为柴胡挥发油。石亮等[15]认为柴胡水提物对 2,4-二硝基苯酚引起的致热解热作用明显，可通过抑制下丘脑 cAMP 含量的升高和促进精氨酸加压素（AVP）的释放，降低血中炎症介质 TNF-α 等的含量，使得体温调定点下移，进而使机体产热减少、散热增加而降低体温达到解热作用。说明柴胡水提物可能是通过抑制发热大鼠外周参与发热过程的炎症因子和发热中枢内的升温介质释放来达到解热作用。有学者认为柴胡挥发油中的丁香酚腹腔注射可使正常大鼠视前区-下丘脑前部（PO/AH）热敏神经元放电增加、冷敏神经元放电减少，还可抑制下丘脑 cAMP 含量的升高和促进 AVP 的释放，从而使体温调定点下移，机体产热减少、散热增加，体温降低；另外，丁香酚还能通过抑制花生四烯酸向前列腺素的转化而发挥解热效应[16]。张云波[17]等认为柴胡的解热作用是由柴胡的挥发油作用于中枢系统调节 cAMP 和 AVP 含量、柴胡皂苷能够抗内毒素活性和产生抗炎作用且能增强免疫作用等多种功效综合实现的。

五、免疫系统调节作用

目前应用免疫抑制剂治疗某些疾病导致的免疫低下越来越多，免疫低下可致多种感染性疾病和肿瘤，已经严重影响治疗效果，威胁人类的健康[1]。国内外研究表明柴胡皂苷 d 具有抗炎、免疫抑制和免疫调节作用[18]。柴胡中的柴胡多糖可以有效提高机体免疫力，对小鼠的辐射损伤有明显的保护作用，并且柴胡皂苷 a、柴胡皂苷 d、柴胡皂苷 f 具有免疫调节的作用，经实验证实，柴胡皂苷增加了小鼠胸腺和脾脏的重量，使得白细胞介素-2 的分泌有所增加，提高 T 淋巴细胞和 B 淋巴细胞的活性，其中柴胡皂苷 a 及柴胡皂苷 d 还可以有效提高血浆中 IgA 和 IgG 的水平，柴胡皂苷 d 活性最强[19]。柴胡皂苷对机体特异性免疫功能及非特异性免疫功能有一定调节作用。体内外实验发现，在柴胡皂苷刺激下的巨噬细胞，其扩展活性、吞噬性、溶菌酶活性以及酵母菌的胞内杀伤活性、酸性磷酸酶活性均有所提高。体外观察发现，柴胡皂苷活化巨噬细胞、肌动蛋白呈广泛致密分布，细胞表面突起增多，发达的高尔基体和胞浆空泡变大，提示柴胡皂苷活化巨噬细胞的功能与细胞体内超微结构的改变有着重要的关系[3]。

六、抗抑郁作用

随着社会的发展与人们压力的上升，抑郁症已经成为一种严重影响我国国民健康的主要疾病。辛义周[20]等认为柴胡通过调节单胺类等神经递质含量及其代谢，调控海马细胞的形态、活性及其基因，调节脑源性神经营养因子及其信号通路，调控海马组织代谢通路等来发挥抗抑郁作用。汪巍[21]等研究发现生、醋柴胡可缩短小鼠悬尾和大鼠强迫游泳实验中的不动时间，并可对抗因利血平所致小鼠眼睑下垂和体温下降，证明了柴胡具有抗抑郁作用，且醋柴胡效果优于生柴胡。李云辉[22]等认为柴胡疏肝散可有效降低慢性应激抑郁模型大鼠血浆促肾上腺皮质激素释放激素和促肾上腺皮质激素的水平，表明柴胡疏肝散可通过调节慢性应激引起的下丘脑-垂体-肾上腺皮质轴功能亢进发挥抗抑郁作用。宋春红[23]等研究发现柴胡提取物可以有效地抑制 5-HT 的唯一配体门控离子通道受体 5-HT$_3$R，通过控制 Ca^{2+}含量的变化来改善抑郁症的症状。任志军[24]等研究证实柴胡疏肝汤可明显缓解抑郁模型大鼠的绝望行为，并且对于癫痫-抑郁共病的大鼠的癫痫症状也有所改善。Wang[25]等研究表明柴胡可以明显提高血清中 BDNF 水平，以此达到治疗抑郁症的效果。董海影等[26]研究表明，柴胡皂苷可以明显增加 BDNF mRNA 与蛋白质在大鼠海马区的表达，还可以提高大鼠在 Open-field 实验中的得分以及增加大鼠对于糖水的偏爱度。邓颖等[27]研究发现，柴胡疏肝散可以通过影响抑郁症模型大鼠的海马、杏仁体中的 BDNF 及酪氨酸激酶受体 B 的表达，从而起到缓解抑郁症的作用。蔡珍珍[28]等研究发现柴胡皂苷可使大鼠海马组织中 Caspase-3 剪切酶和 Caspase-9 启动酶蛋白质表达明显下降，其疗效与氟西汀相近。王晓滨等[29]研究发现，柴胡加龙骨牡蛎汤可以使抑郁症大鼠海马区的神经元散乱、结构不完整、细胞染色不均匀、核固缩以及炎症细胞浸润等一系列症状都有不同程度的改善，并可有效减轻大鼠体重下降的症状。

七、其他药理作用

除以上介绍的柴胡主要药理作用外，柴胡及含柴胡的复方还有其他药理作用，其功效可以体现在全身各大系统。如柴胡皂苷 a 可以通过降低脑内 TNF-α、IL-6 的含量对创伤性脑水肿进行保护，防止其对已经损伤的大脑造成进一步的损害[30]。马媛媛[31]通过临床观察发现，小柴胡汤可通过祛邪外出从而达到止咳化痰的功效。马俊等[32]研究表明小柴胡汤可通过提高总胆汁酸浓度及 FGF19 血清水平而抑制结石的生成。王惠英等[33]通过临床研究发现柴胡注射液对扁平疣有很好的疗效。Kim[34]等研究发现柴胡有改善甲状腺功能亢进的作用，并且能够缓解由甲状腺功能亢进引起的多脏器损害。Zhang 等[35]研究表明柴胡可以通过影响慢性心力衰竭大鼠代谢产物如肉碱、长链脂肪酸等在体内的含量，从而改善心血管系统的功能。

第二节　红柴胡与北柴胡药效比较研究

上一节主要介绍了柴胡的一些药理作用，本节主要从解热与抗炎、保肝等方面对不同基源的两种柴胡的药理作用进行分析，为柴胡的种质资源研究及临床合理用药提供依据。

一、解热与抗炎作用

李延利[36]等对红柴胡和北柴胡的挥发油成分对伤寒、副伤寒甲乙菌苗引起的家兔体温升高的解热作用进行了实验研究，结果表明北柴胡的挥发油注射液组虽有一定的降温作用，但效果不如红柴胡注射液明显，由此可见，红柴胡的解热作用强于北柴胡。

刘晓节[37]等通过对 2,4-二硝基苯酚引起体温升高的大鼠分别灌胃给予红柴胡、北柴胡水煎剂发现：北柴胡和红柴胡组间存在显著性差异；与模型组相比，红柴胡的解热作用具有显著性差异，而北柴胡未见显著性差异。故红柴胡的解热作用较明显，强于北柴胡。王东琴[38]等通过对皮下注射酵母混悬液所致体温升高的大鼠分别灌胃给予不同剂量的红柴胡、北柴胡水煎剂发现，红柴胡的解热效果优于北柴胡，且生药量 20g/kg 的红柴胡水煎剂解热效果最好。

因此，红柴胡、北柴胡均有一定的解热效果，但降温的幅度差异较大，可能原因是红柴胡、北柴胡中挥发油含量存在较大差异。其中，红柴胡中挥发油含量比北柴胡中高约 2～3 倍，从而导致了解热药理作用效果的不同。刘晓节[37]等还通过对小鼠灌胃冰醋酸模拟胃炎并给予柴胡水煎剂来比较红柴胡、北柴胡的抗炎作用，结果显示北柴胡抗炎作用明显优于红柴胡。

二、保肝作用

李延利[36]等通过红柴胡、北柴胡的总皂苷提取物对 CCl_4 所致的肝损伤小鼠血清谷丙转氨酶（GPT）和过氧化脂质（LPO）的含量来评价红柴胡、北柴胡的保肝作用。实验证明，北柴胡粗皂苷组小鼠血清中 GPT 的含量明显低于空白组和红柴胡粗皂苷组，经统计学处理差异具有极显著性，而红柴胡粗皂苷组小鼠血清 GPT 的含量虽小于空白组，但无显著性差异。

红柴胡粗皂苷组与北柴胡粗皂苷组小鼠肝脏中 LPO 的含量均低于空白组，且具有极显著差异，而红柴胡、北柴胡粗皂苷肝脏中 LPO 含量相比差异不显著。有文献报道柴胡中保肝作用的主要有效成分为柴胡皂苷 a、柴胡皂苷 d，而红柴胡中柴胡皂苷 a、柴胡皂苷 d 的含量较低，北柴胡中柴胡含皂苷量较高。皂苷具有稳定生物膜和促进肾上腺糖皮质激素的分泌，从而提高机体对刺激的非特异性抵抗力的作用,从而减轻了肝细胞膜的破坏，使 GPT 释出较少。由于北柴胡含皂苷量较高，红柴胡含皂苷量较少，它们在降低 GPT 的含量上差异显著。

三、其他药效比较

刘晓节[37]等通过对小鼠进行光热法致尾痛并给予红柴胡、北柴胡水煎剂，结果显示，红柴胡与北柴胡组对小鼠阵痛作用并没有组间差异，说明镇痛作用相似，但北柴胡的镇痛作用比红柴胡的稍强。

第三节　红柴胡和北柴胡组成的代表方剂药效作用比较研究

上一节对不同基源的两种柴胡的药理作用进行比较研究，本节主要对不同基源柴胡组成的方剂的解热功效、保肝功效、抗抑郁功效等进行比较研究，为柴胡及其组成方剂的临床合理用药提供依据。

一、不同基源柴胡组成的柴葛解肌汤解热药效作用比较及血浆 GC-MS 代谢组学研究

柴葛解肌汤出自《伤寒六书》，主治外感温邪、内有郁热，具有解肌清热之功效。目前，文献报道柴葛解肌汤大多集中在其临床应用上，药理实验研究的报道很少见，更无由不同基源的柴胡配伍方剂比较实验的报道。本节主要采用干酵母发热模型，评价由不

同基源柴胡（红柴胡和北柴胡）分别配伍而成的柴葛解肌汤在解热作用上的差异。通过研究，明确由不同基源柴胡配伍而成的柴葛解肌汤作用于发热大鼠所产生的主要药效学差异；同时，运用代谢组学技术，从整体角度比较红柴胡、北柴胡加入复方中后，其解热作用及机制有何差异，该研究结果可指导红柴胡和北柴胡在临床发热疾病治疗上的合理应用。

（一）实验方法

1. 柴葛解肌汤的制备

柴葛解肌汤中的各味药按原方（柴胡 6g、葛根 9g、黄芩 6g、生石膏 5g、羌活 3g、甘草 3g、桔梗 3g、白芍 6g、白芷 3g、生姜 6g、大枣 2 枚）比例制成每 1mL 含 1g 生药的水煎液。制备水煎液的同时要收集挥发油，临用前将收集到的含挥发油的芳香水倒入浓缩液中，搅匀即得。分别制得以红柴胡饮片配制的柴葛解肌汤为 CG-H 和以北柴胡饮片配制的柴葛解肌汤 CG-B。

2. 模型的复制与给药

雄性 SD 大鼠，适应性饲养 3d。正式实验前一天禁食 12h，自由饮水。选取肛温相对稳定（36.6～38.3℃之间）的大鼠（如单次体温超过 38.3℃或两次体温差超过 0.5℃的大鼠予以剔除）。实验当天每 15min 测定一次肛温，测 3 次，取 3 次体温的平均值作为基础体温。模型组和各给药组皮下注射 20%的酵母混悬液 10mL/kg 造成发热模型，正常对照组皮下注射等体积生理盐水。造模后 4h 和 6h 两个中药组（CG-H 与 CG-B）分别灌胃给药，阿司匹林对照组（100mg/kg）于造模 6h 后灌胃给药；同时正常对照组、模型组灌胃等体积蒸馏水。从造模 5h 开始每 1h 测一次肛温，测至 10h。

3. 血浆样品采集与保存

测温完成后，ip20%的乌拉坦迅速麻醉，于股动脉取血置于肝素钠管中，3000r/min 离心 10min，取上清液，分装至 1.0mL 离心管内，至-80℃保存待测。

4. GC-MS 血浆代谢组学分析样品溶液的制备

以冰水混合物解冻血浆样品，取血浆 100μL 加入 250μL 乙腈，4℃、13000r/min 离心 10min，取上清液 150μL，30℃真空干燥 12h，加入 30μL 甲氧胺（15mg/mL）-吡啶溶液，70℃反应 1h。加入 MSTFA50μL，40℃反应 90min，加入 700μL 正庚烷（含二十四烷 0.1mg/mL），涡旋，作为 GC-MS 分析样品。

5. GC-MS 条件

DB-5MS 色谱柱（5%二苯基-95%二甲基聚硅氧烷，30m×0.25mm，0.25μm）；进样口温度 260℃；分流进样，分流比为 10：1；进样量 1μL；载气为氦气；载气体积流量 1.0mL/min。程序升温：60℃、3min；7℃/min，140℃、4min；5℃/min，180℃、6min；5℃/min，280℃、2min。EI 离子源：温度 200℃，电子能量 70eV，全扫描模式，扫描范围 m/z50～650，传输线温度 280℃。

6. 代谢组学数据处理与多元统计分析

所有的 GC-MS 原始数据通过 GC-MA 仪器工作站软件 Xcalibur 由 RAW 格式转化为 netCDF 格式。GC-MS 图谱经 XCMS 软件预处理后［XCMS 参数：fwhm＝4，snthresh＝8，max＝20，group（bw＝10）］，导入 EXCEL 中对数据进行面归一化，并采用代谢组学软件 SIMCA P11.0 软件包（瑞典，UmetricsAB，Umea）进行主成分分析（Principal Component Analysis，PCA）和最小二乘法判别分析（Partial Least Squares Discriminate Analysis，PLS-DA），通过载荷图（loading 图）中的 VIP 值（每个主成分变量对分开各组的贡献大小）来寻找生物标志物。最后通过标准质谱数据库（NIAT05）检索匹配结合标准品对照对部分代谢物进行指认，并通过计算各个标志物的归一化后的相对峰面积来进行定量分析。

7. 统计学分析

数据均用 $\bar{x} \pm SD$ 表示，用 SPSS16.0 软件进行数据统计分析。两组间差异比较采用独立样本 t 检验，多组间差异比较采用单因素方差分析，$P < 0.05$ 表示有显著性差异。本文中的图皆由 Origin8.0 绘制。

（二）结果与讨论

1. 由红柴胡、北柴胡配伍的柴葛解肌汤对发热大鼠体温的影响

由表 6-1 可见，由红柴胡配伍的柴葛解肌汤（CG-H，生药量 51.42g/kg，10 倍人临床等效剂量）和由北柴胡配伍的柴葛解肌汤（CG-B，生药量 51.42g/kg，10 倍人临床等效剂量）均从 6h 开始使发热模型大鼠的体温有所降低，CG-H 组在 7～9h 的 3 个时间点体温均显著降低（$P < 0.05$），但 CG-B 组仅在 8h 时间点体温显著降低（$P < 0.05$），且 CG-H 在 9h 与 CG-B 比有显著性差异（$P < 0.05$），说明 CG-H 在降温的程度和持久性上优于 CG-B。

表 6-1 柴葛解肌汤对干酵母致发热大鼠温差的影响（$\bar{x} \pm SD$）

组别	n	$\Delta T /℃$				
		5h	6h	7h	8h	9h
正常对照组	8	−0.04±0.33	0.07±0.57	0.16±0.35	0.02±0.32	−0.02±0.38
模型组	7	1.17±0.43[①]	1.72±0.42[①]	1.75±0.49[①]	1.55±0.29[①]	1.42±0.49[①]
阿司匹林对照组	7	1.45±0.62[②]	0.58±0.48[③]	0.15±0.44[③]	0.42±0.54[③]	0.64±0.62[③]
CG-B 组	5	1.37±0.41[②]	1.37±0.54	1.13±0.48	0.87±0.52[③]	0.97±0.59
CG-H 组	5	1.44±0.69[②]	1.38±0.60	0.92±0.75[③]	0.88±0.34[③]	0.32±0.92[③④]

① 与空白组比，$P < 0.01$。
② 与模型组比，$P < 0.05$。
③ 与模型组比，$P < 0.01$。
④ 与北柴胡组比，$P < 0.05$。

2. 由红柴胡、北柴胡配伍的柴葛解肌汤对发热大鼠血浆代谢物的影响

图 6-1 为由红柴胡、北柴胡配伍的柴葛解肌汤与正常对照组、模型组的 PLS-DA 得分图，

由图可看出，正常对照组与模型组沿 t[3]轴明显分开，CG-H 与 CG-B 均在正常对照组与模型组中间，说明给药组从血浆代谢水平均能减缓发热进程，且 CG-H 与 CG-B 组能够沿 t[2]轴分开，且 CG-H 距离正常对照组更近，说明其对血浆中代谢物的调节效果优于 CG-B，这个结果与体温结果一致。各给药组对代谢物的调节见表 6-2。

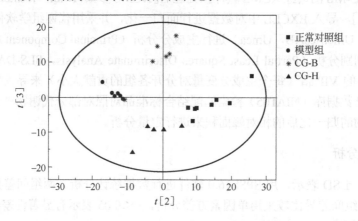

图 6-1　CG-B 组与 CG-H 组的 PLS-DA 散点图

表 6-2　各组血浆中发热潜在代谢物相对含量（$\bar{x} \pm SD$，$n=8$）

代谢物	正常对照组	模型组	阳性组	CG-B 组	CG-H 组
丙氨酸	0.3688±0.07	0.4629±0.07	0.5643±0.10	0.3920±0.05	0.3383±0.04
3-羟基丁酸	3.8325±1.81	4.8029±1.03	3.3800±0.95	0.2633±0.09	0.4167±0.17
甘氨酸	0.8025±0.16	1.0729±0.15	0.8600±0.16	0.4233±0.13	0.3633±0.10
酪胺	0.3438±0.04	0.5029±0.04	0.3543±0.07	0.3083±0.05	0.2933±0.04
γ-氨基丁酸	1.4300±0.09	1.9614±0.21	1.4986±0.30	1.2417±0.12	1.1983±0.11
5-O-脯氨酸	0.5200±0.10	0.4186±0.08	0.4729±0.19	0.3600±0.08	0.2867±0.05
葡萄糖	40.3088±4.5	31.1129±2.56	27.0186±5.97	42.4167±4.20	45.0367±3.64
棕榈酸	1.9763±0.67	2.0443±0.51	2.3943±0.81	1.6600±0.32	1.3500±0.20
油酸	1.7663±1.53	2.1286±0.38	2.4914±0.34	2.2517±0.72	2.2583±0.71

（三）小结

柴胡为柴葛解肌汤的君药，本研究成功复制了干酵母致 SD 大鼠发热的药理模型，并将其应用于不同植物来源的柴胡单味药材构成的柴葛解肌汤，观察其解热效果。大鼠体温测定结果表明：柴胡单味药材具有解热作用且具有剂量依赖性，中剂量的红柴胡组具有明显的解热效果，其解热效果要优于北柴胡组而与阿司匹林组的作用相当；柴葛解肌汤复方用药对大鼠体温下降有贡献且不同来源柴胡组成的复方解热效果有一定差异，柴葛解肌汤（红柴胡）解热的幅度和持久性上均优于柴葛解肌汤（北柴胡）。从血浆代谢组学结果分析，不论是柴胡单味药材还是柴葛解肌汤复方，对发热大鼠血浆小分子代谢物均具有调节作用，且柴葛解肌汤（红柴胡）对血浆代谢物的调节与柴葛解肌汤（北柴胡）对血浆代谢物的调节作用不同，柴葛解肌汤（红柴胡）组距离正常对照组距离更近；在对潜在生物标志物的调节上，柴葛解肌汤（红柴胡）的调节作用优于柴葛解肌汤（北柴胡），与前述体温结果一致。综合上述结果表明，临床上在治疗发热相关疾病方面建议首选红柴胡。

二、不同基源柴胡组成的小柴胡汤对 CCl_4 致大鼠急性肝损伤模型的保护作用及 其代谢组学研究

小柴胡汤在肝病方面的应用已有悠久的历史，主要起保肝作用的物质基础是柴胡皂苷类，红柴胡、北柴胡在皂苷类含量上有很大的差异。本节主要采用 CCl_4 致大鼠急性肝损伤模型，评价由不同基源柴胡（红柴胡、北柴胡）分别配伍而成的小柴胡汤在保肝作用上的差异，并运用代谢组学技术，从整体角度比较不同基源配伍的小柴胡汤的保肝作用及机制有何差异，进而指导红柴胡、北柴胡在临床保肝作用上的合理应用。

（一）实验方法

1. 小柴胡汤的制备

按处方量称取红（北）柴胡 24g、黄芩 9g、半夏 9g、人参 9g、甘草（炙）9g、生姜 9g、大枣（擘）12 枚（4 枚）。分别加入 8 倍体积的蒸馏水（质量/体积比）浸泡 30～40min，煎煮 30min，倒出滤液，再加 5 倍体积的水煎煮 30min，合并两次滤液，浓缩至 1g 生药/mL。

2. CCl_4 急性肝损伤模型的复制及给药

SD 大鼠，适应环境一周，随机分为空白组、模型组、阳性对照组（150mg/kg 联苯双酯）、小柴胡汤-红柴胡组（XC-H，生药量 7.1g/kg）、小柴胡汤-北柴胡组（XC-B，生药量 7.1g/kg）。各给药组连续给药 7d，于末次给药 2h 后，模型组和各给药组大鼠一次性腹腔注射 20%CCl_4 植物油溶液 2mL/kg 造成大鼠急性肝损伤模型；空白组给予等体积植物油。造模 24h 后，麻醉，于股动脉取血置于 10mL EP 管中，静置 30min，3000r/min 离心 10min，取上清液得血清，分装，一部分按照试剂盒方法测定谷丙转氨酶（ALT）、谷草转氨酶（AST）含量，一部分在-80℃保存待代谢组学分析。取完血后迅速取肝中叶固定于 10%甲醛液中，石蜡包埋、切片，采用常规 HE 染色，光学显微镜观察。剩余肝组织用铝箔纸包裹后过液氮冷冻，然后在-80℃保存待代谢组学分析，取血前 12h 禁食不禁水。

3. 血清供试品的制备及 ^{1}H-NMR 序列的设置

以冰水混合溶液解冻血清样品，取 300μL 于 EP 管中，加入 350μL D_2O，4℃，13000r/min，离心 20min，取上清液 600μL 于内径 5mm 的核磁管中。对上述血清样品进行 Carr-Purcell-Meiboom-Gill（CPMG）序列和扩散编辑（双极脉冲对纵向涡流延迟脉冲序列，LED-BPP）序列图谱采集。梯度振幅设置为 76.5G/cm，扩散弛豫时间为 200ms。数据点为 32K，谱宽为 8000Hz，扫描次数为 128 次。

4. 肝脏供试品的制备及 ^{1}H-NMR 序列的设置

称取肝组织约 60mg 置 2.5mL 的离心管中，加乙腈-水（1∶1）1mL，冰盒上匀浆至所有组织破碎，13000r/min 离心 20min，取上清液置 5mL 离心管中，氮吹至干，加入重水配制的

PBS（pH=7.4，含 0.005%TSP）缓冲液 600μL 溶解，13000r/min 离心 10min，取上清液 550μL 于内径 5mm 的核磁管中。对上述肝脏提取物样品进行 NOESY 序列图谱采集。序列中弛豫延迟（RD）为 2.0s，混合时间（t_m）为 0.10s；扫描 64 次；谱宽为 8000Hz；弛豫时间为 2s。

5. 代谢组学数据处理与多元统计分析

采用 MestReNova 核磁图谱专业处理软件对所有 ^{1}H-NMR 图谱进行傅里叶转换，并进行归一化处理，然后进行多元统计分析。采用 SIMCA-P 13.0 软件将 NMR 采集处理的（肝脏）积分数据进行中心化和规格化后，进行偏最小二乘法判别分析（PLS-DA）和正交-偏最小二乘法判别分析（OPLS-DA）。

6. 统计学分析

数据均用 $\bar{x}$ ±SD 表示，用 SPSS16.0 软件进行数据统计分析。两组间差异比较采用独立样本 t 检验，多组间差异比较采用单因素方差分析，$P<0.05$ 表示有显著性差异。本文中的图皆由 Origin8.0 绘制。

（二）结果与讨论

1. 生化指标结果

由表 6-3 可知，模型组和空白组比较，血清中 ALT 和 AST 的含量均显著升高（$P<0.001$），表明模型复制成功；阳性对照组与模型组相比，血清中 ALT 和 AST 的含量极显著降低（$P<0.01$，$P<0.05$），说明联苯双酯有很好的保肝作用；各中药给药组与模型组相比，血清中 ALT 和 AST 水平显著降低（$P<0.001$，$P<0.001$），说明各中药给药组均有保肝作用；XC-B 保肝效果略好，但与 XC-H 比没有显著性差异（$P>0.05$）；不同基源柴胡组成的小柴胡汤保肝效果优于阳性药组，其结果与文献报道一致[39]。

表 6-3　各组血清中 ALT、AST 活力测定结果（$\bar{x}$ ±SD，$n=8$）

分组	ALT 活力/（IU/L）	AST 活力/（IU/L）
空白组	13.11±2.20	17.77±2.63
模型组	75.59±17.09①	126.40±22.90①
XC-H 组	7.01±4.55④	27.53±18.87④
XC-B 组	5.88±2.96④	24.26±13.31④
阳性对照组	30.03±28.58③	103.73±17.15②

① 与空白组比较，$P<0.001$。
② 与模型组比较，$P<0.05$。
③ 与模型组比较，$P<0.01$。
④ 与模型组比较，$P<0.001$。

2. 病理组织形态学观察结果

由图 6-2 可知，CCl₄ 致肝损伤大鼠的肝脏形成空泡较多，肝细胞变大，坏死严重，有大量中性粒细胞浸润；各给药组大鼠肝细胞坏死程度有所改善，只有少量中性粒细胞浸润，尤其是 XC-B 组。生化指标及组织切片结果表明，由红柴胡、北柴胡配伍的小柴胡汤均有良好的保肝作用，XC-B 略优于 XC-H，但无显著性差异；且不同基源柴胡组成的小柴胡汤改善干细胞坏死效果优于阳性药组。

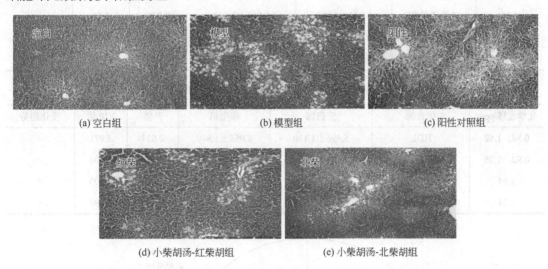

(a) 空白组　　　　　　　(b) 模型组　　　　　　　(c) 阳性对照组

(d) 小柴胡汤-红柴胡组　　　　　　　(e) 小柴胡汤-北柴胡组

图 6-2　各组肝组织切片图（×100）

3. 由红柴胡、北柴胡配伍的小柴胡汤对 CCl₄ 致急性肝损伤大鼠血清代谢物的影响

结果显示，与空白组大鼠相比，CCl_4 致急性肝损伤能引起大鼠血清中 3-羟基丁酸、乳酸、乙酰乙酸盐、丙酮酸、谷氨酰胺、LDL/VLDL 等含量的降低，而丙氨酸、乙酸盐、HDL、N-乙酰糖蛋白、脂类、磷脂酰胆碱等含量的上升（表 6-4，表 6-5）。小柴胡汤方剂组对肝损伤大鼠血清小分子和大分子代谢物均有一定的调节作用。由空白组、模型组、XC-H 组及 XC-B 组 CGMG 血清小分子的 PLS-DA 得分散点图（图 6-3）分析可看出，空白组、模型组沿 $t[1]$ 轴明显分开，小柴胡汤方剂组虽然和模型组在同一边任何药物都对体内代谢物有较大影响，但是与模型组有沿 $t[2]$ 轴分开的趋势，说明小柴胡汤方剂组对肝损伤大鼠血清小分子代谢物有一定的干预作用。在对血清小分子代谢物的调节上（图 6-4），两类复方对 8 个差异代谢物中的 6 个（3-羟基丁酸、乳酸除外）具有回调作用，且对脂类、乙酰乙酸盐、丙酮酸和谷氨酰胺 4 个代谢物的回调程度以 XC-B 更大；在对血清大分子代谢物的调节上，复方或无回调作用（N-乙酰糖蛋白），或产生了过度回调（HDL、VLDL），仅对胆碱/磷酸胆碱一项具有回调作用，其中 XC-B 回调程度更大。分析代谢物产生过度回调的原因，可能是本实验采用预防给药，正常动物连续给予中药有可能也会给动物的肝功能带来一定的损伤，回调程度以 XC-H 回调更甚。

表 6-4　血清 CPMG 图谱中空白组与模型组中潜在生物标志物的寻找（ $\bar{x}$ ±SD， $n=8$ ）

化学位移/ppm	化合物	空白组	模型组	P 值	VIP 值	变化趋势
0.92	脂类	0.816±0.132	0.561±0.196	0.032	2.46	−
1.2	3-羟基丁酸	1.391±0.406	0.760±0.372	0.006	3.37	−
1.32	乳酸	3.079±1.352	1.655±0.605	0.022	3.96	−

续表

化学位移/ppm	化合物	空白组	模型组	P 值	VIP 值	变化趋势
1.48	丙氨酸	0.293±0.127	0.500±0.186	0.031	1.74	+
1.92	乙盐酸	0.166±0.074	0.254±0.088	0.049	1.16	+
2.28	乙酰乙盐酸	0.361±0.090	0.113±0.037	0.000	2.26	−
2.4	丙酮酸	0.389±0.121	0.242±0.144	0.046	1.61	−
2.44	谷氨酰胺	0.784±0.232	0.425±0.150	0.003	2.71	−

表 6-5 血清 LED 图谱中空白组与模型组中潜在生物标志物的寻找（$\bar{x}$±SD，n=8）

化学位移/ppm	化合物	空白组	模型组	P 值	VIP 值	变化趋势
0.88，1.42	HDL	5.496±1.130	8.058±1.870	0.011	2.971	+
0.92，1.36	LDL/VLDL	9.306±1.060	7.533±1.241	0.008	2.806	−
2.04	N-乙酰糖蛋白	3.518±0.740	4.502±1.016	0.045	2.100	+
3.24	胆碱/磷酸胆碱	2.346±0.853	3.975±1.075	0.005	2.899	+

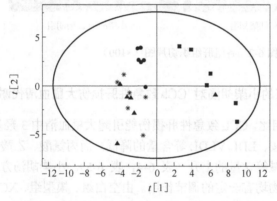

图 6-3 各组血液 CPMG 图谱的 PLS-DA 得分散点图

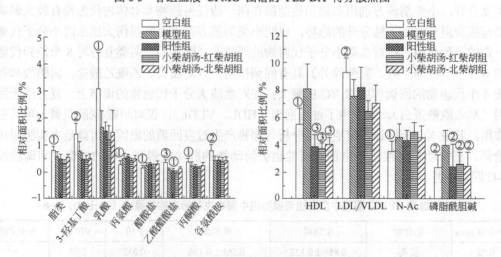

图 6-4 各给药组对模型大鼠血清中标志物的调节作用（$\bar{x}$±SD，n=6）

①—同模型组相比，P<0.05；②—同模型组相比，P<0.01；③—同模型组相比，P<0.001

4. 由红柴胡、北柴胡配伍的小柴胡汤对 CCl₄ 致急性肝损伤大鼠肝脏代谢物的影响

在肝脏 ^{1}H-NMR 图谱（图 6-5）中，共指认了 27 个代谢物，主要有脂类、氨基酸、有机酸、糖蛋白及糖类等化合物，指认结果见表 6-6。

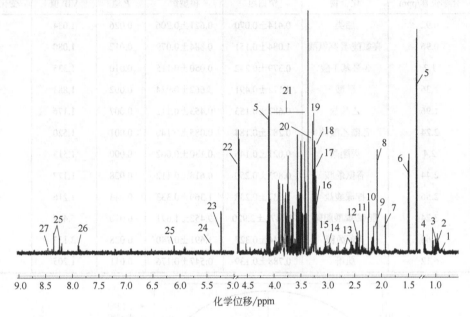

图 6-5 肝组织 ^{1}H-NMR 图谱

表 6-6 肝脏代谢物指认表

序号	名称	序号	名称	序号	名称
1	脂类	10	乙酰乙酸	19	甜菜碱
2	亮氨酸/异亮氨酸	11	丙酮酸	20	氧化三甲胺
3	缬氨酸	12	谷氨酸盐	21	葡萄糖和氨基酸
4	3-羟基丁酸	13	柠檬酸盐	22	β-葡萄糖
5	乳酸	14	谷胱甘肽	23	α-葡萄糖
6	丙氨酸	15	肌酐/肌酸	24	糖原
7	乙酸	16	胆碱	25	肌苷
8	N-乙酰糖蛋白	17	磷酸胆碱	26	尿苷
9	O-乙酰糖蛋白	18	甘油磷酸胆碱	27	甲酸

在肝组织中共指认了 27 个代谢物（结果见表 6-6），其中潜在生物标志物 14 个（结果见表 6-7），包括脂类、氨基酸类、有机酸类、糖类以及胆碱等。在模型组中脂类、乳酸、丙酮酸、柠檬酸盐、葡萄糖的含量上升，而亮氨酸/异亮氨酸、3-羟基丁酸、乙酸盐、乙酰乙酸盐、谷氨酰胺、胆碱/磷酸胆碱含量降低。由空白组、模型组、XC-H 组及 XC-B 组肝脏 ^{1}H-NMR 图谱的 PLS-DA 得分散点图分析（图 6-6）可以看出，小柴胡汤方剂组有沿 t[1] 轴回归空白组的趋势，说明小柴胡汤对肝损伤大鼠的肝脏代谢物有干预作用，且 XC-B 与 XC-H 可以沿 t[1]

轴分为两类。从各给药组对上述标志物的调节作用看，XC-B 对胆碱/磷酸胆碱、丙酮酸、肌苷有向空白组回调作用且程度更大，而 XC-H 对乳酸回调趋势更大。

表6-7　空白组与模型组中潜在生物标志物的寻找（$\bar{x} \pm SD$，$n=8$）

序号	化学位移/ppm	化合物	空白组	模型组	P 值	VIP 值	变化趋势
1	0.92	脂类	0.414±0.070	0.621±0.206	0.026	1.034	+
2	0.96	亮氨酸/异亮氨酸	1.084±0.151	0.884±0.079	0.012	1.080	−
3	1.2	3-羟基丁酸	0.379±0.242	0.050±0.115	0.010	1.335	−
4	1.36	乳酸	4.172±0.491	5.662±0.924	0.002	1.883	+
5	1.96	乙酸盐	0.683±0.153	0.453±0.111	0.007	1.176	−
6	2.24	乙酰乙酸盐	0.287±0.184	0.085±0.140	0.001	1.520	−
7	2.4	丙酮酸	0.021±0.146	0.130±0.062	0.000	1.513	+
8	2.44	谷氨酰胺	0.893±0.250	0.618±0.112	0.028	1.172	−
9	2.56	柠檬酸盐	1.037±0.232	1.369±0.333	0.043	1.216	+
10	3.24	胆碱/磷酸胆碱	13.472±2.920	9.452±1.671	0.010	5.445	−
11	4.68	β-葡萄糖	0.944±0.327	1.691±0.740	0.028	2.137	+
12	6.12	肌酐	0.788±0.139	0.547±0.176	0.011	1.205	−

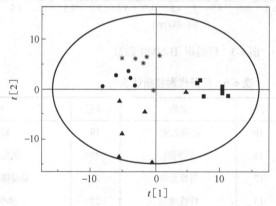

图6-6　各组肝脏 ^{1}H-NMR 图谱的 PLS-DA 得分散点图

（三）小结

利用成功复制的 CCl_4 致大鼠急性肝损伤模型并将其应用于不同柴胡构成的小柴胡汤复方，从生化指标及组织切片结果看，两种小柴胡汤均可降低血清中 ALT、AST 的含量，改善肝组织的损伤程度，表现出了良好的保肝作用；且小柴胡汤（北柴胡）保肝作用优于小柴胡汤（红柴胡），但二者相比没有显著性差异（$P>0.1$）。从各组总体代谢轮廓（血清和肝脏）上看，空白组、模型组可以明显分开，说明 CCl_4 造模对大鼠血清中代谢物影响很大；且小柴胡汤方剂组有沿 $t[1]$ 轴回归空白组的趋势，说明小柴胡汤对肝损伤大鼠体内代谢物有干预作用。对血清小分子和大分子代谢物分析显示，两类复方均有一定的干预作用，二者无法明显分开。两类复方对肝组织中代谢物干预则可分为两类，且小柴胡汤（北柴胡）组更靠近空白组，说明小柴胡汤（北柴胡）保肝作用略优于小柴胡汤（红柴胡），这与生化测定结果一致。

在对血清小分子代谢物的调节上，两类复方对 8 个差异代谢物中的 6 个（3-羟基丁酸、乳酸除外）具有回调作用，且对脂类、乙酰乙酸盐、丙酮酸和谷氨酰胺 4 个代谢物的回调程度以小柴胡汤（北柴胡）更大；在对血清大分子代谢物的调节上，仅对胆碱/磷酸胆碱一项具有回调作用且小柴胡汤（北柴胡）回调程度更大。从各给药组对肝组织中差异代谢物的调节作用看，在产生回调作用的 4 种代谢物中，小柴胡汤（北柴胡）对胆碱/磷酸胆碱、丙酮酸、肌苷这 3 种代谢物回调程度更大，而小柴胡汤（红柴胡）仅对乳酸回调趋势更大。即不论从数量还是程度上，小柴胡汤（北柴胡）对代谢物的调节作用均好于小柴胡汤（红柴胡）。

小柴胡汤对模型组大鼠血清及肝脏中其他代谢物的影响并不显著，甚至还对有些标志物反调（比模型组中的含量还要高）或过度回调，可能是预防性给药时药物本身对肝脏来说就是一定的负担或者中药作用多靶点性等因素造成的。过度回调是否意味着药物产生了毒性，且回调程度与毒性的相关程度这一问题还须进一步的研究。

综合本部分研究结果，提示临床医生如选用含柴胡复方进行肝脏疾病的治疗，应当首选北柴胡配伍。

三、不同基源柴胡组成的逍遥散抗抑郁作用及其 ^{1}H-NMR 血清代谢组学研究

逍遥散具有调和肝脾、疏肝解郁、养血健脾之功效，药理及临床研究均表明逍遥散有明确的抗抑郁作用，柴胡作为逍遥散中的君药，发挥着重要的作用。由于红柴胡、北柴胡形态非常相似，在生产加工、临床应用上经常混淆且不加区别。为探究两种柴胡组成的逍遥散的抗抑郁功效是否存在差异，本小节采用慢性温和不可预知应激大鼠模型，从动物行为学和 ^{1}H-NMR 代谢组学两方面观察不同品种柴胡组成的逍遥散的抗抑郁作用及其对大鼠内源性代谢产物变化的影响，为建立不同品种药材在复方中功效的评价方法提供实验依据。

（一）实验方法

1. 逍遥散提取物制备

分别以红柴胡或北柴胡与其他药材按逍遥散处方量配比（柴胡、当归、白芍、白术、茯苓、炙甘草、薄荷、生姜按 6∶6∶6∶6∶6∶3∶2∶2 比例）称取药材，加入适量水，浸泡 1h，回流提取 2 次（第 1 次以 10 倍量水提取 2h，第 2 次以 8 倍量水提取 1.5h），合并提取液，浓缩，减压干燥得干浸膏，备用，使用时折算成生药量进行配制。

2. 造模、分组与给药

大鼠适应性饲养 1 周时间，进行旷场实验和糖水偏爱训练，根据测定结果将大鼠随机分为 5 组，即对照组、模型组、逍遥散（红柴胡）（XY-H，生药 46g/kg）组、逍遥散（北柴胡）（XY-B，生药 46g/kg）组、文拉法辛（0.05g/kg）组。除对照组外，其余各组大鼠依照 Willner 等的慢性温和不知可预知应激模型（CUMS）并加以改进造模，持续 28d。造模 14d 后各给药组 ig 给予相应药物的生理盐水溶液 10mL/kg，每天 1 次，连续给药 14d，模型组及对照组 ig 给予等量生理盐水。

3. 抑郁症大鼠体质量及糖水偏爱测定

在实验第 0、7、14、21、28 天分别测定大鼠体质量，观察实验初始至实验第 7、14、21、

28 天的体质量变化情况。造模程序开始前进行第 1 次糖水偏好训练测试，造模开始后第 7、14、21、28 天再进行糖水消耗测试。所有测试均于大鼠禁水 24h 后进行，以大鼠糖水偏爱率（糖水消耗量/总液体消耗量）作为评价指标。

4. 抑郁症大鼠旷场实验

分别于实验前及实验第 14、28 天进行旷场实验，操作参照文献方法并稍作改进。将大鼠放入自制旷场实验箱的中心位置，适应 2min 后观察，随后记录 4min 内大鼠穿越格数和直立次数。

5. 血样采集与处理

在第 28 天实验结束后，予大鼠 ip 20%乌拉坦麻醉，于股动脉取血，3000r/min 离心 5min，取上清液，转移至 EP 管中，于-80℃冰箱保存，备用。

6. ^{1}H-NMR 代谢组学样品处理

将血清样品在冰水中解冻，精密吸取 250μL 置于 EP 管中，加入 350μL D_2O，涡旋 30s，于 4℃、13000r/min 离心 20min，取上清液 500μL 转移至 5mm 的核磁管中，待测。

7. ^{1}H-NMR 检测条件

用 Bruker 600MHz AVANCEIII NMR 谱仪采集数据，采用 Carr-Purcell-Meiboom-Gill（CPMG）脉冲序列，参数为自旋弛豫延迟为 320ms、自由感应衰减为 64K 数据点、谱宽为 8000Hz，扫描 64 次。

8. 统计学分析

数据采用 SPSS 17.0 软件处理，以 $\bar{x}\pm SD$ 表示，采用单因素方差分析及 t 检验对行为学观测指标进行统计和比较。采用 SIMCA-P 11.0 软件将 NMR 采集处理的（血清）积分数据进行中心化和规格化后进行偏最小二乘判别分析（PLS-DA）。

（二）结果及分析

1. 对抑郁症大鼠体质量和糖水消耗以及旷场行为的影响

造模第 28 天后，与对照组比较，模型组大鼠体质量、糖水偏爱率、穿越格数和直立次数等指标均有明显改变（$P<0.05$、0.01），表明抑郁症模型复制成功。与模型组比较，在连续给药 2 周后，文拉法辛组、XY-H 组与 XY-B 组大鼠体质量、糖水消耗量显著增加，旷场行为显著增强（$P<0.05$、0.01），两个逍遥散组在行为学指标方面未显示统计学差异（$P>0.05$），但 XY-H 起效时间稍快于 XY-B（结果见图 6-7 和图 6-8）。

2. ^{1}H-NMR 代谢组学数据分析

结合每个代谢物的化学位移、裂峰情况及耦合常数等信息，参照文献报道得到大鼠血清 $\delta 5.2\sim 0.4$ppm 的 ^{1}H-NMR 代谢物图谱，并从中指认了 15 种化合物，其化学位移指认结果见图 6-9 和表 6-8。

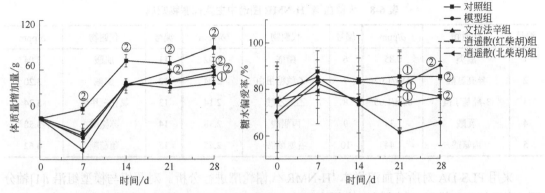

图6-7　逍遥散对抑郁症模型大鼠体质量与糖水偏爱率的影响（$\bar{x} \pm SD$，$n=12$）

①—与模型组比；$P<0.05$；②—与模型组比，$P<0.01$

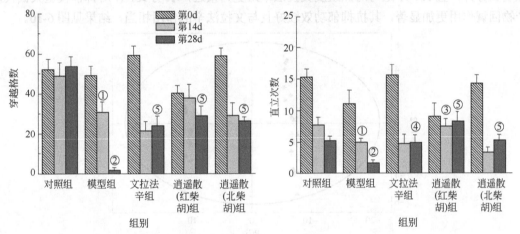

图6-8　逍遥散对抑郁症模型大鼠旷场行为的影响（$\bar{x} \pm SD$，$n=12$）

①—与对照组14d比，$P<0.05$；②—与对照组28d比，$P<0.01$；③—与模型组14d比，$P<0.05$；
④—与模型组28d比，$P<0.05$；⑤—与模型组28d对比，$P<0.01$

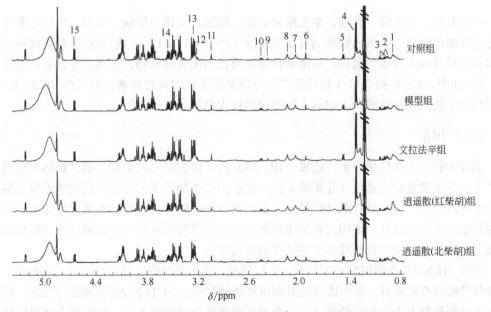

图6-9　各组大鼠血清 CPMG ^{1}H-NMR 图谱

表6-8　大鼠血清 ¹H-NMR 图谱中主要代谢物归属

编号	代谢物	δ/ppm	编号	代谢物	δ/ppm	编号	代谢物	δ/ppm
1	脂类	0.85	6	醋酸	1.92	11	肌酸	3.04
2	异亮氨酸	0.97/1.02	7	N-乙酰糖蛋白	2.04	12	胆碱	3.20
3	3-羟基丁酸	0.98/1.05	8	乙酰乙酸	2.14	13	氧化三甲胺	3.24
4	乳酸	1.34	9	丙酮酸	2.38	14	苏氨酸	3.58
5	丙氨酸	1.44	10	谷氨酰胺	2.45	15	葡萄糖	4.62

采用 PLS-DA 对所有血清样本 ¹H-NMR 代谢轮廓进行分析。对照组与模型组沿 t[1]轴分开，表明抑郁症模型复制成功。给药 14d 后，XY-H 组与 XY-B 组及文拉法辛组均能够与模型组明显分开，且 XY-H 组与对照组及文拉法辛组更为接近，表明 XY-H 对抑郁模型大鼠代谢产物回调作用更加显著，其抗抑郁功效较好且与文拉法辛的作用相当，结果见图6-10。

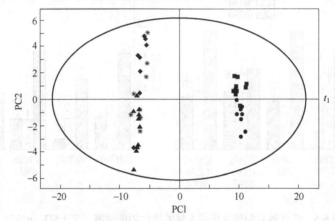

图6-10　大鼠血清 ¹H-NMR 谱 PLS-DA 分析散点图

■对照组；●模型组；◆文拉法辛组；＊逍遥散（红柴胡）组；▲逍遥散（北柴胡）组

异亮氨酸、苏氨酸、乳酸、N-乙酰糖蛋白、肌酸、氧化三甲胺、胆碱、β-葡萄糖等 8 种小分子代谢产物与对照组比较均具有显著差异（$P<0.05$、0.01），表明这 8 种内源性代谢产物与抑郁症发病关系较为密切，可能是抑郁症潜在的生物标志物。在药物干预后，文拉法辛组、XY-H 组、XY-B 组中这 8 种代谢产物与模型组比较均具有显著差异（$P<0.05$、0.01），表明药物干预对抑郁症潜在生物标志物的调节作用趋势具有一致性。

（三）小结

动物实验行为学结果表明，造模 21d、28d 后，逍遥散（红柴胡）组大鼠体质量增加量稍高于文拉法辛组和逍遥散（北柴胡）组，提示由红柴胡组成的逍遥散药效优于由北柴胡组成的逍遥散药效，但不具有统计学差异。血清代谢物轮廓分析表明逍遥散（红柴胡）与阳性药组和空白组更为接近，说明对抑郁模型潜在生物标志物的回调作用以逍遥散（红柴胡）更加显著，其抗抑郁功效较好且与文拉法辛的作用相当。

采用 ¹H-NMR 代谢组学技术比较，含红柴胡、北柴胡的逍遥散可以明显的区分开，并且二者化学组成存在差异。与本课题组前期研究柴胡单味药的 ¹H-NMR 代谢组学相比，蔗糖含量在单味药和复方中均为红柴胡较高，蔗糖是重要的能源物质之一，能够为人体提供能量。

这有可能是逍遥散（红柴胡）组大鼠体质量增加量稍高于逍遥散（北柴胡）组原因之一。但其他差异代谢物则不相同，可能的原因为单味药在复方中差异被稀释。虽然我们寻找的差异代谢物均为植物中的初级代谢产物，但文献报道其也具有一定的药理活性，苏氨酸和丙氨酸作为哺乳动物的必需氨基酸，有助于人体消除疲劳、促进生长发育、缓和低血糖及改善身体能量等，其在逍遥散（北柴胡）中含量较高。对于二者化学成分的差异，还须进一步研究。

综合上述结果，当含柴胡复方应用于解郁时，首选红柴胡配伍。但因红柴胡的产量较低，目前资源供应不足，且北柴胡与红柴胡在解郁功效上并未有显著性差异，所以也可用北柴胡配伍应用。

参考文献

[1] 李琰. 柴胡药理作用的研究进展 [J]. 河北医学，2010，16（05）：633-635.

[2] 梅全喜. 现代中药药理与临床应用手册 [M]. 北京：中国中医药出版社，2008：81.

[3] 牛向荣. 柴胡药理作用研究概述 [J]. 中国药师，2009，12（09）：1310-1312.

[4] 舒文将，姚昕利，陈宗游，等. 中药柴胡的药理研究与临床应用 [J]. 广西科学院学报，2017，33（04）：268-273.

[5] 刘丹，王佳贺. 柴胡皂苷抗肿瘤作用机制的研究进展 [J]. 现代药物与临床，2018，33（01）：203-208.

[6] Nielsen S R，Schmid M C. Macrophages as key drivers of cancer progression and metastasis [J]. Mediators Inflamm，2017，2017：9624760.

[7] Wang S，Hu Z，Wang X，et al. 5-Aminolevulinic acidmediated sonodynamic therapy reverses macrophage anddendritic cell passivity in murine melanoma xenografts [J]. Ultrasound Med Biol，2014，40（9）：2125-2133.

[8] Ou J P，Lin H Y，Su K Y，et al. Potential therapeutic role of Z-isochaihulactone in lung cancer through induction of apoptosis via notch signaling [J]. Evidence-based Complementary and Alternative Med，2012：155-237.

[9] Hsu Y L，Kuo P L，Lin C C. The proliferative inhibition and apoptotic mechanism of Saikosaponin D in human non-small cell lung cancer A549 cells [J]. Life Sci，2004，75（10）：1231-1242.

[10] Hsu Y L，Kuo P L，Chiang L C，et al. Involvement of p53，nuclear factor kappaB and Fas/Fas ligand in induction of apoptosis and cell cycle arrest by saikosaponin D in human hepatoma cell lines[J]. Cancer Letters，2004，213（2）：213-221.

[11] Shin J E，Kim H J，Kim K R，et al. Type I saikosaponins a and d inhibit osteoclastogenesis in bone marrow-derived macrophages and osteolytic activity of metastatic breast cancer cells [J]. Evidence-based Complementary and Alternative Med，2015：1-10.

[12] 陆国辉，李艳茹. 大柴胡汤含药血清通过 Sirt3 线粒体途径诱导人肝癌 HepG2 细胞凋亡的研究 [J]. 中医药理与临床，2014，30（5）：17-21.

[13] Shiota G，Maeta Y，Mukoyama T，et al. Effects of Sho - saiko-to on hepatocarcinogenesis and 8-hydroxy-2'-de oxyguanosine formation [J]. Hepatology，2002，35（5）：1125-1133.

[14] 王萍，陈青莲. 柴胡炮制品对小白鼠全血胆碱酯酶活力的影响 [J]. 中药材，2000（04）：219-220.

[15] 石亮，张智慧，李晓宇，等. 柴胡水提物对大鼠解热作用机制研究 [J]. 中国药物警戒，2016，13（09）：513-516.

[16] 尹长江，杨坤宝，叶红. 丁香酚对致热家兔下丘脑 cAMP 及腹中隔区 AVP 含量的影响 [J]. 承德医学院学报，2008，25（3）：319-320.

[17] 张云波，梁园，夏爱军. 柴胡解热作用的药理研究进展 [J]. 中国药业，2011，20（03）：79-80.

[18] 刘晓斌，高燕，刘永仙，等. 北柴胡提取组分对小鼠淋巴细胞活性的影响 [J]. 细胞与分子免疫学杂志，2002（06）：600-601.

［19］高丽萍. 柴胡有效成分与药理作用探究［J］. 临床医药文献电子杂志，2017，4（70）：13853-13854.

［20］辛义周，李宁，高杰. 柴胡抗抑郁的药理机制研究进展［J］. 医学综述，2013，19（18）：3285-3287.

［21］汪巍，陈映辉，王丽娜，等. 柴胡与醋柴胡疏肝解郁作用比较研究［J］. 中成药，2014，36（3）：617-619.

［22］李云辉，张春虎，王素娥，等. 柴胡疏肝散对慢性应激抑郁模型大鼠行为及血浆促肾上腺皮质激素释放激素和促肾上腺皮质激素的影响［J］. 中西医结合学报，2009，7（11）：1073-1077.

［23］宋春红，葛庆芳，张惠云. 舒郁胶囊对大鼠海马神经元 5-HT3R 激活后 Ca^{2+} 的影响［J］. 山东中医药大学学报，2014，38（3）：263-265.

［24］任志军，谢伟，刘远征. 柴胡疏肝汤对慢性颞叶癫痫-抑郁共病模型大鼠海马中 5-HT 含量及 IL-1β，IL-6 mRNA 表达的影响［J］. 中国实验方剂学杂志，2015，21（2）：115-119.

［25］Wang X，Feng Q，Xiao Y，et al. Radix Bupleuri ameliorates depression by incre asing nerve growth factor and brain-derived neurotrophic factor［J］. Int J Clin Exp Med，2015，8（6）：9205-9217.

［26］董海影，张静艳，柏青杨，等. 柴胡皂苷 A 对抑郁模型大鼠海马神经细胞凋亡的保护作用［J］. 中国老年学杂志，2015，35（7）：1935-1937.

［27］邓颖，张春虎，张海男，等. 柴胡疏肝散及其拆方对抑郁模型大鼠行为及海马、杏仁核、额叶 BDNF 及其受体 TrkB 的影响［J］. 中国中西医结合杂志，2011，31（10）：1373-1378.

［28］蔡珍珍，徐广友，温秋婷，等. 柴胡皂苷对抑郁模型大鼠行为及海马 Caspase-3、Caspase-9 蛋白表达的影响［J］. 北京中医药大学学报，2015，38（2）：115-119.

［29］王晓滨，孔明月，孙荣华，等. 柴胡加龙骨牡蛎汤对慢性应激抑郁大鼠行为及海马形态学的影响［J］. 中医药信息，2014，31（3）：50-52.

［30］茆翔，朱振丹，郝淑煜. 柴胡皂苷 a 对创伤性脑水肿的保护作用［J］. 中国医刊，2014，49（7）：65-67.

［31］马媛媛，张国俊. 张国俊应用小柴胡汤治疗咳嗽经验［J］. 河南中医，2015，35（1）：28-29.

［32］马俊，郭吕，夏小英. 小柴胡汤加减方对胆石症术后患者血清总胆汁酸和成纤维细胞生长因子 19 的影响研究［J］. 现代中西医结合杂志，2015，24（9）：942-944.

［33］王惠英，张志辉，栗利，等. 柴胡注射液湿热敷治疗扁平疣 23 例疗效观察［J］. 临床医药文献杂志，2015，2（7）：1196.

［34］Kim S M，Kim S C，Chung I K，et al. Antioxidant and protective effects of bupleurum falcatum on the l-thyroxineinduced hyperthyroidism in rats［J］. Evidence -Based Complementary and Alternative Med，2012：12-19.

［35］Zhang F，Zhan Q，Dong X. Shengxian decoction in chronic heart failure treatment and synergistic property of Platycodonis Radix：a metabolomic approach and its application［J］. Mol Biosyst，2014，10（8）：2055-2063.

［36］李廷利，都晓伟，赵景和，张冬梅，陈彩霞. 南北柴胡药理作用的比较研究——解热和保肝作用的实验研究［J］. 中医药学报，1992（03）：34-37.

［37］刘晓节，胡杰，张福生，李震宇，秦雪梅. 红北柴胡药效作用初探［J］. 辽宁中医杂志，2012，39（04）：712-714.

［38］王东琴. 基于代谢组学的不同基源柴胡功效比较研究［D］. 太原山西大学，2013.

［39］董琳，赵健雄. 小柴胡汤、联苯双酯联合治疗慢性乙型肝炎及甲胎蛋白阳性者的临床观察［J］. 宁夏医学杂志，2002（08）：484-485.

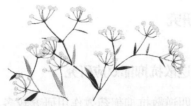

第七章　以柴胡为君药的解郁经典方剂抗抑郁作用研究

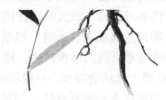

《神农本草经》记载："柴胡主寒热，寒热者少阳外感之邪也。又谓其主心腹肠胃中结气，饮食积聚，诚以五行之理，木能疏土，为柴胡善达少阳之木气，则少阳之气自能疏通胃土之郁，而其结气饮食积聚自消化也。"这既是柴胡基本功效的阐述，也是应用柴胡疏肝解郁的理论依据。柴胡作为肝经引经药，具有疏肝解郁作用，是治疗郁证的要药。以柴胡为君药的经典方剂在抑郁症治疗中占据了很大比例，如四逆散、逍遥散、小柴胡汤、柴胡加龙骨牡蛎汤、柴胡疏肝散等。

中医治疗的特色之一是辨证论治，随着证候的不同柴胡类复方也相应不同，柴胡类方治疗抑郁症的基本病理基础是肝气郁结，均是以情绪抑郁、胸胁不适为首要精神症状的抑郁症。逍遥散证以肝气郁结、脾虚失运兼营血虚弱为特点；小柴胡汤证擅长枢机不利、气机郁结；柴胡加龙骨牡蛎汤证长于肝气郁结；柴胡疏肝散证主治肝郁气滞。因此，不同柴胡类方剂的组成不同，其临床治疗抑郁症的适应证也各有偏重。本章对上述柴胡类方的抗抑郁作用研究进展进行综述。

第一节　四逆散抗抑郁作用研究

四逆散为汉代张仲景所拟定，见于《伤寒论·辨少阳病脉证并治》，由柴胡、白芍、枳实、甘草组成。方中柴胡入肝胆经，升发阳气、疏肝解郁、透邪外出，为君药；白芍养血敛阴柔肝为臣药，与柴胡合用，以补养肝血、条达肝气，可使柴胡升散而无耗伤阴血弊；枳实理气解郁、泄热破结为佐药，与柴胡为伍，一升一降，加强疏畅气机之功，并奏升清降浊之效，与芍药相配，又能理气和血，使气血调和；使以甘草，调和诸药，益脾和中。四药合用，邪去郁结，气血调畅，清阳得开，主治阳郁厥逆证和肝郁脾滞证，为疏肝解郁之祖方。本节对四逆散的抗抑郁作用效果及其作用机制的研究现状进行综述。

一、四逆散的抗抑郁效应研究

（一）基于动物实验的四逆散抗抑郁效应研究

目前基于实验动物模型的四逆散抗抑郁药效作用研究较多，主要包括对正常动物给药后进行抑郁相关行为学指标评价的药物筛选性研究以及对抗慢性应激对动物所造成的抑郁行为的改善研究。如：畅洪昇等[1]运用大孔树脂吸附技术制备了四逆散的抗抑郁有效部位，以抑郁模型小鼠为研究对象，发现四逆散可显著缩短小鼠强迫游泳以及悬尾的不动时间；金艳[2]则采用四逆散活性成分，对慢性不可预知应激大鼠进行抗抑郁研究，发现给药组大鼠的糖水消耗量显著增多，旷场实验中的自主活动明显改善；冯劼等[3]通过灌胃给予抑郁模型大鼠四逆散煎剂，发现可显著改善慢性应激所致的体重减轻、糖水偏爱率降低和旷场自主活动减少的现象；史亚飞等[4]发现抑郁模型大鼠活动减少，一般状况较差，灌胃和应激模型反抗严重，饮食减少，给予加味四逆散煎剂后状态则明显好转；刘凌云等[5]研究加味四逆散水煎剂分时给药对应激性抑郁症大鼠昼夜节律的影响时发现，卯时（7：30）、酉时（17：30）分别给药，其具有明显的抗抑郁作用。

综上所述，无论是四逆散还是其加减方在糖水偏爱实验、旷场实验以及强迫游泳实验等经典的抑郁行为学疗效评价实验中均表现出了显著的改善作用，但目前将四逆散运用在抑郁症其他损害方面如学习记忆能力下降等的研究较少，如果在动物实验中，能够结合目前的科学研究前沿，添加反映其他方面的行为学实验研究，将为四逆散应用于抑郁症提供更多的科学实验依据。

（二）基于临床实验的四逆散抗抑郁效应研究

相对于动物实验，相关临床实验更能真实反映出四逆散的抗抑郁疗效，但从目前所发表的论文来看，未出现一篇典型四逆散煎剂专门针对抑郁症的临床实验研究，而将抑郁症作为一些疾病的伴随性症状来就诊的病案则较为广泛，因此多数研究通过观察四逆散对某种疾病合并抑郁症的证候改善来评价四逆散的抗抑郁疗效。如李亮等[6]对60例诊断为冠心病伴抑郁症的患者进行了研究，发现四逆散治疗组患者比阳性药组患者心绞痛症状积分、汉密尔顿抑郁量表及蒙哥马利抑郁量表积分下降更明显。席玉红等[7]对功能性消化不良伴抑郁证候的患者进行了研究，发现四逆散煎剂可明显改善其症状。从上述研究可以看出，四逆散作为研究药物，多不以传统经典组方进行给药，而是根据合并症的特点进行加减选方，对其改善抑郁症的疗效评价多以汉密尔顿抑郁量表为主。总体来说，在临床水平上进行四逆散抗抑郁疗效的研究基本上是以某种疾病合并抑郁症出现，单纯以抑郁症为主症来就诊的病案很少，因此，相对于动物实验来说，四逆散抗抑郁疗效仍缺乏较为特异性、针对性的临床实验研究依据。

二、四逆散抗抑郁作用机制研究

目前对四逆散抗抑郁作用机制的研究较多，出发点不一且均有所发现，充分体现了四逆散抗抑郁多靶点、多层次的作用特点。李明等[8]研究了四逆散对抑郁模型大鼠行为学及神经递质（5-HT、NE、DA）含量的影响，发现与模型组相比，四逆散组大鼠体重、糖水偏爱率、旷场实验得分明显增加，下丘脑中神经递质（5-HT、NE 和 DA）的含量明显偏高，表明四逆散可明显改善抑郁模型大鼠的抑郁状态，表现出抗抑郁作用，其机制可能与调节下丘脑神经递质含量有关；彭淑芹[9]发现四逆散可以通过调节抑郁模型大鼠下丘脑-垂体-肾上腺轴（HPA轴）而改善 CORT、ACTH、CRH、5-HT、NE 和 DA 的含量，增加海马中 BDNF 和 TrkB 的表达而达到抗抑郁作用；有研究表明[10,11]四逆散可升高海马 5-HT2A 蛋白及其 mRNA 的表达，降低 NE 含量，升高 5-HT 及 5-HIAA 含量。

综上所述，四逆散抗抑郁作用机制涉及多通路、多靶点，这也是传统中药方剂治疗现代疾病的典型特点。虽然目前对四逆散治疗抑郁症机制的切入点众多，但浅尝辄止是目前多数研究的共同特点，因此从某一点出发，深入研究四逆散对某一点、某一通路的影响，并且在此基础上，研究发现这一通路与整个抑郁症疾病发生发展的内在关系具有更重要的意义。

三、小结与展望

多数研究证明四逆散是一种安全、有效、无毒副作用的抗抑郁方剂，但在四逆散抗抑郁疗效的研究中，基础实验研究相对较多，临床实验研究相对较少，分析其原因，一方面可能是目前国内对于抑郁症治疗的重视程度不够，以抑郁症为主要疾病进行就诊的情况较少，使得相应的临床研究面临困难；另一方面，四逆散作为主要的抗抑郁药物治疗可能并未被临床医生广泛接受，仅仅是作为辅助药物进行运用，经典的四逆散组方治疗抑郁症的临床实验研究存在瓶颈。因此，动物实验研究应该更为广泛、深入，包括四逆散的作用机制以及其中重要的有效成分的研究等，这些将为四逆散应用于临床提供重要的科学依据。

第二节　小柴胡汤抗抑郁作用研究

小柴胡汤出自东汉张仲景《伤寒杂病论》，是治疗少阳证的经典名方。小柴胡汤由柴胡、黄芩、半夏、生姜、人参、甘草、大枣 7 味药组成，主治肝经郁滞，气机不畅之证，主症为心烦喜呕、往来寒热、胸胁苦满、不欲饮食、口苦、咽干、目眩、舌苔薄白、脉弦。现代医学研究表明，小柴胡汤在现代临床上运用广泛，可涵盖内科、外科、妇科、儿科、五官科疾病，用于多种病症的治疗。由于小柴胡汤所治少阳证症状与现代医学中的抑郁症症状相似，故推测小柴胡汤可能具有抗抑郁的作用。目前已有学者在小柴胡汤治疗抑郁症方面取得了显著进展，本节将从动物模型、临床治疗和抗抑郁机制方面进行综述，为小柴胡汤抗抑郁应用于临床提供重要科学依据。

一、小柴胡汤的抗抑郁效应研究

（一）基于实验动物的小柴胡汤抗抑郁效应研究

小柴胡汤药理研究的载体主要是大、小鼠，多数研究在小柴胡汤对抑郁模型动物的改善作用的基础上进行。如：原红霞等[12]采用小鼠悬尾、小鼠强迫游泳实验发现小柴胡汤高、中、低剂量组均能够显著缩短小鼠悬尾及强迫游泳不动时间，表明了小柴胡汤有很好的抗抑郁作用；张滋[13]将经方小柴胡汤辅以生龙骨、生牡蛎来观察对抑郁症大鼠模型的治疗作用，为临床应用经方防治抑郁症提供实验和理论依据；杨杰等[14]采用 UPLC-MS/MS 技术分析小柴胡汤提取液化学成分及其在抑郁模型大鼠体内的代谢产物，在小柴胡汤样品中共检测到 44 个化学成分，灌胃给予抑郁模型大鼠小柴胡汤后，在血清样品中共检测出 7 个原型成分和 8 个代谢产物，在尿液样品中共检测出 12 个原型成分和 19 个代谢产物，为进一步研究小柴胡汤抗抑郁作用药效物质基础提供依据；颜艳[15]发现小柴胡汤可通过增加大鼠的蔗糖摄入量，起到比氟西汀更能增加体重的抗抑郁作用。综上所述，小柴胡汤和其加减方均表现出了很好的抑郁行为学疗效，具有显著的抗抑郁作用。

（二）基于临床实验的小柴胡汤抗抑郁效应研究

从目前已发表的研究性论文来看，多数临床研究都是运用小柴胡汤或其加减方对抑郁症合并某种疾病进行治疗。如：赵智勇等[16]将小柴胡汤加减应用于功能性便秘并发抑郁症，对比分析治疗组和对照组患者治疗前后便秘症状积分、汉密尔顿抑郁量表（HAMD）评分及疗效，发现小柴胡汤加减可有效缓解患者的抑郁状态和便秘症状，远期疗效确切；赵佳辉等[17]将透穴针刺与小柴胡汤相结合，能够尽快解除患者抑郁状态，配合康复治疗，可使患者的神经功能缺损得到最大限度的恢复，提高患者的生存质量，有较好的临床应用前景。谢华等[18]探讨了小柴胡汤联合多塞平治疗卒中后抑郁的疗效，在治疗 8 周后，卒中后抑郁患者 HAMD 评分较对照组明显降低（$P<0.05$）。但也有部分论文是小柴胡汤专门针对抑郁症的研究，如：李海苹[19]探讨了小柴胡汤加减治疗抑郁症患者的临床疗效，发现治疗组各维度评分均高于对照组，组间差异有统计学意义（$P<0.05$），表明小柴胡汤加减治疗抑郁症患者的疗效较好，可改善患者的抑郁状态及生活质量；张金茹[20]评价了小柴胡汤治疗抑郁症的疗效，治疗组的总有效率为 92.5%，对照组的总有效率为 66.7%，表明小柴胡汤对抑郁症的疗效确切；李发明等[21]将小柴胡汤应用于 90 例抑郁症临床患者，发现痊愈（症状消失，自知力恢复，能适应环境）64 例，好转（症状减轻，自知力部分恢复）7 例，19 例效果不明显，总有效率为 78.8%，且无不良反应，值得临床进一步观察研究；郑孟灵[22]将小柴胡汤应用于临床郁证患者的治疗，发现治疗组总有效率 90%，对照组总有效率 75%，组间差异有统计学意义（$P<0.05$），表明疗效明显。

综上所述，小柴胡汤抗抑郁临床疗效显著，且通过适当对小柴胡汤进行加减，可以改善一些抑郁症合并多种疾病的症状。总体来说，小柴胡汤具有特异性、针对性的临床实验研究，为进一步的临床研究提供了重要依据。

二、小柴胡汤抗抑郁作用机制研究

研究表明抑郁症是一种由多种因素引起的疾病，其发病机制复杂，可能是单胺类神经递质及其受体、NT 和细胞反应等多因素综合作用的结果。其中单胺类假说就是抑郁症发病机制的原因之一，此假说认为单胺递质 5-HT 和肾上腺功能不足可引起抑郁症的发生[23]。这一假说在实验性研究中得到了证实，如董占华等[24]发现在抑郁症患者的尿液和脑脊液中，去甲肾上腺素（NE）的代谢产物明显减少，药理学的研究表明 NE 再摄取抑制剂可以改善患者的抑郁症状，说明 NE 可能参与了抑郁症的发生发展。故有学者以此假说为基础，研究了小柴胡汤对抑郁症机体内单胺类递质和肾上腺功能的影响，如：李鹏英等[25]研究了小柴胡汤拆方对慢性束缚抑郁模型大鼠脑组织神经递质的影响，经治疗后，与模型组比较，小柴胡汤可明显提高大鼠海马内 NE、5-HT、5-HIAA 的含量，实验结果提示小柴胡汤可通过增加模型大鼠海马 5-HT、NE 含量发挥其抗抑郁作用；苏光悦[26]研究了小柴胡汤抗抑郁作用及其调节脑内神经递质的机制，发现小柴胡汤显著增加了脑内 DA、5-HT、DOPAC 和 5-HIAA 的含量，说明小柴胡汤在行为绝望模型中的抗抑郁作用与增加单胺类神经递质的合成有关。有部分学者发现抑郁症患者的临床症状与 HPA 轴的活跃程度关系密切，临床给予治疗后患者症状减轻，且 CRH、ACTH、皮质醇表达下降，遂提出抑郁症发病的另一种假说——下丘脑-垂体-肾上腺轴（HPA）假说。基于此，有学者对小柴胡汤抗抑郁作用机制进行了研究，刘丽军等[27]探讨了小柴胡汤对慢性应激抑郁模型大鼠下丘脑-垂体-肾上腺（HPA）轴的作用及可能的机制，发现小柴胡汤对抑郁症具有良好的疗效，其作用机制可能通过增强海马 GR 蛋白的表达、降低血浆 ACTH 含量和血清 CORT 含量而起到抗抑郁作用。

三、小结与展望

综上所述，不论从动物实验还是从临床研究来看，经典方剂小柴胡汤的抗抑郁作用明显、安全、有效、毒副作用小，且可通过对小柴胡汤的加减，对一些常见的抑郁症合并其他疾病进行有效治疗。但对小柴胡汤抗抑郁作用机制研究较少，需要在动物实验方面进行更为广泛和深入的研究，这些研究将会为小柴胡汤和其加减方应用于临床提供理论依据，为中医学的进一步发展作出重要贡献。

第三节 柴胡加龙骨牡蛎汤抗抑郁作用研究

柴胡加龙骨牡蛎汤出自《伤寒论》第 107 条："伤寒八九日，下之，胸满烦惊，小便不利，谵语，一身尽重，不可转侧者，柴胡加龙骨牡蛎汤主之。"，即主治伤寒往来寒热，胸胁苦满，烦躁惊狂不安，时有谵语，身重难以转侧，现用于癫痫、神经官能症等见以胸满烦惊为主症者，主要由柴胡、龙骨、黄芩、生姜、铅丹、人参、桂枝、茯苓、半夏、大黄、牡蛎、大枣组成。临床广为应用，被认为是治疗抑郁症的代表性方剂之一，现就近年来该方在动物、临床和机制方面的研究介绍如下。

一、柴胡加龙骨牡蛎汤的抗抑郁效应研究

（一）基于动物实验的柴胡加龙骨牡蛎汤抗抑郁效应研究

目前基于动物实验的柴胡加龙骨牡蛎汤抗抑郁效应研究较多，其实验对象主要为大、小鼠，如张有志等[28]在抑郁症动物模型的基础上，研究了经方柴胡加龙骨牡蛎汤、甘麦大枣汤、百合地黄汤等治疗抑郁症的动物行为学改变。小鼠强迫游泳实验表明，柴胡加龙骨牡蛎汤、甘麦大枣汤、百合地黄汤等经方均有抗抑郁作用，其中柴胡加龙骨牡蛎汤作用效果更为显著。采用慢性应激的大鼠模型进一步证明本方可以提高大鼠自发活动及水平、垂直活动次数，改善大鼠的抑郁表现，表明柴胡加龙骨牡蛎汤具有抗抑郁作用，且呈现剂量依赖性。王晓滨等[29]

观察了柴胡加龙骨牡蛎汤对慢性应激抑郁模型大鼠行为及海马形态学的影响，发现抑郁症大鼠海马区神经元有损伤、萎缩、数目减少的表现，经柴胡加龙骨牡蛎汤治疗后出现改善，且效果呈现剂量依赖性。孟海彬等[30]采用小鼠强迫游泳、悬尾、高剂量阿扑吗啡拮抗、利血平拮抗、5-HTP 诱导甩头等抑郁动物模型，观察柴胡加龙骨牡蛎汤的抗抑郁作用，发现柴胡加龙骨牡蛎汤 50mg/kg、200mg/kg、500mg/kg 能缩短小鼠强迫游泳、悬尾不动时间，能拮抗高剂量阿扑吗啡、利血平降低小鼠体温作用，增加 5-HTP 诱导的甩头次数，表明柴胡加龙骨牡蛎汤具有显著的抗抑郁作用。综上所述，柴胡加龙骨牡蛎汤表现出了很好的抗抑郁疗效，可明显改善模型动物的自发活动水平、垂直活动次数、糖水偏爱率等指标。

（二）基于临床实验的柴胡加龙骨牡蛎汤抗抑郁效应研究

柴胡加龙骨牡蛎汤，主治伤寒往来寒热、胸胁苦满、烦躁惊狂不安、时有谵语、身重难以转侧，对有急躁易怒、严重焦虑等症状的抑郁症患者尤为适宜。但临床上多通过对柴胡加龙骨牡蛎汤进行加减，用于治疗伴有抑郁症的合并症。如：邓暖繁[31]研究了柴胡加龙骨牡蛎汤加减治疗肿瘤化疗后并发抑郁症的临床疗效，筛选抑郁状态病例共 64 例，随机分为治疗组和对照组，每组各 32 例，治疗组给予柴胡加龙骨牡蛎汤加减治疗，对照组则口服盐酸帕罗西汀片，应用抑郁自评量表，汉密尔顿抑郁量表（HAMD）对患者进行评分判断，一个疗程后发现柴胡加龙骨牡蛎汤治疗肿瘤抑郁症抑郁评分均有降低，临床疗效与盐酸帕罗西汀片疗效相当，同时对于失眠、头痛的改善疗效优于盐酸帕罗西汀片，且无胃肠道不良反应；何荣荣等[32]运用柴胡加龙骨牡蛎汤加减方治疗产后抑郁症患者，选取产后抑郁症患者 60 例作为研究对象，随机分为治疗组与对照组各 30 例。对照组采用盐酸帕罗西汀片治疗，治疗组服用柴胡加龙骨牡蛎汤加减方治疗，通过中医证候评分及汉密尔顿抑郁量表（HAMD）评分来判断治疗效果，6 周后发现治疗组两种评分都优于对照组，表明此方不仅可减轻抑郁症状，还可改善抑郁的相关症状（胁肋胀满、胸部闷塞、纳呆不食），提高患者的生活质量；王雅君等[33]研究了柴胡联合龙骨牡蛎汤加减辨证治疗脑卒中后抑郁的临床效果，观察并记录了患者治疗前后的抑郁状态、神经功能缺损状态以及临床疗效，最终发现其临床疗效与西药氟西汀基本相同，且在改善神经功能缺损方面显著优于氟西汀。

综上所述，临床通常将柴胡加龙骨牡蛎汤应用于抑郁症合并症，如肿瘤合并抑郁症、产后抑郁症、卒中后抑郁和冠心病心绞痛合并抑郁症等，疗效同经典西药的治疗效果一致甚至优于西药。

二、柴胡加龙骨牡蛎汤抗抑郁机制研究

神经递质假说是关于抑郁症发病机制中最经典的假说，故有学者研究了柴胡加龙骨牡蛎汤对神经系统的调节作用，发现该方可明显升高下丘脑、纹状体、边缘区和大脑皮层单胺类神经递质多巴胺及其代谢物的水平，促进大脑皮质和纹状体的多巴胺的释放，抑制丘脑下部的去甲肾上腺素的释放，有显著的抗抑郁作用[34]。下丘脑-垂体-肾上腺轴（HPA）是神经内分泌系统的重要组成部分。研究发现，HPA 的过度激活与抑郁症的发生发展密切相关。基于此假说，有学者对柴胡加龙骨牡蛎汤的抗抑郁机制进行了研究，发现柴胡加龙骨牡蛎汤可降低抑郁模型大鼠增高的 CRH、CS 水平，提示中药可能通过某一途径拮抗慢性应激诱导的下丘脑-垂体-肾上腺皮质轴（HPA）功能亢进，从而具有抗应激损伤、抗抑郁作用[35]。陆洁等[36]

研究了柴胡加龙骨牡蛎汤有效部位对慢性应激大鼠海马神经组织的影响，发现此方可增多海马 CA1 区锥体神经元细胞数量以及星形胶质细胞标志物——胶质纤维酸性蛋白，从而推测柴胡加龙骨牡蛎汤改善大鼠抑郁样行为的机制可能是通过保护星形胶质细胞以及促进海马神经元增殖来实现的。综上所述，关于柴胡加龙骨牡蛎汤抗抑郁机制的研究主要集中在该方对神经递质、HPA 功能和海马神经组织的影响，这恰恰对应于抑郁症发病机制的三个重要假说。但就目前的研究已发表的研究内容来看，关于该方的抗抑郁机制尚不完全清楚，中药的具体作用需要进一步深入研究。

三、小结与展望

虽然柴胡加龙骨牡蛎汤抗抑郁研究较多，在临床疗效方面也得到充分肯定，但该方在抗抑郁方面的研究尚有不足：一是临床多将此方与西药联用，单用此方治疗抑郁症疗效如何，尚不明确；二是此方哪味药物在抗抑郁方面起主要作用，还须进一步研究；三是此方抗抑郁机制尚不完全明确，今后应开展多中心、大样本的临床和实验研究，为本方的抗抑郁治疗提供更多的循证医学依据。

第四节 柴胡疏肝散抗抑郁作用研究

柴胡疏肝散出自《景岳全书》，由柴胡、芍药、香附、陈皮、枳壳、川芎、甘草组成，为典型的疏肝解郁方剂，是治疗肝郁气滞证的代表方，其疏肝解郁、行气止痛之力显著。现代临床将其用于消化系统疾病、心血管系统疾病、哮喘、抑郁、失眠、头痛、甲状腺疾病等，疗效显著。柴胡疏肝散为临床治疗抑郁症的常用方剂，现将近年来关于柴胡疏肝散抗抑郁的临床疗效及其机制的研究文献综述如下。

一、柴胡疏肝散的抗抑郁效应研究

（一）基于动物实验的柴胡疏肝散抗抑郁效应研究

柴胡疏肝散抗抑郁效应研究的动物主要是大、小鼠，主要通过柴胡疏肝散及其加减方进行研究，如：杨萍等[37]探讨了柴胡疏肝散对慢性癫痫合并抑郁大鼠的行为学的影响，将 24 只癫痫合并抑郁（锂-匹罗卡品诱导）大鼠随机分为模型组、氟西汀组和柴胡疏肝散组，利用糖水消耗实验、旷场实验检测大鼠的行为学，最终与模型组比较，氟西汀组、柴胡疏肝散组的糖水消耗及行为学评分明显升高，表明柴胡疏肝散组能显著改善抑郁症状；王永志等[38]观察了柴胡疏肝散对腹腔注射利血平引起的抑郁症大鼠行为学的影响，对模型组和治疗组大鼠体重、上睑下垂、体温、运动抑制和旷场实验得分进行观察后发现，柴胡疏肝散能够显著增加抑郁大鼠体重，部分对抗利血平引起的行为学改变，增加其在旷场实验中的水平活动、垂直活动得分；牛德斌[39]研究了中药复方柴胡疏肝散对抑郁模型小鼠行为学变化的影响，发现柴胡疏肝散低、高剂量均能明显缩短小鼠强迫游泳的不动时间（$P<0.05$），并明显增加小鼠进入开放臂的次数及时间百分比（$P<0.01$），并增加小鼠向下探究次数和封闭臂后腿直立次

数，其中柴胡疏肝散高剂量作用最为显著，这表明中药复方柴胡疏肝散高、低剂量均具有一定的抗抑郁作用。

综上所述，基于动物实验的柴胡疏肝散抗抑郁效应主要是通过给予柴胡疏肝散后，观察动物模型的糖水消耗及各项行为学评分来判断的，以上实验均证明了柴胡疏肝散对抑郁症状具有明显改善作用。

（二）基于临床实验的柴胡疏肝散抗抑郁效应研究

抑郁症属于中医的"郁证""癫证""脏躁""百合病"等范畴。理气开郁为郁病的基本治则。而柴胡疏肝散功效为疏肝理气、和血止痛，适用于肝气郁滞证，故临床上广泛用于抑郁症的治疗，且临床多将其用于脑卒中、糖尿病、肿瘤等伴发抑郁症的治疗。如杜辉[40]将 80 例脑卒中后抑郁患者随机分成两组，对照组 40 例常规服用氟哌噻吨美利曲辛，治疗组 40 例加服柴胡疏肝散加减中药汤剂，在治疗前和治疗 8 周后使用汉密尔顿抑郁量表（HAMD）及神经功能缺损评分评定其疗效，发现治疗组总有效率明显高于对照组，表明柴胡疏肝散加减治疗脑卒中后抑郁有显著疗效。汪为民等[41]将 60 例慢性阻塞性肺疾病急性加重期伴焦虑抑郁障碍患者分为治疗组和对照组各 30 例，治疗组患者加用柴胡疏肝散口服，对照组患者加用氟哌噻吨美利曲辛（黛力新）口服，治疗 14 天后，用综合医院焦虑/抑郁情绪测定表评定疗效，发现治疗组总有效率 90.0%，与对照组的 86.7%比较无显著性差异，治疗组不良反应发生率则低于对照组，表明柴胡疏肝散治疗慢性阻塞性肺疾病急性加重期伴焦虑抑郁障碍疗效确切，且不良反应发生率低，值得临床推广应用。杨燕灵[42]将 78 例 2 型糖尿病抑郁症患者随机分为治疗组和对照组，分别给予柴胡疏肝散加味、帕罗西汀治疗，用药 3 个月后，分别比较两组的临床疗效、汉密尔顿抑郁量表积分变化、空腹及餐后 2h 血糖、糖化血红蛋白、血脂（胆固醇、甘油三酯）、中医症状评分等指标，发现治疗组的临床疗效明显高于对照组；两组的汉密尔顿抑郁量表积分值均明显降低，治疗组的前后变化更为明显，且差异有统计学意义（$P<0.05$）；治疗组的空腹及餐后 2h 血糖、糖化血红蛋白、血脂（胆固醇、甘油三酯）、中医症状评分等指标也优于对照组，两组比较差异有统计学意义（$P<0.05$），表明柴胡疏肝散加味治疗 2 型糖尿病抑郁症有良好的临床疗效。

综上所述，临床将柴胡疏肝散应用于抑郁症及其合并症的治疗，不仅可以明显改善患者的抑郁症状，还对抑郁症的合并症症状有明显的改善作用。

二、柴胡疏肝散抗抑郁机制研究

现代医学认为抑郁症的发病主要与机体内神经递质、脑内海马神经元损伤、脑源性神经因子水平异常和 HPA 轴功能亢进等有关，有学者研究了柴胡疏肝散的抗抑郁机制，发现柴胡疏肝散均能显著改善上述异常状况。如：褟璇等[43]研究了疏肝解郁经典名方柴胡疏肝散对Aβ1-40 诱导的肝郁型阿尔茨海默病（Alzheimerdisease，AD）病理模型大鼠行为学和海马神经递质等指标的影响，发现与模型组比较，盐酸多奈哌齐（安理申）组和柴胡疏肝散组大鼠海马组织 NA、5-HT 和 DA 水平明显升高，表明柴胡疏肝散能增加动物对糖水的偏好度，可显著改善模型动物的抑郁状态与记忆和学习能力，其机制可能与其明显提高大鼠海马内的神经递质 NE、DA 和 5-HT 水平有关；樊蔚虹等[44]研究发现卒中后抑郁模型大鼠海马组织细胞核固缩严重，海马组织明显受损，柴胡疏肝散可显著修复受损的海马组织，从而达到治疗抑郁症的效果；邓颖等[45]研究了柴胡疏肝散对抑郁模型大鼠海马、杏仁核、额叶皮质脑源性神经营养因子（Brain Derived Neurophic Factor，BDNF）及其受体酪氨酸激酶受体 B（TrkB）表达的影响，发现柴胡疏肝散组及各拆方组大鼠行为学指标显著改善，海马、额叶皮质、杏仁核区 BDNF 及 TrkB 表达显著增强，表明该方改善抑郁模型大鼠的抑郁状态的机制可能与增加海马、额叶、杏仁核区 BDNF 及其受体 TrkB mRNA 表达有关。

三、小结与展望

综上所述，临床研究表明柴胡疏肝散可显著改善抑郁症患者的抑郁症状。动物实验结果也提示柴胡疏肝散可显著改善模型动物的行为学等指标，且其抗抑郁机制具有多靶点、多层面、多轴点的作用特征，可通过提高脑内单胺类神经递质的含量、修复应激导致的海马神经元损伤、调节脑源性神经营养因子水平、逆转 HPA 轴功能亢进等途径来发挥抗抑郁作用。目前对于其抗抑郁作用的具体机制仍不十分明确，同时各种作用机制之间的联系有待于进一步研究。同时由于柴胡疏肝散复方成分复杂，其发挥抗抑郁活性成分仍不明确。此外，有关于其对神经血管单元、神经可塑性及神经再生、细胞信号通路等方面的研究将是今后的重点拓展方向。

第五节 逍遥散抗抑郁作用研究

逍遥散源于《太平惠民和剂局方》，由柴胡、当归、白芍、白术、茯苓、薄荷、生姜、甘草组成，是治疗肝郁脾虚证的代表方剂。逍遥散气血两调、肝脾同治，为治疗抑郁症的经典方剂之一。现就对近年来关于逍遥散抗抑郁的研究进行综述分析。

一、逍遥散的抗抑郁效应研究

（一）基于动物实验的逍遥散抗抑郁效应研究

目前逍遥散抗抑郁研究所用的实验动物模型主要分为改变生物学因素所致模型、改变心理社会因素所致模型，如嗅球摘除抑郁模型和慢性温和不可预知性抑郁（CUMS）模型等。熊静悦等[46]采用行为绝望抑郁样模型，探讨了逍遥散的抗抑郁作用及机制，为其疏肝解郁功效及临床应用提供药理学参考，发现逍遥散 7.8g/kg、15.6g/kg 剂量连续给药 7d 能明显缩短悬尾实验中小鼠的不动时间，15.6g/kg 剂量连续给药 7d 能明显缩短强迫游泳实验中小鼠的不动时间，各有效剂量对小鼠自主活动无影响，表明逍遥散对行为绝望抑郁样行为具有明显的改善作用。研究表明，3.854g/kg 剂量的逍遥散能显著缩短 CIS 大鼠新环境进食抑制实验的潜伏期，增加在高架十字迷宫实验中开放臂的时间，并提高 Morris 水迷宫实验中的学习记忆能力[47]。慢性温和不可预知性抑郁（CUMS）模型是目前研究逍遥散抗抑郁研究最常用的模型，如瞿礼萍等[48]采用慢性温和不可预知性的应激方法建立小鼠抑郁症模型，并于造模 2 周后开始给予逍遥散（30g/kg、20g/kg）进行治疗，同时继续造模 4 周，于造模后不同时间点测定小鼠体重、自主活动和糖水消耗量等行为学指标，并用 Morris 水迷宫测试小鼠空间学习记忆能力，经过 6 周的造模程序后，逍遥散能明显改善慢性轻度应激模型小鼠体重、自主活动与糖水消耗量的异常，并能提高其空间学习记忆能力，表现出抗抑郁作用。刘金伟等[49]采用手术摘除方法建立 SD 大鼠的嗅球摘除抑郁模型，并灌胃给予逍遥散高、中、低剂量（30g/kg、15g/kg、7.5g/kg），测定模型大鼠体重、旷场活动量及糖水消耗量，Morris 法观察大鼠学习记忆能力，4 周后与模型组比较，逍遥散高、中、低剂量组对模型动物体重的降低具有一定对抗作用，连续给药 4 周能减少模型动物站立次数或穿越格子数，逍遥散 30g/kg、15g/kg 剂量给药第 1、2、3 周可显著增加模型大鼠的糖水消耗量，30g/kg 剂量对模型大鼠的学习记忆能力有一定改善趋势，表明逍遥散对该抑郁模型动物的行为学具有一定改善作用，表现出抗抑郁效应。此外，有学者还通过建立产后抑郁模型、氧化应激诱导的海马神经元凋亡抑郁模型研究逍遥散抗抑郁作用，且都发现了逍遥散可显著改善上述抑郁模型动物的抑郁样行为[50,51]。综上所述，逍遥散对多种抑郁模型均具有显著的抗抑郁效果。

（二）基于临床实验的逍遥散抗抑郁效应研究

抑郁症的病机为气机瘀滞、脏腑功能失调，肝郁脾虚是抑郁症主要证型之一。而逍遥散的主要作用是疏肝解郁，将其作为基础药物，单独应用或以其衍生方应用及联合西药或其他疗法应用，在抑郁症或其合并症的临床治疗中均已获得良好疗效。如：肖劲松等[52]观察了逍遥散对中风后抑郁症的临床疗效，发现逍遥散治疗中风后抑郁症的总有效率为 85.3%，与阳性对照组氟西汀（百优解）比较无显著差异；伍靓等[53]将 70 例产后抑郁症患者随机分为对照组和治疗组，对照组给予口服抗抑郁药舍曲林治疗，治疗组在对照组的基础上联合服用中成药逍遥散治疗，同时用汉密尔顿抑郁量表（HAMD）评定疗效，用药物不良反应量表（TESS）评定不良反应，发现治疗组 HAMD 评分明显优于对照组，且比对照组的不良反应少，总有效率 94.29%，表明抗抑郁药舍曲林联合中成药逍遥散治疗产后抑郁症能协同增强舍曲林抗抑郁能力，调理气机，降低不良反应；龚时夏[54]将 60 例乳腺癌并发抑郁症患者进行了随机分组，治疗组 30 例采用逍遥散汤剂口服配合心理治疗，对照组 30 例采用单纯心理治疗，评定治疗前后汉密尔顿抑郁量表（HAMD）评分减分率及细胞免疫功能变化，发现治疗组临床疗效优于对照组，且治疗后 CD3、CD4、CD4/CD8 指标明显提高，表明逍遥散能明显改善乳腺癌患者的抑郁症状，提高细胞免疫功能；杨春梅等[55]用逍遥散加减治疗轻中度抑郁症患者 30 例，以氟哌噻吨美利曲辛（黛力新）治疗 30 例作为对照组，结果治疗组总有效率 83.3%，对照组总有效率 66.7%，提示逍遥散加减治疗轻中度抑郁症的临床疗效优于氟哌噻吨美利曲辛（黛力新）；董峰[56]采用逍遥散加减及心理疏导方法治疗更年期抑郁症患者，总有效率 91.67%，表明逍遥散加减结合心理疏导，可以明显改善患者的抑郁症状。

综上所述，临床通常将逍遥散进行加减并结合其他疗法，用于中风后抑郁症、产后抑郁症、乳腺癌并发抑郁、轻中度抑郁症、更年期抑郁症等患者，其中中风后抑郁症是临床报道最多的一种逍遥散治疗的抑郁症类型，且都取得了良好的临床疗效。因此，功效疏肝解郁、健脾养血的经典方剂逍遥散，作为基础方加减治疗各种类型的抑郁症是切实可行的。

二、逍遥散抗抑郁机制研究

抑郁症是一种由多种因素引起的疾病，其发病机制复杂，主要包括：①单胺类神经递质假说及受体假说：大脑中 5-羟色胺（5-HT）与去甲肾上腺素（NE）功能不足及二者相应的受体功能的失衡是导致抑郁症的主要因素[57]。②下丘脑-垂体-肾上腺轴（HPA）假说：抑郁症患者的临床症状与 HPA 的活跃程度关系密切，临床给予治疗后患者症状减轻，且促肾上腺皮质激素释放激素（CRH）、促肾上腺皮质激素（ACTH）、皮质醇表达下降[58]。③细胞分子机制假说：磷脂酶 C（PLC）-蛋白激酶 C（PKC）及腺苷酸环化酶（AC）-蛋白激酶 A（PKA）的信号传导失衡可导致抑郁症的发生，部分抗抑郁药物可通过增强 G 蛋白偶联受体 AC-环磷腺苷（cAMP）-PKA 信号通路的活性治疗抑郁症[59]。④细胞因子及兴奋性氨基酸假说：细胞因子通过降低神经递质功能，激活 HPA 轴，使其出现过度损伤，兴奋性氨基酸系统以 γ-氨基丁酸（GABA）受体系统及代谢型谷氨酸（mGlu）受体系统为主，此系统功能失调与抑郁症的发病有着密切关系[60]。

单胺类神经递质假说是经典的发病机制学说之一。研究表明逍遥散可通过调节抑郁模型动物体内 5-羟色胺（5-HT）、去甲肾上腺素（NE）和多巴胺（DA）水平发挥其抗抑郁作用[61,62]。也有研究表明，HPA 异常激活与抑郁症的发病密切相关。动物实验研究发现，抑郁模型大鼠体内皮质酮（CORT）、促肾上腺皮质激素（ACTH）水平异常，给予逍遥散治疗后，可显著回调其水平，表明逍遥散可能对 HPA 具有反馈调节作用[63]。有研究表明，腺苷酸环化酶-蛋白激酶 A（AC-PKA）与磷脂酶 C-蛋白激酶 C（PLC-PKC）信号传导平衡失调是抑郁症的发病机制[64]。丁国安等[65]探讨了抑郁大鼠模型受体后信号转导的变化及加味逍遥汤的干预作用，发现与模型组比较，加味逍遥汤能明显增加大鼠海马 cAMP、PKA 及 PKC 的含量，遂得出加味逍遥汤可能是通过调节受体后 cAMP、PKA 及 PKC 信号传导通路发挥抗抑郁作用的结论。抑郁症的细胞因子假说逐渐兴起，其中白细胞介素 IL-1、IL-6、TNF-α 与抑郁症的关系已被众多研究证实[66]。杨靖等[67]研究了逍遥散及其功效拆方对 CUMS 模型大鼠血清白介素-1β（IL-1β）、白介素-6（IL-6）、肿瘤坏死因子-α（TNF-α）、干扰素-γ（IFN-γ）及皮质酮（CORT）水平的影响，发现逍遥散、疏肝药能显著降低大鼠血清 IL-1β、IL-6、TNF-α、IFN-γ 水平，表明逍遥散抗抑郁作用的发挥与抑制 CUMS 模型大鼠炎性细胞因子的释放、降低血清皮质酮水平有关。

综上所述，逍遥散可通过降低机体内单胺类神经递质水平、调控 HPA 异常功能、影响细胞分子机制、改善细胞因子水平发挥抗抑郁作用。

三、小结与展望

本节围绕肝郁脾虚型抑郁症的动物模型、逍遥散治疗作用等问题进行了总结，并从调节神经递质浓度、影响神经营养因子功能表达、调控 HPA 功能失衡等方面梳理了逍遥散治疗肝郁脾虚型抑郁症的药理作用机制。随着实验研究的不断深入，已经证实逍遥散抗抑郁的作用机制具有多层次、多靶点、多途径的特点。作为临床疏肝解郁治疗抑郁症的代表方，逍遥散已被广泛应用于中风后抑郁、产后抑郁、各种癌症或慢性病伴发抑郁等轻中度抑郁症并取得较好疗效。但临床上诊断逍遥散治疗抑郁症疗效的工具是量表，缺乏客观性诊断指标，同时也缺乏客观的药效评价体系对中药治疗抑郁症进行监测评价。

在药效研究方面，上述几种方剂的研究载体均为大、小鼠，四逆散的研究主要是对正常动物给药后进行抑郁相关行为学指标评价的药物筛选性研究，以及对抗慢性应激对动物所造成的抑郁行为的改善研究；小柴胡汤多数研究在该方剂对抑郁模型动物的改善作用的基础上进行；柴胡加龙骨牡蛎汤在基于动物实验的抗抑郁效应方面研究较多；柴胡疏肝散要通过加减该方进行研究，且在给予柴胡疏肝散后，要通过观察动物模型的糖水消耗及各项行为学评分来判断其抗抑郁效应；逍遥散进行抗抑郁研究时，所用实验动物模型较多，包括改变生物学因素、改变心理社会因素等所致抑郁模型，如嗅球摘除抑郁模型和 CUMS 模型等。在临床研究方面，四逆散、小柴胡汤、柴胡加龙骨牡蛎汤和柴胡疏肝散多将抑郁症作为一些疾病的伴随性症状来治疗，而逍遥散单独应用或以其衍生方应用及联合西药或其他疗法应用，在抑郁症或其合并症的临床治疗中均已获得良好疗效。

在抗抑郁机制研究方面，上述几种方剂大同小异，主要涉及单胺类神经递质假说及受体假说、下丘脑-垂体-肾上腺轴（HPA）假说、细胞分子机制假说等。本课题组前期以代谢组学技术为手段，在动物和临床水平上研究了逍遥散的抗抑郁作用，将在后续章节中详细介绍逍遥散在治疗抑郁症方面的研究。

参考文献

[1] 畅洪昇，梁吉春，孙建宁，等. 四逆散有效部位对小鼠行为绝望和药物抑郁模型的作用 [J]. 北京中医药大学学报，2006（07）：451-453.

[2] 金艳. 四逆散活性成分对慢性应激大鼠抑郁模型的治疗作用及机理研究 [D]. 北京中医药大学，2004.

[3] 冯劼. 四逆散对抑郁模型大鼠血浆 NPY、SP、SS 含量的影响 [J]. 浙江中医杂志，2011，46（08）：566-567.

[4] 史亚飞，杨苪，郭丽丽，等. 加味四逆散对青少期应激结合成年后诱导抑郁大鼠行为学、海马 CA1 区 5-HT_（1A）R 表达的影响 [J]. 中华中医药学刊，2018，36（10）：2378-2382.

[5] 刘凌云，陈权韩，刘琰，等. 加味四逆散分时给药对应激性抑郁症大鼠下丘脑 SCN 生物钟基因的表达及其昼夜节律的影响 [J]. 医学理论与实践，2018，31（06）：781-784.

[6] 李亮，张元贵，林丰夏，等. 中西医结合治疗冠心病伴抑郁 30 例临床观察 [J]. 中国民族民间医药，2018，27（18）：79-82.

[7] 席玉红，党中勤，张莉莉，等. 加味四逆散对功能性消化不良伴抑郁状态的干预作用 [J]. 中国实验方剂学杂志，2014，20（03）：202-204.

[8] 李明，徐向东. 四逆散对慢性应激抑郁模型大鼠行为学及神经递质的影响 [J]. 长春中医药大学学报，2014，30（04）：579-582.

[9] 彭淑芹. 四逆散和逍遥散对抑郁模型大鼠行为学及其抗病机理的研究 [D]. 山东中医药大学，2014.

[10] 谢忠礼，李杰. 加味四逆散对慢性应激大鼠海马区 5 羟色胺 2A 受体（5-HT2AR）及其 mRNA 表达的影响 [J]. 中国实验方剂学杂志，2010，16（16）：150-151.

[11] 袁玉梅，史亚飞，韩霞，等. 加味四逆散对青少期复合应激大鼠行为学及海马与皮质中 5-HT、5-HIAA 含量的影响 [J]. 广州中医药大学学报，2017，34（01）：70-75.

[12] 原红霞，韦彩柳，程遥. 小柴胡汤抗抑郁作用研究 [J]. 中国实验方剂学杂志，2012，18（15）：190-191.

[13] 张滋. 加味小柴胡汤干预抑郁症的实验研究 [D]. 福建中医学院，2009.

[14] 杨杰，黄丹雪，鹿秀梅，等. 小柴胡汤化学成分及其在抑郁模型大鼠体内代谢成分的分析 [J]. 中草药，2012，43（09）：1691-1698.

[15] 颜艳. 小柴胡汤干预抑郁症的实验研究 [D]. 福建中医学院，2008.

[16] 赵智勇，张娜，刘妍研，等. 小柴胡汤加减治疗功能性便秘伴抑郁的疗效观察 [J]. 现代医药卫生，2018，34（14）：2213-2215.

[17] 赵佳辉，王顺，桑鹏，等. 透穴针刺结合小柴胡汤治疗中风后抑郁临床观察 [J]. 黑龙江中医药，2011，40（06）：55.

[18] 谢华. 小柴胡汤联合多塞平治疗卒中后抑郁的临床疗效观察 [J]. 中国社区医师, 2017, 33 (16): 96-97.

[19] 李海苹. 小柴胡汤加减治疗 34 例抑郁症患者的临床疗效观察 [J]. 中国社区医师, 2018, 34 (18): 94-96.

[20] 张金茹. 小柴胡汤治疗抑郁症 40 例 [J]. 北京中医, 2003 (05): 38-39.

[21] 李发明, 高志刚. 小柴胡汤治疗抑郁症 90 例临床观察 [J]. 山西中医, 1996 (02): 10-11.

[22] 郑孟灵. 小柴胡汤治疗郁证 46 例 [J]. 中国中医药科技, 2004 (06): 343.

[23] Schildkraut J. The catecholamine hypothesis of affective disorders: a review of supporting evidence [J]. Am J Psychiatry, 1965, 122 (4): 24-33.

[24] 董占华, 冯春霞, 马玉凤, 等. 文拉法辛对抑郁症患者脑脊液 5-HT 和 NE 的影响及其与疗效的关系 [J]. 中国神经精神疾病杂志, 2006 (02): 150-151.

[25] 李鹏英, 吴婷婷, 龙飞虎, 等. 小柴胡汤拆方对慢性束缚抑郁模型大鼠脑组织神经递质的影响 [J]. 世界中医药, 2016, 11 (08): 1566-1569.

[26] 苏光悦. 小柴胡汤抗抑郁作用及其调节脑内神经递质、神经营养因子和雌性激素的相关机制研究 [D]. 沈阳药科大学, 2014.

[27] 刘丽军, 刘思尧, 沙春河, 等. 柴越汤对抑郁症大鼠 HPA 轴的调节作用 [J]. 中国实验方剂学杂志, 2017, 23 (10): 133-138.

[28] 张有志, 聂惠民, 张德昌, 等. 柴胡加龙骨牡蛎汤等经方治疗抑郁症的动物行为学研究 [J]. 中国中医基础医学杂志, 2001 (07): 510-512.

[29] 王晓滨, 孔明月, 孙荣华, 等. 柴胡加龙骨牡蛎汤对慢性应激抑郁大鼠行为及海马形态学的影响 [J]. 中医药信息, 2014, 31 (03): 50-52.

[30] 孟海彬, 瞿融, 马世平. 柴胡加龙骨牡蛎汤抗抑郁作用研究 [J]. 中药药理与临床, 2003 (01): 3-5.

[31] 邓暖繁. 柴胡龙骨牡蛎汤治疗恶性肿瘤化疗后并发抑郁症临床观察 [J]. 光明中医, 2012, 27 (01): 76-78.

[32] 何荣荣, 夏宝妹, 刘珺, 等. 柴胡加龙骨牡蛎汤加减方治疗产后抑郁 30 例疗效观察 [J]. 湖南中医杂志, 2017, 33 (08): 79-81.

[33] 王雅君, 李国宏. 柴胡加龙骨牡蛎汤加减辨治脑卒中后抑郁 [J]. 吉林中医药, 2017, 37 (05): 466-468.

[34] 孙秀业, 王春林, 赵金铭. 柴胡加龙骨牡蛎汤治疗中风后抑郁经验谈 [J]. 辽宁中医药大学学报, 2014, 16 (06): 150-152.

[35] 王晓滨, 许瑞, 孔明月, 等. 柴胡加龙骨牡蛎汤对慢性应激抑郁大鼠强迫游泳行为及 HPA 轴的影响 [J]. 哈尔滨医科大学学报, 2014, 48 (03): 198-201.

[36] 陆洁, 厉璐帆, 瞿融, 等. 柴胡加龙骨牡蛎汤有效部位对慢性应激大鼠行为及海马神经组织的影响 [J]. 药学与临床研究, 2011, 19 (03): 231-234.

[37] 杨萍, 李亮, 孙美珍. 柴胡疏肝散对癫痫合并抑郁大鼠的行为学及海马齿状回神经发生的影响 [J]. 神经损伤与功能重建, 2014, 9 (04): 306-308.

[38] 王永志, 赵静洁, 杜仪, 等. 柴胡疏肝散对抑郁症大鼠行为学的影响 [J]. 北京中医药, 2012, 31 (10): 783-785.

[39] 牛德斌. 柴胡疏肝散对抑郁症模型小鼠行为学改变影响的实验研究 [J]. 中医学报, 2012, 27 (06): 706-707.

[40] 杜辉. 柴胡疏肝散加减治疗脑卒中后抑郁 40 例疗效观察 [J]. 齐齐哈尔医学院学报, 2013, 34 (15): 2247-2248.

[41] 汪为民, 吴龙传, 徐新华. 柴胡疏肝散治疗 COPD 急性加重期伴焦虑抑郁障碍 30 例临床观察 [J]. 江苏中医药, 2014, 46 (06): 41-42.

[42] 杨燕灵. 柴胡疏肝散加味对 2 型糖尿病抑郁症患者相关指标的影响 [J]. 湖南中医药大学学报, 2013, 33 (04): 16-19.

[43] 褟璇, 戎志斌, 刘纯, 等. 柴胡疏肝散对肝郁型老年性痴呆大鼠模型行为学及海马单胺神经递质的影响 [J]. 深圳中西医结合杂志, 2013, 23 (03): 129-134.

[44] 樊蔚虹，赵文景，杨清．柴胡疏肝散对卒中后抑郁大鼠海马组织形态学影响［J］．中国实验方剂学杂志，2010，16（03）：145-146.

[45] 邓颖，张春虎，张海男，等．柴胡疏肝散及其拆方对抑郁模型大鼠行为及海马、杏仁核、额叶 BDNF 及其受体 TrkB 的影响［J］．中国中西医结合杂志，2011，31（10）：1373-1378.

[46] 熊静悦，曾南，张崇燕，等．逍遥散抗抑郁作用研究［J］．中药药理与临床，2007（01）：3-5.

[47] Jiang Y M，Li X J，Meng Z Z，et al. Effects of Xiaoyaosan on stress-induced anxiety-like behavior in rats: Involvement of CRF1 receptor［J］．Evid. Based Complementary Altern. Med, 2016, 2016: 1-9.

[48] 瞿礼萍，曾南，梁珂，等．逍遥散对慢性温和应激模型小鼠行为学及空间学习记忆能力的影响［J］．中药药理与临床，2007（05）：18-20.

[49] 刘金伟，曾南，苟玲，等．逍遥散对嗅球摘除抑郁模型大鼠行为学及脑内单胺类神经递质的影响［J］．中药药理与临床，2012，28（05）：4-7.

[50] 汪涛，秦锋．逍遥散对产后抑郁大鼠海马中单胺类神经递质含量的影响［J］．中西医结合学报，2010，8 11）：1075-1079.

[51] Meng Z Z，Hu J H，Chen J X，et al. Xiaoyaosan decoction, a traditional Chinese medicine, inhibits oxidative-stress-induced hippocampus neuron apoptosis in vitro［J］．Evid. Based Complementary Altern. Med, 2012, 2012（12）: 489254.

[52] 肖劲松，章军建，黄朝云，等．逍遥散治疗中风后抑郁 68 例［J］．数理医药学杂志，2004（04）：333.

[53] 伍靓，吴奇，李晶，等．舍曲林联合逍遥散治疗产后抑郁症［J］．吉林中医药，2014，34（05）：469-471.

[54] 龚时夏．逍遥散治疗乳腺癌患者抑郁症 30 例疗效观察［J］．山东中医杂志，2010，29（10）：674-675.

[55] 杨春梅，林海．逍遥散治疗轻中度抑郁症 30 例观察［J］．实用中医药杂志，2015，31（05）：381.

[56] 董峰．逍遥散加减治疗更年期抑郁症 45 例［J］．实用中医内科杂志，2009，23（12）：57-58.

[57] Bai Y，Song L，Dai G，et al. Antidepressant effects of magnolia in a mouse model of depression induced by chronic corticosterone injection［J］．Steroids, 2018, 63: 16-31.

[58] Labad J，Soria V，Salvat-Pujol N，et al. Hypothalamic-pituitary-adrenal axis activity in the comorbidity between obsessive-compulsive disorder and major depression［J］．Psychoneuroendocrinology, 2018, 93: 20-28.

[59] Wang J Q，Mao L. The ERK Pathway: Molecular mechanisms and treatment of depression［J］．Mol. Neurobiol, 2019, 56: 6197-6205.

[60] Miyagishi H，Tsuji M，Saito A，et al. Inhibitory effect of yokukansan on the decrease in the hippocampal excitatory amino acid transporter EAAT2 in stress-maladaptive mice［J］．J Tradit Chin Med, 2017, 7: 371-374.

[61] 汪涛，秦锋．逍遥散对产后抑郁大鼠海马中单胺类神经递质含量的影响［J］．中西医结合学报，2010，8（11）：1075-1079.

[62] 韩海洋，彭淑芹，徐向东．逍遥散对抑郁模型大鼠海马中枢神经递质含量及 BDNF 和 TrkB 表达的影响［J］．长春中医药大学学报，2015，31（05）：893-896.

[63] 丁杰，陈家旭，梁媛，等．逍遥散对肝郁脾虚证模型大鼠外周促肾上腺皮质激素、皮质酮的调节作用［J］．中华中医药杂志，2009，24（11）：1436-1439.

[64] 马宗国，江南，余梦瑶，等．抑郁症发病机制及中药治疗研究进展［J］．中国实验动物学报，2011，19（06）：548-553.

[65] 丁国安，余国汉，伍远菲，等．加味逍遥汤对抑郁大鼠海马 cAMP，PKA，PKC 的影响［J］．中国实验方剂学杂志，2012，18（04）：162-164.

[66] You Z，Luo C，Zhang W，et al. Pro- and anti-inflammatory cytokines expression in rat's brain and spleen exposed to chronic mild stress: Involvement in depression［J］．BB Research, 2011, 225（1）: 0-141.

[67] 杨靖，龚锡平，刘蓉，等．逍遥散及其功效拆方对 CUMS 大鼠血清细胞因子与皮质酮水平的影响［J］．中药药理与临床，2013，29（06）：4-6.

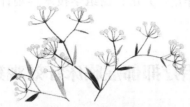

第八章 基于代谢组学技术的逍遥散抗抑郁临床与药理研究

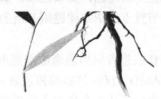

第七章对四逆散、小柴胡汤、柴胡加龙骨牡蛎汤、柴胡疏肝散以及逍遥散等以柴胡为君药的经典方剂的抗抑郁效应和机制进行了综述，阐述了各经典方剂的抗抑郁研究现状。相关研究表明，各方剂在治疗抑郁症方面均具有显著疗效，其中对逍遥散抗抑郁作用的研究最为广泛。本课题组近10余年对逍遥散的抗抑郁作用进行了临床、药理、化学和药物代谢等方面进行了深入研究。

逍遥散源自经典中医古籍《太平惠民和剂局方·卷九》，以其良好的疏肝解郁、健脾益气之"治郁证"功效而广泛应用于临床，组方由柴胡（30g）、当归（30g）、白芍（30g）、麸炒白术（30g）、茯苓（30g）、炙甘草（15g）、薄荷（10g）、生姜（10g）共8味药组成，每服6g，用水300mL，加烧生姜1块（切坡），薄荷少许，同煎至210mL，去滓热服，不拘时服。主"从肝论治、养血疏肝、疏木扶土、抑金疏木"[1]。大量临床及实验研究均证实该方有确切的抗抑郁作用[2]。

抑郁症属情感性心境障碍，以显著而持久的情绪低落为基本临床表现，严重者甚至自杀[3]，已成为一种严重影响患者身心健康和生命的重大疾病，发病率逐年增加。2017年世界卫生组织指出，抑郁症已成为世界第四大疾患，全球抑郁症患者约有3.22亿人，我国抑郁症发病率约为4.2%，目前已经有超过约9000万人患病[4]，严重影响了人们的正常生活，甚至给家庭乃至整个社会带来沉重的负担。但目前对其病因和病机的认识仍不清楚，抑郁症被认为是一种病因复杂、涉及多个系统、严重危害人类身心健康的重大疑难疾病[5]。现有抑郁症的治疗方式主要有三种[6]：药物治疗、心理治疗和物理治疗，但仍以化学药物治疗为主。已上市的抗抑郁化学药物存在有效率不高（<70%）、服药时间长、起效慢、停药复发、不良反应明显等问题[7]，在发挥治疗作用的同时也威胁着患者的健康。抑郁症患者发病率逐年增高，但相对于肿瘤、糖尿病、心脑血管疾病等重大疾病，治疗抑郁症的药物研发相对滞后，市场供需矛盾比较严重，因此，从传统中药复方中研发针对发作期中度抑郁症并改善抑郁伴发症状、减少化学药物不良反应的药物，是抗抑郁中药新药创制的重要策略。本章将从临床及临

床前研究阐述逍遥散抗抑郁作用，并用代谢组学技术客观评价其疗效，探讨其药理作用机制。

第一节　逍遥散治疗抑郁症临床疗效观察及治疗特点分析

逍遥散作为疏肝解郁、调和肝脾的经典名方，大量的临床应用显示逍遥散具有确切的抗抑郁作用。但对逍遥散治疗抑郁症的临床研究的疗程不确定，而且用药剂量以及处方变化较大，此外，在疗效评价上也存在一些问题，如缺乏统一规范评价标准、疗效分析不全面、疗效评价方法较单一等问题，本节重点介绍本课题组开展的逍遥散治疗抑郁症的临床观察及治疗特点的相关研究。

在本次临床试验中给予抑郁症患者服用逍遥散水煎剂（370g 生药饮片/d），剂量较大且没有加减，连续 8 周，采用 HAMD（汉密尔顿抑郁量表）、CGI（临床疗效总评量表）、中医证候量表等手段进行临床疗效评价，从多个角度去分析逍遥散治疗抑郁症的临床疗效。

（一）研究方法

1. 研究对象

治疗组：病例来源为山西医科大学第一附属医院中医科或精神卫生科就诊的抑郁症患者。

入组标准：根据《中国精神疾病分类及诊断标准》（CCMD-3）诊断标准诊断为单次或反复抑郁发作的患者；17 分＜基线时的 HAMD 17 项评分＜24 分；同时参考中华人民共和国中医药行业标准《中医病证诊断疗效标准》及有关抑郁症的文献，由本课题组中医专家制定逍遥散类方中医证候量表，该量表 14 项评分≥24 分；年龄 18～65 岁；男女不限，门诊或者住院患者；抑郁症状至少 1 个月；经山西医科大学第一附属医院伦理委员会同意，所有患者均签署知情同意书。

排除标准：双相障碍抑郁发作者；伴精神病性症状者；HAMD 自杀条目评分≥3 分者；妊娠期、哺乳期或计划在试验期间妊娠的妇女；有癫痫病史者；1 年内使用过抗抑郁药物者；筛选前 1 个月内参加过其他药物临床实验者；具有严重的不稳定的躯体疾病者；1 年内有符合诊断标准的酒精和药物滥用或依赖者。

健康对照组：根据与治疗组年龄、性别等相当条件选取，HAMD＜7 分，肝肾功能及血常规正常，无精神病史、药物和酒精依赖史，具体排除标准如上。

逍遥散方药：柴胡、当归、白芍、炒白术、茯苓各 60g，炙甘草 30g，生姜、薄荷各 20g。每日 1 剂，分早、晚两次温服，每次 185mL，相当于每毫升含生药 1.0g，服用 8 周。

2. 疗效观察与评价指标

疗效观察：评定员采用交谈与观察相结合方式，分别在给药前及治疗后 2 周、4 周、6 周、8 周末进行 HAMD、中医证候量表、CGI 两项（病情严重程度-SI、疗效总评-GI）的评分。

评价指标：

① 疗效主要指标采用 HAMD，参考《精神病学》（第 3 版），按 HAMD 评分减分率评估

疗效。痊愈：HAMD 减分率≥75%。显著进步：HAMD 减分率≥50%。进步：HAMD 减分率≥25%。无效：HAMD 减分率<25%。显效率=（痊愈+显著进步）/样本数×100%。

② CGI（临床疗效总评量表）：临床医学上用于评定临床疗效，可用于精神科各种疾病的临床研究与疗效观察。评分变化可反映入组患者抑郁症严重程度的变化。CGI-SI 评定病情严重程度，CGI-GI 评定病情改善程度，采用 0～7 分 8 等级的打分方式对抑郁症受试者在临床观察期间病情的严重程度和改善程度进行评价。

③ 中医证候量表可从中医角度评价逍遥散治疗抑郁症的疗效及各中医症状的变化。

3. 统计学处理

采用 SPSS17.0 软件进行统计分析，计量资料（用表示）采用配对 t 检验，等级资料采用秩和检验，计数资料采用卡方检验，随机变量之间做相关分析。

（二）结果分析与讨论

1. 病例纳入情况分析

依据诊断及排除标准，本研究共纳入抑郁症患者 62 例，其中男性 15 例，女性 47 例，年龄 23～63 岁，平均年龄（47.1±9.3）岁，病程 1～12 年。试验过程中脱落 4 例，实际完成观察病例 58 例，占总纳入病例的 94%。入组患者年龄分段分布见表 8-1、图 8-1。

收集完抑郁症病例后，入组了与治疗组年龄、性别相匹配的符合标准的健康志愿者共 60 例，主要来自本校学生、老师及健康查体中心查体者。女性 45 人，男性 15 人，平均年龄（43.6±10.6）岁。年龄、性别、受教育情况等经检验与治疗组无明显差异（P>0.05）。

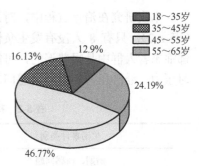

图 8-1　入组患者年龄分段分布饼图

表 8-1　入组患者年龄分段分布

年龄段/岁	女性/例	男性/例	实际/例	占比/%
18～35	8	0	8	12.9
35～45	6	4	10	16.1
45～55	22	7	29	46.8
55～65	11	4	15	24.2
总计	47	15	62	100.0

对入组患者基本情况（表 8-1）分析可发现，入组抑郁症患者女性（47 例）明显多于男性（15 例），这与既往文献报道一致。且本研究中女性患者中有 71%处于更年期，结合文献报道说明更年期妇女抑郁症的发病率相对较高。

结合表 8-1、图 8-1 可以分析：45～55 岁及 55～65 岁的入组患者为中老年人群，所占比例较大，且女性占绝大多数。同时随着生活、工作压力的增大，中青年人群抑郁症的患病率也日益升高。

本研究对入组抑郁症患者学历进行分析（图 8-2），发现中小学、初中学历占有的比例最大，高中以上，甚至本科、研究生学历抑郁症患者也是日益增多。高学历从事的行业，相对来说竞争更激烈，工作压力相对也更大。

本研究对入组患者家庭居住地进行分析（图 8-3），发现农村地区居民入组抑郁症患者人数比城市居民患者人数略高。农村抑郁症患者一般是受经济压力及医疗条件较差影响，患病率较高。城市抑郁症患者则多受到工作、学习压力影响较多。

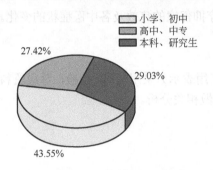

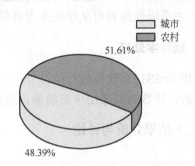

图 8-2　入组患者学历分布饼图　　　　　图 8-3　入组患者地域分布饼图

本次研究在治疗过程中，对入组患者近半年内发生的负性生活事件进行了一定程度调查（表 8-2），只有 8 人没有发生负性事件，可见对于抑郁症患者来说，上述负性生活事件在抑郁症患者人群中是很普遍的，可能是引发或复发抑郁症的重要因素。其中来自工作压力、学习压力、经济压力、婚姻情感问题等方面的影响最为普遍。

表 8-2　抑郁症患者近半年内重大生活事件的发生

生活事件类别	患者数/例	占比/%
婚姻、情感问题	6	9.8
工作、学习压力	18	29.0
人际关系紧张	4	6.5
亲人健康	5	8.1
经济压力	19	30.6
民事纠纷	1	1.6
发生两种及两种以上重大负性生活事件	6	9.7
无负性事件	8	12.9

2. 总疗效评定结果

以 HAMD 减分率评定疗效，58 例患者经过 8 周治疗，痊愈 38 例、显著进步 14 例、进步 4 例、无效 2 例，显效率为 89%。

3. HAMD、CGI-SI、中医证候量表在治疗前后评分分析

HAMD、CGI-SI、中医证候量表在治疗前后评分分析见表 8-3、图 8-4。

表 8-3 治疗前后 HAMD、CGI-SI、中医证候量表评分变化（$\bar{x} \pm S$）

项目	治疗前评分/分	治疗后评分/分				P 值
		2 周末	4 周末	6 周末	8 周末	
HAMD	20.4±2.5	12.6±3.0	8.0±2.9	5.5±2.9	5.0±3.2	<0.001①
CGI-SI	3.8±0.4	2.5±0.5	1.8±0.5	1.3±0.5	1.2±0.5	<0.001①
中医证候量表	49.7±9.5	30.5±6.9	21.5±5.9	14.9±7.7	12.1±8.7	<0.001①

注：①表示三种量表治疗后 8 周评分分别与治疗前进行配对 t 检验，$P < 0.001$。

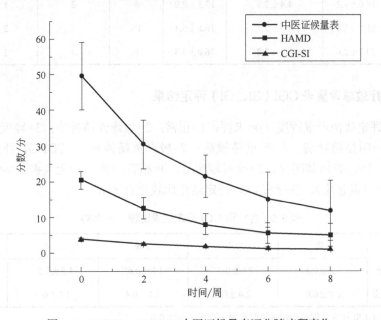

图 8-4 HAMD、CGI-SI、中医证候量表评分随疗程变化

结合表 8-3 及图 8-4，治疗后第 2、4、6、8 周末 HAMD、CGI-SI 及中医证候量表评分与基线相比差异均有统计学意义（$P < 0.001$），且随着疗程的延长，三种量表评分均呈显著下降趋势。说明逍遥散治疗起效较快，入组患者抑郁状态的严重程度日趋减小，且整个治疗过程基本没有出现病情反复。

表 8-4 治疗前后治疗组与健康对照组 HAMD 评分比较

项目	治疗组	健康对照组	P 值
治疗前评分/分	20.4±2.5	3.2±1.5	<0.05
治疗后评分/分	5.0±3.2		>0.05

通过表 8-4 可以比较发现，抑郁症患者治疗前 HAMD 评分与健康对照组评分有显著性差异（$P < 0.05$）；治疗后 HAMD 评分与健康对照组评分无显著性差异（$P > 0.05$）。抑郁症患者经过 8 周治疗后评分恢复正常，逍遥散治疗取得了很好的效果。

不同年龄段入组患者疗效分析见表 8-5。对不同年龄段的入组患者的临床疗效进行秩和检验：18～35 岁、35～45 岁、55～65 岁三个年龄段患者疗效差异没有统计学意义（$P > 0.01$），但与 45～55 岁年龄段患者比较，疗效具有统计学差异（$P < 0.01$）。对各年龄段治疗前后 8 周

HAMD 评分比较发现：45～55 岁年龄段患者基线分数均大于其他三个年龄段患者，且减分幅度最大，表明逍遥散对于 45～55 岁年龄段抑郁症患者治疗效果更好。

表 8-5　不同年龄段入组患者临床疗效比较

年龄段/岁	HAMD 评分/分			疗效/例数			
	治疗前	8 周治疗后	差值	痊愈	显著进步	进步	无效
18～35	20.7±2.4	4.7±1.5	16.0±3.2	5	2	0	0
35～45	18.0±1.2	4.4±2.9	13.5±2.9	6	2	1	0
45～55	21.1±2.4	4.5±2.7	16.6±5.1	18	7	2	1
55～65	20.7±2.6	5.1±3.2	16.0±3.8	9	3	1	1

4. 临床疗效总评量表 CGI（SI、GI）评定结果

CGI-SI 评定病情严重程度（0=未评；1=正常；2=边缘性精神病；3=轻度精神病；4=中度精神病；5=明显精神病；6=严重精神病；7=极严重精神病）；CGI-GI 评定病情改善程度（0=未评；1=改善极其明显；2=改善较明显；3=稍有改善；4=无改善；5=稍有恶化；6=明显恶化；7=严重恶化）。各疗程 CGI 评定结果比较见表 8-6。

表 8-6　各疗程 CGI 评定结果比较（$\bar{x}±S$）

项目	0 周	2 周	4 周	6 周	8 周
严重度（SI）/分	3.8±0.4	2.5±0.5[①]	1.8±0.6[①]	1.3±0.5[①]	1.2±0.5[①]
改善情况（GI）/分	0.0±0.0	2.4±0.5	2.1±0.4	1.8±0.5	1.7±0.6

注：①表示 CGI-SI 评分分别与治疗前进行配对 t 检验，$P<0.001$。

如表 8-6 所示，抑郁症人群主要分布为轻中度抑郁症，CGI 严重度评分在治疗前为（3.8±0.4）分，治疗 2 周后评分显著低于治疗前（$P<0.001$），抑郁症严重程度有了一定改善。治疗 8 周后 CGI 严重度评分降为（1.2±0.5）分，改善情况评分为（1.7±0.6）分，说明病情改善得较明显。

5. HAMD 及中医证候量表治疗前后各项症状发生率变化分析

如图 8-5 所示，抑郁症患者经过逍遥散治疗 8 周后，中医证候量表中各症状评分亦发生了很大变化，其中情绪抑郁、烦躁易怒、胸胁不适、失眠等评分降幅较大。在临床治疗过程中，这些症状的减轻是很明显的，患者自身能很明显感觉到这种变化，同时也在很大程度上增加了患者的依从性。

对入组患者治疗前各项症状发生率高低分析可知，HAMD 诊断结果（表 8-7）：最普遍的精神症状是抑郁情绪、工作和兴趣障碍、精神性焦虑；最普遍的躯体性症状是全身症状（背痛、疲乏无力等）、躯体性焦虑、睡眠不深、早醒。中医证候量表诊断结果（表 8-8）：最普遍的精神症状是情绪抑郁、烦躁易怒、悲观厌世及情绪不宁；最普遍的躯体性症状是疲乏无力、失眠。躯体症状也是干扰患者对疾病判断以及医师对抑郁症临床诊断很重要的一个因素。

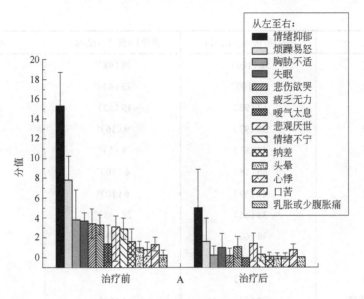

图 8-5 中医证候量表各症状评分比较

表 8-7 治疗前与治疗后（8 周末）HAMD 各项症状发生率变化

症状	治疗前/例（占比/%）	治疗后/例（占比/%）	症状消失/例
抑郁情绪	58（100）	20（34）[c]	38
工作和兴趣障碍	58（100）	30（52）[c]	28
精神性焦虑	58（100）	23（40）[c]	35
全身症状	58（100）	30（52）[c]	28
躯体性焦虑	57（98）	32（55）[c]	25
早醒	56（97）	24（41）[c]	32
睡眠不深	55（95）	12（21）[c]	43
有罪感	48（83）	17（33）[c]	31
入睡困难	45（78）	21（36）[c]	24
自杀	40（69）	5（9）[c]	35
疑病	30（51）	8（14）[c]	22
胃肠道症状	30（51）	15（26）[b]	15
性症状	20（34）	10（17）[b]	10
激越	19（33）	8（2）[b]	11
迟缓	15（26）	6（3）[b]	9
体重减轻	6（10）	4（7）[a]	2

注：治疗前与治疗后各项症状发生率经卡方检验：c—$P<0.001$；b—$P<0.05$；a—$P>0.05$。

表 8-8 治疗前与治疗后（8 周末）各中医症状发生率比较

症状	治疗前/例（占比/%）	治疗后/例（占比/%）	症状消失/例
情绪抑郁	58（100）	24（46）[c]	34
烦躁易怒	58（100）	19（33）[c]	39

续表

症状	治疗前/例（占比/%）	治疗后/例（占比/%）	症状消失/例
悲观厌世	58（100）	28（48）[c]	30
疲乏无力	58（100）	23（40）[c]	35
失眠	57（98）	19（33）[c]	38
情绪不宁	56（97）	9（16）[c]	47
悲伤欲哭	47（81）	3（5）[c]	44
头晕	45（78）	6（10）[c]	39
胸胁不适	40（69）	6（10）[c]	34
口苦	38（66）	28（48）[a]	10
纳差	38（66）	6（10）[c]	32
心悸	35（60）	6（10）[c]	29
嗳气太息	35（60）	2（3）[c]	33
乳胀或少腹胀痛	3（5）	1（2）[a]	2

注：治疗前与治疗后各项症状发生率经卡方检验：c—$P<0.001$；a—$P>0.05$。

可见对于最普遍的躯体性症状和精神性症状，中医证候量表的诊断结果同 HAMD 诊断结果是基本相符的，由此可以说明两种量表在诊断上存在一致性。

对 HAMD 治疗前与治疗后（8 周末）各症状发生率进行卡方检验（表 8-7）：除体重减轻项外，其他各项症状治疗 8 周后发生率均显著下降（$P<0.001$）。

对中医证候量表治疗前与治疗后（8 周末）各症状的发生率进行卡方检验（表 8-8）：除乳胀及少腹胀痛、口苦项外其他各项症状治疗 8 周后发生率均显著下降（$P<0.001$）。

从治疗前后症状发生分布来看，HAMD 各项症状频数减少最多的是睡眠不深、抑郁情绪、精神性焦虑、自杀、早醒等，中医证候量表症状频数减少最多的情绪不宁、悲伤欲哭、头晕、烦躁易怒、失眠等。由此可见治疗前发生率较高的症状，症状频数减少也是较大的，可见逍遥散对于主症的治疗效果是较好的。总之，从中西医两个角度分析，入组患者大部分症状都得到了有效缓解。

（三）小结

不同人群均可能受到抑郁症的危害，抑郁症的发生受到很多因素的影响，对于这些因素我们应该给予更多的关注与研究，以预防和降低抑郁症的发生。通过 HAMD、CGI 以及中医证候量表，从中西医两个角度对逍遥散治疗效果进行评价，结果证明逍遥散对于轻中度抑郁症患者 8 周的治疗效果是确切的。在第二周就发现胃口、睡眠等症状有所缓解，且相比西药，副作用较小，故用药顺应性良好。同时本研究还为临床上制定统一规范的抑郁症诊断与治疗标准、逍遥散治疗抑郁症剂量、疗程选择提供了参考。

第二节　基于代谢组学的逍遥散抗抑郁临床研究

由于抑郁症目前的临床诊断主要工具是量表，缺乏客观性诊断指标，导致抑郁症诊断识别率低。因此临床上迫切需要一种客观的实验室诊断抑郁症方法，同时也缺乏客观的药效评价体系对中药治疗抑郁症进行监测评价。而代谢组学的发展为解决上述问题提供了可能。代谢组学作为一种系统生物学方法，具有整体性、客观性、灵敏性和连续动态性的特点，与中医药的整体观念、辨证论治的思想非常吻合。近年来，代谢组学已经在肿瘤、肝病、高血压以及抑郁症、阿尔兹海默病等疾病的研究中取得初步成果。本节主要介绍基于多种代谢组学分析技术平台的逍遥散抗抑郁作用临床研究。

一、逍遥散治疗抑郁症的临床血浆样本 ¹H-NMR 代谢组学研究

核磁共振是现阶段代谢组学研究应用最广泛的技术。核磁代谢组学具有很多优点，如对样品没有破坏性、测试速度快、可以较全面地反应代谢物信息。代谢组学的研究对象有血液、尿液等。每种体液因为所在器官、组织分布、功能不同，都有其特异性的 NMR 图谱。血液作为人体代谢的媒介，能提供实时纯净的生物信息。本研究采用 NMR 技术平台，对抑郁症患者进行血浆代谢组学分析，探讨逍遥散抗抑郁的作用机制。

（一）实验方法

1. 仪器与试剂

氘代水（D_2O）（购自美国默克试剂公司），SC-3610 低速离心机，TGL-6 高速台式冷冻离心机，Bruker 600-MHz AVANCE Ⅲ核磁仪（600.13 MHz proton frequency）（德国布鲁克公司）。

2. 血浆样本采集与处理

（1）血浆样本采集

① 治疗组：为保证血浆样本核磁测试结果不受非实验因素的影响，选择了 62 例受试者中治疗期间依从性较好的 14 例受试者的血浆样本。

② 健康对照组：根据与治疗组受试者年龄、性别等相当的条件选取了 14 例健康志愿者的血浆样本。受试者纳入排除标准同表 8-2 所示。受试样本的人口学资料见表 8-9。

表 8-9　选择测试样本的人口学资料

项目	抑郁症患者		健康人
	治疗前	治疗后	—
样本数	14	14	16
男/女人数	10/14	10/14	10/16
年龄/岁	49.6±6.8	49.6±6.8	44.6±7.0
HAMD 评分/分	20.7±2.1	4.9±5.0*	2.68±1.4

注：*表示 $P<0.01$（治疗后与治疗前比较）。

治疗组受试者要求在治疗前及治疗 8 周后分别使用含有肝素钠的真空采血管采集 5mL 静脉血。室温下 3000r/min 离心 10min，然后将离心出的血浆分装于干净的 EP 管内，保存在−80℃。

（2）血浆样本处理　将血浆样本置于冰水混合物中解冻，精密移取 450μL 置于 EP 管中，加入 350μL D_2O，于 4℃离心 20min（13000r/min），取上清液 600μL 转移至 5mm 的核磁管中，保存在 4℃下直到核磁测试。

3. NMR 检测条件

Bruker 600 MHz AVANCE Ⅲ NMR 谱仪，采用 Carr-Purcell-Meiboom-Gill（CPMG）脉冲序列，参数设置：自由感应衰减（64K 数据点），自璇弛豫延迟（320ms），扫描 64 次。

4. 图谱处理

采用 MestReNova 核磁图谱专业处理软件对所有血浆 ¹H-NMR 图谱进行傅里叶转换，并进行相位、基线调整。以肌苷酸（δ3.04ppm）为标准对谱图进行化学位移的校正；排除 δ5.0～4.5ppm 区域的水峰，以 δ0.04ppm 为单位，对 δ0.0～5.5ppm 区域的图谱进行等宽度分割；对图谱进行分段积分后，将数据进行归一化等处理，然后进行多元统计分析。

5. 统计处理

采用 SIMCA-P 13.0 软件将 NMR 采集处理的（血浆）积分数据进行中心化和规格化后，进行偏最小二乘判别分析（PLS-DA）和正交-偏最小二乘判别分析（OPLS-DA）；数据采用 SPSS 17.0 软件处理，t 检验用于差异标志物的检验及鉴别（$P<0.05$ 具有显著性差异）。

（二）结果分析与讨论

1. 代谢物指认

参照文献报道及 NMR 数据网站，依据化学位移、峰形及耦合常数等信息指认代谢物，分别得到抑郁症患者治疗前、治疗后及健康人的 ¹H-NMR 代谢物图谱（图 8-6），并从中指认了 24 种化合物。

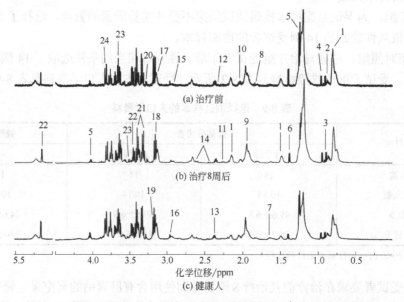

图 8-6　抑郁症患者治疗前后以及健康人血浆的典型 ¹H-NMR 核磁图谱

1—脂质；2—亮氨酸；3—异亮氨酸；4—缬氨酸；5—乳酸；6—丙氨酸；7—赖氨酸；8—乙酸盐；9—N-乙酰糖蛋白；

10—谷氨酰胺；11—β-羟基丁酸；12—丙酮酸；13—谷氨酸；14—柠檬酸；15—肌酸；16—肌酐；17—胆碱；

18—氧化三甲胺；19—β-葡萄糖；20—脯氨酸；21—α-葡萄糖；22—甘氨酸；23—苏氨酸；24—天冬氨酸

2. PLS-DA

在本项研究中，我们使用了多变量分析技术观察和检测因逍遥散治疗可能引起的任何微妙的变化。首先，抑郁症患者组与对照组进行比较，探讨由抑郁引起的内源性代谢物的变化。采用 PLS-DA 方法对所有血浆样本 ^{1}H-NMR 代谢轮廓进行分析，PLS-DA 模型质量用 R^2 和 Q^2 两个参数评估。R^2 表示模型的解释能力，Q^2 表示模型的预测能力。如图 8-7（c）经过 200 次交叉验证证明了 PLS-DA 模型具有很好的预测能力，得到得分散点图（score plot）[图 8-7（a）]。每一个点代表一个血浆样本，相似病理生理状态的样本通常具有相似的性质，因此在散点图上相似状态的样本通常会聚在一起，相距越远，表示病理生理状态差距也越大。可见，抑郁症患者在治疗前与健康对照组明显分离。

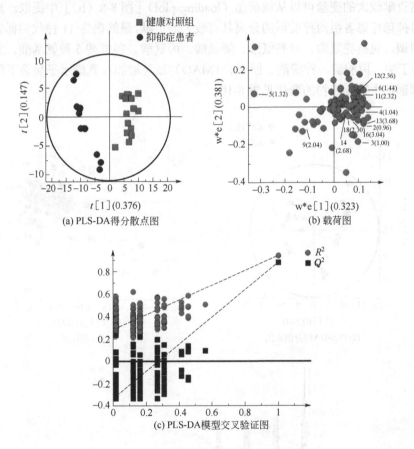

(a) PLS-DA得分散点图　　(b) 载荷图

(c) PLS-DA模型交叉验证图

图 8-7　抑郁症患者与健康对照组血浆 PLS-DA

3. 抑郁症患者差异代谢物提取

研究发现，抑郁症患者的血浆代谢轮廓在抑郁症的干扰下发生了显著的变化。载荷图每个点均可以代表某一个代谢物的信息。这种对分离贡献较大的变量可以从载荷图（loading plot）[图 8-7（b）]中提取。离原点较远的那些点对抑郁症患者组和健康对照组的分离具有较大的贡献，同时采用 SPSS 软件对载荷图中边缘位置的代谢物峰面积进行 t 检验（$P<0.05$），最终得到具有显著差异的潜在生物标志物，12 个代谢物被确定为潜在的差异

生物标志物。与健康对照组相比，抑郁症患者具有较低水平的氨基酸（亮氨酸、异亮氨酸、缬氨酸、丙氨酸、谷氨酸）、其他代谢产物（β-羟基丁酸、丙酮酸、柠檬酸、肌酐、氧化三甲胺）和较高水平的乳酸、N-乙酰糖蛋白。这些代谢产物参与多种生化过程，表明抑郁症引起了相应的生化变化。

4. 逍遥散对患者主要差异代谢物的调节作用

为确定逍遥散是否对抑郁症患者代谢轮廓产生了影响，对抑郁症患者治疗前后 NMR 图谱进行 PLS-DA，如图 8-8（c）经过 200 次交叉验证证明了 PLS-DA 模型具有很好的预测能力，得到得分散点图（score plot）[图 8-8（a）]。可以看出，抑郁症患者治疗 8 周后与治疗前可以明显分开。这一发现表明，抑郁症患者的血浆代谢轮廓经过逍遥散治疗发生了显著的变化。对分离贡献较大的变量可以从载荷图（loading plot）[图 8-8（b）]中提取。离原点较远的那些点对抑郁症患者组治疗前后的分离具有较大的贡献，最终确定 11 种代谢标志物浓度发生了显著回调，包括亮氨酸、异亮氨酸、缬氨酸、丙氨酸、谷氨酸 5 种氨基酸，其他代谢产物（β-羟基丁酸、丙酮酸、柠檬酸、肌酐、TMAO）显著增加及乳酸水平显著下降。治疗 8 周后潜在抑郁症生物标志物的变化见表 8-10。

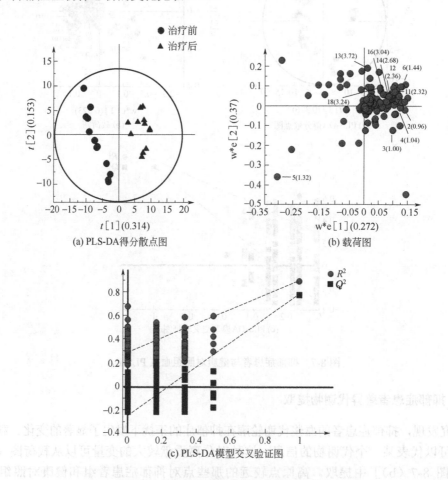

(a) PLS-DA得分散点图

(b) 载荷图

(c) PLS-DA模型交叉验证图

图 8-8　抑郁症患者治疗前后血浆 PLS-DA

表 8-10 治疗 8 周后潜在抑郁症生物标志物的变化

代谢物	δ/ppm	抑郁症患者对比健康对照	P	治疗后对比治疗前	P
亮氨酸	0.95（d）	↓	1.07×10^{-3}	↑	1.78×10^{-4}
异亮氨酸	0.99（d）	↓	1.07×10^{-3}	↑	1.78×10^{-4}
缬氨酸	1.04（d）	↓	5.55×10^{-3}	↑	7.09×10^{-3}
乳酸	1.32（d）	↑	2.06×10^{-2}	↓	3.77×10^{-2}
丙氨酸	1.48（d）	↓	1.23×10^{-8}	↑	1.53×10^{-9}
N-乙酰糖蛋白	2.04（s）	↑	2.56×10^{-3}	↓	—
β-羟基丁酸	2.34（dd）	↓	1.06×10^{-10}	↑	5.42×10^{-10}
丙酮酸	2.37（s）	↓	9.20×10^{-10}	↑	1.07×10^{-6}
柠檬酸	2.69（d）	↓	5.84×10^{-10}	↑	6.74×10^{-7}
肌酐	3.04（s）	↓	1.1×10^{-3}	↑	1.87×10^{-2}
氧化三甲胺	3.24（s）	↓	1.32×10^{-2}	↑	4.02×10^{-2}
谷氨酸	3.72（dd）	↓	4.91×10^{-6}	↑	7.69×10^{-6}

注：1. s 为单峰；d 为双峰；t 为三峰；m 为多重峰。

2. "↑/↓" 分别表示增加/减少，"—" 表示没有显著性差异。

（三）小结

在这项研究中，我们研究了抑郁症和逍遥散干预引起的代谢变化[8]。结果发现了 11 个内源性代谢标志物受抑郁症影响发生了显著变化，包括氨基酸、有机酸和脂类等，而这些代谢标志物变化同样引起了相关联的代谢途径变化（图 8-9），丙酮酸、丙氨酸、柠檬

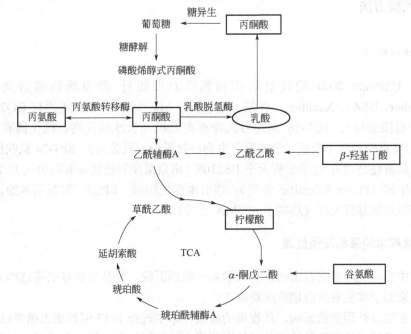

图 8-9 与抑郁症相关联的代谢标志物及代谢途径

方框代表与健康对照组相比，显著减少的代谢物；椭圆代表显著增加的代谢物

酸、肌酐水平下降及和乳酸水平增加，表明抑郁状态所造成的能量代谢紊乱。精力不足或疲劳是抑郁症患者最常见的症状。乳酸是葡萄糖在厌氧条件下代谢的最终产物。抑郁症患者的血浆中乳酸水平增加表明葡萄糖代谢（糖酵解和葡萄糖氧化途径）受到抑制。这种抑制作用可能是与厌氧细胞呼吸相关的，这是一个能量代谢过程，此时表明代谢能力出现下降。酮体是脂肪酸代谢的中间体，对中枢神经系统提供保护作用。β-羟基丁酸是一种很重要的酮体，它在抑郁症患者血浆中浓度的下降表明肝郁状态下能量代谢紊乱。

上述研究实例说明，抑郁症患者的代谢机制受到了干扰抑制，逍遥散治疗后抑郁症患者的代谢网络逐渐修复调整。其中 11 个生物标志物及相关代谢途径，在逍遥散干预下发生显著回调，证明了逍遥散有确切的抗抑郁作用。总之，逍遥散通过调整氨基酸代谢、能量代谢、酮体和其他代谢途径发挥了很好的抗抑郁作用。因此，基于核磁的代谢组学技术从生命系统整体的角度出发，在研究疾病诊断生物标志物及对中药临床疗效评价方面是有力的工具。

二、逍遥散治疗抑郁症的临床血浆样本 LC-MS 代谢组学研究

LC-MS 结合了 LC 的高效、快速分离效能与 MS 的灵敏、准确等优点，在热不稳定、难挥发性、非极性、大分子化合物的分离分析中发挥着明显的优势，在代谢组学研究中拥有巨大的优势。本小节主要介绍课题组采用 LC-MS 的代谢组学方法对抑郁症患者服用逍遥散前后以及健康对照组的血浆样本进行分析，为逍遥散抗抑郁疗效评价以及作用机制的研究提供科学依据。

（一）实验方法

1. 仪器与材料

Dionex UltiMate 3000 超高效液相相色谱及四级杆-静电场轨道阱高分辨质谱（Thermo-Fisher，USA）；Xcalibur 工作站（Waltham，Ma，USA）；数控超声仪 KQ2200 型（昆山超声仪器有限公司）；TGL-16 高速台式冷冻离心机（长沙湘仪离心机仪器有限公司）；SCIENTZ-12N 真空冷冻干燥机（宁波新芝生物科技股份有限公司）；SPT-24 氮吹仪（北京斯波特科技有限责任公司）；电子分析天平 BS210S（南京莱步科技实业有限公司）。HPLC 级乙腈、甲醇和甲酸（Fisher Scientific 公司）；溶血磷脂酰胆碱（LPC）、对氨基苯酚、牛磺酸、肌酐、胞苷以及氨基酸混标（均购于 SIGMA 公司）。

2. 血浆样本的采集及预处理

本研究中的研究对象来自山西医科大学第一附属医院，并且受试者的筛选纳入以及血浆样本的采集来源于实验室的前期临床观察工作。

为排除实验以外因素的影响，从收集的血浆样本中选择了 17 例健康志愿者以及 22 例完全符合要求的受试者经逍遥散治疗前后的血浆样本。经统计学分析，各受试者年龄、性别等均符合要求（表8-11）。

表 8-11　测试样本的人口学资料

	抑郁症患者		预测集抑郁症患者		健康对照
	治疗前	治疗后	治疗前	治疗后	
样本数	17	17	5	5	17
男/女人数	7/10	7/10	2/3	2/3	7/10
年龄/岁	47.1±8.3	47.1±8.3	45.2±10.2	45.2±10.2	46±7.5
HAMD 评分/分	19.5±1.8	3.5±1.9*	19.8±2.2	4.8±1.5*	4.39±2.19

注：*表示 $P<0.01$（治疗前与治疗后比较）。

空腹抽取健康对照组以及抑郁症患者服用逍遥散 8 周前后的静脉血，置于 5mL 含有肝素钠的真空采血管中，静置 30min 后，以 3000r/min 的转速离心 10min，然后取上清液分装于干净的 EP 管内，每管 1mL，于−80℃保存。

3. 样本的制备

将血浆样本于冰水混合物中解冻后，取 200μL 并加入 800μL 乙腈，充分振荡均匀后，4℃下 13000r/min 离心 20min，取上清液 800μL，置于氮气下吹干。加入 200μL80%乙腈-水（V/V）后，涡旋 2min，以 0.22μm 滤膜滤过，待 LC-MS 分析。

4. 测试条件

（1）液相条件　流动相 A，含 0.1%甲酸的水；流动相 B，含 0.1%甲酸的乙腈。梯度洗脱：0～2min，2%B；2～3min，2%B～35%B；3～28min，35%B～98%B；28～30min，98%B；30～32min，98%B～2%B；32～34min，2%B。进样量：5μL。流速：0.2mL/min。柱温：35℃。WatersACQUITYUPLCHSST3 色谱柱（2.1mm×100mm，1.8μm）。

（2）质谱条件　采用 HESI 离子化方式。喷雾电压：正极，3.5kV；负极，2.5kV。毛细管温度 320℃；加热器温度 300℃。鞘气流速：35arb。辅助气流速：10arb。扫描模式为 Full Scan/dd-MS2，采集范围为 m/z100～1500，正负离子切换采集模式；分辨率采用 MS Full Scan 35000 FWHM，MS/MS 17500 FWHM，NCE 为 12.5eV、25eV 和 37.5eV。

5. 数据处理

将上述分析条件采集到的所有数据导入 SIEVE 软件包（Thermo- Fisher 公司，USA），该软件包可以自动完成谱峰识别、滤噪等前处理程序，处理参数设置如下：时间范围（retention time range）为 0～32min；质量范围（mass range）为 150～1500Da；质量偏差（mass tolerance）为 0.01；最小强度（minimum intensity）为 1%；质量窗（mass window）为 0.02；保留时间窗口（retention time window）为 0.02；消除噪音水平（noise elimination level）为 10；变化峰强度阈值（marker intensity threshold）为 300。最后输出保留时间、精确质荷比和峰面积组成的三维矩阵。

为消除样本之间的差异以及仪器所造成的误差，将上述所得到的数据导入 Excel 中进行峰面积归一化。为了寻找与抑郁症以及逍遥散抗抑郁疗效相关的生物标志物，将归一化后的数据导入 SIMCA-P 软件中，首先采用主成分分析（PCA）对数据进行初步的模式识别，考察各组数据的分离情况，剔除异常样本，以保障数据分析的有效性。在 PCA 基础上，利用 PLS-DA 对有效的模型进行进一步分析，最大化这三组之间的差异。最后采用 OPLS-DA 去除与实验观察无关的随机信息，从而最大化提取与实验有关的变化来寻找两组之间的差异代谢物。并对 OPLS-DA 模型进行预测，最后结合 S-plot 图中各点所代表的代谢物变量对分类的贡献程度（规定 VIP>1），并采用软件 SPSS 17.0 进行方差分析以确定其统计学意义，最终确定与疾病以及药物疗效相关的差异代谢物，并作相应差异代谢物柱状图。为了更进一步了解这些差异代谢物与逍遥散抗抑郁疗效之间的关系，将所得差异代谢物含量变化与抑郁症患者治疗前后的 HAMD 得分的变化作相关分析。根据这些代谢物在体内的生物学功能、代谢通路以及动态变化的过程，分析逍遥散抗抑郁的疗效。

（二）结果分析与讨论

1. 代谢物指认

应用 UHPLC-Q Exactive Orbitrap-MS 分析方法对各组人体血浆样本进行数据采集，得到不同模式下各组人体血浆样本代谢物轮廓。正、负离子模式下各组人体血浆代谢物 LC-MS 总离子流图见图 8-10 和图 8-11。

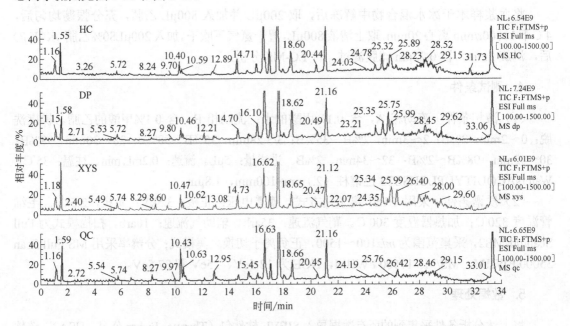

图 8-10　正离子模式下各组人体血浆代谢物 LC-MS 总离子流图

HC—健康对照组；DP—抑郁症组；XYS—逍遥散组；QC—QC 样本组

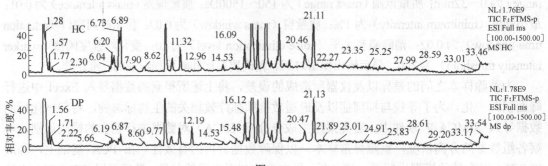

图 8-11

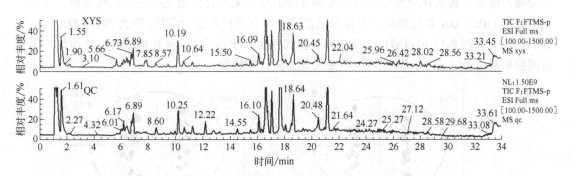

图 8-11　负离子模式下各组人体血浆代谢物 LC-MS 总离子流图

HC—健康对照组；DP—抑郁症组；XYS—逍遥散组；QC—QC 样本组

2. 多元统计分析

本研究首先采用 PCA 对所有样本进行初步分析后，对健康对照组以及抑郁症患者服药前后的样本进行了 PLS-DA，更大程度地反映了样本之间的差异（图 8-12）。为了保证其分离趋势的生物学意义，本研究采用排列实验（permutation test）对这两个 PLS-DA 模型进行验证，由图 8-12（a）和 8-12（d）可以看出，在这两个模型验证图中，回归线斜率较大并与纵轴的截距小于零，说明该模型质量符合要求。

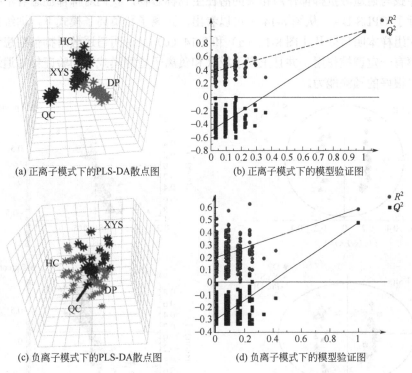

(a) 正离子模式下的PLS-DA散点图

(b) 正离子模式下的模型验证图

(c) 负离子模式下的PLS-DA散点图

(d) 负离子模式下的模型验证图

图 8-12　不同离子模式下三组血浆样本的 PLS-DA 散点图及模型验证图

HC—健康对照组；DP—抑郁症组；XYS—逍遥散组；QC—QC 样本组

为了进一步准确地寻找与逍遥散抑郁症相关的差异代谢标志物，本研究采用 OPLS-DA

去除噪声信息，最大化程度地提取与实验有关的变化来寻找两组之间的差异代谢物。首先，我们采用 OPLS-DA 对抑郁症患者以及健康对照组血浆样本进行分析，得到 OPLS-DA 散点图（图 8-13）。从图 8-13 可以看出，在正离子模式和负离子模式下，抑郁症患者治疗前均与健康对照组明显分开，说明抑郁症可以改变人体血浆代谢轮廓。

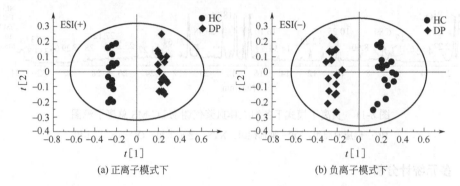

(a) 正离子模式下　　　　　　　　　　　　(b) 负离子模式下

图 8-13　不同离子模式下抑郁症患者与健康对照组血浆样本 LC-MS 图谱数据的 OPLS-DA 散点图

HC—健康对照组；DP—抑郁症组

3. 抑郁患者差异代谢物提取

为了寻找与逍遥散抗抑郁作用相关的潜在生物标志物，我们对抑郁症患者治疗前后的血浆样本进行了 OPLS-DA，从图 8-14 中可以看出，正离子和负离子模式下，训练集中逍遥散组和抑郁症组样本明显分开［图 8-14（a）和 8-14（e）］，说明逍遥散对抑郁症患者体内血浆的代谢轮廓有一定调控作用。并且正离子模式和负离子检测模式下的验证集对逍遥散抗抑郁疗效表现出很好的预测能力。

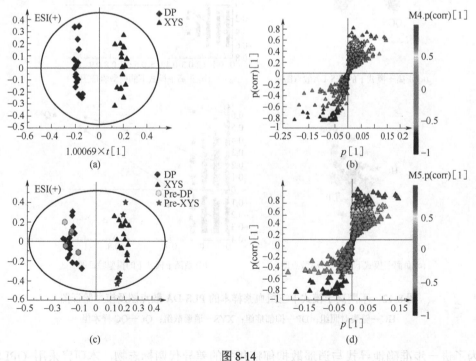

图 8-14

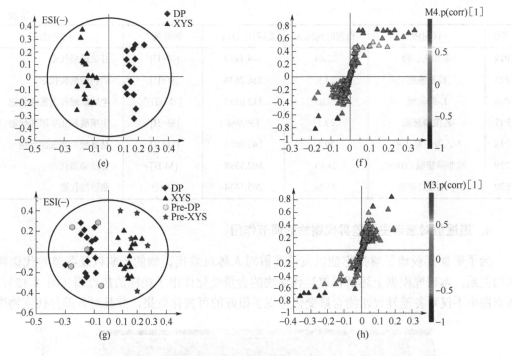

图 8-14 不同离子模式下训练集和验证集中抑郁症患者治疗前后血浆样本的 OPLS-DA

散点图以及相应的 S-plots 图

DP—抑郁症组；Pre-DP—抑郁症预测组；XYS—逍遥散组；Pre-XYS—逍遥散组预测组

应用 S-plot 对得分图进行变量加载，并结合变量重要性（VIP）分析。然后对"S"曲线上 VIP＞1 的代谢物的相对峰面积用 SPSS 软件进行独立样本 t 检验，得到 20 个与逍遥散抗抑郁疗效相关的潜在生物标志物（表 8-12）。

表 8-12 经 LC-MS 鉴定与逍遥散抗抑郁作用相关的潜在生物标志物

序号	代谢物	保留时间/min	质荷比（m/z）	加荷离子	代谢通路
P1	4-羰基-2-烯二酸	3.70	159.9693	$[M+H]^+$	脂肪酸代谢
P2	肌酐	3.96	113.9638	$[M+H]^+$	精氨酸和脯氨酸代谢
P3	硬脂酰胺	29.28	284.2944	$[M+H]^+$	脂肪酸酰胺代谢
P4	肉碱 C10:4	27.54	308.2942	$[M+H]+$	脂肪酸的 β-氧化
P5	LPC 10:3	23.07	429.3174	$[M+Na]^+$	甘油磷脂代谢
P6	LPC 16:1	22.86	512.4145	$[M+NH_4]^+$	甘油磷脂代谢
P7	肉碱 C14:2	13.03	370.2954	$[M+H]^+$	脂肪酸的 β-氧化
P8	LPC 21:4	22.74	556.4421	$[M+H]^+$	甘油磷脂代谢
P9	LPC 19:0	22.74	556.4412	$[M+Na]^+$	甘油磷脂代谢
P10	LPC 18:0	21.13	524.3748	$[M+H]^+$	甘油磷脂代谢
P11	植物鞘氨醇	23.15	341.2656	$[M+Na]^+$	鞘脂代谢
P12	环己烷十一酸	25.9	269.226	$[M+H]^+$	脂肪酸代谢
P13	LPC 23:5	22.62	600.4662	$[M+H]^+$	甘油磷脂代谢

序号	代谢物	保留时间/min	质荷比（*m/z*）	加荷离子	代谢通路
P14	未知化合物	22.49	644.4937	[M+H]⁺	甘油磷脂代谢
P15	棕榈酰胺	24.8	256.2634	[M+H]⁺	脂肪酸酰胺代谢
P16	L-胱硫醚	29.09	112.0183	[2M+H]⁺	半胱氨酸和蛋氨酸代谢
P17	乙酰磷酸酯	29.1	139.988	[M+H]⁺	牛磺酸和亚牛磺酸代谢
P18	4-乙酰氨基丁酸	29.6	146.9804	[M+H]⁺	精氨酸和脯氨酸代谢
P19	磷脂酰胆碱 O38:0	21.43	802.5598	[M-H]⁻	甘油磷脂代谢
P20	十七碳二烯酸	20.36	265.1474	[M-H]⁻	脂肪酸代谢

4. 逍遥散对患者主要差异代谢物的调节作用

为了更加直观地了解抑郁症以及逍遥散对人体血浆代谢物的影响以及各差异代谢物之间的关系，本研究根据上述所得差异代谢物的含量变化作出了相应的热点图（图 8-15），在热点图中不仅对各差异代谢物含量变化呈现了很好的可视化效果，并且对各差异代谢物进行

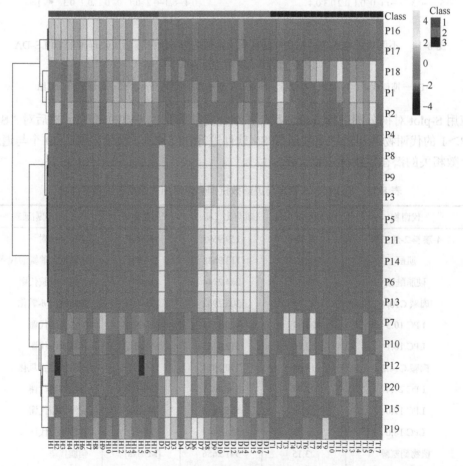

图 8-15　差异代谢物含量热点图

Class 1—健康对照组；Class 2—抑郁症组，Class 3—逍遥散治疗组，色带-4～4 代表代谢物含量由高到低

了聚类分析。第一行条带 Class 1 表示健康对照组，条带 Class 2 表示抑郁症组，条带 Class 3 表示逍遥散治疗组。图中每一个小格表示每个样本中的一个代谢物，颜色越深代表代谢物含量逐渐升高。从图 8-15 可以看出，从左到右，在热点图中，与 Class 1 相比，Class 2 中颜色发生了明显变化，而 Class 3 中颜色基本恢复到了 Class 1 中的颜色。表示与健康对照组相比，抑郁症患者血浆中代谢物含量发生显著变化，经过逍遥散治疗后，这种趋势出现明显回调现象并趋向于健康水平。说明逍遥散通过调节这些代谢物水平达到抗抑郁疗效。从左侧对代谢物的聚类分析可以看出，P1、P2、P16、P17、P18 等为一类，P7、P12、P15 为一类，P3、P4、P5、P6、P8、P9、P11、P13、P14 为一类，聚类分析结果基本符合代谢物化学分类，其相关代谢路径有待于进一步分析。

为了更进一步了解各差异代谢物与抑郁症以及逍遥散抗抑郁疗效的关系，本研究将所有样本中差异代谢物含量与相应参与者的 HAMD 得分做了相关分析（图 8-16），图中"+"表示正相关，"–"表示负相关。由图中可以看出，代谢物的含量变化与 HAMD 得分成正相关，随着这些代谢物含量的升高，抑郁症量表得分越高，表明抑郁症状越严重；反之，代谢物的含量变化与 HAMD 得分呈负相关，这些代谢物在人体血浆中含量越低，患者 HAMD 得分越高，抑郁越严重。并将实验中涉及的血浆差异代谢物绘制相关代谢通路图（图 8-17）。

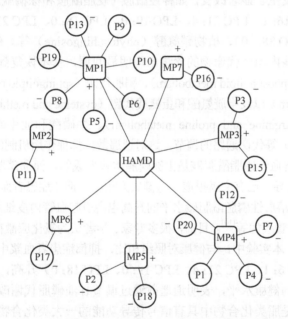

图 8-16 差异代谢物含量与 HAMD 得分相关分析图

+—正相关；–—负相关

MP1—甘油磷脂代谢；MP2—鞘脂代谢；MP3—脂肪酰胺代谢；MP4—脂肪酸代谢；

MP5—精氨酸和脯氨酸代谢；MP6—牛磺酸和亚牛磺酸代谢；MP7—半胱氨酸和蛋氨酸代谢

（三）讨论与小结

1. 代谢通路综合分析

上述研究实例成功建立了人体血浆 LC-MS 代谢组学分析方法，并完成了对临床抑郁症

患者服用逍遥散前后以及健康对照组血浆的检测分析。结果显示，与健康对照组相比，抑郁

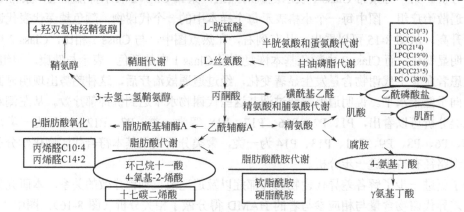

图 8-17　抑郁症患者血浆中差异代谢物相关代谢通路图

方框表示与健康对照组相比，抑郁症患者血浆中代谢物含量升高；椭圆表示与健康对照组相比，

抑郁症患者血浆中代谢物含量下降；横线表示相关代谢通路

症患者血浆代谢轮廓发生了显著改变，如神经酰胺（硬脂酰胺和棕榈酰胺），溶血性磷酸酰胆碱（LPC 10：3、LPC 16：1、LPC 21：4、LPC 19：0、LPC 18：0、LPC 23：5 和未知化合物）、氧化磷酸酰胆碱（PC O 38：0）、植物鞘氨醇（phytosphingosine）等。但经过逍遥散治疗后，抑郁症患者血浆中这些内源性代谢物的含量出现明显回调，基本恢复到正常水平。主要涉及甘油磷脂代谢（glycerophospholipid metabolism）、鞘脂代谢（sphingolipid metabolism）、脂肪酸代谢（fatty acid metabolism）以及半胱氨酸和蛋氨酸代谢（cysteine and methionine metabolism）、精氨酸和脯氨酸代谢（arginine and proline metabolism）、牛磺酸和亚牛磺酸代谢（taurine and hypotaurine metabolism）等代谢通路的调节，这对逍遥散抗抑郁作用机制的研究具有重要意义。

　　甘油磷脂代谢：溶血性磷脂酰胆碱是由卵磷脂水解形成的，而卵磷脂有利于大脑的神经系统发育，可促进神经传导。已有文献报道，与健康人相比，抑郁症患者血浆中磷脂水平偏高[9]。另外，也有文献报道，溶血性磷脂酰胆碱水平的升高也会引起血管内皮细胞的氧化应激，从而引起动脉粥样硬化、心血管疾病等[10]。目前，很多专家、学者认为氧化应激在抑郁症发病机制中是很重要的一个因素[11]。本实验中，与健康对照组相比，抑郁症患者血浆中溶血性甘油磷脂酰胆碱（LPC 10：3、LPC 16：1、LPC 21：4、LPC 19：0、LPC 18：0）升高，经过逍遥散治疗后均出现显著回调并恢复到健康水平，表明逍遥散通过调节甘油磷脂代谢改善抑郁症状。

　　鞘脂代谢：鞘脂是脂类化合物中具有信号传导功能的一大类化合物，可以水解释放出神经酰胺。神经酰胺也可由丝氨酸和棕榈酸合成，是诱导细胞凋亡的重要细胞信号，也可以介入多种信号通路。有文献报道，神经酰胺的升高可增强氧化应激，从而引起抑郁症的发生[12]。本实验中，与健康对照组相比，抑郁症患者血浆中鞘磷脂和神经酰胺含量升高，服用逍遥散后，出现明显回调，表明逍遥散可能通过改善鞘磷脂代谢达到抗抑郁疗效。

　　脂肪酸代谢：脂肪酸是机体内含量最多的能量底物。在脂肪酸 β-氧化过程中，酰基肉碱的作用是携带长链脂肪酸从细胞质转入线粒体，在机体生命活动中扮演着重要的角色[13]。脂肪酸的蓄积会导致线粒体膜的破坏，进而影响机体供能，导致能量缺乏。已有文献报道，人在睡眠剥夺后，血浆中酰基肉碱类物质含量升高[14]。本实验中，与健康对照组相比，抑郁症患者血浆中酰基肉碱类物质（肉碱 C14：2，肉碱 C10：4）含量下降，服用逍遥散后，回归正

常水平，表明逍遥散可以通过改善脂肪酸代谢来改善抑郁症患者能量缺乏导致的活动减少以及睡眠质量不佳的症状。

半胱氨酸和蛋氨酸代谢：胱硫醚是由丝氨酸和半胱氨酸合成的二肽。近年来，研究表明，丝氨酸在维持中枢神经系统正常功能方面起着非常重要的作用。丝氨酸的缺乏可以引起精神障碍以及中枢神经系统的衰退[15]。因此，抑郁症患者血浆中胱硫醚含量的降低可能是由于半胱氨酸和蛋氨酸代谢异常引起的丝氨酸缺乏所致，最终导致抑郁行为的发生。经过逍遥散治疗后，抑郁症患者血浆中胱硫醚水平出现回调，表明逍遥散可能通过调控半胱氨酸和蛋氨酸代谢发挥抗抑郁疗效。

牛磺酸和亚牛磺酸代谢：乙酰磷酸（acetylphosphate）是牛磺酸和亚牛磺酸代谢的重要中间产物。在牛磺酸和亚牛磺酸代谢通路中，乙酰磷酸由磺基乙醛转化而来，并且通过乙酰转移酶和乙酸激酶转化为乙酰辅酶 A 和乙酸乙酯。牛磺酸是一种重要的神经递质。当人体缺乏牛磺酸时，中枢神经系统中的 γ-氨基丁酸受体会受到严重制约，从而导致抑郁症的发生[16]。另外，乙酰辅酶 A 是能量代谢的重要中间产物。因能力缺乏而减少活动是抑郁症的主要症状之一。本实验研究结果表明，与健康对照组相比，抑郁症患者血浆中乙酰磷酸水平显著下降，说明抑郁的发生与牛磺酸和亚牛磺酸代谢失调以及能力缺乏有关。而经过逍遥散治疗后，抑郁症患者血浆中乙酰磷酸水平回调到正常水平，说明逍遥散的抗抑郁作用与牛磺酸和亚牛磺酸代谢通路有关。

精氨酸和脯氨酸代谢：4-乙酰氨基丁酸（4-acetamidobutanoic acid）是 γ-氨基丁酸（GABA）的前体，是精氨酸和脯氨酸代谢中一个重要的中间体，由精氨酸代谢转化而成。GABA 是一种重要的抑制性神经递质，当人体内 GABA 缺乏时，会产生焦虑、抑郁等症状[17]。本研究结果发现，与健康对照组相比，抑郁症患者血浆中 4-乙酰氨基丁酸水平显著下降，说明 4-乙酰氨基丁酸缺乏导致 GABA 合成不足，从而导致抑郁行为的发生。经过逍遥散治疗后，抑郁症患者血浆中 4-乙酰氨基丁酸处于正常水平，说明逍遥散通过调节精氨酸和脯氨酸代谢发挥抗抑郁作用[18]。

2. NMR 与 LC-MS 代谢组学结果综合分析

在逍遥散抗抑郁临床样本的 ^{1}H-NMR 代谢组学研究中发现[19]，与健康对照组相比，抑郁症患者血浆中氧化三甲胺、谷氨酰胺和乳酸含量升高，苯丙氨酸、缬氨酸、丙氨酸、甘氨酸、亮氨酸、柠檬酸、胆碱、葡萄糖含量下降。经过逍遥散治疗后，丙氨酸、乳酸、胆碱、葡萄糖、氧化三甲胺和谷氨酰胺出现不同程度的回调，涉及能量代谢、氨基酸代谢以及肠道菌群代谢等代谢通路。经 ROC 曲线分析，氧化三甲胺和乳酸的 ROC 曲线下面积大于 0.7，具有临床诊断意义。

而在逍遥散抗抑郁临床样本的 LC-MS 代谢组学研究中发现，与健康对照组相比，抑郁症患者血浆中神经酰胺、溶血性磷脂酰胆碱、氧化磷酸酰胆碱、植物鞘氨醇、环己烷十一酸等代谢物的含量显著升高；肉碱、4-羧基-2,3-烯基己二酸、肌酐、胱硫醚、乙酰磷酸以及4-乙酰氨基丁酸等代谢物的含量显著降低。经逍遥散治疗后，抑郁症患者血浆中这些代谢物均被调回到正常水平，主要涉及甘油磷脂代谢、鞘脂代谢、脂肪酸代谢以及半胱氨酸和蛋氨酸代谢、牛磺酸和亚牛磺酸代谢等代谢通路的调节。经过 ROC 曲线下面积分析，4-羧基-2,3-烯基己二酸、肌酐、胱硫醚和乙酰磷酸的 ROC 曲线下面积大于 0.7，具有临床诊断价值。

三、逍遥散治疗抑郁症的临床尿液样本 GC-MS 代谢组学研究

本节以临床受试者尿液样本为研究对象，采用基于 GC-MS 代谢组学技术研究抑郁症患者服用逍遥散前后尿液中代谢物的变化，与健康对照组比较分析，寻找与逍遥散疗效相关的差异代谢物，探讨逍遥散的抗抑郁作用。且通过对患者在用药不同时间尿液样本的分析，探讨药物发挥抗抑郁作用的变化规律。

（一）实验方法

1. 仪器与材料

气相色谱-质谱联用仪（GC-MS）（Thermo Finnigan）；TGL-16 高速台式冷冻离心机（长沙湘仪离心机仪器有限公司）；多功能酶标（SpectraMax M5，Molecular Devices，USA）；数控超声仪 KQ2200 型（昆山超声仪器有限公司）；SCIENTZ-12N 真空冷冻干燥机（宁波新芝生物科技股份有限公司）；SPT-24 氮吹仪（北京斯波特科技有限责任公司）；电子分析天平 BS210S（南京莱步科技实业有限公司）。L-氯苯丙氨酸、氯甲酸乙酯（成都化夏化学试剂有限公司）；吡啶、乙腈、氯仿、甲醇（分析纯，北京化工试剂公司）；氨基酸混标（SIGMA 公司）；肌酐测试盒（南京建成科技有限公司）。

2. 研究对象

本研究所涉及的研究对象尿液样本来源于实验室前期的大量工作，包括受试者的入组，逍遥散原材料的真伪鉴别，逍遥散水煎液的稳定性、治疗过程以及尿液样本的收集，都在严格严谨的程序下完成，符合实验要求。为保证尿液样本 GC-MS 测试结果不受非实验因素的影响，从收集的尿液样本中选择了 25 例受试者在治疗前（0 周）、逍遥散治疗 2 周、治疗 4 周、治疗 6 周的样本以及 15 例治疗 8 周的样本。健康对照组尿液样本为 33 份。各组样本中年龄、性别等均符合统计学分析（表 8-13）。

表 8-13　选择测试样本的人口学资料

时间	抑郁症患者					健康对照组
	0 周	2 周	4 周	6 周	8 周	
样本数	25	25	25	25	15	33
年龄/岁	47.5 ± 7.8	47.5 ± 7.8	47.5 ± 7.8	47.5 ± 7.8	47.8 ± 6.9	46 ± 7.5
男/女	10/15	10/15	10/15	10/15	6/9	13/20
HAMD 评分/分	20.64 ± 2.09	12.76 ± 2.86[①]	8.56 ± 2.90[①②]	5.80 ± 2.10[①②]	4.00 ± 1.41[①②]	4.39 ± 2.19[①]

注：① $P<0.01$：对比 0 周。
　　② $P<0.01$：4 周对比 2 周，6 周对比 4 周，8 周对比 6 周。

3. 尿液样本采集及预处理

分别在抑郁症患者治疗前以及服用逍遥散 2 周、4 周、6 周和 8 周收集晨尿 8mL，4℃下以 13000r/min 离心 10min，取上清液分装于干净的 EP 管内，-80℃保存，待 GC-MS 分析。

4. 内标溶液的制备

精密称取内标物质 L-氯苯丙氨酸 10mg 于 10mL 的容量瓶中，以蒸馏水为溶剂配成 1mg/mL 的 L-氯苯丙氨酸溶液，然后用移液枪精密移取 1mL 稀释至 10mL，得到浓度为 0.1mg/mL 的 L-氯苯丙氨酸内标溶液，备用。

5. 标准品与样品溶液的配制

精密称取氨基酸、胺类、有机酸等标准品置于 10mL 容量瓶中，以水为溶剂配得浓度为 2500μmol/L 的标准品溶液。取不同体积各标准品溶液稀释成不同浓度梯度，用于建立标准物质对照品图谱库以及方法学考察。

氯甲酸乙酯（ECF）衍生化反应：解冻尿液样本，根据所测尿液样本尿肌酐测定情况，通过稀释或浓缩的方式将每份尿液的肌酐水平调整至平均水平，然后冻干。在冻干粉末中再依次加入 100μL L-氯苯丙氨酸（0.1mg/mL）、400μL 无水乙醇、100μL 吡啶以及 50μL 氯甲酸乙酯，在 20℃下，40kHz 超声 4min，立即用 500μL 正己烷提取，以 7mol/L 的 NaOH 调整 pH 至 10，再加入 50μL 的氯甲酸乙酯，涡旋 30s，以 13000r/min 离心 10min，取 300μL 上清液转移至玻璃管，再用 500μL 正己烷重复提取一次，取 400μL 上清液转移至玻璃管，将 700μL 合并的上清液以氮气吹干，再用 100μL 氯仿溶解，加入少量无水硫酸钠，过滤，待测。标准品的制备方法同尿液样本制备方法。

6. 样品测试

GC-MS 分析所采用的色谱柱为 DB-5MS 色谱柱（5%二苯基-95%二甲基聚硅氧烷，30m×0.25mm×0.25μm）；进样口温度设置为 260℃，进样量 1μL，进样分流比 10：1，以氦气为载气；流速设为 1.0mL/min；EI 离子源温度设为 200℃；电子能量 70eV；以全扫描模式采集图谱，扫描范围 m/z 为 50～650；传输线温度设为 250℃。程序升温条件为 80℃保持 2min，以 10℃/min 升温至 140℃，保持 1min，再以 4℃/min 升温至 240℃，保持 1min，最后以 5℃/min 升温至 280℃，保持 5min。

7. 图谱处理与多元统计分析

图谱采用 Xcalibur 软件结合 NIST05 数据库、人体代谢物数据库（HMDB）以及常见内源性代谢物对照品同法自建图谱库进行指认，Xcalibur 为 Thermo Finnigan 工作软件，与 NIST 库链接，支持从工作站直接检索质谱库，本方法主要针对单峰及比较纯的峰，优点是方便、快捷。将 GC-MS 处理所得结果导入 SIMCA-P 13.0 软件，所有数据经过标度换算后先对抑郁症患者服药前后以及健康对照组进行 PCA，分析他们之间的差异情况。然后采用 PLS-DA，建立抑郁症和健康人 PLS 预测模型,通过健康对照组和抑郁症组在 PLS 模型中作为训练集与验证集的真实值与预测值之间的关系，判断所建模型的预测能力。同时采用 PLS-DA 放大抑郁症组和健康组以及各逍遥散治疗组之间的差异，对第一、第二主成分进行建模分析，通过排列实验随机多次（$n=200$）改变分类变量 y 的排列顺序得到的 R^2X 和 Q^2（分别代表模型可解释的变量和模型的可预测度）对模型有效性进行评判。在 PLS-DA 模型有效的前提下，采用 OPLS-DA 进一步放大各组之间的差异信息，以便组与组之间差异代谢物的发现。结合 S-plot 图以及 S-plot 图中各点所代表的代谢物变量对分类的重要程度，分析其统计学意义，最终确定与药物疗效相关的差异代谢物，根据这些代谢物在体内的生物学功能、代谢通路以及动态变化的过程，分析逍遥散抗抑郁的疗效。

（二）结果分析与讨论

1. 代谢物指认

本实验各组尿液样本典型 GC-MS 总离子色谱图（TIC）（图 8-18），采用 Xcalibur 软件结合 NIST05 数据库、人体代谢物数据库（HMDB）以及常见内源性代谢物对照品同法自建图谱库进行指认，共指出包括乙酰乙酸、甘油、丙二酸、琥珀酸、1,2-二羧酸四氢吡咯、乙酰基丁酸乙酯、苯乙酸、丙氨酸、甘氨酸、3-甲基戊烯二酸、2-氧代戊二酸、谷氨酸、2-氨基己二酸、庚二酸、亮氨酸、2-丙烯基丙二酸、异亮氨酸、1,5-二羧酸戊烷、羊油酸、1,3-二乙酰基-6-甲基吡啶、苯基乙醇酸、3-羟基苯乙酸、3-羟基环己基丙酸、辛二酸、十七酸、2,5-二羧酸呋喃、柠檬酸、马尿酸、4-羟基苯乙酸、苯丙氨酸、2-苯基亚环己基乙酸、吲哚-3-乙酸、乙酰柠檬酸、2-羧基蒽醌、酪氨酸、棕榈酸、邻苯二甲酸、硬脂酸、芥酸酰胺等在内的 39 种代谢物，主要为氨基酸和有机酸。图 8-18、表 8-14 为各组尿液样本典型的总离子色谱图及指认情况，表中列出了保留时间、主要碎片离子的质荷比等信息。

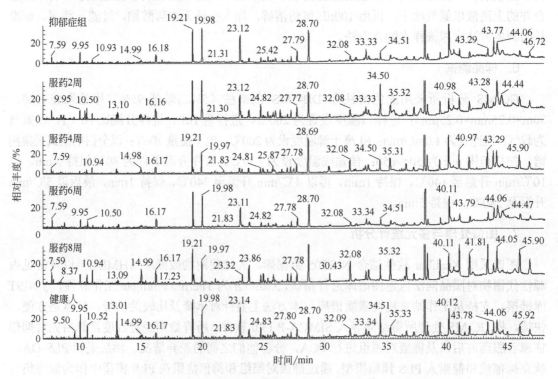

图 8-18　各组尿液样本典型 GC-MS 总离子色谱图（TIC）

表 8-14　尿液 GC-MS 图谱代谢物指认

编号	保留时间/min	代谢物	离子碎片（m/z）
1	6.39	乙酰乙酸	94，76，122，124
2	8.06	甘油	103，59，77，149

续表

编号	保留时间/min	代谢物	离子碎片（m/z）
3	8.38	丙二酸	73，133，55，160
4	8.56	琥珀酸	101，105，129，
5	8.60	1,2-二羧酸四氢吡咯	70，114
6	9.50	乙酰基丁酸乙酯	73，55，101，117
7	9.95	苯乙酸	91，65，136
8	10.34	丙氨酸	116，72，144
9	10.52	甘氨酸	102，129，101，175
10	11.77	3-甲基戊烯二酸	141，142，115，98
11	12.63	2-氧代戊二酸	101，55，73，129
12	13.01	谷氨酸	129，84，130，158
13	13.10	2-氨基己二酸	116，144，98，55
14	13.91	庚二酸	125，97，55，171
15	14.89	亮氨酸	102，158
16	15.05	2-丙烯基丙二酸	71，99，122，66，67
17	15.32	异亮氨酸	101，83，129，56
18	15.49	1,5-二羧酸戊烷	125，55，97，171
19	15.71	羊油酸	57，43，71，85，99
20	15.94	1,3-二乙酰基-6-甲基吡啶	100，128，139，72，156
21	17.07	苯基乙醇酸	77，108，180，51
22	17.23	3-羟基苯乙酸	107，77，180
23	17.75	3-羟基环己基丙酸	79，109，71，183
24	18.13	辛二酸	139，95，69
25	19.22	2,5-二羧酸呋喃	167，184，139，212，84
26	19.98	柠檬酸	157，129，115
27	23.14	马尿酸	105，77，161，134
28	23.86	4-羟基苯乙酸	107，135，180，77
29	24.83	苯丙氨酸	148，131，91，176，192
30	25.61	2-苯基亚环己基乙酸	170，98，216
31	25.88	吲哚-3-乙酸	271，81，227，287
32	27.28	乙酰柠檬酸	129，157，203，101
33	34.51	十七酸	238，254，81，166，136
34	36.30	2-羧基蒽醌	252，153，125，93，81
35	37.27	酪氨酸	192，107，164，264，77
36	40.12	棕榈酸	83，98，239，55
37	41.13	邻苯二甲酸	177，149，124，207
38	43.78	硬脂酸	98，83，55，267
39	44.91	芥酸酰胺	126，55，72，81，112

2. PCA 和 PLS-DA

GC-MS 图谱提供了抑郁症患者服用逍遥散前后以及健康人内源性代谢物的基本信息,但从图谱直观分析难以确定各组间的代谢物的含量情况及差异。如须将谱图提供的信息确切地反映出来,就需要对图谱进行模数转换,并将转换出的复杂数据进行降维处理,有效消除多信息共存中重叠部分而提取出主要成分进行分析。我们首先采用无监督的判别式分析(PCA)对各组进行差异分析,结果见图 8-19。根据 PCA 散点图我们可以发现抑郁症组与健康组明显分开,服用逍遥散 6 周和 8 周的抑郁症患者与健康组比较接近,重叠部分较大,而服用逍遥散 2 周和 4 周的抑郁症患者虽然有向健康组靠近的趋势,但与抑郁症组重叠部分较多。这表明经逍遥散治疗后,患者尿液中的代谢物发生了变化并有向健康人水平调节的趋势,在服药 6 周和 8 周的调节作用较明显,逍遥散表现出了较好的调节抑郁症异常代谢物水平的作用。

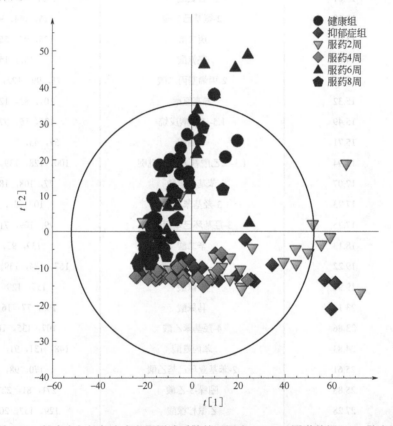

图 8-19　健康人与抑郁症患者服用逍遥散前后尿液 GC-MS 图谱数据 PCA 散点图

由于 PCA 为无监督的识别模型,其所反映出来的信息通常是数据的原始信息,对于数据的整体特征以及变化规律有所忽略,因此,需要有监督的模式识别进行验证,即采用能正确分辨出类别的数据建立测试集和训练集评价模型的预测能力。我们建立了抑郁症患者和健康人 PLS 预测模型,用于判别抑郁症患者与健康人。图 8-20 为健康组和抑郁症组在 PLS 模型中作为训练集与验证集的真实值与预测值之间的关系。在图 8-20(a)中,训练集以真实值为纵坐标、预测值为横坐标,作散点图,以评估均方差(RMSEE)表示两者之间的差异。从

图 8-20（a）中可知，RMSEE 的值为 0.131843，且健康组与抑郁症组两组明显分开。然后将抑郁症组和健康组的验证集带入训练集所创建的模型中进行验证 PLS 训练集模型。预测不同组别的模型能力由验证集产生的预测均方差（RMSEP）表示。从图 8-20（b）中可以看出 RMSEP 的值为 0.139072，抑郁症患者和健康人明显得被预测了出来。此外 RMSEP 值与 RMSEE 值相差不大，这也表明所建模型具有较好的预测能力，结合图 8-19 所反映出的信息，说明逍遥散确实对抑郁症患者具有很好的治疗作用。

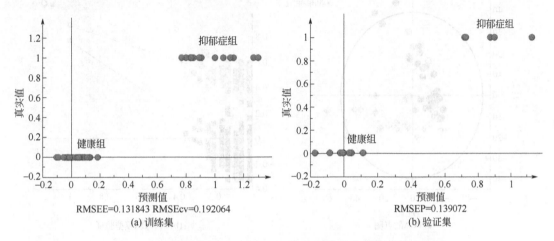

图 8-20　PLS 分析中训练集与验证集中的真实值与预测值的关系

为进一步确定抑郁症患者与健康人以及与服用逍遥散后尿液中代谢物的变化情况，采用 PCA 和 PLS-DA 对抑郁症组与健康组以及服用逍遥散后各组进行单独分析，得到 PCA 散点图，并以排列实验随机多次（n=200）改变分类变量 y 的排列顺序进行模型验证（图 8-21、图 8-22），其相关参数见表 8-15，从表中可看出，抑郁症与服药 2 周 R^2X 和 Q^2 较低，未能满足进一步分析要求，造成这种结果的原因可能是逍遥散作为一个中药复方，其药效的发挥需要经历一个阶段，虽然对抑郁症的治疗产生了一些作用，但对体内与抑郁症相关的代谢物的调节作用相对较小。

表 8-15　抑郁症组与健康组及服药各组 PLS-DA 模式识别参数

组别		R^2X	R^2Y	Q^2
抑郁症组	服药 2 周	0.054	0.462	−0.104
	服药 4 周	0.491	0.583	0.546
	服药 6 周	0.535	0.591	0.459
	服药 8 周	0.544	0.751	0.496
健康组		0.631	0.703	0.573

3. 抑郁症患者差异代谢物提取

从抑郁症组和健康组比较的 PCA 散点图［图 8-21（a）］可以看出抑郁症患者和健康人分

开趋势明显，且 PLS-DA 模型验证的 R^2 和 Q^2 均比较高，说明抑郁症患者和健康人尿液当中的代谢物含量差异较大。同样，在对抑郁症组和服药后 4 周、6 周和 8 周各组的对比中（图 8-22），抑郁症组和各组的 PCA 散点图和 PLS-DA 模型验证图显示，服用逍遥散后，随着服药时间的增加，服药各组患者与抑郁症患者尿液中代谢物含量差异越来越明显，服药 8 周后效果最明显。

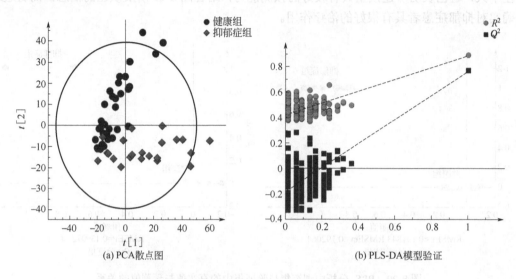

(a) PCA散点图   (b) PLS-DA模型验证

图 8-21　抑郁症组与健康组 PCA 散点图和 PLS-DA 模型验证

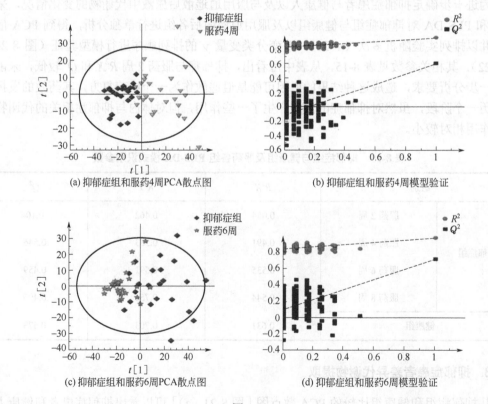

(a) 抑郁症组和服药4周PCA散点图   (b) 抑郁症组和服药4周模型验证

(c) 抑郁症组和服药6周PCA散点图   (d) 抑郁症组和服药6周模型验证

图 8-22

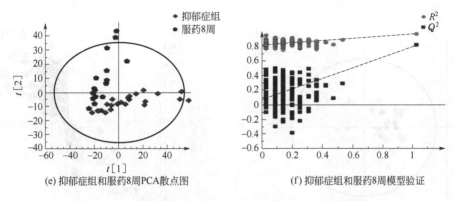

(e) 抑郁症组和服药8周PCA散点图　　　　(f) 抑郁症组和服药8周模型验证

图 8-22　抑郁症组与患者服药后各组 PCA 散点图和模型验证

4. 逍遥散对患者主要差异代谢物的调节作用

根据上面的分析，我们重点关注了抑郁症和服药 4 周以后各组及健康组的代谢物变化情况，通过 OPLS-DA 进一步地放大尿液中的代谢物微小差异并通过 S-plot 图呈现这些代谢物。VIP＞1 作为寻找差异代谢物候选物质。对"S"曲线上 VIP＞1 的代谢物峰面积用 SPSS 软件进行独立样本 t 检验，得到抑郁症组与健康组以及服药后各组 5 个共同的具有显著性差异（$P<0.01$）的代谢物，由图 8-23、图 8-24 和图 8-25 可知，与健康人比较，抑郁症患者尿液代谢产物中丙氨酸、柠檬酸和马尿酸含量升高，而苯丙氨酸和酪氨酸含量下降（$P<0.01$），经逍遥散治疗后，随着治疗周期的延长，丙氨酸、柠檬酸和马尿酸含量逐渐降低，治疗 6~8 周其含量基本与健康人相当。苯丙氨酸和酪氨酸含量随着逍遥散的治疗，逐渐升高（$P<0.01$）。这说明逍遥散对于这几种代谢物具有显著的回调作用。分析这 5 种代谢物的生物学功能发现，丙氨酸、柠檬酸与机体能量代谢相关，酪氨酸、苯丙氨酸和马尿酸与机体的神经递质的合成紧密联系，逍遥散对这几种物质的调节作用表明逍遥散能够干预抑郁症的能量代谢和神经递质的合成，从而发挥抗抑郁疗效。丙氨酸、柠檬酸、苯丙氨酸、酪氨酸和马尿酸可以作为逍遥散抗抑郁的潜在疗效生物标志物。

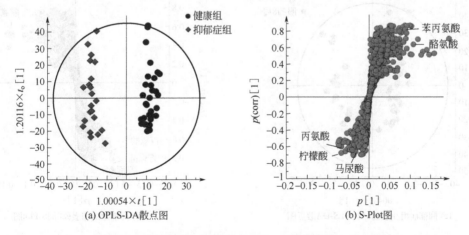

(a) OPLS-DA散点图　　　　(b) S-Plot图

图 8-23　抑郁症组与健康组 OPLS-DA 散点图和 S-Plot 图

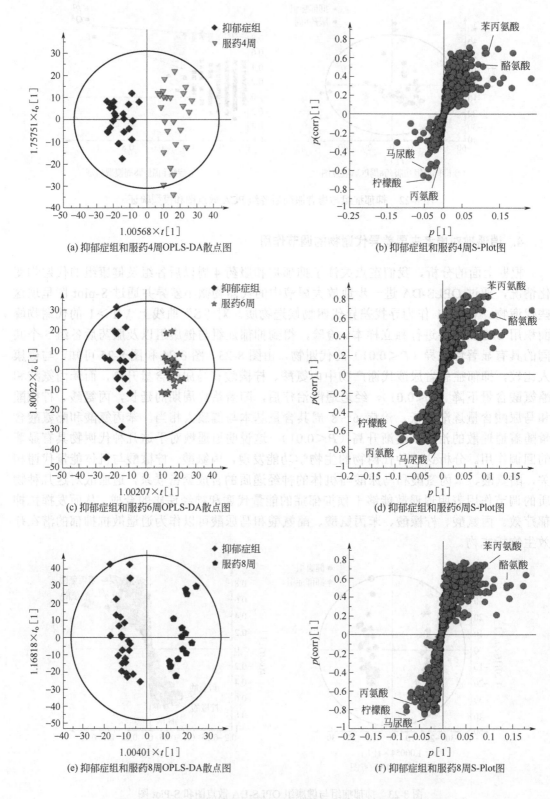

图 8-24　抑郁症组与患者服药后各组 OPLS-DA 散点图和 S-Plot 图

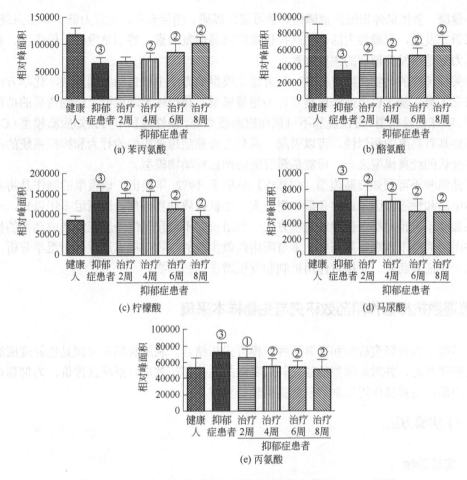

图 8-25 抑郁症患者逍遥散治疗前后及健康人尿液 GC-MS 图谱
S-Plot 找到的差异代谢物相对峰面积比较

①—$P<0.05$；②—$P<0.01$（与抑郁症患者比较）；③—$P<0.01$（与健康人比较）

（三）小结

本研究采用 GC-MS 代谢组学技术，发现抑郁症患者尿液中的丙氨酸、柠檬酸、马尿酸、苯丙氨酸和酪氨酸在逍遥散治疗后发生了显著性地向健康组相关代谢物含量水平回调[20]。分析这 5 种代谢物的生物学功能发现，丙氨酸、柠檬酸与机体能量代谢相关，酪氨酸、苯丙氨酸和马尿酸与机体的神经递质的合成紧密联系，逍遥散对这几种物质的调节作用表明逍遥散能够干预抑郁症的能量代谢和神经递质的合成，从而发挥抗抑郁疗效。本项研究表明，采用代谢组学的方法可以发现抑郁症这种复杂疾病在尿液中变化的代谢物，并找到逍遥散治疗后对这些变化的代谢物的调节趋势，这对于研究逍遥散的作用机制具有重要的意义。

第三节 基于代谢组学的逍遥散干预 CUMS 模型大鼠实验研究

应激在抑郁症的发病过程中发挥着非常重要的作用。文献报道，长期应激严重影响人类的身心健康，会使机体出现抑郁障碍、学习记忆障碍、精神紊乱、免疫力低下等多系统疾患。近年来研究发现，应激性生活事件是抑郁症的明显促发因素，特别是慢性、低强度、长期的日常压力更是引发抑郁症的主要因素。

有关抑郁症的动物模型有很多，目前建立模型的方法主要包括物理方法、化学方法、生物方法三大类。基于以上方法已建立行为绝望模型、获得性无助模型、药物诱导的抑郁症动物模型、嗅球切除模型、慢性温和不可预知应激模型等。慢性温和不可预知应激模型（CUMS）与抑郁症具有高度的相似性，可以引起一系列与抑郁症患者相似的行为和神经系统的改变，是目前公认的经典模型之一，可能是最有效的抑郁症动物模型。

慢性温和不可预知应激模型（CUMS）最早于 1982 年提出，该模型的制作是将多种日常生活中温和性应激因子连续长期作用于大、小鼠以致动物抑郁。课题组多年以来，一直采用慢性温和不可预知结合孤养的造模方式，利用长期不可预见性轻度应激造成动物的抑郁状态，并用逍遥散干预观察其药效。本节应用药效实验的生物学样本进行代谢组学分析，从代谢物水平验证其药效，并探讨作用机制和发现潜在的标志物。

一、逍遥散抗抑郁作用药效研究与生物样本采集

本节采用慢性轻度应激和孤养两种造模方式相结合，利用长期不可预见性轻度应激造成动物的抑郁状态，并对此模型的建立和逍遥散的抗抑郁药效进行系统性评价，为抑郁症临床研究和逍遥散抗抑郁作用机制的研究提供理论支持。

（一）实验方法

1. 实验动物

成年雄性 Sprague-Dawley（SD）健康大鼠 42 只，清洁级，体重 180~200 g，购自中国军事医学科学院动物实验中心。动物许可证：SCXK（京）2005-0004。动物自然昼夜节律光照，自由进食进水饲养一周以适应环境。

2. 仪器和试剂

仪器：代谢笼（苏州实验动物笼具厂）；YSD-4 药理生理实验多用仪（蚌埠医学院无线电二厂）；LD500-1 电子天平（沈阳龙腾电子有限公司）；101 系列恒温干燥箱（北京和同创业科技有限责任公司）；超声波清洗器（昆山超声仪器有限公司）。试剂：蔗糖（北京美味先食品有限公司）；生理盐水。

3. 药品制备

逍遥散方中的柴胡、当归、白芍、白术、茯苓、炙甘草、薄荷、生姜药材均购于山西省华阳药业有限公司，经山西大学中医药现代研究中心主任秦雪梅教授鉴定均为正品。

按逍遥散各药材剂量配比，称取药材，加入 10 倍量的水，浸泡 1h，回流提取 3 次（10 倍量水 2h，8 倍量水 1.5h，6 倍量水 0.5h），合并提取液，浓缩，真空减压，干燥得药粉，用蒸馏水配成相应浓度药液。

依据收率折算成药粉含生药量，按大鼠体重给药分别为：低剂量（LX）——23.1g/kg；

中剂量（MX）——46.2g/kg；高剂量（HX）——92.55g/kg。

盐酸氟西汀胶囊（YB）（百优解）（礼来公司，批号：A338350）。规格：20 mg/粒），用蒸馏水配成 0.6mg/mL 浓度；盐酸文拉法辛胶囊（YW）（博乐欣）（成都大西南制药股份有限公司，批号：071104。规格：25mg/粒），用蒸馏水配成 2.5mg/mL 浓度药液，阳性药均按 1mL/100g 给药。

4. 动物分组及实验环境

成年雄性 Sprague-Dawley（SD）健康大鼠 42 只，清洁级，体重 180~200 g，购自中国军事医学科学院动物实验中心。动物许可证：SCXK（京）2005-0004。动物自然昼夜节律光照，自由进食进水饲养一周以适应环境。

根据大鼠旷场实验的得分、体重，将大鼠分为 7 组，每组 6 只：空白组（NS）、CUMS模型组（MS）、逍遥散高剂量组（HX）、逍遥散中剂量组（MX）、逍遥散低剂量组（LX）、氟西汀组（YB）和文拉法辛组（YW）。动物均饲养于普通级动物房，室内温度保持为（22±2）℃，相对湿度保持为 30%～40%，各组大鼠均给予常规饲料。

5. CUMS 造模程序及观察指标

慢性温和不可预知应激模型组的建立包括 10 种不同的刺激：笼子倾斜（24h）、潮湿垫料（24h）、噪声刺激、冰水游泳（5min）、禁食（24h）、禁水（24h）、暴露在 50℃的温度下（5min）、夹尾（1min）、电击足底（电压为 50mV，每隔 30s 刺激 1 次，每次持续 10s，共 15 次）、陌生物体，每日给予一种刺激，每种刺激累计使用 2～3 次，顺序随机，使动物不能预料刺激的发生。应激的具体时间见表 8-16。观察指标包括大鼠体重、糖水偏爱率、旷场行为学指标等。

表 8-16　CUMS 模型复制中应激因素及观察指标

实验日期	刺激项目	观察指标	样本采集
-4～-1	分组（行为学指标、体重）	糖水偏爱率、旷场实验	尿液
1	禁食 24h		尿液
2	4℃冰水游泳		
3	鼠笼倾斜 45°，潮湿垫料		尿液
4	夹尾（1min）		
5	50℃烘箱，（5min）		
6	禁水 24h（9：00）		
7	陌生物体	糖水偏爱率（11：00）	尿液
8	夹尾（1min）	饮食量、体重、旷场实验	
9	4℃冰水游泳（5min）		
10	潮湿垫料、禁食		
11	陌生物体、鼠笼倾斜	体重	
12	束缚		
13	禁水 24h（9：00）		
14	噪声（超声）	糖水偏爱率（11：00）	尿液

续表

实验日期	刺激项目	观察指标	样本采集
15	夹尾（1min）	旷场实验、体重、饮食量	
16	电击、禁食		
17	4℃冰水游泳（5min）		
18	鼠笼倾斜，潮湿垫料		尿液
19	50℃烘箱（5min） 束缚（9：00～12：00）		
20	禁食、禁水24h（9：00）		
21	电击、噪声	糖水偏爱率、饮食量	尿液
22		体重、旷场实验	
23～26			
27	禁水24h（9：00）		
28		糖水偏爱率（11：00）	尿液
29		旷场实验、体重	
30			血液、脑组织

注：-4～-1天为实验前4～1天。

6. 生物样本采集

尿液：给药或给水后采集12h尿液记录尿液体积（为防止尿液中的酶分解代谢物，收集尿液时将收集管末端和贮液器埋于冰中），尿液置于离心管中，以15000r/min离心10min，取上清液，在-80℃冷冻保存待分析测定。分别采集实验前1d，实验7d、14d、21d的尿液。

血液：实验第28天，使用乌拉坦对大鼠进行麻醉后，于腹主动脉取血，将血液放入肝素管内，摇匀，使抗凝剂与血液充分结合，静置2h，5000r/min离心10min，去除红细胞等物质。用移液枪采集上端无色部分血浆至EP管中。进行二次高速低温离心（转速：15000r/min。时间：10min。温度：4℃）。用移液枪采集上清液，放入EP管内。分组标号，加盖密封，置-80℃冰柜内保存。

（二）结果分析与讨论

在第21天，可观察到模型组的体重显著地下降（$P<0.01$），21d后，模型组大鼠对刺激的应激和糖水偏爱程度明显低于正常大鼠。与空白组（NS）相比，在第21天CUMS模型组（MS）的水平、垂直得分显著降低，静止时间明显延长。应用SPSS 11.5软件对各组行为学指标进行独立样本t检验（表8-17），水平格数、垂直次数和静止时间，NS、MS两组之间有极显著性差异。

在第21天，对体重变化、糖水偏爱率、旷场实验的结果进行观察，分析逍遥散、氟西汀、文拉法辛的作用。逍遥散组和两个阳性药组（氟西汀组和文拉法辛组）的行为学变化列于表8-18。表8-18的实验数据说明大鼠在受到慢性不可预知温和应激之后行为学发生变化。服用逍遥散后行为学变化与模型组有明显区别。

表 8-17　空白组和模型组体重、糖水偏爱率和旷场实验得分动态分析结果

实验项目		组别	-1d	7d	14d	21d	28d
体重/g		NS	239.81±9.92	284.56±13.50	294.81±32.80	314.12±28.28[②]	316.06±29.94[①]
		MS	235.56±18.16	264.75±25.76	268.18±26.75	262.13±24.69	268.44±15.90
糖水偏爱率/%		NS	79.69±32.21	76.84±2.83	76.71±10.42	79.00±7.07[②]	79.64±8.91[①]
		MS	73.73±11.83	78.29±5.35	66.50±7.07	54.29±4.89	55.03±9.56
旷场实验	水平格数	NS	71.50±37.96	63.00±40.41[①]	55.00±28.00[①]	47.00±12.06[②]	55.83±23.78[①]
		MS	90.13±17.43	20.1±14.43	19.37±11.41	13.87±9.53	22.37±13.90
	垂直次数	NS	11.66±6.83	10.00±7.48[①]	9.00±5.04[①]	5.66±2.42[②]	8.17±7.08[①]
		MS	13.30±4.52	2.20±2.74	2.87±2.41	0.67±0.81	1.87±1.55
	静止时间/s	NS	18.60±44.42	49.32±10.23	18.88±23.59[②]	10.52±19.12[②]	14.00±28.22
		MS	0.14±0.39	70.23±54.59	129.25±59.95	159.11±84.8	50.52±56.62

注：① $P<0.05$（与 CUMS 模型组相比）。

② $P<0.01$（与 CUMS 模型组相比）。

空白组（NS）和 CUMS 模型组（MS）的行为学得分为平均值±标准差（$n=8$）。

由于模型组的大鼠产生了抑郁情绪，其体重、糖水偏爱率、垂直次数、水平格数及理毛次数在造模后均明显减少，静止时间明显增加；给予大鼠逍遥散后，其体重、糖水偏爱率、垂直次数和水平格数虽然也有所减少，但其减少程度要小于模型组，甚至增加，且静止时间的增加也相对较少。结果显示实验数据均具有统计意义，说明逍遥散具有抗抑郁的作用，其中中剂量组显示最佳的作用，其对抗 CUMS 的作用与阳性药相当；高剂量次之；低剂量组的有些指标在数值上有所升高，但不具有统计学意义。

表 8-18　逍遥散、文拉法辛和氟西汀对大鼠的行为学的影响

组别	旷场实验			体重/g	糖水偏爱率/%
	水平格数	垂直次数	静止时间/s		
NS	47.00±12.06[②]	5.66±2.42[②]	10.52±19.12[②]	314.12±28.28[②]	79.00±7.07[①]
MS	13.87±9.53	0.67±0.81	159.11±84.83	262.13±24.69	54.29±4.89
HX	27.83±39.14[①]	5.50±5.71[①]	77.91±53.88	315.33±27.47[②]	74.99±10.42
MX	32.00±28.64[②]	4.67±2.65[①]	39.20±34.43[①]	306.50±12.61[②]	86.95±15.27[①]
LX	22.13±18.73	3.22±3.03	127.45±86.84	291.24±19.65[①]	64.09±14.88
YB	20.83±19.88[①]	1.33±1.75	18.40±49.78[①]	312.56±29.23[②]	84.98±4.467[①]
YW	34.33±40.56[①]	5.56±3.57[①]	73.06±60.55[①]	303.56±26.28[①]	81.70±10.38[①]

注：① $P<0.05$（与 CUMS 模型组相比）。

② $P<0.01$（与 CUMS 模型组相比）。

结果用平均值±标准差表示，$n=8$。

（三）小结

本研究结合应激和孤养两种方法，采用长期不可预见性轻度刺激，制造大鼠抑郁状态。结果显示，实验第 21 天，与造模前相比，CUMS 模型组大鼠的水平格数和垂直次数均减少，静止时间明显增加，体重和糖水偏爱率明显减少，均具有统计学意义。与空白组相比，上述指标均有显著性差异，说明 CUMS 可引起大鼠的抑郁、兴趣丧失、快感缺乏等，与抑郁症的临床诊断中的精神运动改变、兴趣或快感的丧失相似，表示大鼠抑郁模型的复制是成功的[21]。

给予逍遥散后，随着造模时间变化，抑郁大鼠行为学的异常逐步改善，显示回归空白组的趋势。在给药 21 天后，逍遥散高、中、低剂量均在一定程度能增加抑郁大鼠的行为学指标。其中逍遥散中剂量能明显改善抑郁状态，抗抑郁效果最佳。与临床常用抗抑郁化学药物文拉法辛比较，作用优于文拉法辛的指标包括反映行为活动能力的指标，如水平格数、垂直次数、运动能力和体重增加。作用相当的指标是反映情绪与兴趣缺失与否的指标，如糖水偏爱率。这些指标表明逍遥散在保证改善抑郁情绪的基础上，更能够明显增加行为活动能力。

二、逍遥散干预 CUMS 大鼠 ^{1}H-NMR 尿液代谢组学研究

前面我们已将慢性轻度应激和孤养两种造模方式结合，利用长期不可预见性轻度应激造成动物的抑郁状态，进行指导性实验，并对此模型的建立进行系统性评价，且采用代谢组学技术考察长期的多次应激对机体内源性代谢物的影响，动态研究 CUMS 抑郁大鼠尿液轮廓，并建立 CUMS 抑郁模型的尿液代谢组学的客观评价模式，为抑郁病的发病机制研究和抗抑郁药物的治疗提供参考。本小节主要对已经进行了行为学考察的 21d 抑郁大鼠的尿液生物样本进行 NMR 代谢组学研究，评价逍遥散的抗抑郁作用，为逍遥散抗抑郁作用机制研究提供依据。

（一）实验方法

1. 仪器与材料

D_2O 购自美国默克试剂公司，Varian NMR System 500MHz 超导 NMR 谱仪购自美国瓦立安公司（首都师范大学分析测试中心）。

2. 尿液样本的制备

以冰水混合溶液解冻尿液样品，取尿液 500μL 于 EP 管中，加入 PBS 磷酸盐缓冲溶液 50μL（81∶19，V/V，包含 0.2mol/L Na_2HPO_4 和 0.2 mol/L NaH_2PO_4；pH 7.4），加入 10% 的重水进行锁场和 0.03% 的 TSP 作为化学位移参照，之后转入 EP 管中，于 4℃、13000r/min，离心 20min，取上清液 500μL 于内径 5mm 的核磁管中。

3. 测试条件

温度 25℃，500MHz，序列：1D NOESY（RD-90d° -t_1-90° -t_m-90° -acquire），检测谱宽为

8kHz，混合时间（mixing period，t_m）0.15s，延迟时间（Recycling Delay，RD）2s，自由感应衰减（Free Induction Decay，FID）信号累加次数为 64 次，采样点为 32k。线宽 0.5Hz，FID 信号经过傅里叶变换为一维 NMR 谱图。

4. NMR 图谱处理

采用 MestReNova 核磁图谱专业处理软件对所有 NMR 图谱进行傅里叶转换，并进行相位、基线调整，同时以 TSP 的化学位移（0.0）为标准对图谱进行化学位移的校正。以 0.04 为单位，对 δ 10.0～0.5 区域的图谱进行等宽度分割，共分成 238 个小的区域，将 δ 6.0～4.5 区间的谱峰强度设置为零，以消除残留的水峰及尿素峰对分析结果的影响。然后对图谱进行分段积分，即得到与化学位移值段相对应的积分值，将数据保存在 Excel 文档。采用面归一化法，将数据归一化处理，使数据集中在 0～1 范围内，用于多变量统计分析。

5. 统计学分析

运用 SIMCA-P 软件将积分数据进行中心化和规格化后（centering and scaling），进行主成分分析（Principal Component Analysis，PCA）。以主成分矢量为坐标轴作图（二维，称为得分图），可以反映类别间的差异。数据的主成分载荷（loading）图与得分图对应的主成分载荷图能够反映导致类别间差异的主要因素。

数据以平均值±标准差表示。运用 SPSS 11.5 软件，采用独立样本 t 检验进行统计分析，以 $P < 0.05$ 作为具有统计学意义的界限。运用 OriginLab8.0 软件绘制统计图。

（二）结果与分析讨论

1. 代谢物指认

结合每个代谢物的化学位移、裂峰情况及耦合常数，参照文献，对本实验所得的图谱进行指认，从图谱中指认了 20 种化合物（图 8-26 和表 8-19）。

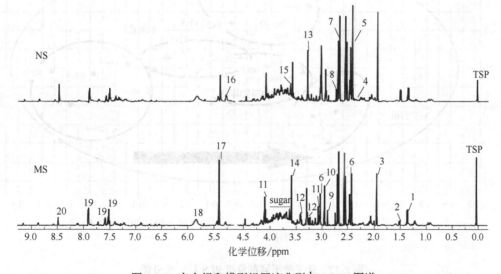

图 8-26 空白组和模型组尿液典型 ^{1}H NMR 图谱

表 8-19　NMR 法尿液代谢物指认表

序号	名称	序号	名称
1	乳酸	11	肌酐
2	丙氨酸	12	牛磺酸
3	醋酸	13	氧化三甲胺
4	丙酮酸	14	甘氨酸
5	琥珀酸	15	肌氨酸
6	2-氧化戊二酸	16	α-葡萄糖
7	柠檬酸	17	尿囊素
8	二甲胺	18	尿素
9	三甲胺	19	马尿酸
10	二甲基甘氨酸	20	甲酸

2. PLS-DA

为了确定逍遥散的最佳剂量，对模型组、空白组和不同剂量逍遥散组进行 PLS-DA 模式识别分析，结果见图 8-27。结果显示了不同剂量的逍遥散对 CUMS 引起尿液代谢物变化的干预作用。

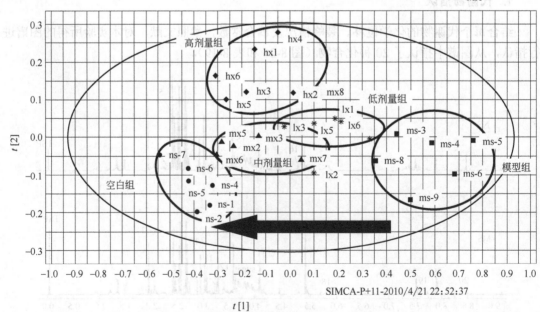

图 8-27　逍遥散不同剂量组 PLS-DA 得分图

MS—CUMS 模型组；NS—空白组；HX—逍遥散高剂量组；LX—逍遥散低剂量组；MX—逍遥散中剂量组

PLS-DA 得分图显示逍遥散高、中、低剂量组均位于模型组和空白组之间，表明其明显的抗抑郁效果，但比较逍遥散各个给药组药效发现，中剂量组更靠近空白组，效果最佳，其次为高剂量组，低剂量组最差。此结果同时为后续以中剂量逍遥散研究其抗抑郁药效提供依据。

以两个化学药作为阳性对照，对逍遥散中剂量组的抗抑郁作用进行研究分析。对逍遥散中剂量组、文拉法辛组、氟西汀组、空白组和 CUMS 模型组进行 PLS-DA，得分图结果见图 8-28。从图中可看出给药组位于 CUMS 模型组和空白组之间，表明逍遥散和两个阳性药对 CUMS 模型代谢产物均产生了干预影响，具不同程度的抗抑郁效果，其中，逍遥散中剂量组优于氟西汀组，其抗抑郁效果与文拉法辛组相当。

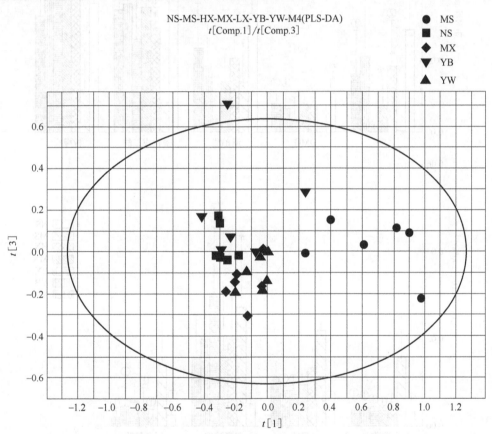

图 8-28　中剂量逍遥散组与阳性药组 PLS-DA 得分图

MS—CUMS 模型组；NS—空白组；MX—逍遥散中剂量组；YB—氟西汀组；YW—文拉法辛组

3. 逍遥散对潜在生物标志物的调节作用

逍遥散对尿液中潜在生物标志物的影响见图 8-29 和表 8-20。在逍遥散对抑郁模型的干预下，6 个标志物向 NS 方向调节；给予盐酸文拉法辛干预后，有 5 个标志物回调；给予盐酸氟西汀干预后，有 7 个标志物回调，显示不同程度的抗抑郁作用。逍遥散和两个阳性药共同调节的物质有氧代戊二酸（2-OG）、乙酸、丙酮酸、天冬酰胺，但都不能调节琥珀酸、谷氨酸；逍遥散和两个阳性药调节的不同物质为 *N*-二甲基甘氨酸（DMG）。

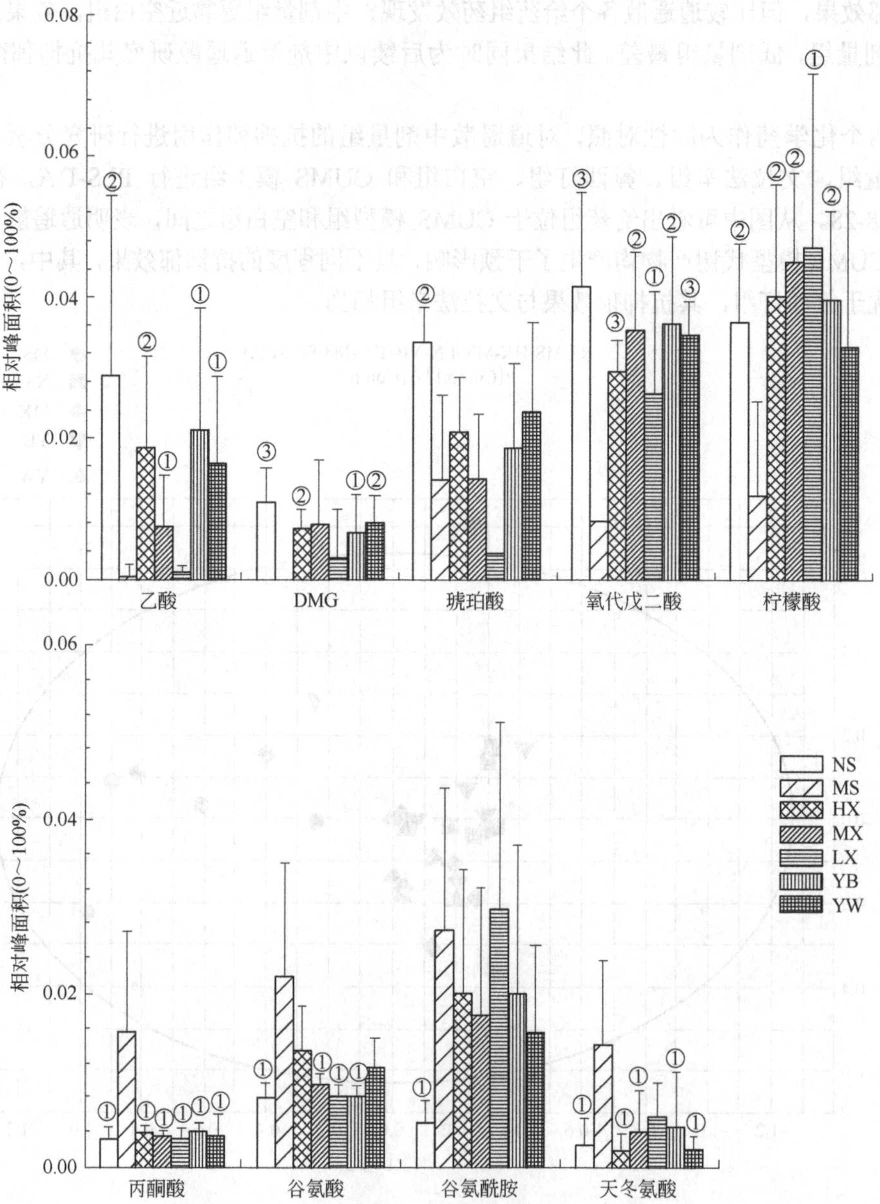

图 8-29　9 个潜在生物标志物的平均峰面积

与模型组比较：①—$P<0.05$，②—$P<0.01$，③—$P<0.001$

MS—CUMS 模型组；NS—空白组；HX—逍遥散高剂量组；LX—逍遥散低剂量组；

MX—逍遥散中剂量组；YB—氟西汀组；YW—文拉法辛组

表 8-20　各给药组对尿液生物标志物的回调

序号	化学位移	标记物	变化趋势	MX 回调	YB 回调	YW 回调
1	3.52d	甘氨酸	+	√	√	
2	2.44t，3.00t	2-OG	−	√	√	

续表

序号	化学位移	标记物	变化趋势	MX 回调	YB 回调	YW 回调
3	2.92s	DMG	−		√	√
4	2.52d，2.68d	柠檬酸	−	√	√	
5	2.40s	琥珀酸	−	√	√	
6	1.92s	乙酸	−	√	√	√
7	2.36s	丙酮酸	+	√	√	
8	2.48m，3.80m	谷氨酸	+	√		√
9	2.88m，2.96m，4.00m	天冬酰胺	+	√	√	√

注："+"表示在模型组中含量相对正常组较高；"−"表示在模型组中含量相对正常组较低；"√"表示给药后回调。

（三）小结

本研究采用基于 NMR 技术的尿液代谢组学技术研究了 CUMS 引起的大鼠尿液的代谢轮廓的改变，并找到由 CUMS 引起的发生明显改变的代谢物（潜在生物标志物）。这些潜在生物标志物包括氨基酸、有机酸、脂类等物质，主要涉及氨基酸相关代谢、能量代谢。在逍遥散、文拉法辛、氟西汀的给药组中，这些潜在生物标记物的浓度均有回归正常的趋势，显示出不同程度的抗抑郁作用。在服用了逍遥散后，CUMS 模型组的这些代谢产物的浓度趋向于回归到空白组；逍遥散对于 CUMS 模型组的抗抑郁作用显示，中、高剂量组对某些标志物的回归效果等同于甚至高于文拉法辛组和氟西汀组。

本研究应用 NMR 和多、单维统计分析方法对 CUMS 诱导的慢性温和不可预知性抑郁大鼠模型内源性代谢物的代谢轮廓进行相关分析。同时进行相关生物标志物的寻找，发现与应激和抑郁相关的物质有：甘氨酸、2-OG、柠檬酸、琥珀酸、乙酸、丙酮酸、谷氨酸等。而给予逍遥散后，这些物质显著性回归，从尿液代谢组学的角度证实了逍遥散的抗抑郁作用。

三、逍遥散干预 CUMS 大鼠 LC-MS 尿液代谢组学研究

LC-MS 代谢组学研究方法的整体性特点为中药药效多靶点的挖掘提供了平台。该技术选择性高、检测范围宽、灵敏度高，逐渐以其高选择性、高分辨率和分析速度快等的优点成为主流研究平台。本研究主要是借助于 LC-MS 技术平台，表征逍遥散抗抑郁药效研究中大鼠尿液的代谢谱。

（一）实验方法

1. 仪器与试剂

HPLC 级乙腈、甲醇购自 Mallinckrodt Baker 公司（USA），甲酸（HPLC 级）购自 DIMA 公司（California，USA），纯净水（杭州娃哈哈集团有限公司）。

Dionex UltiMate 3000 超高效液相色谱及四级杆-静电场轨道阱高分辨质谱（Thermo-Fisher，USA）；Xcalibur 工作站（Waltham，Ma，USA）；数控超声仪 KQ2200 型（昆山超声仪器有限公司）；TGL-16 高速台式冷冻离心机（长沙湘仪离心机仪器有限公司）；SCIENTZ-

12N 真空冷冻干燥机（宁波新芝生物科技股份有限公司）；SPT-24 氮吹仪（北京斯波特科技有限责任公司）；电子分析天平 BS210S（南京莱步科技实业有限公司）。

2. 样本的制备

在每组中随机抽取 6 个尿液样本分别进行测定。尿液样本分析前，首先在 4℃ 条件下解冻，然后于 4℃、13000r/min 离心 15min。取上清液 200μL，置离心管中，加入 200μL 甲醇，涡旋混匀，于 4℃、13000r/min 离心 10min，经 0.22μm 滤膜过滤，待测。

3. 测试条件

色谱条件：色谱柱 Acquity UPLC™ BEH C$_{18}$（50mm×2.1mm，1.7μm）；柱温 25℃；进样量 2μL；采用梯度洗脱，流动相为 0.1%甲酸水（A）、乙腈（B）（表 8-21）；自动进样室温度为 4℃。

表 8-21　UPLC-MS 大鼠尿样检测梯度洗脱表

时间/min	流速/（mL/min）	A/%	B/%
0	0.5	98	2
6	0.5	80	20
10	0.5	10	90
10.2	0.5	98	2
11	0.5	98	2

质谱条件：采用 ESI 源。正离子模式下：毛细管电压 3000V，锥孔电压 30V，雾化气压流速 550L/h，碰撞气流速 0.32mL/min，锥孔气流速 30L/h，离子源温度 120℃，雾化器温度 500℃。负离子模式下：毛细管电压 2840V，锥孔电压 30V，雾化气压流速 750L/h，碰撞气流速 0.32mL/min，锥孔气流速 20L/h，离子源温度 120℃，雾化器温度 350℃。扫描范围 m/z 100~800。NaCsI 用于质谱校正。

4. 统计方法

UPLC-MS 色谱数据采集采用 Micromass MassLynx Applications Manager V4.1（Waters），Ezinfo（Waters），数据采用 MarkerLynx 软件峰值的反褶积包。多元统计分析采用 SIMCA-P 11.0。

（二）结果分析与讨论

1. BPI 色谱图与尿液代谢物指认

各组大鼠尿液样品的 BPI 色谱图信息见图 8-30。

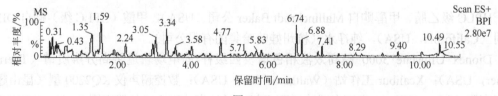

图 8-30

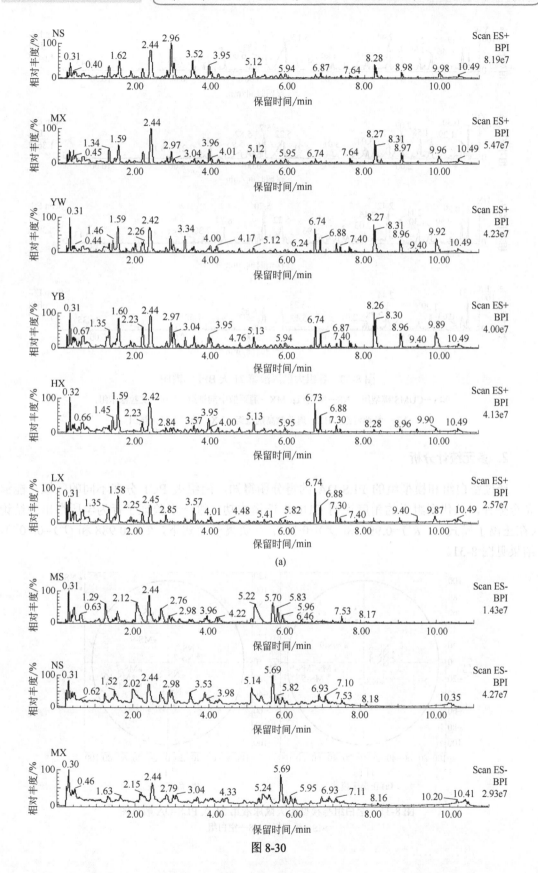

图 8-30

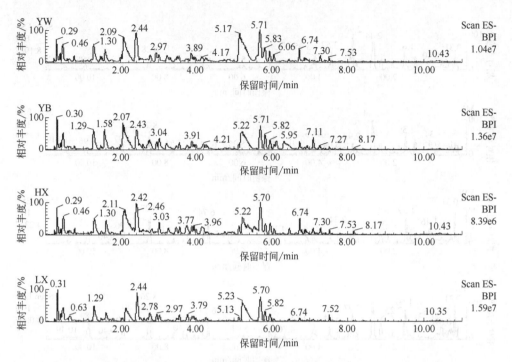

图 8-30　各组大鼠尿液第 21 天 BPI 色谱图

MS—CUMS 模型组；NS—空白组；MX—逍遥散中剂量组；YW—文拉法辛组；

YB—氟西汀组；HX—逍遥散高剂量组；LX—逍遥散低剂量组

2. 多元统计分析

通过空白组和模型组的 PLS-DA 的得分图得知，两组被 PC1 分在不同的区域，能够完全分开，从代谢组学的角度说明 CUMS 造模成功，进一步验证了行为学所得出的结论（在正离子模式下，$R^2Y=0.991$ 和 $Q^2Y=0.706$；在负离子模式下，$R^2Y=0.988$ 和 $Q^2Y=0.705$），结果见图 8-31。

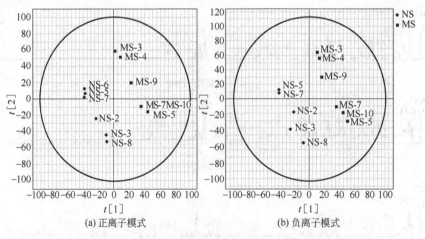

(a) 正离子模式　　　　　(b) 负离子模式

图 8-31　空白组与模型组大鼠尿液第 21 天 PLS-DA 散点图

MS—模型组；NS—空白组

从空白组和模型组的 S-Polt 图结合 VIP 值寻找到时其分开的差异性成分，离原点较远的那些点对模型组和空白组的分离具较大的贡献，同时结合单样本变量的统计学分析方法，对主成分分析得到的 S-Polt 图中离原点较远的那些代谢物或代谢物离子的峰面积进行独立样本 t 检验，计算 P 值，结果见图 8-32。将 P 值小于 0.05 的代谢物作为具有统计学意义的潜在生物标志物，即抑郁模型大鼠体内的部分标志物。根据标准品、文献和数据库（KEGG 和 HMDB）共指认出 17 个潜在生物标志物，结果见表 8-22 和表 8-23。

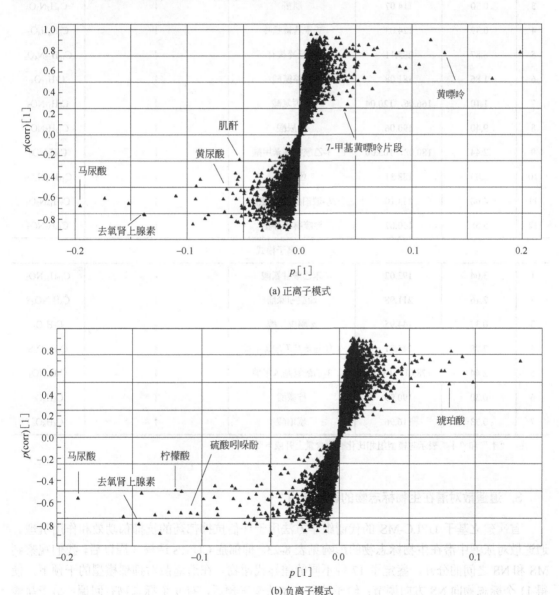

图 8-32　空白组与模型组大鼠尿液第 21 天载荷图

表 8-22　ESI 模式下引起正常对照组（NS）与模型组（MS）明显分离的差异代谢物

序号	保留时间/min	质荷比（m/z）	代谢物鉴定	与 NS 组相比 MS 组的变化趋势	化学式
正离子模式					
1	3.04	194.09	苯乙酰甘氨酸	↓	$C_{10}H_{11}NO_3$
2	1.95	206.06	黄尿酸	↑	$C_{10}H_7NO_4$
3	0.30	114.07	肌酐	↓	$C_4H_7N_3O$
4	0.39	124.03	7-甲基黄嘌呤	↑	$C_6H_6N_4O_2$
5	6.87	285.11	黄嘌呤核苷	↑	$C_{10}H_{12}N_4O_6$
6	1.86	181.08	L-酪氨酸	↑	$C_9H_{11}O_3$
7	1.10	166.06，120.04	苯丙氨酸	↑	$C_9H_{11}NO_2$
8	9.40	190.06	犬尿酸	↑	$C_{10}H_7NO_3$
9	2.44	180.08，105.00	3-乙酰氨基苯甲酸	↓	$C_9H_9NO_3$
10	2.09	188.31	色氨酸	↓	$C_{11}H_{12}N_2O_2$
11	4.00	233.10	N_2-琥珀酰-L-鸟氨酸	↓	$C_9H_{16}N_2O_5$
12	5.58	130.07	异喹啉-5-甲酸	↓	$C_{10}H_7NO_2$
负离子模式					
1	3.04	192.02	苯乙酰甘氨酸	↓	$C_{10}H_{11}NO_3$
2	2.16	211.98	硫酸吲哚酚	↓	$C_8H_7NO_4S$
3	0.37	144.95	α-酮戊二酸	↓	$C_5H_6O_5$
4	2.78	245.01	3-羟基苯基丙酸硫酸盐	↑	$C_9H_{10}O_6S$
5	2.44	178.01，134.05	3-乙酰氨基苯甲酸	↓	$C_9H_9NO_3$
6	0.30	190.99	柠檬酸	↓	$C_6H_8O_7$
7	0.33	116.96	琥珀酸	↑	$C_4H_6O_4$

注："↑"和"↓"表示与模型组相比化合物含量上升或下降。

3. 逍遥散对潜在生物标志物的调节作用

首次建立基于 UPLC-MS 的代谢组学方法用于评估抗抑郁药的抗抑郁功效和作用机理。逍遥散对尿液中潜在生物标志物的影响见表 8-23。抑郁症 CUMS 造模 3 周以后，我们观察到 MS 和 NS 之间的分开，鉴定了 17 种不同的差异代谢物。在逍遥散对抑郁模型的干预下，使得 11 个标志物向 NS 方向调节；给予盐酸文拉法辛干预后，有 9 个标志物有回调；给予盐酸氟西汀干预后，有 7 个标志物回调。显示不同程度的抗抑郁作用。结合行为测试结果，我们发现高剂量和中剂量逍遥散具有显著的抗抑郁作用，色氨酸、吲哚-3-乙酸和柠檬酸盐差异代谢物被回调。

表8-23　各组大鼠的尿液潜在生物标志物的总结

序号	保留时间/min	代谢物鉴定	相关通路	质荷比(m/z)	相对丰度						
					NS	MS	YW	YB	HX	MX	LX
					正离子模式						
1	3.04	苯乙酰甘氨酸	A	194.09	72.32±34.76①	32.42±21.28	40.92±5.53	42.23±14.59	24.30±15.54	27.88±13.86	21.52±11.25
2	1.95	黄尿酸	A	206.06	6.28±2.04①	21.71±14.53	10.18±6.49	11.55±8.49	8.18±2.96①	13.74±15.71	28.50±12.96
3	0.30	肌酐	B	114.07	123.37±52.17①	66.81±7.02	122.08±40.89①	135.81±59.69①	95.07±42.61	83.98±16.02①	81.75±16.89
4	0.39	7-甲基黄嘌呤	D	124.03	17.58±13.70①	33.27±6.56	29.51±10.20	40.50±30.51	28.29±10.02	25.02±19.80	33.04±11.30
5	6.87	黄嘌呤核苷	B	285.11	41.21±18.56①	73.79±21.74	65.48±19.19	74.31±31.80	106.66±23.00①	51.51±24.70	55.51±18.95
6	1.86	L-酪氨酸	A	181.08	11.55±3.91①	18.63±5.15	11.16±4.31①	11.48±3.03①	8.64±2.08②	14.47±7.15	15.64±5.14
7	1.10	苯丙氨酸	A	166.06,	11.51±1.93①	15.46±2.70	13.03±1.96	15.52±6.53	16.52±8.71	12.08±4.42	11.67±1.57①
				120.04	8.86±2.22①	14.17±4.72	11.12±1.96	13.22±8.13	16.38±7.12	9.07±2.66①	13.43±2.02
8	9.40	大尿酸	A	190.06	14.54±3.96①	21.60±4.09	17.89±6.06	15.38±2.32②	17.51±4.76	16.95±4.46	16.12±2.73①
9	2.44	3-乙酰氨基苯甲酸	C	180.08	66.51±58.51	42.30±57.93	55.71±39.64	48.67±29.43	25.02±27.64	72.87±55.86①	32.95±32.91
				105.00	102.74±93.04	59.98±84.56	104.18±70.18	101.79±59.54	59.95±64.12	126.37±92.75①	83.40±75.00
10	2.09	色氨酸	A	188.31	11.52±2.74①	7.22±3.74	12.67±3.11①	12.61±3.49①	15.67±12.36	9.81±3.64	13.76±5.03①
11	4.00	N_2-琥珀酰-L-鸟氨酸	C	233.10	39.88±6.02②	30.85±5.89	33.80±7.25	37.12±6.89	30.55±3.40	30.45±5.80	31.35±4.05
12	5.58	异喹啉-5-甲酸	C	130.07	8.32±0.77①	6.09±1.92	9.59±1.00①	10.50±1.74②	9.65±2.12②	8.86±1.94①	11.24±3.11②
					负离子模式						
1	3.04	苯乙酰甘氨酸	A	192.02	84.45±37.12①	39.72±20.37	61.51±8.17①	56.80±21.62	34.47±19.48	33.22±12.73	30.03±15.78
2	2.16	硫酸吲哚酚	C	211.98	165.66±29.26①	133.20±10.28	139.44±27.69	152.54±30.90	157.61±29.72	157.33±36.63	122.74±15.68
3	0.37	α-酮戊二酸	B	144.95	62.24±16.47①	43.51±11.37	64.86±15.77①	54.52±6.76	60.83±18.32	60.72±16.86	70.87±9.02②
4	2.78	3-羟基苯基丙酸硫酸盐	D	245.01	26.35±10.23	44.68±24.36	24.21±9.03	33.63±19.42	22.18±4.98	40.00±25.37	31.84±14.23
5	2.44	3-乙酰氨基苯甲酸	C	178.01	149.98±129.89①	36.26±39.38	142.36±89.80①	119.64±71.38	69.97±72.35	168.38±120.75①	95.76±95.75
				134.05	5.58±3.42①	2.88±1.98	7.28±3.52①	5.85±2.93	3.83±3.62	6.97±3.41	4.64±2.55
6	0.30	柠檬酸	B	190.99	244.87±45.56②	154.41±36.43	236.09±81.33	211.03±41.18①	228.50±58.04①	271.83±52.12	253.61±124.62
7	0.33	琥珀酸	B	116.96	28.60±29.09	33.52±33.97	35.18±22.57	45.00±20.45	56.13±10.69	20.06±19.16	24.69±24.20

与MS组相比，①$P<0.05$，②$P<0.01$。

注：A为氨基酸代谢；B为能量代谢；C为肠道菌群代谢。

（三）小结

氨基酸代谢方面，在盐酸文拉法辛、盐酸氟西汀和逍遥散干预的 CUMS 大鼠体内可以发现，*L*-酪氨酸、犬尿酸和色氨酸具有回归正常组大鼠水平的趋势，它们具有阻止 *L*-酪氨酸和犬尿酸在体内升高与色氨酸在体内降低的倾向。经过药物干预后，在 CUMS 诱导的抑郁症大鼠中色氨酸的水平得到了恢复，这也就阻止了抑郁症大鼠中 IDO 功能的障碍。酪氨酸是由苯丙氨酸经过苯丙氨酸羟化酶羟化而得，它的水平降低，说明苯丙氨酸羟化酶的活性降低了。因此，可知盐酸文拉法辛、盐酸氟西汀和逍遥散能够恢复苯丙氨酸羟化酶的活性，这个结果与先前文献报道相一致。

能量代谢方面，与 MS 相比较，α-酮戊二酸、柠檬酸和肌酐经过阳性药和逍遥散的干预，能够使 CUMS 大鼠体内的代谢物水平有回归到正常组大鼠的趋势。这些代谢物水平的提高说明逍遥散与已知的阳性药具有相同的调节关键酶活性的作用，例如α-酮戊二酸脱氢酶复合物、柠檬酸合酶等。由阳性药和逍遥散组肌酐含量增加，可知给药组能够调节肌酸激酶的活性。

在给药组中得知 IAA 和马尿酸水平具有回归正常组的趋势，可能是药物改变了肠道菌群的活性，使得肠道菌群回到了正常水平。给药组中色氨酸代谢物的回调，也可能是由于给药后影响了肠道菌群的活性，进一步缓解了肠道内炎症的反应，从而治疗抑郁症患者的疾病。

生物标志物与不同代谢途径关系及给药组的调节图见图 8-33。

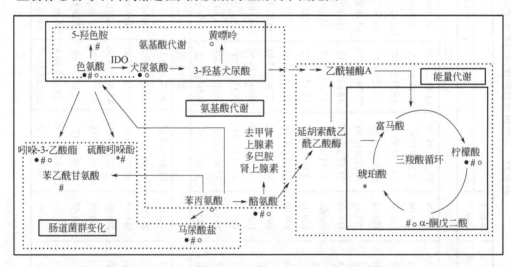

图 8-33 生物标志物与不同代谢途径关系及给药组的调节图
○—逍遥散调节；#—文拉法辛调节；●—氟西汀调节

本研究结果表明[22]，逍遥散对抑郁大鼠潜在生物标志物的调节与盐酸文拉法辛和盐酸氟西汀调节结果相一致，因此推测它们可能具有相类似的作用机制。因此推测逍遥散可能的作用机制有：选择性地抑制 5-HT 和 NE 的再摄取，阻断 NCB-20 神经肿瘤细胞中 5-HT$_3$介导的通路、脑干中 5-HT 的转运、通过 5-HT1A 的介导抑制中缝神经元（DRN）的机制等。此外，前期的实验研究还发现，逍遥散可以显著提高血浆中 5-HT 和 NE 的水平，这与上述研究的作用机制相一致。黄尿酸和苯丙氨酸仅仅在逍遥散组中发现具有回归正常组的趋势，揭示逍遥散可能具有中药的多靶点综合治疗的特性，为抑郁症的防治注入了新的活力。这些推测都需要进一步采用生物化学和分子生物学的方法来确定逍遥散的抗抑郁机制。

四、逍遥散干预 CUMS 大鼠盲肠 GC-MS 代谢组学研究

GC-MS 具有灵敏度高、分离效率高、分析时间短和同时提供样品的分子量与结构信息等优点。本小节采用 GC-MS 方法和代谢组学技术从代谢物组的角度分析逍遥散干预 CUMS 抑郁大鼠盲肠组织化学成分的变化，为抑郁症发病机制及逍遥散抗抑郁作用机制的研究提供依据。

（一）实验方法

1. 仪器与试剂

Trace GC-PolarisQ MS 气相色谱-质谱联用仪（Thermo Finnigan 公司，美国）；恒温金属浴（博日科技有限公司，杭州）；TGL-16 高速台式冷冻离心机（湘仪离心机有限公司，长沙）；DZF-1B 型真空干燥箱（上海跃进医疗器械厂）。

N-甲基-N-（三甲基硅烷）三氟乙酰胺（MSTFA）+1%三甲基氯硅烷（TMCS）（Sigma-Aldrich 公司，美国）；二十四烷（上海索莱宝生物有限公司）；吡啶、甲氧胺盐酸盐、正庚烷、甲醇、氯仿、甲苯（AR，北京化工试剂公司）。

2. 样品制备

精密称取大鼠盲肠 20mg，加入 280μL 氯仿-甲醇-水（8∶5∶15），冰水浴超声 10min；10000r/min 离心 3min，移取上清液 120μL，30℃真空干燥 12h；加入 12μL 盐酸甲氧胺吡啶溶液，70℃反应 1h；再加入 20μL MSTFA（含 1%TMCS），40℃孵育 90min；最后加入 200μL 二十四烷正庚烷内标溶液，涡旋，待测。

3. 测试条件

GC-MS 色谱条件：DB-5MS 毛细管柱（5%苯基-95%二甲基聚硅氧烷交联，30m×250μm×0.25μm；Agilent J&W Scientific，Folsom，USA）；进样口温度 260℃，无分流模式进样，进样量 1μL，起始温度 60℃，保持 3min，以 7℃/min 升至 140℃，保持 4min；以 5℃/min 升至 180℃，保持 6min；再以 5℃/min 升至 280℃，保持 2min。

质谱条件：EI 离子源，离子源温度 200℃，电子能量 70 eV，扫描范围 m/z50～650。

4. 统计分析与数据处理方法

使用 XCMS 软件对 GC-MS 图谱预处理后，将数据导入 Excel 中进行归一化，之后导入 SIMCA-P 13.0 进行主成分分析，采用 NIST 05 质谱库检索、对照品比对、文献参考、HMDB 数据库等方法对生物标志物进行结构指认。

（二）结果分析与讨论

正常对照组、模型组与给药组大鼠盲肠组织 GC-MS 总离子流色谱图见图 8-34。指认结果见表 8-24。

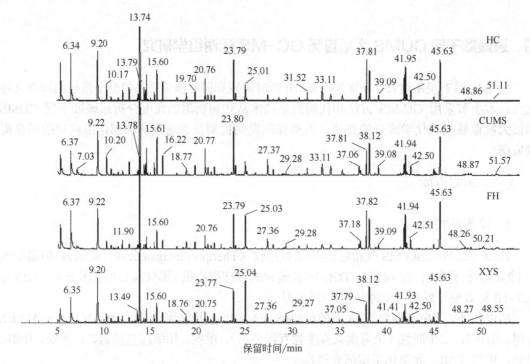

图 8-34　大鼠盲肠组织 GC-MS 总离子流色谱图

HC 组—正常对照组；CUMS 组—模型组；XYS 组—逍遥散组；FH 组—盐酸氟西汀组

表 8-24　大鼠盲肠组织的化学成分

保留时间/min	生物标志物	质核比（m/z）
9.21	乳酸	73.06
10.19	丙氨酸	116.18
12.64	缬氨酸	144.36
13.73	甘油	147.18
13.78	磷酸	299.21
14.27	异亮氨酸	158.15
14.45	甘氨酸	174.39
14.83	丁二酸	147.29
15.61	丝氨酸	204.27
16.30	苏氨酸	101.19
19.73	苹果酸	147.31
20.76	天冬氨酸	232.23
21.10	谷氨酰胺	156.35
23.79	谷氨酸	246.26
25.04	核糖	225.15
27.36	乌头酸	315.21
27.94	对羟基苯丙酸	156.20

保留时间/min	生物标志物	质核比（m/z）
29.29	异柠檬酸	265.25
30.60	果糖	217.39
31.14	半乳糖	129.27
31.52	葡萄糖	319.31
33.11	2-吡啶甲酸	156.25
34.01	酪氨酸	218.24
37.80	棕榈酸	313.35
38.13	肌醇	217.27
41.68	色氨酸	202.40
41.81	亚油酸	337.35
41.95	硬脂酸	341.36

采用 PCA 方法对所有样本的 GC-MS 数据进行分析，见图 8-35。由图可知，正常对照组和模型组沿 t[1]轴分开，表明 CUMS 模型复制成功。给药组与正常对照组、模型组距离均较远，说明药物在代谢过程中对盲肠组织化学成分的影响比较显著。

为了找出发生显著变化（$P < 0.05$）的生物标志物，对模型组与正常对照组及模型组与各给药组进行 OPLS-DA 分析（图 8-36、图 8-37、图 8-38），并得到代谢物载荷图。依据载荷图中，离原点最远的点对分组贡献最大的原则，同时采用 SPSS 18.0 软件对位于载荷图中边缘位置代谢物的峰面积进行独立样本 t 检验，峰面积具有显著性差异的潜在生物标志物结果见图 8-39。

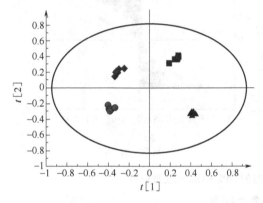

图 8-35 大鼠盲肠组织 GC-MS 谱 PCA 分析散点图
● —CUMS 组；◆ —FH 组；■ —XYS 组；▲ —HC 组

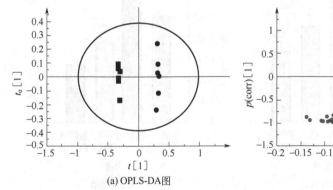

(a) OPLS-DA图

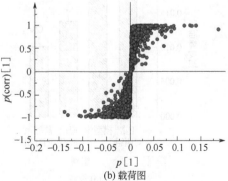

(b) 载荷图

图 8-36 正常对照组和模型组的 OPLS-DA 图及载荷图

■ —CVMS 组； ● —HC 组

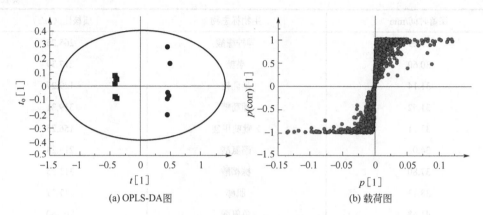

(a) OPLS-DA图　　　　　　　(b) 载荷图

图 8-37　逍遥散组和模型组的 OPLS-DA 图及载荷图

■ —CVMS 组；● —XYS 组

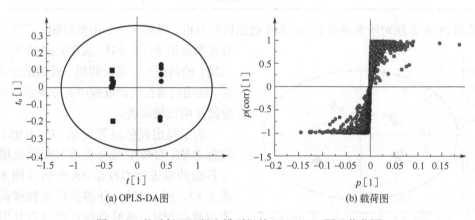

(a) OPLS-DA图　　　　　　　(b) 载荷图

图 8-38　盐酸氟西汀组和模型组的 OPLS-DA 图及载荷图

■ —CVMS 组；● —FH 组

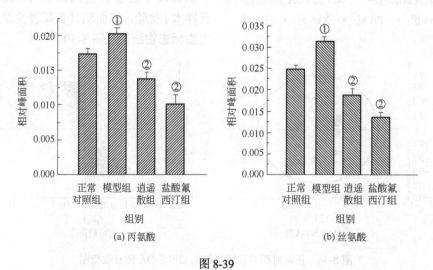

(a) 丙氨酸　　　　　　　　　(b) 丝氨酸

图 8-39

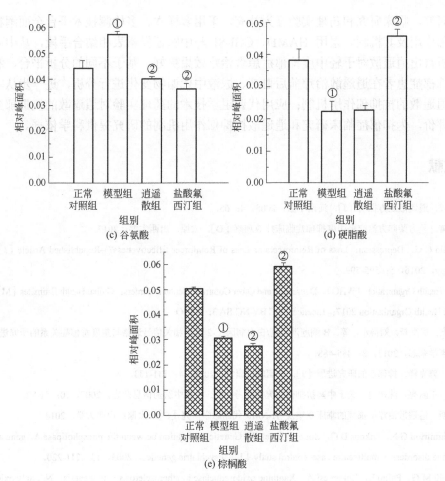

图 8-39 特征代谢物组相对含量的变化

①—与空白组相比，$P<0.01$；②—与模型组相比，$P<0.01$

（三）小结

本研究采用 GC-MS 方法比较了 CUMS 抑郁模型及药物干预后大鼠盲肠组织化学成分的变化，发现慢性温和不可预知应激能够引起大鼠盲肠组织化学成分的显著改变[23]。采用盲肠组织样本作为研究对象，能够直接反映细胞的代谢轮廓。CUMS 抑郁模型大鼠的盲肠组织中含有各类小分子代谢物，包括氨基酸、脂肪酸、有机酸、糖类等，且部分在含量上与正常对照组有明显差异，这些物质参与了多种生理生化过程，特别是细胞的能量代谢和脂质代谢。其中，与正常对照组相比，模型组大鼠盲肠组织中的棕榈酸、硬脂酸的含量显著降低，而棕榈酸、硬脂酸是机体提供能量的主要来源，都提示 CUMS 抑郁模型大鼠盲肠组织的能量代谢加强。

上述研究实例中，代谢组学研究结果表明盐酸氟西汀及逍遥散干预后大鼠盲肠组织中丙氨酸、丝氨酸、谷氨酸等减少，棕榈酸、硬脂酸在盐酸氟西汀组中升高，且与模型组比较具有显著性差异（$P<0.01$ 或 $P<0.05$）。即逍遥散干预后 CUMS 大鼠盲肠组织的代谢物组发生明显变化，该研究可为逍遥散抗抑郁作用机制提供依据。

本章主要介绍了基于代谢组学技术的抗抑郁经典方剂——逍遥散的临床和临床前药理

的相关研究。临床研究和药理实验互为补充，采用多样本、多检测技术平台全面阐释逍遥散的抗抑郁作用及其机制。采用 HAMD、CGI-SI 与中医证候量表相结合手段，从中西医两个角度分析得出逍遥散对于轻中度抑郁症患者治疗效果更好；基于不同的分析平台，利用代谢组学对抑郁症患者在逍遥散治疗前后血液、尿液中代谢物变化进行分析，进一步从临床角度阐述了逍遥散的抗抑郁作用机制；应用代谢组学技术的药理实验对逍遥散的抗抑郁药效进行系统性评价，为抑郁症临床研究和逍遥散抗抑郁作用机制的研究提供科学依据。

参考文献

[1] 王金成. 逍遥散组方探析 [J]. 河南中医，2005，4：65.

[2] 夏小涛. 复方柴归方治疗轻中度抑郁症临床疗效观察 [D]. 太原：山西大学，2017.

[3] Costello C G. Depression：Loss of Reinforcers or Loss of Reinforcer Effectiveness? –Republished Article [J]. Behavior Therapy，2016，5：595-599.

[4] World Health Organization（WHO）. Depression and Other Common Mental Disorders：Global Health Estimates [M]. Geneva：World Health Organization 2017；Licence：CC BY-NC-SA 3. 0 IGO.

[5] 张晓杰，费洪新，刘得水，等. B 细胞淋巴瘤/白血病因子-2 家族相关信号通路与重度抑郁症关系的研究进展 [J]. 中国老年学杂志，2017，2：485-488.

[6] 郭珊，郭克锋. 抑郁症的研究进展 [J]. 中国临床康复，2005，4：131-133.

[7] 沈莉，王新亮，沈敬山. 关于中药抗抑郁研究的思考 [J]. 中国中医药信息杂志，2007，10：81-82.

[8] 冯光明. 逍遥散治疗抑郁症的临床观察及 ^{1}H-NMR 代谢组学研究 [D]. 太原：山西大学，2014.

[9] Papadimitriou G N，Dikeos D G，Souery D，et al. Genetic association between the phospholipase A2 gene and unipolar affective disorder：a multicentre case–control study [J]. Psychiatric genetics，2003，13：211-220.

[10] Battelli M G，Polito L，Bolognesi A. Xanthine oxidoreductase in atherosclerosis pathogenesis：Not only oxidative stress [J]. Atherosclerosis，2014，237：562-567.

[11] Maria Michel T，Pulschen D，Thome J. The role of oxidative stress in depressive disorders [J]. Curr. Pharm. Des，2012，18：5890-5899.

[12] Qiao Y，Zhang L，He S，et al. Plasma metabonomics study of first-episode schizophrenia treated with olanzapine in female patients [J]. Neurosci. Lett，2016，617：270-276.

[13] Ren J，Lakoski S，Haller R G，et al. Dynamic monitoring of carnitine and acetylcarnitine in the trimethylamine signal after exercise in human skeletal muscle by ^{1}H NMR [J]. Magnetic resonance in medicine，2013，69：7-17.

[14] Davies S K，Ang J E，Revell V L，et al. Effect of sleep deprivation on the human metabolome [J]. Proc Natl Acad Sci U S A，2014，111：10761-10766.

[15] Curtis D R，Johnston G A. Amino acid transmitters in the mammalian central nervous system [J]. Ergeb Physiol，1974，97-188.

[16] Adermark L，Jonsson S，Söderpalm B，et al. Region-specific depression of striatal activity in wistar rat by modest ethanol consumption over a ten-month period [J]. Alcohol，2013，47：289-298.

[17] Rosso I M，Weiner M R，Crowley D J，et al. Insula and anterior cingulate gaba levels in posttraumatic stress disorder：Preliminary findings using magnetic resonance spectroscopy [J]. Depress Anxiety，2014，31：115-123.

[18] 刘彩春. 逍遥散临床治疗抑郁症的血浆代谢组学研究 [D]. 太原：山西大学，2016.

[19] Liu C C，Wu Y F，Feng G M，et al. Plasma-metabolite-biomarkers for the therapeutic response in depressed patients by the

traditional Chinese medicine formula Xiaoyaosan: A 1H NMR-based metabolomics approach [J]. Journal of Affective Disorders，2015，185：156-163.

[20] 冯光明. 逍遥散治疗抑郁症的临床观察及 ^{1}H-NMR 代谢组学研究 [D]. 太原：山西大学，2014.

[21] 刘晓节. 基于 NMR 技术的逍遥散抗抑郁代谢组学研究 [D]. 太原：山西大学，2011.

[22] 崔杰. 基于血清药物化学的逍遥散抗抑郁有效部位药代动力学初探 [D]. 太原：山西大学，2012.

[23] 田俊生，左亚妹，孙海峰，等. GC-MS 代谢组学分析逍遥散干预抑郁模型大鼠盲肠代谢物组的变化规律 [J]. 中草药，2015，46：1931-1936.

ditional Chinese medicine Jingqian Xiaoyao san, A JH Mol-Based Metabolomic approach[J]. Journal of Affective
Disorders, 2011, 195: 158-156.

[20] 郑焕钧. 逍遥散方证基础及其在抑郁症中的应用研究[D]. 广州中医药大学, 2014.

[21] 侯雪飞. 基于代谢组学技术的逍遥散抗抑郁作用机制及其配伍规律研究[D]. 山西大学, 2015.

[22] 田俊生. 基于血清和尿液代谢组学的逍遥散抗抑郁作用机制研究[D]. 山西大学, 2012.

[23] 周福喜. 逍遥散抗抑郁作用的代谢组学研究[D]. 山西中医学院, 山西大学, 2013.

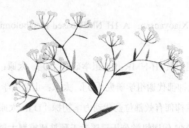

第九章　逍遥散抗抑郁作用机制研究

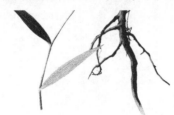

　　逍遥散抗抑郁作用已在临床和动物水平上得到证实，第八章又从代谢组学技术上得到验证。然而，由于对抑郁症病机的认识尚不完全清楚，因此研究人员从不同的角度阐释了逍遥散可能的抗抑郁作用机制。本章从分子药理学、转录组学、蛋白组学和肠道菌群的角度探究逍遥散的抗抑郁作用机制，最后应用网络药理学技术探讨其抗抑郁的网络调控机制，以期为全面阐释逍遥散抗抑郁作用机制及抗抑郁中药新药的研发提供理论依据。

第一节　逍遥散抗抑郁分子药理机制研究

　　早期的研究分别从神经递质、神经营养、内分泌免疫、炎症因子、能量代谢调节等方面探讨了逍遥散抗抑郁的作用机制，本节首先对上述研究概况进行综述。

一、神经递质

　　20 世纪 60 年代，研究者在偶然情况下发现几种作用于中枢单胺类神经递质系统的药物会改善患者的抑郁症状，因此关于抑郁症的发病机制，提出了单胺类神经递质假说，并且该假说一直占主导地位。目前，市场上大多数抗抑郁化学药物如氟西汀、文拉法辛等都是针对单胺类神经递质开发的，因而探讨逍遥散对单胺类神经递质的影响显得十分必要。

（一）单胺类神经递质

　　文献报道抑郁症患者和嗅球摘除以及慢性温和不可预知（CUMS）抑郁模型动物中，

5-羟色胺（5-HT）量显著降低，而逍遥散能显著增加 5-HT 量[1-3]。贾广成等[4]对逍遥散不同分离组分进行体外活性筛选，发现逍遥散低极性分离组分对大鼠脑突触体摄取 5-HT 有明显的抑制作用，同时田俊生等[5]发现在 CUMS 大鼠粪便中尿嘧啶显著降低，而尿嘧啶能够抑制单胺氧化酶（MAO）的活性，逍遥散能够增加抑郁模型大鼠 5-HT 氧化产物 5-羟吲哚乙酸（5-HIAA）的浓度[2]。5-HT 和激活/抑制性受体量的协调平衡对于脑内该递质的传递极其重要，孔梅等[6]报道抑郁症睡眠障碍大鼠海马 5-HT1AR 的表达下降、5-HT2AR 的表达升高，而逍遥散能够使受体的表达量恢复正常。去甲肾上腺素（NE）在 CUMS 抑郁大鼠脑组织和体液中显著降低，而逍遥散能够显著升高机体内 NE 的量[2,7]，可能是通过抑制脑突触体对 NE 的重摄取起作用的[4]。多巴胺（DA）既是神经递质，也是 NE 的前体，在体内的合成顺序为 Tyr→左旋多巴（dopa）→DA→NE，刘金伟等[1]发现对嗅球摘除抑郁模型大鼠灌胃给药逍遥散 4 周后，大鼠海马和皮质的 DA 量和模型组相比显著升高，且高于正常对照组。

（二）其他神经递质

尽管单胺类神经递质假说的地位非常重要，但其他类型的神经递质如氨基酸类、多肽类等在抑郁症的发病机制中也有重要的影响。文献报道谷氨酸（Glu）在 CUMS 抑郁症模型大鼠脑中含量显著升高，N-甲基-D-天冬氨酸（NMDA）受体表达量在慢性束缚应激大鼠脑中显著降低，NMDA 受体的过度激活，导致 Ca^{2+} 内流引起神经元凋亡，而给予逍遥散后能够使其恢复正常[8-10]。NMDA 受体的激活还需要甘氨酸（Gly）相结合，逍遥散干预 CUMS 抑郁症大鼠后体内 Gly 的量显著降低[11,12]。此外，逍遥散还能够显著降低在抑郁症患者和模型动物血液中升高的谷氨酸的浓度，但该谷氨酸不发挥神经递质的作用。

P 物质（SP）、神经肽 Y（NPY）和生长抑素（SS）属于多肽类神经递质。SP 和痛觉的传递有关，并且能引起神经源性炎症的发生。NPY 和 SS 对于内环境的稳定以及激素、神经递质的释放具有重要的作用。研究发现抑郁患者脑脊液和 CUMS 抑郁模型动物血液中 SP 浓度显著升高，而服用逍遥散后能够显著降低 SP 浓度[13,14]。同时还发现逍遥散干预后能够显著升高抑郁症患者和 CUMS 抑郁模型动物中降低的 NPY 和 SS 的浓度[14,15]。

乙酰胆碱（ACh）是与记忆认知感觉有关的神经递质。朱艺等[16]报道慢性应激抑郁模型大鼠海马中对突触间隙 ACh 进行水解的乙酰胆碱酯酶（AChE）活性降低，表明抑郁症可能由于 ACh 代谢异常导致。Liu 等[17]发现 CUMS 抑郁模型大鼠血液中合成 ACh 的胆碱前体——卵磷脂的含量显著升高，而逍遥散能够通过影响中间代谢物使其恢复正常。

神经递质在机体的行为、活动、学习记忆等多个方面发挥重要的调节作用。抑郁症发生后，机体内不同的神经递质因执行的功能不同，其量也发生了相应的变化，这种变化可通过细胞信号转导影响机体的内环境。给予一定量逍遥散后，神经递质含量不同程度地回调，表明逍遥散可能通过调控神经递质系统而发挥抗抑郁作用。

二、神经营养素

在针对抑郁症发病机制的研究过程中，发现一些抑郁症患者部分脑区存在体积缩小的现象，因此提出了另一种假说，即神经营养素缺乏假说。该假说认为神经营养素能够通过信号级联反应影响神经组织的发育、分化和存活。神经营养素是一种对中枢和外周神经系统均有营养作用的活性蛋白，主要包括神经生长因子、神经营养因子和脑源性神经营养因子等。脑源性神经营养因子（BDNF）是重要的神经营养素之一，它对于神经元的存活、迁移和突触的生长有着持久的影响。彭希等[18]报道逍遥散能够通过上调 CUMS 抑郁模型大鼠 CREB/BDNF信号通路机制发挥抗抑郁作用，Chen 等[19]也发现逍遥散能够升高慢性束缚应激抑郁模型大鼠体内 BDNF 的量，并且能够降低因代偿作用而升高的酪氨酸激酶受体（TrkB）的含量。神经营养因子-3（NT-3）能够阻止运动神经元细胞凋亡，对神经损伤后感觉和运动功能的恢复具有促进作用[20]，Chen 等[19]发现慢性束缚应激模型大鼠的额前叶和海马中 NT-3 的含量显著降低，而逍遥散给药组能使其恢复正常。

三、下丘脑-垂体-肾上腺轴

虽然单胺类神经递质假说的提出对抑郁症发病机制给出了一定的解释，但仍显不足。针对单胺类神经递质的药物只对 70% 的抑郁症患者有疗效，可卡因等一些可以显著提高突触间隙去甲肾上腺浓度的药物并没有抗抑郁作用。神经内分泌异常是抑郁症的另一个重要发病机制，尤其是下丘脑-垂体-肾上腺轴（HPA）功能失调。

研究已证实抑郁症患者和模型动物的 HPA 处于异常兴奋状态，但由于脑内糖皮质激素受体（GR）表达降低，不能进行负反馈调节，HPA 进行性和持久性亢进，形成糖皮质激素（GC）损伤级联放大效应，GC 持续性的高水平对海马造成严重损伤。研究发现逍遥散给药后能够显著下调 CUMS 抑郁模型动物的 HPA 的激进状态，使促肾上腺皮质激素释放激素（CRH）、促肾上腺皮质激素（ACTH）、皮质酮（CORT）的含量显著降低，GC 的表达显著升高，从而发挥抗抑郁作用[21-23]。

四、氨基酸、脂质和能量代谢

逍遥散可通过影响抑郁症患者或模型动物的神经递质、神经营养素以及 HPA 发挥抗抑郁作用，进一步证实了这些假说。近年来，随着代谢组学技术的不断发展，能够对机体进行相对全面的整体代谢轮廓分析。本课题组前期应用代谢组学方法对逍遥散干预 CUMS 大鼠的组织和体液进行了系统的研究，寻找到一系列潜在生物标志物，进一步分析主要涉及氨基酸、脂质和能量代谢等途径，为抑郁症的发病原因及逍遥散抗抑郁作用机制的探讨提供了有益的补充。

（一）氨基酸代谢

1. 支链氨基酸（BCAAs）

BCAAs 由亮氨酸、缬氨酸、异亮氨酸组成，是脑中合成谷氨酸（glutamic acid）、提供氨基酸的主要物质，也是影响单胺类神经递质合成的重要物质。采用代谢组学技术对 CUMS 造模及给予逍遥散后的大鼠血液和尿液进行了多元统计分析，发现 BCAAs 量在血液中显著降低，而在尿液中显著升高，但是逍遥散能够明显上调血液中 BCAAs 的水平[17,24,25]，降低了BCAAs 的代谢，减小了因 BCAAs 量的降低对脑内胺平衡造成的影响。

2. 色氨酸（Trp）

Trp 在体内合成 5-HT 及犬尿氨酸（kynurenine）途径中发挥重要作用。Gao 等[11]采用 GC-MS 代谢组学技术研究发现逍遥散能够上调 CUMS 大鼠血液中 Trp 的量，这可能是逍遥散使抑郁症患者或模型动物体内 5-HT 量升高的原因之一。另外，研究人员发现抑郁症患者血液中具有促进细胞凋亡作用的 3-羟基犬尿氨酸（3-hydroxylkynurenine）以及可引起神经毒性作用的喹啉酸（quinolinic acid）的量与健康人相比无显著性变化，但是对 NMDA 造成的神经毒性发挥保护作用的犬尿酸量显著降低[26]，这可能是由大量的犬尿酸随尿液排出引起的。Gao 等[27]发现对 CUMS 抑郁模型大鼠给予逍遥散后能够显著下调尿液中升高的犬尿酸量，使 Trp 的代谢恢复正常。

3. 苯丙氨酸（Phe）和酪氨酸（Tyr）

Phe 在体内主要由肝脏合成的苯丙氨酸羟化酶（PAH）和四氢生物蝶呤（BH4）辅酶催化而代谢成 Tyr。研究发现抑郁症患者体内 PAH 活性较低、BH4 量降低[28]、Phe 在体内积累，给予逍遥散后，血液中 DA/NE 前体 Tyr 的量显著升高[15]，尿液中 Phe 及其代谢物苯丙酮酸量显著降低，促进了 Phe 向 Tyr 的代谢，减少了因体内 Phe 和丙酮酸积累对大脑造成的损伤[27,29]。

（二）脂质代谢

1. 脂肪代谢

脂肪是机体重要的能量物质，其量的变化与能量代谢有密切关系。肝脏是脂质代谢的主要场所，肝脏的损伤与脂质代谢的异常有直接的关系。逍遥散作为常用的"疏肝解郁"中药，对于异常的脂质代谢具有良好的调节作用。在 CUMS 大鼠血液尿液中脂质（棕榈酸）量明显降低，但逍遥散干预后能够上调抑郁大鼠体内脂质的量[1,17,29]，减少 β-氧化，使脂质代谢恢复正常。

2. 脂蛋白代谢

脂蛋白在肝脏中产生，能够对外源性和内源性脂质进行转运。CUMS 抑郁模型动物血液中低密度脂蛋白（LDL）、极低密度脂蛋白（VLDL）和高密度脂蛋白（HDL）量异常，但给予逍遥散后能够显著升高模型组大鼠 LDL 和 VLDL 的量、降低 HDL 的量，从而使体内脂蛋白浓度恢复正常[17,30]，这可能是由于逍遥散能够对应激导致的肝脏损伤发挥保护作用而实现的[31]。

3. 酮体代谢

酮体（乙酰乙酸、β-羟基丁酸、丙酮）是脑内主要的能源物质之一。饥饿和病理状态下，脂质经 β-氧化生成乙酰辅酶 A，乙酰辅酶 A 在肝脏中合成酮体。研究发现 CUMS 抑郁模型大鼠血液和尿液中 3-羟基丁酸、乙酰乙酸量显著降低，而逍遥散给药组和模型组相比酮体水平显著升高[17,24]，表明逍遥散能够减缓机体对酮体的利用，使得脑内脂质代谢趋于正常。

（三）能量代谢

研究表明[27,32,33]抑郁症患者或 CUMS 模型动物体内处于能量代谢高水平状态，即分解代谢加快，葡萄糖生成和糖原分解增加；葡糖糖通过无氧糖酵解快速产能，乳酸量显著升高；但三羧酸循环（TCA）出现障碍，中间代谢产物 α-酮戊二酸、柠檬酸等显著降低。逍遥散干预后能够使抑郁症患者或 CUMS 模型动物耗能减少，降低葡萄糖的生成、减少无氧糖酵解、恢复 TCA 功能，从而全面调节机体的能量代谢使其趋于正常。

此外，Cao 等[34]探讨了生物体直接供能化合物 ATP 和抑郁症之间的关系，研究结果表明，星形胶质细胞内 ATP 与抑郁行为关系密切。抑郁模型大鼠脑内 ATP 浓度显著降低，而注射 ATP 后与 $P2X_2$ 受体作用，通过 IP_3/Ca^{2+} 信号转导途径发挥快速抗抑郁作用。虽然，目前尚无文献报道逍遥散对抑郁症患者及模型动物体内 ATP 量有直接影响，但是通过之前逍遥散对与能量代谢相关物质的调节，推测逍遥散可能会通过影响 ATP 来调节机体的能量代谢而发挥抗抑郁作用。

五、炎症因子

抑郁症的发生常伴随着一些免疫反应的激活，提示慢性炎症和抑郁症存在一定的联系。细胞因子是一种重要的参与免疫和情绪调节的分子，通过分析逍遥散对炎症因子的影响有助于阐明逍遥散的抗抑郁机制。

研究表明抑郁症患者机体免疫应答激活能够使 HPA 活化、5-HT 和 Glu 分泌紊乱[35]。抑郁症患者和 CUMS 抑郁模型动物体内白细胞介素-1（IL-1）、IL-6 和肿瘤坏死因子-α（TNF-α）等水平显著升高，而逍遥散干预后能显著下调体内炎症因子的表达水平，从而发挥抗抑郁作用[36-38]。

六、展望

图 9-1 总结了逍遥散抗抑郁代谢网络调控机制，逍遥散可回调抑郁症患者或模型动物体内代谢物质的变化。

虽然对已报道的关于抑郁症病因及逍遥散抗抑郁作用机制的研究成果进行了一定程度的归纳总结和分析，但仍显不足。首先，目前主要是应用动物模型对抑郁症及逍遥散的抗抑郁机制进行探讨，最常用的即为慢性应激抑郁模型，但该模型是否与抑郁症患者的病因机制完全相符，尚不完全清楚；其次，已报道的逍遥散的抗抑郁作用机制假说缺乏整体性，如对孕激素在抑郁症发病中的作用研究较少，还须使用更加全面的分析方法如网络药理学等进行研究；再次，可对机体代谢轮廓进行整体分析的代谢组学技术也存在一定的缺陷，其整体观只可知某一代谢途径受到干预，但相关物质的量是升高还是降低须借助于分子生物学技术进一步验证；最后，虽然本课题组前期已基本阐明逍遥散发挥抗抑郁作用的物质基础，但是缺乏对明确药效物质的抗抑郁机制研究，接下来可通过体外实验对分离得到的逍遥散药效物质进行抗抑郁机制研究。多种研究手段及技术的综合应用将更加有助于阐明逍遥散的抗抑郁作用机制。

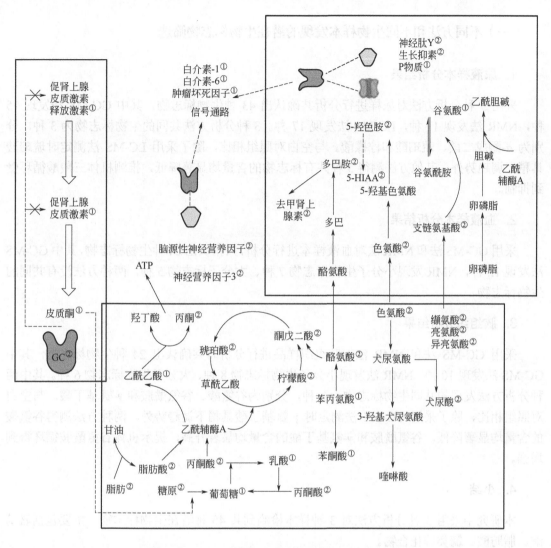

图9-1 逍遥散抗抑郁作用机制代谢网络调控示意图

①—升高；②—降低

第二节 基于代谢组学的逍遥散抗抑郁药理机制研究

　　代谢组学作为系统生物学的重要组成部分，是与表型更接近的组学，具有整体性、客观性、灵敏性和动态性的特点，这些特点使其在中医药研究领域得到迅速的应用和推广。本节总结了课题组采用代谢组学技术探究逍遥散抗抑郁的作用机制。研究表明逍遥散可通过能量代谢和肠道菌群代谢途径的纠偏作用发挥抗抑郁药效，其中氨基酸、糖类等物质可能是抑郁症的潜在诊断标志物或逍遥散抗抑郁的疗效标志物。在充分挖掘逍遥散抗抑郁作用科学内涵的基础上，研发抗抑郁中药新药，为经典方剂的传承与发展提供新思路、探索新途径。

（一）不同方法和不同生物样本发现的潜在生物标志物筛选

1. 尿液样本分析结果

采用 3 种分析方法对尿样进行分析共确认出 43 种生物标志物，其中 GC-MS 法发现 15 种，NMR 法发现 11 种，LC-MS 法发现 17 种。3 种分析方法共同的生物标志物为 3 种，分别为 α-酮戊二酸、琥珀酸和柠檬酸。与空白对照组相比，除了采用 LC-MS 法测定时琥珀酸具稍上调趋势外，其他方法测得 3 种共有标志物的含量均显著降低，推测机体三羧酸循环受到抑制。

2. 血液样本分析结果

采用 GC-MS 法和 NMR 法对血液样本进行分析，共指认出 24 种生物标志物，其中 GC-MS 法发现 12 种，NMR 发现小分子生物标志物 7 种、大分子标志物 5 种，两种方法没有共同的生物标志物。

3. 脑组织分析结果

采用 GC-MS 法和 NMR 法对脑组织样品进行分析时共确认出 24 种生物标志物，其中 GC-MS 法发现 10 种，NMR 法发现小分子生物标志物 8 种、大分子生物标志物 6 种。其中两种分析方法发现的共同生物标志物为 3 种，分别为谷氨酸、谷氨酰胺和 γ-氨基丁酸。与空白对照组相比，除了采用 GC-MS 法测定时 γ-氨基丁酸具稍下调趋势外，两种方法测得谷氨酸的含量均显著降低，谷氨酰胺和 γ-氨基丁酸的含量均显著升高，提示机体谷氨酰胺循环得到增强。

4. 小结

本研究中采用 3 种分析方法对 3 种样本检测到共 45 种潜在生物标志物，主要包括氨基酸、脂肪酸、糖类等化合物。

不同方法、不同标本间相同标志物少，差异大，提示不同方法适用于不同类型化合物的测定，且不同生物样本包含的化合物种类也不同，本研究所采用的多种方法多样本分析在全面机理探讨中是必需的，其结果间可相互佐证、相互补充。如：NMR 法检测时可调整序列或样品处理方法进行大分子化合物的测定，检测到多为脂蛋白及其碎片的信息；尿液样品中可检测到神经递质以外的与三羧酸循环相关的标志物。

（二）逍遥散抗抑郁作用调节潜在标志物分析

对药效实验行为学和 PCA 分组结果分析发现，逍遥散中剂量组药效最好，因此后期的逍遥散抗抑郁作用机理研究均选择逍遥散中剂量组进行分析。

1. 尿液样本分析结果

采用 GC-MS 法发现逍遥散中剂量组可回调模型组生物标志物 7 种，其中与两种阳性药组共同的生物标志物两种，只与氟西汀组相同的生物标志物为甘氨酸 1 种，独特的生物标志物为琥珀酸、α-酮戊二酸、谷氨酸和异柠檬酸 4 种。

采用 NMR 法测定大鼠尿液样本发现，逍遥散中剂量组可回调模型组生物标志物 6 种，其中与两种阳性药组共同的生物标志物 4 种（二甲基甘氨酸除外），只与氟西汀组相同的生物标志物为甘氨酸和柠檬酸两种。

采用 LC-MS 法测定大鼠尿液样本发现，逍遥散中剂量组可回调只与氟西汀组相同的生物标志物——犬尿酸和苯丙氨酸两种。

2. 血液样本分析结果

采用 GC-MS 法测定大鼠血液样本发现，逍遥散中剂量组可回调模型组生物标志物 9 种，其中与两种阳性药组共同的生物标志物 5 种，只与文拉法辛组相同的生物标志物为酪氨酸和谷氨酸两种，独特的生物标志物为琥珀酸和 2,3-二羟基丁酸两种。

采用 NMR 法测定大鼠血液样本发现，逍遥散中剂量组可回调模型组生物标志物 11 种，其中与两种阳性药组共同的生物标志物 8 种，只与文拉法辛组相同的生物标志物为亮氨酸 1 种，独特的生物标志物为缬氨酸和磷脂酰胆碱两种。

给予中剂量逍遥散后，除了回调两种阳性药组共同的 5 种生物标志物，调节只与文拉法辛组相同的生物标志物亮氨酸外，还可以调节的生物标志物有缬氨酸。

3. 脑组织分析结果

采用 GC-MS 法测定大鼠脑组织生物样本发现，逍遥散中剂量组可回调模型组生物标志物 8 种，其中与两种阳性药组共同的生物标志物 2 种，只与氟西汀组相同的生物标志物为乳酸、甘油和谷氨酰胺 3 种，只与文拉法辛组相同的生物标志物为胆固醇和丝氨酸两种，独特的生物标志物为 9-羟基嘌呤 1 种。采用 NMR 法测定大鼠脑组织生物样本发现，逍遥散中剂量组可回调模型组生物标志物 11 种，其中与两种阳性药组共同的生物标志物 7 种，只与氟西汀组相同的生物标志物为有胆固醇的 C18/19 甲基、—$(CH_2)_n$，只与文拉法辛组相同的生物标志物为 L6（—NMe_3）和 γ-氨基丁酸 2 种，独特的生物标志物为谷氨酰胺。

4. 小结

逍遥散调节的生物标志物多数为与两种阳性药调节的生物标志物相同，约占其总量的 2/3，除此之外，逍遥散还有其自身特有的生物标志物。表明逍遥散的抗抑郁作用除兼有两种阳性药的机制外，还有独特的机制。

（三）实验药理中逍遥散抗抑郁作用的代谢途径探讨

1. 调节能量代谢

很多文献都报道了能量不足或疲劳是重症抑郁症的主要症状之一。逍遥散可通过调节三羧酸循环中间产物、有机酸等物质，使抑郁动物能量代谢增强，这与文献报道一致。

2. 调节神经递质及相关物质

通过单胺类神经递质的含量测定结果、逍遥散具有与两种阳性药 2/3 相同的标志物推测，逍遥散也是 5-HT、NE 再摄取的强抑制剂，是多巴胺的弱抑制剂。

逍遥散可回调谷氨酸、甘氨酸、GABA 等氨基酸类神经递质向正常恢复，还可以调节神经递质相关物质如色氨酸等使其恢复正常，相比西药氟西汀和文拉法辛，逍遥散作为一种天然的抗抑郁药物，具有更广谱的调节神经递质的作用。

3. 调节免疫

逍遥散通过调节血浆中的 N-乙酰糖蛋白等物质，增加机体的免疫力；同时通过回调尿液和脑组织中的丝氨酸水平，进而提高脑细胞活力、改善大脑功能，从而增强免疫力。

4. 调节肠道菌群

3-羟丁酸、犬尿酸与甘油酸是与肠道菌有关的代谢物，逍遥散能够回调其水平，说明了逍遥散具有调节肠道菌群的作用。

5. 影响糖降解/糖异生作用

逍遥散通过影响糖降解及糖异生作用，从而调节血液中果糖及葡萄糖的含量。有报道称抑郁症患者血糖升高，这与本研究结果一致。

6. 调节脂类代谢

逍遥散通过调节血浆中脂类大分子物质进而调节抑郁大鼠的脂代谢，也有文献报道称抑郁症患者血浆中脂类大分子含量发生变化，但具体机制还须进一步研究。

7. 小结

我们还发现了一些代谢物，如甘油、肌醇、胆固醇等，虽然目前没有文献报道这些物质与应激和抑郁的关系，但其含量的变化及回调同样表明应激及逍遥散对于体内相关物质的代谢通路产生了影响；还有部分病理标志物逍遥散未能调节，其作用机制有待研究。

逍遥散与两种阳性药调节的标志物基本相似，但均有特异标志物，表明其作用途径相似。阳性药所表现出的能量调节、免疫调节等尚未报道。逍遥散不同于阳性药独特的代谢途径有待进一步研究。

从本研究中初步推测的 6 条代谢途径中，有 1 条单胺类神经递质调节与已有假说一致，另外 5 条途径为新发现的，其详细作用机制有待进一步证实（研究中所有标志物及其药物调节作用见表 9-1）。

表 9-1　研究中所有标志物及其药物调节作用

生化途径	尿液标志物	MX	YB	YW	血液标志物	MX	YB	YW	脑组织标志物	MX	YB	YW
能量代谢	琥珀酸	√			琥珀酸	√			乳酸	√	√	
	α-酮戊二酸			√	棕榈酸	√	√	√	亚油酸			
	乌头酸				亚油酸			√	牛磺酸	√	√	√
	异柠檬酸	√			硬脂酸		√		肌酸/磷酸肌酸			√
	棕榈酸	√	√	√								
	乙酸	√	√	√								

续表

生化途径	尿液标志物	MX	YB	YW	血液标志物	MX	YB	YW	脑组织标志物	MX	YB	YW
能量代谢	丙酮酸	√	√	√								
	柠檬酸	√	√	√								
	肌酐	√	√	√								
	N_2-琥珀酰-L-鸟氨酸											
神经递质及相关物质	丙氨酸	√	√	√	丙氨酸	√	√	√	GABA	√	√	√
	甘氨酸	√			甘氨酸	√		√	谷氨酸	√	√	√
	谷氨酸	√			谷氨酸	√	√	√	谷氨酰胺	√	√	
	苯丙氨酸	√	√		谷氨酰胺	√		√				
	二甲基甘氨酸		√	√	酪氨酸	√		√				
	色氨酸	√	√	√	色氨酸	√	√					
	酪氨酸	√	√	√	磷脂酰胆碱	√						
					胆碱	√	√	√				
免疫调节	丝氨酸		√	√	N-乙酰糖蛋白	√	√	√	丝氨酸	√		√
					高密度脂蛋白	√	√					
					低/极低密度脂蛋白	√	√	√				
调节肠道菌群	马尿酸	√	√	√	β-羟丁酸	√	√	√				
	苯乙酰甘氨酸			√	氧化三甲胺	√	√	√				
	黄尿酸	√										
	犬尿酸	√	√									
糖降解及糖异生					果糖	√	√	√				
					葡萄糖	√	√	√				
脂类代谢					脂类	√	√	√				
其他	缬氨酸			√	缬氨酸	√			亮氨酸	√	√	√
	天冬氨酸				亮氨酸/异亮氨酸	√		√	赖氨酸	√	√	√
	天冬酰胺	√	√	√	2,3-二羟丙酸	√			甘油	√	√	
	核糖								9-羟基嘌呤	√		

生化途径	尿液标志物	MX	YB	YW	血液标志物	MX	YB	YW	脑组织标志物	MX	YB	YW
其他	硫酸-3-羟基苯丙酸		√	√					肌醇	√	√	√
	7-甲基黄嘌呤								胆固醇	√		√
	黄嘌呤核苷								缬氨酸	√	√	√
	糖苷								—（CH_2）$_n$	√	√	
	吲哚乙酸								—CH=CH—		√	
	苯丙氨酸片段								CH_2OPO_2—	√	√	√
	吲哚-3-乙酸	√		√					—N（Me_3）$_3$	√		√
									R—CH_3			√
									胆固醇的$C_{18/19}$甲基	√	√	√

（四）逍遥散抗抑郁实验与临床药理代谢组学机制相关性分析

将实验药理学与临床药理学的代谢组学研究结果进行比较分析，分别从差异代谢物种类与代谢通路两方面分析药理机制。

1. 逍遥散抗抑郁回调的代谢物

从 3 种不同的仪器分析方法对血浆与尿液不同样本的分析结果，找出临床与实验不同和相同的回调代谢产物，见表 9-2～表 9-7。

表 9-2 逍遥散治疗的 ^{1}H NMR 血浆代谢物调节情况

代谢物名称	患者	模型大鼠	逍遥散回调（人）	逍遥散回调（动物）	趋势
氧化三甲胺	↑	↓	↓	↑	相反
谷氨酰胺	↑		↓		
乳酸	↑		↓		
苯丙氨酸	↓		↑		
缬氨酸	↓	↓	↑	↑	+
丙氨酸	↓		↑	↑	+
甘氨酸	↓		↑		
亮氨酸	↓	↓	↑	↑	+
柠檬酸	↓		↑		
胆碱	↓	↓	↑	↑	+
葡萄糖	↓		↑		
β-氨酸丁酸		↓		↑	

代谢物名称	患者	模型大鼠	逍遥散回调（人）	逍遥散回调（动物）	趋势
极低/低密度脂蛋白			↑		
高密度脂蛋白		↑		↓	
N-乙酰糖蛋白		↑		↓	
磷脂酸胆碱		↑		↓	
脂质	↓	↑	↑	↑	+
合计	12	11	回调12	回调11	5

注："↑"表示与健康（或正常）组比较含量升高；"↓"表示与健康（或正常）组比较含量下降；药物组的箭头相反表示有回调作用；"+"为动物与人体共同调节的。

由表 9-2 可见，^{1}H NMR 表征的血浆差异代谢物在患者中有 12 种，动物中有 11 种，表明物种不同差异代谢物有区别。两者相加 17 种成分。药物干预后并非全部的代谢物都回调，药物可回调的动物与人体共同的代谢物只有 5 种，分别为缬氨酸、丙氨酸、亮氨酸、胆碱和脂质。

表 9-3　逍遥散治疗的 ^{1}H NMR 尿液代谢物调节

代谢物名称	患者	模型大鼠	逍遥散回调（人）	逍遥散回调（动物）	趋势
乳酸	↑		↓		
丙氨酸	↑		↓		
柠檬酸	↑	↓	↓	↑	相反
肌酐	↓		↑		
黄尿酸	↓		↑		
牛磺酸	↓		↑		
α-酮戊二酸	↓	↓	↑	↑	+
二甲胺	↑		↓		
醋酸		↓		↑	
甘氨酸		↑		↓	
天冬氨酸		↑		↓	
丙酮酸		↑		↓	
二甲基甘氨酸		↓		↑	
合计	8	7	回调8	回调7	1

注："↑"表示与健康（或正常）组比较含量升高；"↓"表示与健康（或正常）组比较含量下降；药物组的箭头相反表示有回调作用；"+"为动物与人体共同调节的。

由表 9-3 可见，尿液中人体与动物的差异代谢物区别较大，仅有柠檬酸与 α-酮戊二酸相同，逍遥散对人和动物回调的共同代谢物只有 α-酮戊二酸，柠檬酸在人和动物中含量相反。血浆与尿液中共同的差异代谢物只有 4 个（乳酸、丙氨酸、柠檬酸和甘氨酸）。表明不同物种和不同样本中的差异代谢物有区别。

表 9-4　逍遥散治疗的 GC-MS 血浆代谢物调节

代谢物名称	患者	模型大鼠	逍遥散回调（人）	逍遥散回调（动物）	趋势
硬脂酸	↑		↓		
草酸	↑		↓		
尿素	↓		↑		
*缬氨酸	↓		↑		
琥珀酸		↑		↓	
*谷氨酰胺		↑		↓	
*甘氨酸		↑		↓	
*葡萄糖		↑		↓	
果　糖		↑		↓	
谷氨酸		↓		↑	
酪氨酸		↓		↑	
*色氨酸		↓		↑	
棕榈酸		↓		↑	
亚油酸		↓			
硬脂酸		↓			
2-3-二羟丙酮		↑		↓	
合计	4	12	回调 4	回调 10	0

注：“↑”表示与健康（或正常）组比较含量升高；“↓”表示与健康（或正常）组比较含量下降；药物组的箭头相反表示有回调作用；“*”表示与表 9-2 中相同的代谢物。

由表 9-4 可见，血浆中的差异代谢物在人体与动物中完全不同，从 GC-MS 与 ^{1}H NMR 两种分析手段看，虽然都是血浆样本，但 GC-MS 能分析到脂质成分，而 ^{1}H NMR 更多地表征出氨基酸成分。与表 9-2 相比，在血浆样本中仅发现 5 个差异代谢物（缬氨酸、谷氨酰胺、甘氨酸、色氨酸和葡萄糖）被两种方法同时表征。其中，缬氨酸分别在患者与动物中用不同方法分析出来，且变化趋势相一致，表明该成分有望成为诊断和疗效标志物；谷氨酰胺的患者血浆被 NMR 分析出来，而动物血浆被 GC-MS 表征出来，变化趋势也一致，有可能成为标志物；但葡萄糖在人体与动物血浆表征出来的含量趋势却不同，需要再确证。（从临床表现看，葡萄糖含量在患者中降低是合理的）。

表 9-5　逍遥散治疗的 GC-MS 尿液代谢物调节

代谢物名称	患者	模型大鼠	逍遥散回调（人）	逍遥散回调（动物）	趋势
*柠檬酸	↑		↓		
马尿酸	↑	↑			
丙氨酸	↑		↓		
苯丙氨酸	↓	↑	↑	↓	相反
酪氨酸	↓		↑		
*甘氨酸		↑		↓	

续表

代谢物名称	患者	模型大鼠	逍遥散回调（人）	逍遥散回调（动物）	趋势
琥珀酸		↓		↑	
*α-酮戊二酸		↓		↑	
谷氨酸		↓		↑	
异柠檬酸		↓		↑	
棕榈酸		↓		↑	
合计	5	8	回调5	回调8	

注："↑"表示与健康（或正常）组比较含量升高；"↓"表示与健康（或正常）组比较含量下降；药物组的箭头相反表示有回调作用；"*"表示与表9-3中的代谢物相同。

由表9-5可见，物种引起的差异代谢物区别较大，只有苯丙氨酸相同，但趋势还相反，须确证后再使用。与表9-3相比，尿液不同的表征方法获得的共同代谢物只有柠檬酸、α-酮戊二酸和甘氨酸，两者的变化趋势相同，其中柠檬酸在人体尿液中分析出，其作为标志物的可能性更大。

表9-6 逍遥散治疗的LC-MS血浆代谢物调节

代谢物名称	患者	逍遥散回调（人）
LPC（10：3）	↑	↓
LPC（16：1）	↑	↓
LPC（21：4）	↑	↓
LPC（19：0）	↑	↓
LPC（18：0）	↑	↓
LPC（23：5）	↑	↓
酰基肉碱类物质（10：4）	↑	↓
酰基肉碱类物质（14：2）	↑	↓
硫胱醚	↑	↓
氧化磷酸酰胆碱（38：0）	↑	↓
植物鞘氨醇	↑	↓
硫胱醚	↑	↓
碳十七二烯酸	↑	↓
环己烷十一酸	↑	↓
4-乙酰氨基丁酸	↑	↓
环己烷十一酸	↑	↓
乙酰磷酸	↑	↓
硬脂酰胺	↑	↓
棕榈酰胺	↑	↓
合计	19	19

注："↑"表示与健康（或正常）组比较含量升高；"↓"表示与健康（或正常）组比较含量下降；药物组的箭头相反表示有回调作用。

表 9-7　逍遥散治疗的 LC-MS 尿液代谢物调节

代谢物名称	模型大鼠	逍遥散回调（动物）
苯乙酰甘氨酸	↓	
*肌酐	↓	↑
*马尿酸	↓	↑
N_2-琥珀酰-L-鸟氨酸	↓	
7-甲基芥嘌呤	↑	
*黄尿酸	↓	↓
黄嘌呤核苷	↑	
3-羟基苯基丙酸	↑	
*琥珀酸	↑	
*苯丙氨酸	↑	↓
犬尿酸	↑	↓
*L-酪氨酸	↑	↓
色氨酸	↓	↑
吲哚-3-乙酸	↓	↑
苯丙氨酸片段	↓	
*α-酮戊二酸	↓	
*柠檬酸	↓	↑
糖苷	↓	
合计	19	9

注："↑"表示与健康（或正常）组比较含量升高；"↓"含量下降；药物组的箭头相反表示有回调作用；"*"表示与表 9-3、表 9-5 中相同的代谢物。

表 9-6 和表 9-7 列出采用 LC-MS 分析研究结果，由于动物的血浆量有限，未能进行 LC-MS 分析。从结果可看出 LC-MS 可分析到血浆中的碱类物质与脂肪酸类。动物尿液中的差异成分较其他分析方法的差异成分更多（18 个），但药物能回调的成分只有 9 个。

与表 9-3 和表 9-5 同为动物尿液以不同分析方法得出的结果比较，相同的差异代谢物有丙氨酸、α-酮戊二酸和柠檬酸、甘氨酸 4 种成分，且含量变化趋势相同，提示这些成分有望成为诊断标志物，其中苯丙氨酸有回调，有望成为疗效标志物（动物）。马尿酸、苯丙氨酸、酪氨酸和琥珀酸也在 GC-MS 中检出，黄尿酸在 NMR 中检出，但变化趋势相反，需要确证后再使用。

2. 临床药理中逍遥散抗抑郁相关代谢通路分析

由于代谢组学发现的差异代谢物多，且不同分析方法对不同物种（人与大鼠）的不同样本（血浆与尿液）所获得的结果不同，在进行代谢通路分析时，主要依据人体分析结果，再结合动物样本的相同代谢物，并参考患者在临床上的症状进行分析，推测其代谢通路并阐释生物效应。调节关键的代谢物与代谢通路见表 9-8。

表 9-8 逍遥散回调的代谢物与代谢通路

代谢物名称	能量代谢	神经递质合成	肠道菌群代谢
柠檬酸	乙醛酸盐代谢		
乳酸	丙酮酸代谢		
草酸	乙醛酸和二羧酸盐代谢		
硬脂酸	脂肪酸代谢		
酰基肉碱类	脂肪酸代谢		
亮氨酸		亮氨酸生物合成	
缬氨酸		缬氨酸生物合成	
谷氨酰胺		谷氨酸合成	
酪氨酸		酪氨酸代谢	
丙氨酸+牛磺酸		牛磺酸代谢	
尿素		精氨酸与脯氨酸代谢	
胱硫醚		半胱氨酸和蛋氨酸代谢	
溶血性甘油磷脂酰胆碱		甘油磷脂代谢	
鞘磷脂+神经酰胺		鞘脂代谢	
胆碱+氧化三甲氨			肠道菌代谢

生物学效应阐释如下：

（1）能量代谢

① 乙醛酸盐代谢。柠檬酸与能量代谢有关，是三羧酸循环中重要的中间体之一。与健康对照组相比，抑郁症患者血浆中柠檬酸水平下降，说明抑郁症致使患者三羧酸循环效率降低从而导致抑郁症患者能量不足。由于能量不足引起的活动减少是抑郁症患者的常见症状之一。

② 丙酮酸代谢。乳酸是血浆中葡萄糖和脂质在无氧条件下的产物，与健康对照组相比，抑郁症患者血浆中下降的葡萄糖和脂质以及升高的乳酸水平再次表明抑郁症导致患者能量缺乏。服用逍遥散后，抑郁症患者血浆中乳酸水平出现回调并处于健康水平，表明逍遥散可能通过调节能量代谢改善抑郁症患者活动减少的症状。

③ 乙醛酸和二羧酸盐代谢。草酸通过乙醛酸或抗坏血酸代谢合成，是苹果酸转化为甲酸的一个重要的中间体。而在三羧酸循环（TCA）中，草酰乙酸的循环再生主要通过苹果酸被苹果酸脱氢酶氧化实现的。因此，在抑郁症患者血浆中草酸水平显著升高，表明抑郁可能会对 TCA 循环产生抑制。活动减少是抑郁症患者最主要的表现之一。此外，经过逍遥散治疗后，抑郁症患者血浆中草酰乙酸水平出现回调并趋于正常水平，提示逍遥散可能通过调节乙醛酸和二羧酸盐代谢改善抑郁症患者活动减少的症状。

④ 脂肪酸代谢。脂肪酸是人体能量产生和储存的重要来源。乙酰辅酶 A（CoA），由 β-脂肪酸氧化产生，可在 TCA 循环中产生三磷酸腺苷（ATP），也可以转化为酮体储存在肾脏和肝脏中。本研究结果显示，抑郁症患者血浆中硬脂酸浓度显著升高，可能导致脂肪酸运输出现一定程度的阻滞和 TCA 循环的抑制，最终影响整个能量代谢过程。这与本实验前期研

究结果相一致。经过逍遥散治疗后，抑郁症患者血浆中硬脂酸水平出现明显回调，提示逍遥散可能通过调节脂肪酸代谢发挥抗抑郁作用。

除此之外，在脂肪酸 β-氧化过程中，酰基肉碱的作用是携带长链脂肪酸从细胞质转入线粒体，它的蓄积会导致线粒体膜的破坏，进而影响机体供能，导致能量缺乏。本实验中，与健康对照组相比，抑郁症患者血浆中酰基肉碱类物质（肉碱 C14:2，肉碱 C10:4）含量升高，服用逍遥散后，回归正常水平，表明逍遥散可通过改善脂肪酸的 β-氧化来改善抑郁症患者能力缺乏导致的活动减少的症状。

（2）神经递质的合成

① 缬氨酸、亮氨酸和异亮氨酸的生物合成。亮氨酸和缬氨酸因为有脂肪族侧链，称为支链氨基酸（BCAAs）。与健康对照组相比，支链氨基酸浓度在抑郁症患者体内显著降低。BCAAs 浓度的降低会干扰脑内 5-HT 的释放，致使出现中枢疲劳，疲劳是抑郁症的常见症状。支链氨基酸作为氨基酸供体可以快速跨越血脑屏障在脑内合成谷氨酸。抑郁症患者血浆中缬氨酸、亮氨酸水平的下降导致抑郁症患者体内 5-HT 和谷氨酸合成异常，从而导致抑郁行为的发生。

② 谷氨酸和谷氨酰胺代谢。谷氨酸是一种重要的神经递质，其合成异常可能导致抑郁行为的发生。谷氨酰胺是合成谷氨酸的重要前体。抑郁症患者血浆中谷氨酰胺水平的升高，体内 5-HT 和谷氨酸合成异常导致抑郁行为的发生。服用逍遥散后，抑郁症患者血浆中谷氨酰胺水平出现显著性回调，说明逍遥散通过改善神经递质的合成发挥抗抑郁的疗效。

③ 酪氨酸代谢。酪氨酸是一种芳香族氨基酸，属于必需氨基酸，容易通过血脑屏障，在脑中是肾上腺素、去甲肾上腺素及多巴胺等神经递质的前体，这些神经递质与人体的交感神经系统密切联系。同时，酪氨酸还是激素、甲状腺素和黑色素的前体。在应激状态下，人体需要更多的酪氨酸补充，酪氨酸的补充可以防止抑郁症患者体内去甲肾上腺素的损耗从而治疗抑郁症。苯丙氨酸是 8 种必需氨基酸之一，是合成酪氨酸的前体，同样也是儿茶酚类物质如多巴胺、肾上腺素和去甲肾上腺素等物质的前体，可产生儿茶酚胺类物质效应。由此可见，酪氨酸、苯丙氨酸与神经递质的合成密切相关，直接或间接地参与神经递质的合成，酪氨酸和苯丙氨酸作为神经递质的前体物质，在维持神经递质水平方面发挥着重要作用。在我们的研究当中发现抑郁症患者尿液中酪氨酸、苯丙氨酸和黄尿酸含量的异常变化，在一定程度上会影响神经递质类物质的合成，经逍遥散治疗后，发生了显著的回调，表明逍遥散可以调节体内酪氨酸和苯丙氨酸在生命活动中的代谢过程，维持神经递质类物质的动态平衡从而达到治疗抑郁症的目的。

④ 牛磺酸代谢。牛磺酸为含硫氨基酸，广泛存在于脑、心脏、胆囊和肾脏中，具有多种生物学功能，如作为神经递质、细胞膜的稳定剂和促进钙钠离子转运等。缺乏牛磺酸最早和最显著的症状为精神抑郁，表现为睡眠障碍、精疲力竭和体重减轻。丙氨酸、谷氨酸和泛酸会不同程度地抑制牛磺酸的代谢，维生素 A 和维生素 B6 可促进牛磺酸的生成。在中枢神经系统中，牛磺酸作为神经递质，影响和制约 γ-氨基丁酸 A 受体及甘氨酸受体，牛磺酸几乎在所有的抑郁症患者中存在着含量不足的情况。在抑郁症患者尿液中具有较高含量的丙氨酸以及相对较低水平的牛磺酸，经逍遥散治疗后，丙氨酸含量降低，而牛磺酸水平升高，其改变均具有显著性，表明逍遥散的抗抑郁疗效的发挥有可能是抑制了丙氨酸的合成，并促进了牛磺酸的合成，从能量代谢和神经递质两方面对抑郁

症进行了调节。

⑤ 精氨酸和脯氨酸代谢。尿素是人体在肝脏内由谷氨酸脱氨基作用产生的氨合成的。谷氨酸是哺乳动物神经系统中最丰富的快速兴奋性神经递质。神经冲动触发突触前细胞释放谷氨酸。在相反的突触后细胞中，谷氨酸受体——NMDA 受体被激活，这在突触可塑性中发挥着很大的作用。因此，谷氨酸的合成与人体的认知功能（如学习和记忆等）有着很大的关系。在抑郁症患者血浆中尿素含量显著降低，可能是由谷氨酸合成减少所致，说明抑郁症患者认知功能的下降。服用逍遥散 8 周后，抑郁症患者血浆中尿素水平出现明显回调，说明逍遥散可能通过调节精氨酸和脯氨酸代谢通路改善抑郁症患者的认知功能。

⑥ 半胱氨酸和蛋氨酸代谢。胱硫醚是由丝氨酸和半胱氨酸合成的二肽。近年来，研究表明，丝氨酸在维持中枢神经系统正常功能方面起着非常重要的作用。丝氨酸的缺乏可以引起精神障碍以及中枢神经系统功能的衰退。因此，抑郁症患者血浆中胱硫醚含量的降低可能是由半胱氨酸和蛋氨酸代谢异常引起的丝氨酸缺乏所致，最终导致抑郁行为的发生。经过逍遥散治疗后，抑郁症患者血浆中胱硫醚水平出现回调，表明逍遥散可能通过调控半胱氨酸和蛋氨酸代谢发挥抗抑郁疗效。

⑦ 甘油磷脂代谢。溶血性甘油磷脂酰胆碱是由卵磷脂水解形成的，而卵磷脂可以促进大脑神经系统与脑容积的增长和发育，促进神经传导。人脑可以直接从血液中摄取磷脂及胆碱而迅速转化为乙酰胆碱。长期补充磷脂可以缓解记忆力衰退的症状，预防或推迟阿尔茨海默病的发生。已有文献报道，溶血性甘油磷脂酰胆碱代谢异常与抑郁症以及帕金森病等精神类疾病有关。本实验中，与健康对照组相比，抑郁症患者血浆中溶血性甘油磷脂酰胆碱 [LPC（C10:3），LPC（C16:1）、LPC（21:4）、LPC（C19:0）、LPC（C18:0）] 升高，经过逍遥散治疗后均出现显著回调，表明逍遥散通过调节甘油磷脂代谢改善抑郁症状。

⑧ 鞘脂代谢。鞘脂是脂类化合物中一大类具有信号传导功能的化合物。鞘磷脂在鞘磷脂酶的作用下水解，释放出神经酰胺和鞘脂类代谢物。神经酰胺也可由丝氨酸和棕榈酸合成，是诱导细胞凋亡的重要细胞信号，可以介入多种信号通路。前期文献报道，抑郁症的发生与多种信号通路有关。本实验中，与健康对照组相比，抑郁症患者血浆中鞘磷脂和神经酰胺含量升高，服用逍遥散后，出现明显回调，表明逍遥散可能通过改善鞘磷脂代谢达到抗抑郁疗效。

（3）肠道菌群代谢 食欲减退是抑郁症患者最常见的症状之一，与肠道菌群代谢有关。临床研究表明，抑郁症患者肠道菌群代谢紊乱导致血浆中氧化三甲胺、氧化二甲胺等含量的变化。胆碱由磷酸酰胆碱转化而成，并可以通过肠道菌群代谢转化为氧化三甲胺。本实验结果中，与健康对照组相比，抑郁症患者血浆中下降的胆碱以及升高的氧化三甲胺水平，说明抑郁症可以引起患者肠道菌群的紊乱。经过逍遥散治疗后，抑郁症患者血浆中氧化三甲胺水平出现显著性回调，说明逍遥散通过改善肠道菌群代谢改善抑郁症患者食欲减退的症状，从而发挥抗抑郁症疗效。

（4）小结 本实验采用 ^1H NMR、GC-MS 和 LC-MS 三种技术手段，对抑郁症患者服用逍遥散前后以及健康对照组受试者的血液和尿液进行了代谢组学分析，对逍遥散的临床抗抑郁疗效进行分析。血液中，共筛选出 31 种与逍遥散抗抑郁疗效相关的生物标志物，包括氨基酸类（丙氨酸、缬氨酸、亮氨酸）、有机酸类（乳酸和草酸）、胺类（氧化三甲胺、谷氨酰胺以及神经酰胺）、脂肪酸类（硬脂酸、十七碳二烯酸）、脂类（溶血性磷酸酰胆碱、鞘脂）、酰基肉碱类（肉碱 C10：4 和肉碱 C14：2）以及其他（葡萄糖、胆碱）等。尿液中，共筛选出 10 种与逍遥散抗抑郁疗效相关的生物标志物，包括氨基酸类及其衍生物（酪氨酸、丙氨酸、苯丙氨酸、马尿酸）、有机酸类（柠檬酸、乳酸、黄尿酸、牛磺酸、α-酮戊二酸）以及胺类（二甲胺）。这些代谢物参与机体的神经递质合成、能量代谢以及肠道菌群活动等三大方面，为逍遥散的抗抑郁临床疗效评价研究提供了一定的科学基础。

第三节 基于转录组学的逍遥散抗抑郁作用机制研究

转录组（transcriptome）是指特定生物体在某种状态下所有基因转录产物的总和，转录组研究属于功能基因组学（functional genomics）研究的范畴，是连接基因组与蛋白质组的纽带。转录组学能够对活细胞在刺激下所含 mRNA 类型和拷贝数进行测定，是一种从整体水平对细胞中基因转录和调控规律进行分析的系统生物学研究方法。转录组学从 RNA 水平诠释细胞内的生物过程，而 mRNA 是核酸和蛋白质的桥梁，因此 mRNA 的研究显得尤为重要。

转录组学表现出时间性和空间性，即能够动态反应细胞的生长发育状态，不同生理、病理状态下细胞具有各异的转录组，通过对样本进行转录组分析能够解读细胞的分子功能、组成成分及其完成的生物过程，对我们理解机体状态及外界因子的作用机制具有重要的作用。因其具有高效、快捷、并行处理及分析自动化等优点，已广泛用于各个学科。转录组学技术的出现及不断发展，给中药作用机制的研究提供了有力的工具。药物进入生物体内后，将引起细胞一系列生物学过程的变化，这些变化可集中地表现在基因表达水平上。通过转录组学研究，可获得关于生物体基因表达的信息，用于阐述药效下游的药物反应个体差异，从而能够帮助研究者从基因组的层面上解释中药的作用机理。

（一）研究方法

1. 仪器、试剂及药物

RNAiso Plus（Takara biotechnology Co.，LTD）；SynergyMx 多功能酶标仪（美国伯腾仪器有限公司），水平摇床（江苏天翎仪器有限公司）；MTT、二甲基亚砜（DMSO）（美国西格玛奥德里奇有限公司）。

溶液配制：皮质酮（CORT，中国成都化夏化学试剂有限公司）。5.0mg/mL MTT 溶液配制：称取 100.0mg MTT 粉末，溶于 20.0mL PBS 溶液中，磁力搅拌 30min 至 MTT 完全溶解（锡箔纸包裹、避光），于超净台中过滤分装，-20℃长期保存。400mmol/L CORT 母液配制：称取 69.3mg CORT 粉末溶于 500μL DMSO 溶液中，振荡混匀，即配制成高浓度母液，使用时直接用培养液稀释至所需浓度。0.1mol/L 磷酸缓冲液（PBS，pH7.4 左右）：氯化钠 8.00g、氯化钾 0.20g、磷酸氢二钠 1.39g 和磷酸二氢钾 0.20g 溶于 1L 三蒸水中，使用前高压蒸汽灭菌。

2. 低分化 PC12 细胞分组、造模、给药

低分化 PC12 细胞以 $2×10^6$ 个/盒的数量接种于 $25cm^2$ 培养盒中，24h 后，分为以下几组：空白对照组（K）、CORT 损伤模型组（500μmol/L CORT，M）和逍遥散给药组（500μmol/L CORT+200mg/L 逍遥散，XY），按各组条件刺激 36h。每组重复 3 次。

3. 转录组学测定与数据分析

刺激结束后，弃去培养液，加入 PBS 溶液进行两次洗涤，之后每盒细胞加入 1mL RNAiso Plus，反复吹打细胞至细胞全部脱落，合并三次重复细胞提取液，于-80℃保存，待上海派森诺生物科技股份有限公司进行测序。其转录测序及后期信息分析主要流程为：提取样品总 RNA 后，用带有多聚胸腺嘧啶、T 重复寡核苷酸（oligo-dT）的磁珠富集多聚腺苷酸（poly-A）的 mRNA，达到从总 RNA 中提取 mRNA 的目的，接着加入 RNA 碎片化缓冲液（fragmentation buffer）获得 200～300bp 的小片段 mRNA。使用随机引物合成第一条链 cDNA，并使用第一条链为模板加以 DNA 聚合酶合成第二条配对的 cDNA。使用 PCR ExtractionKit（Qiagen，Valencia，CA，USA）对 DNA 进行末端修复、添加碱基 A，连接测序接头。通过 PCR 扩增 DNA 片段完成文库的构建。使用 PicoGreen（Quantifluor™-ST fluorometerE6090，Promega，CA，USA）等试剂盒确认 cDNA 文库、标准化后，使用 Illumina NextSeq™ 500 测序平台进行测序。其信息分析的流程图见图 9-2。本研究主要关注"原始数据过滤—数据质量评估—比对到参考基因组（基因组注释）—比对结果评估—表达差异基因分析—KEGG 富集分析、差异基因聚类分析、GO 富集分析"该途径。

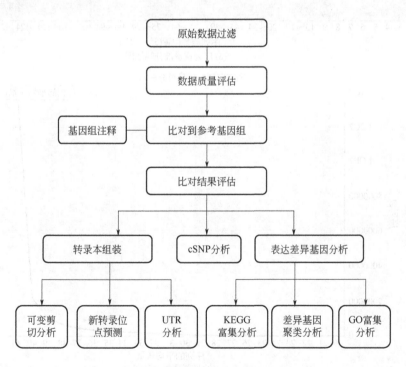

图 9-2　细胞转录组分析流程示意图

（二）研究结果

1. 原始数据质量评估可靠

通过测序平台测序后，首先对得到的原始测序数据进行了读序（reads）ID、测序序列及序列总对应的碱基质量的统计；随后通过去除一些低质量和接头序列对数据进行了过滤；原始数据过滤后，利用 FastQC 进行了质量过滤质控分析，分析结果见图 9-3，从图中可以看出本次实验理论值与实测值吻合度较高，说明原始数据质量评估可靠，方便进行后续结果分析。

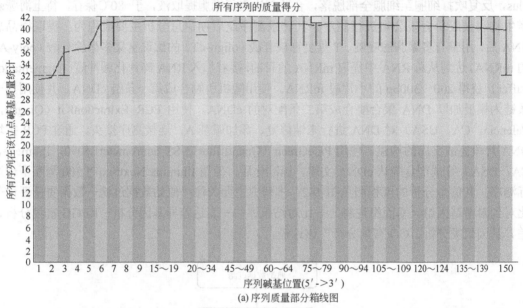

(a) 序列质量部分箱线图

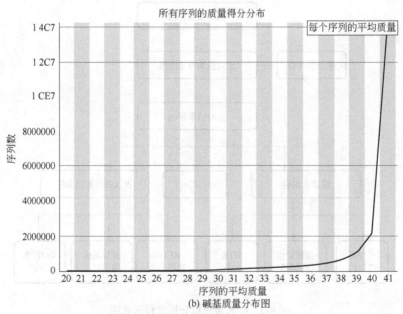

(b) 碱基质量分布图

图 9-3

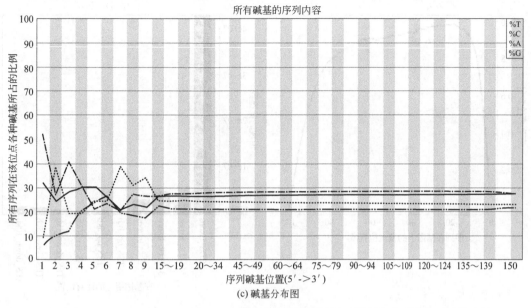

(c) 碱基分布图

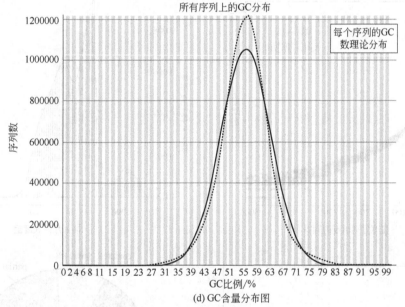

(d) GC含量分布图

图9-3 转录数据质量过滤质控分析

2. 基因组比对、注释及表达量分析

在对原始数据统计、过滤及验证后，对转录数据进行了基因组比对，由于低分化 PC12 细胞是一种大鼠肾上腺瘤细胞，因此参照了大鼠基因组（Rattus_norvegicus. Rnor_6.0.dna. toplevel.fa，ftp://ftp.ensembl.org/pub/release-79/fasta/rattus_norvegicus/dna），并利用 Bowtie2/Tophat2 软件进行了分析，比对到基因区域的序列所占百分比在 85% 以上，比对到外显子区域的序列所占百分比在 92% 以上，图9-4 为比对结果质量控制图。接着使用 Ensembl 和 KEGG 对基因组进行了注释，并利用 RPKM ［RPKM＝总外显子序列/（映射序列×外显子长度）］值衡量每个基因在样本中的表达量，结果显示共注释了 22294 个基因，并计算了已注释基因的表达量。

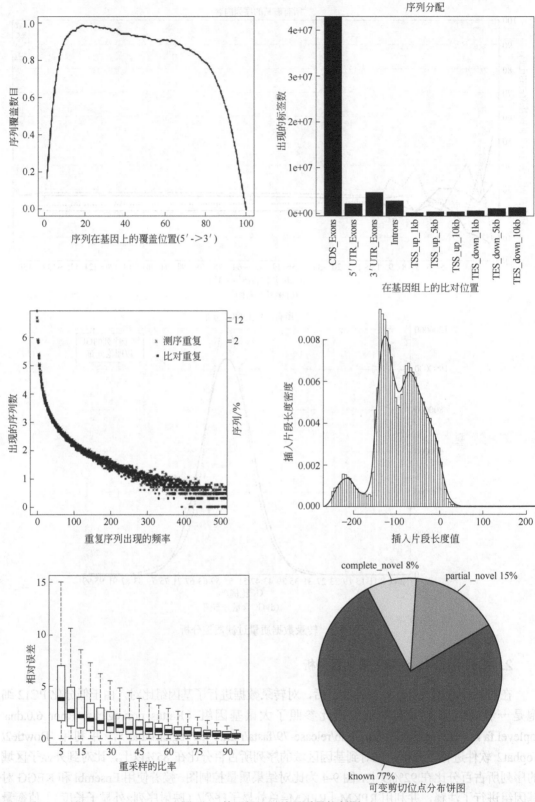

图 9-4　基因组比对结果质量控制图

3. 表达差异基因分析

通过 HTSe 统计比对到基因上的数值，然后通过 DES 分析表达差异基因，最后按照表达量倍数差异和表达差异显著性 P 值筛选出差异基因，见图 9-5，该图分别列出空白对照组与 CORT 损伤模型组相比 [图 9-5（a）、图 9-5（b）]，CORT 损伤模型组与逍遥散给药组相比 [图 9-5（c）、图 9-5（d）] 的差异基因分布的火山图 [图 9-5（a）、图 9-5（c）] 和 MA 图 [图 9-5（b）、图 9-5（d）]。

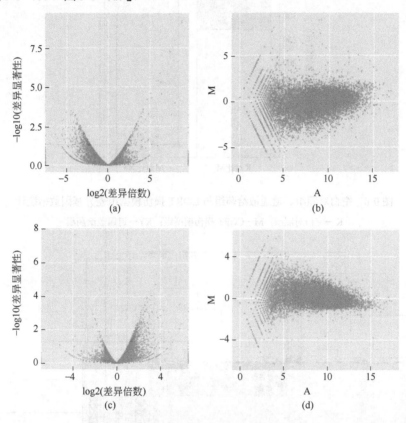

图 9-5　差异基因分布的火山图和 MA 图

（a）空白对照组与 CORT 损伤模型组相比差异基因分布的火山图；（b）空白对照组与 CORT 损伤模型组相比
差异基因分布的 MA 图；（c）CORT 损伤模型组与逍遥散给药组相比差异基因分布的火山图；
（d）CORT 损伤模型组与逍遥散给药组相比差异基因分布的 MA 图

在火山图中横轴为表达差异倍数 log 数值，纵轴为表达差异显著性负 log 数值；图中竖线为 2 倍差异阈值，横线为 $P < 0.05$ 阈值。在 MA 图中横轴为表达强度，纵轴为表达差异性，该图反映样品间的表达差异趋势不随表达量大小变化而变化。通过统计，发现与空白对照组比较时，在 CORT 模型损伤组细胞中显著升高的基因数目为 118 个，降低的为 277 个；与 CORT 损伤模型组比较时，在逍遥散给药组细胞中显著升高的数目为 409 个，降低的为 30 个（图 9-6）。随后利用 Cluster 3.0 对差异基因进行了基因组和样品间的聚类分析，得到的聚类结果通过 TreeView 绘制出来（图 9-7），即表达差异基因热图，从图中组间聚类结果可以看出，逍遥散给药组和 CORT 损伤模型组聚在一起，即 CORT 刺激的细胞组。聚类结果

表明 CORT 对低分化 PC12 细胞基因表达造成了较大的差异，而逍遥散对这些差异表达基因有一些回调作用，即使并不能调节至正常状态。

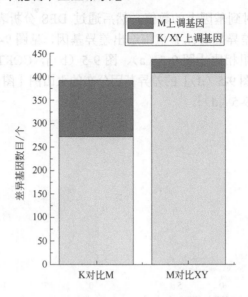

图 9-6　空白对照组、逍遥散给药组与 CORT 损伤模型组差异基因数据统计

K—空白对照组；M—CORT 损伤模型组；XY—逍遥散给药组

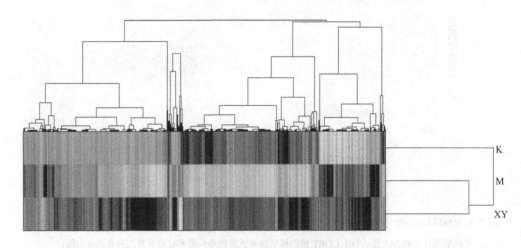

图 9-7　不同组差异表达基因组内及组间聚类分析

K—空白对照组；M—CORT 损伤模型组；XY—逍遥散给药组

4. 差异基因的 GO 富集分析

通过对每个基因进行 GO（gene ontology）注释，用软件对所有基因做 GO 功能分类统计，包括分子功能、所处细胞位置和参与生物过程三个大类，从宏观上认识该物种的基因功能分布特征，全方位地注释基因信息[39]。图 9-8 从 A 到 B 依次为空白对照组与 CORT 损伤模型组、CORT 损伤模型组与逍遥散给药组间的差异基因进行的 GO 富集分析柱状图，横轴为基因 GO 功能分类，纵轴为超几何分布计算的富集度显著性 P 值，图中的横线代表的是 $P=0.05$。

如图 9-8（a）所示，空白对照组与 CORT 损伤模型组间的差异基因参与的生物过程中显著性最高的 10 种途径依次为：染色体分离（chromosome segregation）、细胞周期（cell cycle）、信号转导（signal transduction）、解剖结构的发育（anatomical structure development）、神经系统过程（neurological system process）、胚胎发育（embryo development）、有丝分裂（mitosis）、细胞分化（cell division）、应激应答（response to stress）和糖代谢（carbohydrate metabolic process），因此 CORT 可能对低分化 PC12 细胞生长与传代，神经物质的代谢、信号转导、应激应答及糖代谢有影响，其中下丘脑-垂体-肾上腺轴（HPA）是参与应激应答的主要反映途径。

图 9-8（b）显示 CORT 损伤模型组与逍遥散给药组间的差异基因参与的生物过程中显著性最高途径依次为：神经系统过程、信号转导、核酸结合转录因子激活（nucleic acid binding transcription factor activity）、细胞骨架组织（cytoskeleton organization）、胚胎发育、细胞内蛋白质变性过程（cellular protein modification process）、激酶激活（kinase activity）、解剖结构的发育、小分子代谢过程（small molecule metabolic process）和细胞分化。图 9-8（b）表明虽然逍遥散可从抑郁症的经典发病机制，即神经物质的代谢、神经元生长与再生、信号转导代谢途径对损伤细胞代谢进行调控，但是逍遥散对损伤细胞仍存在其他不一致的调控途径，即逍遥散可能通过调控不同的生物过程对损伤细胞发挥保护作用，同时表明可能对抑郁症具有多途径的治疗作用。

为了能够更加清晰地对各种功能分类比对结果进行查看，提取了三个比较组中 $P<0.05$ 的功能注释（表 9-9），其中标记部分为空白对照组及逍遥散给药组与模型组比较均存在差异的代谢途径、细胞内位置及分子功能，从表中也可看出，药物保护机制与 CORT 对低分化 PC12 细胞损伤机制、药物彼此间保护机制既具有一致性也具有不同性，表明药物可能从不同方面对 CORT 致低分化 PC12 细胞进行保护以及药物之间由于成分、含量不同发挥保护机制的途径不一致。

5. 表达差异 KO 富集分析

通过对差异基因标注 KO 编号、进行 KO（KEGG orthology）分析，提供代谢通路数据和注释，并直观得到基因在代谢通路中的位置信息。图 9-9 分别为空白对照组与 CORT 损伤模型组和 CORT 损伤模型组与逍遥散给药组间的差异基因 KO 分析通路富集分析图，横轴为 KEGG 通路，将其分为代谢（metabolism）、遗传信息处理（genetic information processing）、环境信息处理（environmental information processing）、细胞内过程（cellular processes）和机体系统（organismal systems）五大类，而每个大类下有多级小类代谢通路；纵轴为超几何分布计算的富集度显著性 P 值，图中的横线代表的是 $P=0.05$。图 9-9（a）显示空白对照组与 CORT 损伤模型组间差异基因 KO 富集分析后具有显著性的途径为核苷酸代谢（nucleotide metabolism）、遗传信息复制和修复（replication and repair）、信号转导（signal transduction）、信号分子及相互作用（signaling molecules and interaction）、细胞运动（cell motility）、细胞生长与死亡（cell growth and death）、细胞通信（cell communication）、机体系统发育（development）、环境适应性（environmental adaptation）等途径，从以上途径可以看出，CORT 诱导低分化 PC12 细胞损伤后主要受影响的生物过程为：细胞生长及传代（遗传信息表达及传递、细胞的生长与死亡、系统发育等）、细胞通信及信号转导、对环境的应激，这与 GO 富集分析结果相一致，然而 KO 富集分析展现了更细小、更具体的代谢通路。

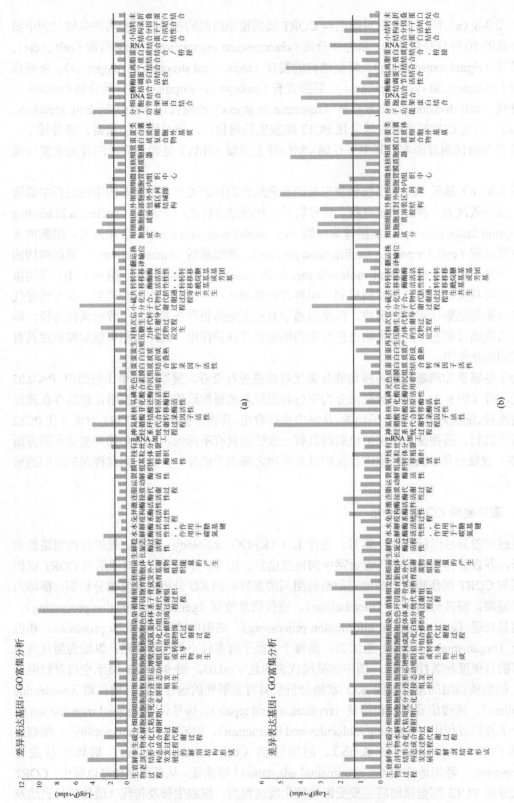

图 9-8 表达差异基因 GO 富集分析

(a) 空白对照组与 CORT 诱导损伤模型组比较；(b) CORT 诱导损伤模型组与逍遥散给药组比较

表9-9　具有显著性差异的GO富集分析生物途径、细胞内位置及分子功能

GO功能分类	描述	空白模型比较	数量	模型和逍遥散比较	数量
生物过程	解剖学结构的发展①	√	55	√	41
	细胞分化①	√	31	√	29
	细胞氮复合物代谢过程①	√	44	√	46
	细胞蛋白修饰过程①	√	18	√	34
	细胞骨架的组织结构①	√	14	√	15
	神经系统的处理过程①	√	9	√	6
	信号转导①	√	39	√	47
	分解代谢过程①	√	9	√	9
	细胞连接组织①	√	3	√	2
	胚胎发育①	√	9	√	7
	前体代谢物和能量的产生	√	0		
	稳态过程	√	18		
	免疫系统过程			√	5
	激酶活性			√	22
	碳水化合物代谢过程	√	1		
	细胞周期	√	22		
	细胞分裂	√	11		
	细胞增殖	√	11		
	染色体组织	√	11		
	染色体分离	√	16		
	细胞外基质组织	√	7		
	运动	√	9		
	线粒体组织	√	7		
	有丝分裂	√	10		
	再生产	√	14		
	对压力的反应	√	41		
	翻译	√	6		
	生物合成过程①	√		√	44
	甲基转移酶活性			√	6
	小分子代谢过程			√	11
	水解酶活性，作用于糖基键				
	脂质代谢过程				
	mRNA加工				
	运输				

GO 功能分类	描述	空白模型比较	数量	模型和逍遥散比较	数量
细胞组分	细胞质①	√	165	√	165
	细胞外间隙①	√	32	√	12
	细胞内①	√	150	√	155
	细胞①	√	171	√	166
	核质①	√	51	√	65
	细胞器①	√	126	√	119
	蛋白质复合物①	√	52	√	49
	胞质溶胶			√	41
	蛋白质细胞外基质	√	12		
	微管组织中心				
分子功能	离子结合①	√	90	√	116
	转录因子结合①	√	11	√	16
	DNA 结合①	√	35	√	45
	质膜①	√	66	√	72
	细胞骨架蛋白结合			√	18
	RNA 结合			√	21
	胞外区			√	6
	酶结合	√	22		
	结构分子活性			√	8

① 表示空白对照组及逍遥散给药组与模型组比较均存在差异的代谢途径、细胞内位置及分子功能。

在 GO 富集分析中，空白对照组与 CORT 损伤模型组间的差异基因参与的代谢途径包括神经系统过程；而在 KO 富集分析中，虽然通过超几何分布计算 $P > 0.05$，但也观察到神经系统（nervous system）代谢途径中存在差异基因，如：胆碱能突触（cholinergic synapse）、多巴胺能突触（dopaminergic synapse）、血清素/5-HT 能突触（serotonergic synapse）、长时程抑制（long-term depression）、突触囊泡循环（synaptic vesicle cycle）和神经营养因子信号通路（neurotrophin signaling pathway）代谢。图 9-9（b）显示 CORT 损伤模型组与逍遥散给药组间差异基因 KO 富集分析后具有显著性的途径为信号转导、细胞生长与死亡、细胞通信、内分泌系统（endocrine system）、循环系统（circulatory system）、消化系统（digestive system）、排泄系统（excretory system）、神经系统和环境适应性途径。由此可知逍遥散从多途径保护 CORT 对低分化 PC12 细胞造成的代谢紊乱，可直接调控细胞生长与死亡、信号转导、细胞通信及环境适应性代谢，并且对神经系统的代谢具有显著调节作用。

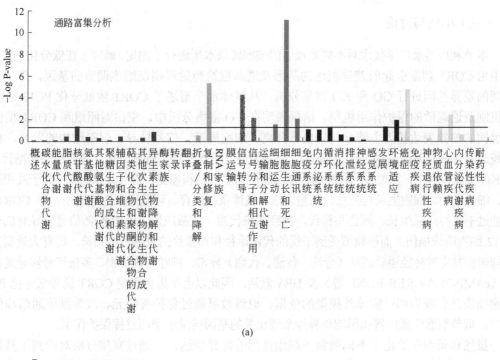

(a)

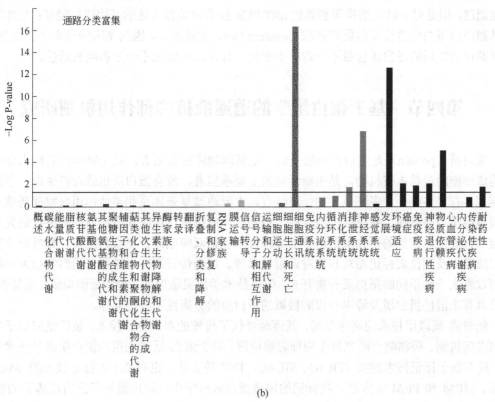

(b)

图 9-9　表达差异基因 KO 富集分析

（a）空白对照组与 CORT 损伤模型组比较；（b）CORT 损伤模型组与逍遥散给药组比较

（三）小结与讨论

本节利用转录组学技术对不同处理组的细胞转录水平进行了测定，确定了在低分化 PC12 细胞中由 CORT 刺激引起的差异表达的基因及逍遥散给药后对损伤细胞调节的基因，并对不同组间的差异基因进行 GO 和 KO 富集分析，从整体水平阐述了 CORT 致低分化 PC12 细胞损伤机制及逍遥散的保护作用机制。结果表明在 GO 富集分析中，空白对照组和 CORT 损伤模型组间的差异表达基因主要参与染色体分离、细胞周期、信号转导、解剖结构的发育、神经系统过程（neurological system process）、胚胎发育、有丝分裂、细胞分化、应激应答和糖代谢；在 KO 富集分析中，主要参与核苷酸代谢、遗传信息复制和修复、信号转导、信号分子及相互作用、细胞运动、细胞生长与死亡、细胞通信、机体系统发育、环境适应性等途径。即 CORT 可能通过干扰神经元生长、死亡与传代，神经系统代谢，应激应答，细胞通信/信号转导对低分化 PC12 细胞造成损伤。而该模型受到干扰的代谢途径和抑郁症的发病机制相符，已有大量研究表明抑郁症发生时神经递质活动（分泌、传递、代谢）异常、神经细胞受损、多条信号转导途径紊乱（cAMP-PKA-CREB-BDNF 等）及 HPA 激活，因此以上结果也表明 CORT 诱导低分化 PC12 细胞损伤具有成为抑郁症体外模型的依据。逍遥散可通过保护神经元、改善细胞通信和信号转导、调节细胞应激应答和影响与神经系统相关的基因转录水平而发挥保护作用。

虽然转录组学给出了不同刺激下细胞基因的差异表达，并通过富集分析对应到了具体的代谢通路，但是对于转录结果需要通过 qRT-PCR 技术对差异表达的基因进行验证；与此同时对其翻译的蛋白质进行蛋白质印迹法（western blot）含量测定，因为基因转录水平产生变化，但是翻译修饰后的蛋白质含量不一定产生变化，且含量的变化不一定影响其活性。

第四节　基于蛋白组学的逍遥散抗抑郁作用机制研究

蛋白质（protein）是生命的物质基础，是基因功能的实施者，是生物体内有机大分子，是构成细胞的最基本有机物，是生命活动的主要承担者，没有蛋白质也就没有生命。中药复方制剂具有"多组分、多靶点"的作用特点，主要通过复杂体系和整体作用来发挥药效。这与蛋白组学"整体性、系统性、综合性"相吻合，应用蛋白质组学方法对中药进行研究具有一定的合理性。常见的研究蛋白组学的实验技术包括双向电泳、免疫共沉淀、酵母双杂交、蛋白质芯片及同位素标记相对和绝对定量技术等。过去传统双向电泳蛋白质组学技术手段虽然可以将上千种不同的蛋白质分离开来，但是技术手段灵敏度低、检测范围局限、重复性差，而且具有难溶性蛋白质及等电点极酸极碱的蛋白质的分离性不好等问题。

随着液-质联用技术的高速发展，其逐渐替代了传统的双向电泳技术，被广泛应用于各种疾病发病机制、药物靶点研究及生物标志物检测。基于液相-质谱联用的蛋白质组学技术有很多，既有基于标记技术的如 iTRAQ、SILAC、TNT 等方法，也有基于非标记技术的 SWATH 方法、MRM 和 PRM 等方法。在标记的定量蛋白质组学中，运用最为广泛的是基于 iTRAQ 标记的相对及绝对定量方法。

iTRAQ（isobaric tags for relative and absolute quantitation）技术是由美国应用生物系统公司（Applied Biosystems Incorporation，ABI）2004 年开发的标签标记的相对和绝对定量技术，目前已经广泛运用在蛋白质组学分析（图 9-10）。有学者利用 iTRAQ 技术研究抑郁症的发病机制，但目前尚无关于针对逍遥散抗抑郁机制方面的研究报道。

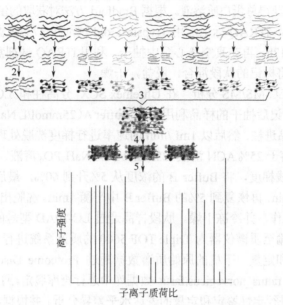

图 9-10　基于 iTRAQ 技术的蛋白组学分析原理
1—酶解；2—标记；3—混合；4—SCX 预分离；5—液相串联质谱分析

综上，本研究拟建立 CUMS 抑郁大鼠模型，并给予逍遥散进行干预，采用糖水偏好实验、旷场实验等行为学检测验证动物模型和干预手段的有效性，并利用 iTRAQ 技术筛选造模前后、逍遥散治疗前后海马组织的差异表达蛋白质，采用生物信息学分析技术对差异蛋白质进行 GO 注释、Pathway 分析，从差异表达蛋白质角度探讨逍遥散抗抑郁的药理作用机制。

（一）研究方法

1. 实验仪器与试剂

BCA Protein Assay Kit（Minibio）；SDS-PAGE 凝胶快速配置试剂盒（Minibio）；Tris、SDS、Gly、BSA、Nacl、PMSF、SMP、TWEEN-20、RIPA 裂解液［生工生物工程（上海）股份有限公司］；甲醇（天津市进丰化工有限公司）；Trypsin Gold 试剂（Promega，Madison，WI，USA）；iTRAQ 试剂盒（Applied Biosystems，Foster City，CA，USA）；SCX 缓冲液 A（Buffer A）；SCX 缓冲液 B（Buffer B）。高速低温离心机（Centrifuge TDL-5，上海安亭科学仪器厂）；组织研磨仪［G50，厂家：生工生物工程（上海）股份有限公司］；多功能酶标仪（SynergyHTX，美国伯腾仪器有限公司）；电泳（电转）电源，电泳（电转）槽，梳子（Bio-Rad 公司）；Mini Trans-Bolt Cell 半干转印槽；ECL 化学发光仪（Bio-Rad）；Triple TOF 5600（AB SCIEX，Concord）；LC-20AD 型号的纳升液相色谱仪（Shimadzu，Kyoto，Japan），Strata X C_{18} 除盐柱（Phenomenex，Torrance，CA，USA）；Ultremex SCX 分离柱（Shimadzu，Kyoto，Japan）。

2. 蛋白质组学测试与数据分析

（1）海马蛋白质提取和定量　取海马组织 20mg 放入 1.5mL 的 EP 管中。根据每 100mg 组织加入 500μL RIPA（P2PA：PMSF=100：1）裂解混合液，加入 100μL 裂解液混合液。采用组织破碎仪研磨 2min，振荡，冰浴放置 1～2h，期间须取出振荡，确保充分裂解。然后在 4℃、12000g 离心 10min，取上清，获得总蛋白质溶液。根据 Bradford 方法对获取的蛋白质进行定量分析。

（2）蛋白质消化及 iTRAQ 标记　用 Trypsin Gold 试剂在 37℃恒温箱中对上述所提取的蛋白质样品进行消化 17h，再在真空离心泵中抽干。利用 iTRAQ 试剂盒说明书对各个蛋白质样品进行标记处理，将标记的肽段混合，脱盐，干燥。

（3）SCX 分离和 LC-MS/MS 分析　在 Ultremex SCX 分离柱和 LC-20AB 液相系统中进行样品的液相分离。标记后抽干的样品利用 4mL Buffer A（25mmol/L NaH$_2$PO$_4$ 溶于 25% ACN，pH2.7）进行复溶。样品进柱，然后以 1mL/min 的速率进行梯度洗脱处理：首先在 5%的 Buffer B 溶液（1mol/L KCl 溶于 25% ACN 溶液+25mmol/L 的 NaH$_2$PO$_4$ 溶液，pH=2.7）中洗脱 7min，然后紧随 20min 的直线梯度，将 Buffer B 的浓度从 5%升到 60%，最后 2min 内先使用 100% 的 Buffer B 的保持 1min，再恢复到 5%的 Buffer B 中平衡 1min。洗脱出来的肽段利用 Strata X C$_{18}$ 除盐柱进行除盐操作，并冷冻干燥。肽段样品通过 LC-20AD 型号的纳升液相色谱仪进行分离，然后将样品传输至质谱仪器为 Triple TOF 5600 的质谱系统进行分析。

（4）蛋白质鉴定和定量　下机的原始质谱数据通过 Proteome Discovery 1.2 软件转化成 MGF 文件。在 uniprot. rattus_norvegicus.fasta 数据库中进行查库鉴定，通过 Mascot search engine 2.3.02 软件对蛋白质进行定性鉴定和定量的表达水平差异分析。并根据如下的标准鉴定差异表达蛋白：不同处理组之间的蛋白质丰度水平的差异倍数达到 1.20 倍以上/0.83 倍以下。

（5）GO 和 KEGG 通路富集分析　在 Gene Ontology（GO）数据库中进行所有差异蛋白质的比对分析，计算每个 GO 条目下匹配到的蛋白质数目，在与所有蛋白质背景相比，根据超几何检验得到 P 值，以 P＜0.05 为显著差异的阈值，鉴定出差异蛋白质显著富集的 GO 条目。Pathway 显著性富集分析与 GO 功能富集分析方法类似，先把所有差异蛋白质在 KEGG 数据库中比对，并以 KEGG Pathway 为单位，根据超几何检验得到 P 值，以 P＜0.05 为显著差异的阈值，鉴定出差异蛋白质显著富集的 KEGG Pathway。根据 Pathway 显著性富集可以确定差异蛋白质所参与的主要生理生化代谢途径。

（6）统计学方法　统计软件采用使用 SPSS 22.0，CUMS 组与正常对照组海马蛋白质表达之间的差异采用单因素方差分析及 t 检验进行统计。P＜0.05 表示差异具有统计学意义。

（二）研究结果

1. 海马组织差异蛋白分析

（1）海马蛋白提取　具体结果见表 9-10（K 为正常对照组，M 为模型组，X 为逍遥散组）。

表 9-10　海马蛋白提取结果

样品编号	浓度/（μg/μL）	体积/μL	总量/μg
M1	15.58921	35	545.6224
M2	17.24896	35	603.7136
M3	7.124481	60	427.4689
X1	16.29461	35	570.3114
X2	13.92946	35	487.5311
X3	16.46058	35	576.1203

续表

样品编号	浓度/（μg/μL）	体积/μL	总量/μg
K1	11.6473	35	407.6555
K2	17.49793	35	612.4276
K3	15.87967	35	555.7885

（2）海马蛋白质 SDS-PAGE 带型　如图 9-11，海马条带清晰，条带一致性好。可以进行后续标记定量实验。

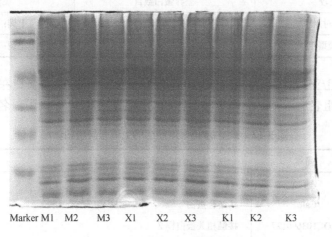

Marker M1　M2　M3　X1　X2　X3　K1　K2　K3

图 9-11　海马蛋白质 SDS-PAGE 带型

（3）海马组织蛋白质鉴定结果　图 9-12 表示不同长度肽段占所有肽段的比例。横坐标为肽段氨基酸残基数，纵坐标为该长度肽段占所有肽段的比例。鉴定结果经质谱分析查库，合并后已最终共鉴定出 4353 种蛋白质，33172 种肽段。

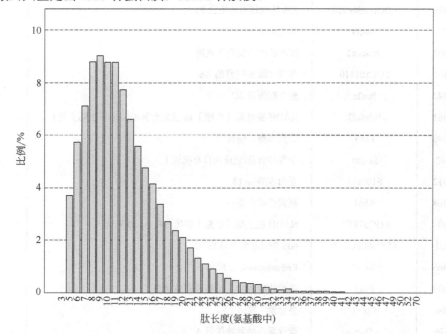

图 9-12　肽段长度分布

（4）海马蛋白质的定量分析　使用 Proteome Discoverer 1.2 实现蛋白质组 iTRAQ 差异蛋白定量分析，以所有标记组的加和值为内参进行比较，各组蛋白质的 iTRAQ 比值均采取各通道标签与内参的比值。在定量分析时若同种蛋白质的量在两组样品间没有显著变化，其蛋白质丰度比接近于 1 。当蛋白质丰度比即差异倍数达 1.2 倍，视该蛋白为两组样品间的差异蛋白。组间比较差异表达蛋白数见表 9-11。

表 9-11　组间比较差异蛋白质数目

分组间比较	差异蛋白数目	差异情况
模型组/正常对照组	40	上调：27　下调：13
逍遥散组/模型组	28	上调：13　下调：15

其中，模型组/正常对照组共鉴定出 40 个差异蛋白，其中 27 个蛋白在模型组表达上调，13 个蛋白在模型组表达下调。上调蛋白名称和功能见表 9-12，下调蛋白名称和功能表 9-13。

表 9-12　模型组/正常对照组的上调差异蛋白信息

基因编号	简称	全称	$\log_2(FC)$
gene22571	Atp5j	ATP 合酶偶联因子 6，线粒体前体	0.26
gene11676	Calb1	钙结合蛋白	0.27
gene10065	LOC103690127	接触相关蛋白样 2	0.27
gene14669	Serpina1	α-1-抗蛋白酶前体	0.27
gene24224	RGD1311899	未表征的蛋白质 C12orf43 同源物	0.28
gene6787	Ptgds	前列腺素-H2D-异构酶前体	0.28
gene17972	Rplp1	重组蛋白 1	0.28
gene28686	LOC100360522	60S 酸性核糖体蛋白 P1	0.28
gene34044	Amph	两性蛋白	0.30
gene17098	Dync2h1	细胞质动力蛋白 2 重链 1	0.30
gene19161	LOC501110	谷胱甘肽 S-转移酶 A6	0.31
gene19740	Itm2c	整合膜蛋白 2C	0.31
gene18561	Ndufaf3	NADH 脱氢酶［泛醌］1α 亚复合体组装因子 3 同工型 b	0.31
gene30280	Fech	铁螯合酶，线粒体	0.32
gene3542	Sssca1	干燥综合征/硬皮病自身抗原 1	0.32
gene33912	S100a13	蛋白 S100-A13	0.32
gene18368	Rbp1	视黄醇结合蛋白 1	0.32
gene289	LOC679739	NADH 脱氢酶［泛醌］铁硫蛋白 6，线粒体	0.32
gene3331	LOC100911575	60S 酸性核糖体蛋白 P2	0.33
gene17865	Rcn2	Reticulocalbin-2 前体	0.33
gene32079	Psap	硫酸化糖蛋白 1 亚型 B 前体蛋白	0.33
gene25446	Cplx1	复合素 1 抗体	0.35
gene4576	Tbca	微管蛋白特异性伴侣 A	0.40

续表

基因编号	简称	全称	log₂(FC)
gene15373	Gamt	胍基乙酸 N-甲基转移酶	0.43
gene12976	Sh3bgrl3	SH3 结构域结合谷氨酸富集蛋白 3	0.51
gene11835	Chmp5	带电多泡体蛋白 5	0.52
gene2940	Ndufab1	酰基载体蛋白，线粒体	0.58

表 9-13　模型组/正常对照组的下调差异蛋白信息

基因编号	简称	全称	log₂(FC)
gene20114	Pmm2	磷酸甘露糖变位酶 2	−1.15
gene16933	Bin2	桥接积分器 2	−0.44
gene1207	Pafah1b3	血小板活化因子乙酰水解酶 IB 亚基 γ	−0.40
gene1475	Pepd	xaa-Pro 二肽酶	−0.38
gene27891	Fkbp8	肽基-脯氨酰顺反异构酶 FKBP8	−0.36
gene3685	Fth1	铁蛋白重链	−0.34
gene21833	Krt10	角蛋白，Ⅰ型细胞骨架 10	−0.31
gene32512	Praf2	PRA1 家族蛋白 2	−0.30
gene28439	Rasa3	rasGTP 酶激活蛋白 3	−0.28
gene16905	Faim2	蛋白质保护剂 2	−0.28
gene16972	Krt2	角蛋白，Ⅱ型细胞骨架 2 表皮	−0.28
gene2930	Usp31	泛素羧基末端水解酶 31	−0.27
gene25110	Kcnj10	ATP 敏感的内向整流钾通道 10	−0.27

逍遥散组/模型组共鉴定出 28 个差异蛋白，其中 13 个蛋白在逍遥散组表达上调，15 个蛋白在逍遥散组表达下调。上调蛋白名称和功能见表 9-14，下调蛋白名称和功能表 9-15。

表 9-14　逍遥散组/模型组对照组的上调差异蛋白信息

基因编号	简称	全称	log₂(FC)
gene794	Rps9	40S 核糖体蛋白 S9	0.27
gene16974	Krt1	角蛋白，Ⅱ型细胞骨架 1	0.28
gene20837	RGD1304587	多发性骨髓瘤肿瘤相关蛋白 2 同源物	0.29
gene26116	Fam193a	蛋白质 FAM193A 同种型 X1	0.30
gene27891	Fkbp8	肽基-脯氨酰顺反异构酶 FKBP8	0.31
gene2098	Il16	白介素 16 前体物质	0.36
gene21678	Col1a1	胶原 α-1（Ⅰ）链前体	0.37
gene24812	Cacna1e	电压依赖性 R 型钙通道亚基 α-1E	0.38
gene1207	Pafah1b3	血小板活化因子乙酰水解酶 IB 亚基 γ	0.43
gene29104	Fam65b	活性酶 IB 亚基 γ	0.44
gene3685	Fth1	铁蛋白重链	0.44
gene21833	Krt10	角蛋白，Ⅰ型细胞骨架 10	0.57
gene20114	Pmm2	磷酸甘露糖变位酶 2	1.26

表 9-15　逍遥散组/模型组对照组的下调差异蛋白信息

基因编号	简称	全称	$\log_2$(FC)
gene20114	Pmm2	磷酸甘露糖变位酶 2	−1.15
gene16933	Bin2	桥接积分器 2	−0.44
gene1207	Pafah1b3	血小板活化因子乙酰水解酶 IB 亚基 γ	−0.40
gene1475	Pepd	xaa-Pro 二肽酶	−0.38
gene27891	Fkbp8	肽基-脯氨酰顺反异构酶 FKBP8	−0.36
gene3685	Fth1	铁蛋白重链	−0.34
gene21833	Krt10	角蛋白，Ⅰ型细胞骨架 10	−0.31
gene32512	Praf2	PRA1 家族蛋白 2	−0.30
gene28439	Rasa3	rasGTP 酶激活蛋白 3	−0.28
gene16905	Faim2	蛋白质保护剂 2	−0.28
gene16972	Krt2	角蛋白，Ⅱ型细胞骨架 2 表皮	−0.28
gene2930	Usp31	泛素羧基末端水解酶 31	−0.27
gene25110	Kcnj10	ATP 敏感的内向整流钾通道 10	−0.27

对模型组/正常对照组共鉴定出 40 个差异蛋白，逍遥散组/模型组共鉴定出 28 个差异蛋白用韦恩图进行可视化，如图 9-13，发现逍遥散回调的差异蛋白有 11 个，具体信息如表 9-16 所示。

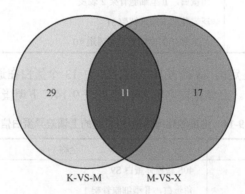

图 9-13　逍遥散给药回调差异蛋白韦恩图

表 9-16　逍遥散回调差异蛋白信息

基因编号	简称	全称	表达量
gene24224	RGD1311899	未表征的蛋白质 C12orf43 同源物	↓ ↑ ↓
gene21833	Krt10	角蛋白，Ⅰ型细胞骨架 10	↑ ↓ ↑
gene2940	Ndufab1	酰基载体蛋白，线粒体	↓ ↑ ↓
gene25446	Cplx1	复合体 1	↓ ↑ ↓
gene27891	Fkbp8	肽基-脯氨酰顺反异构酶 FKBP8	↑ ↓ ↑
gene1207	Pafah1b3	血小板活化因子乙酰水解酶 IB 亚基 γ	↓ ↓ ↑
gene289	Ndufs6	NADH 脱氢酶[泛醌]铁硫蛋白 6，线粒体	↓ ↑ ↓

基因编号	简称	全称	表达量
gene12976	Sh3bgrl3	SH3 结构域结合谷氨酸富集蛋白 3	↓ ↑ ↓
gene20114	Pmm2	磷酸甘露糖变位酶 2	↑ ↓ ↑
gene3685	Fth1	铁蛋白重链	↑ ↑ ↑
gene4576	Tbca	微管蛋白特异性伴侣 A	↓ ↑ ↓

2. 生物信息学分析

（1）KEGG 通路富集分析　基于 KEGG 数据库对差异蛋白进行 Pathway 注释，分析结果显示，模型组和正常对照组相比，CUMS 造模后出现 40 个差异表达蛋白质，其涉及通路为能量代谢、脂质代谢、信号转导、转运和代谢、免疫系统、神经退行性疾病等。差异蛋白 Pathway 分析见图 9-14。

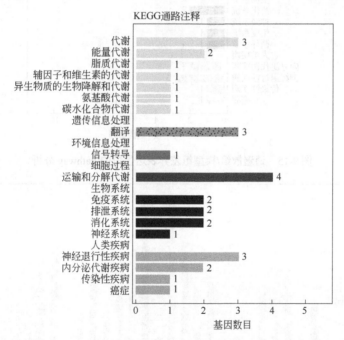

图 9-14　模型组/正常对照组差异表达蛋白的 Pathway 分析

逍遥散和模型组相比，逍遥散干预出现 28 个差异表达蛋白质，其涉及通路为能量代谢、碳水化合物代谢、脂质代谢、信号转导、神经系统、免疫系统等。差异蛋白质 Pathway 分析见图 9-15。

（2）GO 生物功能分析

通过 GO 来全面描述 iTRAQ 鉴定海马鉴定蛋白的基因的分子功能（molecular function）、所处的细胞位置（cellular component）、参与的生物过程（biological process）。研究结果发现，iTRAQ 鉴定的 4353 个蛋白质，总蛋白质 GO 注释结果见图 9-16。

差异表达蛋白 GO 注释结果发现，模型组和正常对照组相比，CUMS 造模后出现 40 个差异表达蛋白质其蛋白的参与的生物过程主要有生物调节、代谢过程、对刺激的反应、多细胞生物过程、免疫系统过程、突触传递中涉及的突触前过程等；分子功能主要涉及结合、催化活性、结构分子活性、分子功能调节剂、转运活动、电子载流子活性、分子换能器活性等；所处细胞位置主要在细胞器、细胞外区域、膜、大分子复合物、突触部分等。总蛋白质 GO 注释结果见图 9-17。

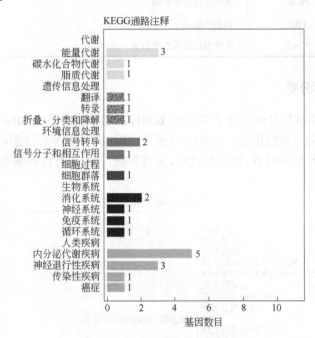

图 9-15　逍遥散组/模型组差异表达蛋白的 Pathway 分析

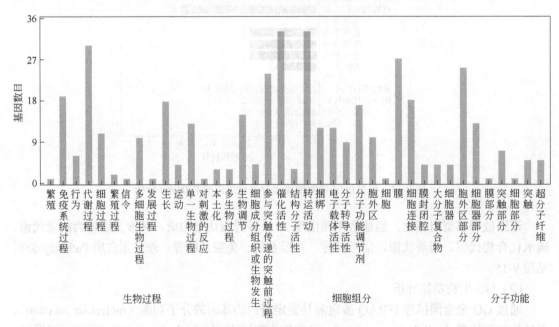

图 9-16　海马总蛋白 GO 注释

逍遥散组和模型组相比，逍遥散干预出现 28 个差异表达蛋白质，其蛋白的参与的生物过程主要有免疫系统过程、代谢过程、细胞过程、发展过程、对刺激的反应、突触传递中涉及的突触前过程等；分子功能主要涉及结合、催化活性、结构分子活性、运输活动、核酸结合转录因子活性等；所处细胞位置主要在大分子复合物、膜、细胞器、细胞外区域、突触部分等。总蛋白质 GO 注释结果见图 9-18。

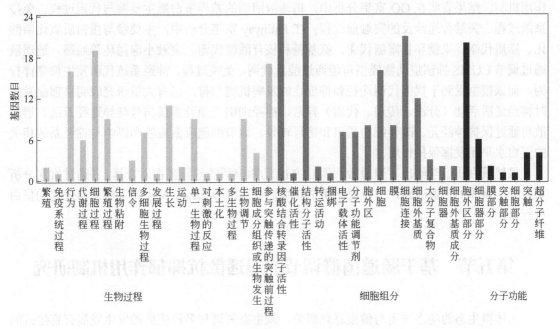

图 9-17　模型组/正常对照组差异表达蛋白的 GO 注释

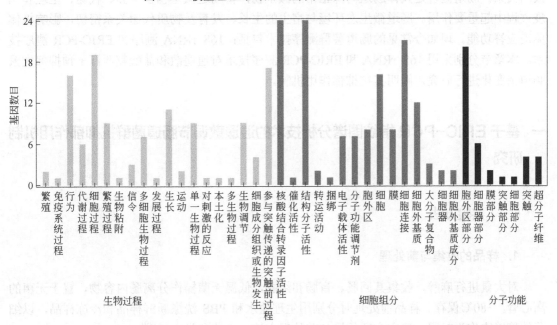

图 9-18　逍遥散组/模型组差异表达蛋白的 GO 注释

（三）小结与讨论

本小节采用 CUMS 程序对大鼠进行造模，以逍遥散为干预药物，采用糖水偏好实验、旷场实验等行为学检测验证动物模型和干预手段的有效性，并利用 iTRAQ 技术筛选造模前后、逍遥散治疗前后海马的差异表达蛋白质，采用生物信息学分析技术对差异蛋白质进行 KEGG 通路分析和 GO 生物功能分析，从整体水平阐述了 CUMS 模型的抑郁机制以及逍遥散的保护作用机制。结果表明在 GO 富集分析中，逍遥散回调的差异蛋白质主要参与代谢过程、免疫系统过程、突触传递涉及的突触前过程；在 Pathway 富集分析中，主要参与蛋白质氧化磷酸化、脂质代谢、果糖和甘露糖代谢、氨基糖和核苷酸糖代谢、突触小泡循环等通路。逍遥散通过调节 CUMS 抑郁症动物模型可能通过能量代谢，免疫过程，神经系统代谢发生抑郁样行为。而该模型受到干扰的代谢途径和抑郁症的发病机制相符，已有大量研究表明抑郁症发生时神经递质活动（分泌、传递、代谢）异常、神经细胞受损及多条信号转导途径紊乱。逍遥散可通过保护神经元、改善细胞通讯和信号转导、调节细胞应激应答和影响与神经系统相关的蛋白水平而发挥保护作用。

虽然蛋白质组学给出了逍遥散回调 CUMS 动物模型的差异蛋白质表达，并通过富集分析对应到了具体的代谢通路，但是对于蛋白结果需要通过 Western blot 技术对差异表达的蛋白进行验证。

第五节　基于肠道菌群调节的逍遥散抗抑郁作用机制研究

人体微生态的动态平衡与健康息息相关，微生态失调与多种疾病的发生发展有直接或间接的关系。肠道菌群是人体肠道内部正常的微生物，胃肠道微生物在营养、代谢、生理和免疫过程中起重要作用。肠道微生态环境与宿主的生长、发育及物质代谢关系密切，影响机体免疫应答功能。现如今常见的肠道菌群测序技术包括：16S rRNA 测序和 ERIC-PCR 测序技术。本章节分别采用 16S rRNA 和 ERIC-PCR 测序技术对逍遥散和盐酸氟西汀干预抑郁大鼠肠道菌变化进行研究，阐明其抗抑郁作用机制。

一、基于 ERIC-PCR 指纹图谱分析技术的逍遥散调节肠道菌群抗抑郁作用机制研究

（一）实验方法

1. 样品的收集与前处理

对大鼠进行麻醉，收集其回肠、盲肠和结肠，低温无菌操作分离肠内容物，置于无菌的离心管，-80℃保存。样品前处理时分别用生理盐水和 PBS 洗涤新鲜样品和冷冻样品，以细菌纯培养物作为对照，建立合适的样品前处理方法，方法参见文献[39]。

2. 基因组 DNA 的提取

分别用裂解液裂解法和 CTAB/NaCl 法比较新鲜样品和冷冻样品的提取效果，以大肠杆菌前十细胞培养物作为对照。

（1）裂解液裂解法 参照文献[40]的方法，步骤如下：

① 以冰水浴溶解经前处理的样品，混匀，10000r/min 离心 3min，将沉淀重悬于 500μL 裂解液Ⅰ剧烈振荡；

② 加入 100μL 溶菌酶（100mg/mL），混匀，冰浴 70min，每 15min 颠倒一次；

③ 加入 500μL 裂解液Ⅱ，混匀，加入 100μL 10%SDS，冰浴 10 min；加入 10μL 蛋白酶 K，混匀，37℃孵育 12h；

④ 分装两管，用等体积的 Tris 饱和酚、酚-氯仿-异戊醇（体积比 25∶24∶1）、氯仿-异戊醇（体积比 24∶1）抽提，12000r/min 离心 5min；

⑤ 取上清，加入 1/10 体积的 NaAc 溶液（3mol/L，pH 5.2）和 2 倍体积的冰冷的无水乙醇，−20℃沉淀 2h；

⑥ 4℃，14000r/min 离心 10min，弃上清液，以 70%乙醇漂洗沉淀，室温干燥；

⑦ 将沉淀溶于适量 TE RNase（10μg/μL）中，37℃水浴 30min，−80℃保存；

（2）CTAB/NaCl 法 参照文献[41]的方法，步骤如下：

① 以冰水浴溶解经前处理的样品，混匀，10000r/min 离心 3min，将沉淀重悬于 500μL TE 剧烈振荡；

② 加入 145μL CTAB/NaCl 抽提液，混匀，65℃温育 10min；

③ 再加入等体积的氯仿-异戊醇（体积比 24∶1），4000r/min 离心 10min；

④ 取上清液，加入 2/3 体积异丙醇，−20℃沉淀 2h；

⑤ 4000r/min 离心 10min，弃上清液，以 300μL 80%乙醇洗涤沉淀，室温干燥；

⑥ 将沉淀溶于 50μL TE 中，−80℃保存。

3. ERIC-PCR 扩增

引物序列根据 Versalovic 等[42]设计，委托北京奥科生物技术有限责任公司合成：

上游引物 ERIC1：5′-ATGTAAGCTCCTGGGGATTCAC-3″。

下游引物 ERIC2：5′-AAGTAAGTGACTGGGGTGAGCG-3″。

4. ERIC-PCR 反应体系的优化

分别用 rTaq、ExTaq^TM、LATaq^TM DNA 聚合酶（TaKaRa，5U/μL）和 rTaq DNA 聚合酶（博日，5U/μL）进行扩增，以筛选合适的聚合酶。反应总体积 25μL，包括 10×PCR Buffer 2.5μL、dNTPs（2.5mmol/L）2.0μL、ERIC 引物（10pmol/μL）各 0.5μL、DNA 聚合酶 0.3μL，模板 15ng 和 37.5ng，用双蒸水（ddH$_2$O）补足体积至 25μL。

5. ERIC-PCR 反应程序的优化

94℃预变性 5min；94℃1 min，退火 1min 温度分别采用 50℃、52℃、54℃、56℃，72℃ 3min（35 个循环）；72℃终延伸 10min。根据上述筛选出的最佳反应体系和反应程序对样品进行扩增。

6. 琼脂糖电泳

取 5μL PCR 产物，经 12g/L 琼脂糖凝胶电泳，恒压 120V，40min，溴化乙锭染色 0.5h，Gene Snap 凝胶成像系统照胶。

7. ERIC-PCR 指纹图谱分析

使用 Quantity One®Rv 4.62 软件将 ERIC-PCR 指纹图谱数字化并做 UPGMA（unweighted pair group mean average）聚类分析；采用 Matlab v7.0 软件对数字化后的凝胶条带矩阵进行主成分分析。

将 ERIC-PCR 图谱变为波峰图，每个波峰代表 1 个 ERIC 条带。假设 1 个条带代表 1 个细菌类群，峰面积则代表该类群的种群数量。采用 Shannon-Wiener 指数[43]，即 $H'=-\sum p_i \ln p_i$（式中 $p_i=n_i/N$，n_i 为一个个体的第 i 条 ERIC 条带的峰面积，N 为此个体所有 ERIC 条带的峰面积）描述每类样品的肠道菌群种群间的遗传多样性。

8. 统计分析

使用 SPSS11.5 软件，采用独立样本 t 检验分析不同样品的差异显著性。

（二）实验结果

1. 样品前处理条件的优化

结果表明：冷冻样品比新鲜样品易于处理，PBS 比生理盐水的洗涤效果好，且样品与 PBS 的最佳比例为 1：10。优化后的方法：取内容物约 0.20g，加入 2mL PBS，剧烈振荡 15min，1000r/min 离心 3min；取上清液置于新的离心管，用 PBS 洗涤残渣，离心，合并上清液；4℃，9000r/min 离心 3min，沉淀菌体；以 500μL 冰冷的无水乙醇洗涤，离心；将沉淀溶于 PBS，分装，-80℃保存。

2. 基因组 DNA 最佳提取条件的筛选

结果见图 9-19。由图 9-19 可知，裂解液裂解法提取新鲜样品、冷冻样品和细菌纯培养物的基因组 DNA 完整性均较好，$OD_{260/280}$ 均位于 1.8～2.0 之间。而 CTAB/NaCl 法仅适用于冷冻样品和细菌纯培养物，虽然提取率较低，但 DNA 完整性和纯度稍优于裂解液裂解法。因此，为节约实验成本，采用裂解液裂解法作为基因组 DNA 的提取方法。

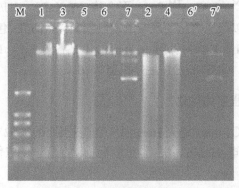

图 9-19　两种方法提取不同样品基因组 DNA 电泳结果

M—DL 5000DNA 分子标记；1，2，3—新鲜样品；4，5—冷冻样品；6，6′—E. coli 前十（不含质粒）；

7，7′—E.coli 前十（含质粒）；1，3，5，6，7—裂解液裂解法；2，4，6′，7′—CTAB/NaCl 法

3. ERIC-PCR 最佳反应体系的建立

以冷冻样品抽提的 DNA 为模板，通过优化退火温度、模板浓度、DNA 聚合酶等条件，筛选出的最佳反应体系：总体积 25μL，含 10×Ex Buffer 2.5μL、dNTPs（2.5mmol/L）2.0μL、ERIC 引物（10pmol/μL）各 0.5μL、ExTaq^{TM}DNA 聚合酶（TaKaRa，5U/μL）0.3μL，模板 DNA15ng，具体结果见图 9-20、图 9-21。

最佳反应程序：94℃预变性 5min；94℃1min，52℃1min，72℃3min（35 个循环）；72℃终延伸 10min。

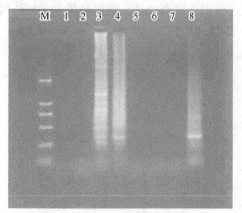

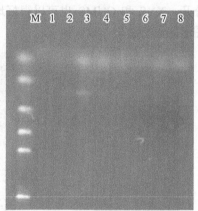

图 9-20　ERIC-PCR 反应体系优化的电泳结果

M—DL 5000DNA 分子标记；1，3，5，7—模板 15ng；
2，4，6，8—模板 37.5ng；1，2—rTaq DNA 聚合酶（Takara）；
3，4—Ex Taq DNA 聚合酶（Takara）；5，6—LA Taq DNA 聚
合酶（Takara）；7，8—rTaq DNA 聚合酶（博日）

图 9-21　ERIC-PCR 反应程序优化的电泳结果

M—DL 5000DNA 分子标记；1，2—50℃；
3，4—52℃；5，6—54℃；7，8—56℃

4. 不同部位肠道菌群结构特征分析

通过比较大鼠回肠、盲肠和结肠的菌群结构特征，选择菌群多态性高的肠道部位作为后续的研究对象，结果见图 9-22。由图 9-22 可知，回肠菌群结构单一，条带明显偏少；盲肠和结肠菌群结构比较复杂，条带比较丰富，但结肠的菌群多态性不显著。因此，我们选取大鼠盲肠作为后续的研究对象，分析不同样品盲肠菌群的结构变化。

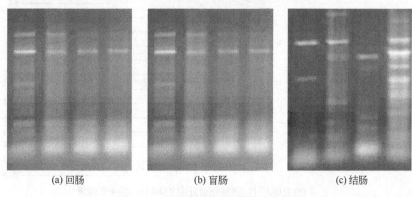

(a) 回肠　　　　　　　(b) 盲肠　　　　　　　(c) 结肠

图 9-22　不同部位肠道菌群结构特征

5. 正常对照组、模型组和逍遥散组盲肠菌群 ERIC-PCR 指纹图谱的构建与分析

结果见图 9-23。由图 9-23（a）可知，3 组的 ERIC-PCR 图谱有 10 条以上的条带，有明显可见的组间差异条带。与 HC 比较，350bp 左右的条带①仅出现在 CUMS，而 1200bp 左右的条带②基本没有在 CUMS 出现。但是，条带①和条带②在 XYS 均被检测到，因此，CUMS 可能引起菌群结构的失衡，而逍遥散有恢复菌群失调的作用。

图 9-23（b）是聚类分析的结果，1～6 号样品（HC）和 13～18 号样品（XYS）为 I 类，7～12 号样品（CUMS）为Ⅱ类；图 9-23（c）是 PCA 的结果，沿 PC1 方向可将 HC 和 CUMS 显著分开，XYS 和 CUMS 也可以很好地分开，且与 HC 距离较近。这些结果与 ERIC-PCR 指纹图谱的分析结果一致。

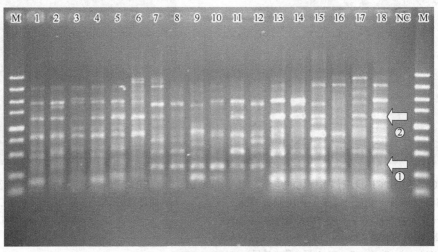

(a) ERIC-PCR指纹图谱

M—DL5000 DNA分子标记；1～6—正常对照(HC)；7～12—模型组(CUMS)；
13～18—逍遥散组(XYS)；NC—阴性对照组

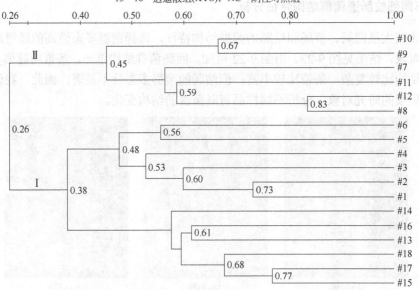

(b) 对ERIC-PCR指纹图谱进行UPGMA聚类分析的结果

图 9-23

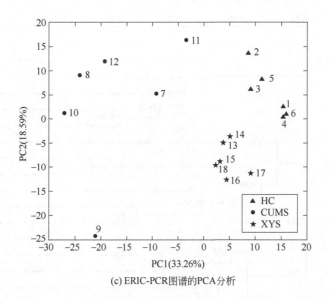

(c) ERIC-PCR图谱的PCA分析

图9-23　正常对照组、模型组和逍遥散组大鼠盲肠菌群 ERIC-PCR 指纹图谱的构建与分析

6. 正常对照组、模型组和盐酸氟西汀组盲肠菌群 ERIC-PCR 指纹图谱的构建与分析

结果见图 9-24。3 组的 ERIC-PCR 图谱 [图 9-24（a）] 共有条带较多，有明显可见的组间差异条带。与 HC 比较，350bp 左右的 1 号条带仅出现在 CUMS，而 1200bp 左右的 2 号条带在 CUMS 略有减弱，但 500bp 左右的 3 号条带在 CUMS 有明显加强。1 号条带、2 号条带和 3 号条带在 FH 均有加强，因此，盐酸氟西汀也有调整菌群失调的作用。

图 9-24（b）是聚类分析的结果，1～6 号样品（HC）和 13～18 号样品（FH）为Ⅰ类，7～12 号样品（CUMS）为Ⅱ类；图 9-24（c）是 PCA 的结果，沿 PC1 方向可将 HC 和 CUMS 显著分开，FH 和 CUMS 也能很好的分开，且与 HC 距离较近。这些结果与 ERIC-PCR 指纹图谱的分析结果一致。

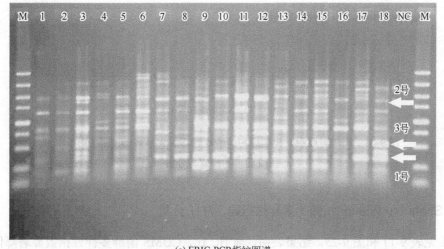

(a) ERIC-PCR指纹图谱

M—DL5000DNA分子标记；1～6—正常对照组(HC)；7～12—模型组(CUMS)；
13～18—盐酸氟西汀组(FC)；NC—阴性对照

图 9-24

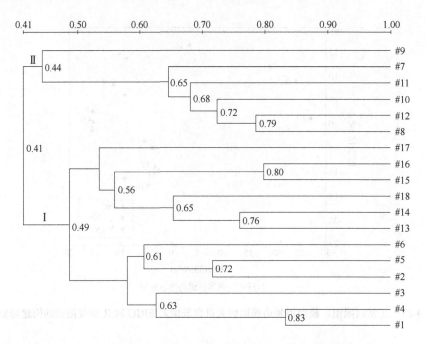

(b) 对ERIC-PCR指纹图谱进行UPGMA聚类分析的结果

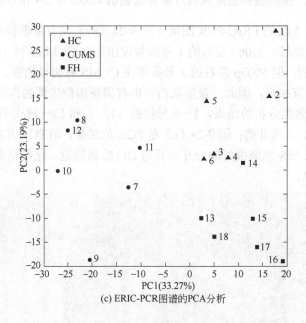

(c) ERIC-PCR图谱的PCA分析

图9-24　正常对照组、模型组和盐酸氟西汀组大鼠盲肠菌群 ERIC-PCR
指纹图谱的构建与分析

7. Shannon-Wiener 指数（多样性指数，H'）分析

结果见表 9-17 和图 9-25。结果表明，与 HC 比，CUMS 菌群多样性指数显著降低，两组大鼠组间差异较大（$P<0.05$），而 FH 和 XYS 的多样性指数基本接近或超过正常水平，提示盐酸氟西汀和逍遥散可能具有调整菌群失调的作用。

表 9-17　各组大鼠肠道菌群 H' 比较（mean±SD）

组别	动物数	肠道菌群 H'	组别	动物数	肠道菌群 H'
HC	6	2.71±0.44①	HC	6	2.88±0.88①
CUMS	6	2.11±0.34③	CUMS	6	1.80±0.66③
XYS	6	3.40±0.73②	FH	6	2.58±0.42①

① 与 CUMS 比较，$P<0.05$。

② 与 CUMS 比较，$P<0.01$。

③ 与 HC 比较，$P<0.05$。

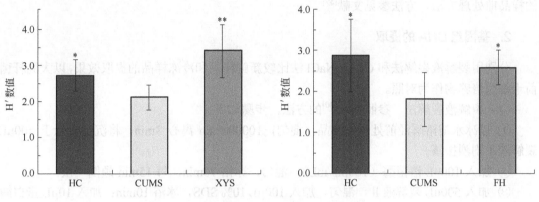

图 9-25　各组大鼠肠道菌群多样性比较

（三）小结与讨论

1. CUMS 诱导的抑郁模型大鼠的肠道菌群结构发生显著改变

文献研究[44]证实抑郁模型动物的肠道菌群存在结构特征变化的现象，而本节的实验结果与文献报道的实验结果比较一致。因此，我们推测菌群的变化与造模过程以及造模过程引起的情绪改变都有一定的关系。这种关系有可能是通过脑-肠轴的交互作用进行的[45]。造模过程会使大鼠生理状态发生较大的改变，这种改变也会波及肠道，致使肠道微生态发生变化，同时造模过程引起的情绪改变也在一定程度上改变肠道微环境，最终导致肠道菌群的结构改变；而肠道菌群的改变必然会引起宿主营养吸收状况、肠道免疫能力等健康相关因素发生改变，如体重增加缓慢、有害菌大量繁殖等，这些可能与抑郁症的恶化密切相关。

2. 逍遥散和盐酸氟西汀具有扶植正常菌群生长和调整菌群失调的作用

通过逍遥散和盐酸氟西汀的治疗，结果发现，菌群结构有所恢复，菌群多态性显著升高，说明逍遥散和盐酸氟西汀能够抑制 CUMS 对肠道菌群的影响，具有扶植正常菌群生长和调整菌群失调的作用。临床治疗抑郁症时发现，抗抑郁药物不仅可以明显改善患者的心理障碍，而且确实有缓解胃肠症状的作用。国内应用逍遥散和盐酸氟西汀治疗胃肠功能紊乱的临床研究也比较广泛[46,47]。但是，目前还没有比较明确的理论能够解释这种现象，只能认为这些药物在大鼠体内代谢过程中可能存在某种保护肠道正常生理功能的机制，而且肠道菌群参与了上述机制。

二、基于 16S rRNA PCR-DGGE 指纹图谱分析技术的逍遥散调节肠道菌群作用机制研究

（一）研究方法

1. 样品的前处理

分别用生理盐水和 PBS 洗涤新鲜样品和冷冻样品，以细菌纯培养物作为对照，建立合适的样品前处理方法，方法参见文献[39]。

2. 基因组 DNA 的提取

分别用裂解液裂解法和 CTAB/NaCl 法比较新鲜样品和冷冻样品的提取效果，以大肠杆菌前十细胞培养物作为对照。

（1）裂解液裂解法　参照文献[40]的方法，步骤如下：

① 以冰水浴溶解经前处理的样品，混匀，10000r/min 离心 3min，将沉淀重悬于 500μL 裂解液 I 剧烈振荡；

② 加入 100μL 溶菌酶（100mg/mL），混匀，冰浴 70min，每 15min 颠倒一次；

③ 加入 500μL 裂解液 II，混匀，加入 100μL 10% SDS，冰浴 10min；加入 10μL 蛋白酶 K，混匀，37℃孵育 12h；

④ 分装两管，用等体积的 Tris 饱和酚、酚-氯仿-异戊醇（体积比，25∶24∶1）、氯仿-异戊醇（体积比 24∶1）抽提，12000r/min 离心 5min；

⑤ 取上清液，加入 1/10 体积的 NaAc 溶液（3mol/L，pH5.2）和 2 倍体积的冰冷的无水乙醇，−20℃沉淀 2h；

⑥ 4℃，14000r/min 离心 10min，弃上清液，以 70%乙醇漂洗沉淀，室温干燥；

⑦ 将沉淀溶于适量 TE RNase（10μg/μL）中，37℃水浴 30min，−80℃保存；

（2）CTAB/NaCl 法　参照文献[41]的方法，步骤如下：

① 以冰水浴溶解经前处理的样品，混匀，10000r/min 离心 3min，将沉淀重悬于 500μL TE 剧烈振荡；

② 加入 145μL CTAB/NaCl 抽提液，混匀，65℃温育 10min；

③ 再加入等体积的氯仿-异戊醇（体积比，24∶1），4000r/min 离心 10min；

④ 取上清液，加入 2/3 体积异丙醇，−20℃沉淀 2h；

⑤ 4000r/min 离心 10min，弃上清液，以 300μL 80%乙醇洗涤沉淀，室温干燥；

⑥ 将沉淀溶于 50μL TE 中，−80℃保存。

3. 16S rDNA V3 可变区 PCR 扩增

引物序列根据文献[48]设计，委托北京奥科生物技术有限责任公司合成：

16S p1：5′-AAT ACC GCG GCT GCT GG-3′。

16S p2GC：5′-[CGC CCG CCG CGC GCG GCG GGC GGG GCG GGG GCA CGG GGG GCC] TAC GGG AGG CAG CAG-3′。

16S rDNA V3 可变区 PCR 反应体系的优化：分别用 rTaq、Ex*Taq*™、LA*Taq*™ DNA 聚合酶（TaKaRa，5U/μL）和 r*Taq* DNA 聚合酶（博日，5U/μL）进行扩增，以筛选合适的聚合酶。反应总体积 50μL，包括 10×PCR Buffer 5.0μL、dNTPs（2.5 mmol/L）2.0μL、两种引物（10.0mmol/L）各 1.0μL、DNA 聚合酶 0.3μL，模板 DNA 40ng，用双蒸水（ddH$_2$O）补充体积至 50μL。

降落 PCR Touch down 反应程序：94℃预变性 3 min；94℃1min，初始退火温度 65℃1min，72℃1min，每个循环退火温度下降 0.5℃，最后退火温度维持 55℃1min，5 个循环；72℃终延伸 6min。取 5μL PCR 产物用 12g/L 琼脂糖凝胶电泳检测。

4. 变性梯度凝胶电泳

采用 Dcode™基因突变检测系统（Bio-rad 公司）构建 DGGE 指纹图谱。将 PCR 扩增产物在 80g/L 聚丙烯酰胺凝胶中进行分离，最佳变性梯度为 32%～50%（7mol/L 尿素和 40%去离子甲酰胺为 100%变性）。电泳条件：1×TAE，60℃，恒压 200V，电泳 4h。根据 Sanguinetti等[49]的银染方法染色：固定染色液（0.2%AgNO$_3$，1%冰乙酸，10%无水乙醇）固定染色 15 min，显色液（3.0%NaOH，0.5%HCHO）显色 5 min，染、显色前后用 ddH$_2$O 快速冲洗胶面，UVI 凝胶成像系统照胶。

5. DGGE 凝胶条带的回收

用无菌的刀片将 DGGE 凝胶中分离明显且亮度较高的差异条带切下，加入 100μL 灭菌 ddH$_2$O，捣碎，分别于 4℃放置 16h 和 100℃水浴 10min，稍离心。取 1μL 上清液作为模板进行 PCR 扩增，反应体系同第 3 点，仅将 16Sp2GC 引物去除 GC 夹子，反应程序：94℃预变性 5min；94℃45s，55℃45s，72℃1min（35 个循环）；72℃终延伸 10min。

6. 大肠杆菌感受态细胞的制备

取冻存的大肠杆菌 *DH5α*，划线接种于 LB 平板培养基上，37℃培养过夜。挑取单菌落，接种于 LB 液体培养基中，37℃振荡培养 12h。按照 1%的接种量将 12h 培养物接种至 50mL 的 LB 液体培养基中，以 150r/min 振荡培养至 OD$_{600}$ 大约为 0.6。将培养物冰水浴 15min，4℃、8000r/min 离心 5min；弃上清液，加入预冷的 75mmol/L CaCl$_2$5mL，悬浮细胞，冰水浴 10min；4℃、8000r/min 离心 5min，收集菌体；加入预冷的 75mmol/L CaCl$_2$ 保存液（内含 15%甘油）2mL，分装，−80℃保存。

7. PCR 扩增产物与 T 载体的连接和转化

取 1.5μL 上述 PCR 产物与 0.5μL pMD®19-T vector（TaKaRa），用 ddH$_2$O 扩大体积至 3.5μL，再加入 3.5μL（等量）酶溶液Ⅰ，13℃连接过夜。取全部连接产物与 100μL 大肠杆菌 *DH5α* 感受态细胞混合，冰水浴 30min，42℃热冲击 90s，冰浴 2min；加入 400μL 37℃预热的 LB 液体培养基，37℃振荡培养 60min。取 50μL 涂布于含有 X-gal（5-溴-4-氯-3-吲哚-*β-D*-半乳糖苷）、IPTG（异丙基-*β-D*-硫代半乳糖苷水溶液）和 Amp（氨苄青霉素）的 LB 平板培养基，37℃培养过夜，形成单菌落。

8. 序列测定与分析

挑选白色菌落，以 PCR 法确认载体中插入片段的长度大小。阳性克隆经鉴定后，委托北京奥科生物技术有限责任公司测序。利用在线分析软件 VecScreen 去除载体序列后，利用 GenBank 数据库进行 Blast 比对分析。

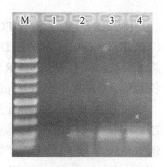

图 9-26　不同 DNA 聚合酶的
扩增效果电泳结果

M—DL 5000DNA 分子标记；1—ExTaq™DNA 聚合酶（Takara）；2—LATaq™DNA 聚合酶（Takara）；3—rTaqDNA 聚合酶（Takara）；4—rTaqDNA 聚合酶（博日）

（二）研究结果

1. 16S rDNA V3 可变区 PCR 扩增最佳反应体系的建立

结果见图 9-26。由图可知，博日的 rTaqDNA 聚合酶扩增效果较好，最佳反应体系：总体积 50μL，含 10×PCR Buffer 5.0μL、dNTPs（2.5mmol/L）2.0μL、引物（10.0mmol/L）各 1.0μL、rTaq DNA 聚合酶（博日，5U/μL）0.3μL，模板 DNA 40ng。

根据优化的扩增体系，对样品进行扩增，琼脂糖凝胶电泳确定扩增片段的大小，结果见图 9-27。由图 9-27 可知，各组样品的扩增片段均在 200 bp 左右。

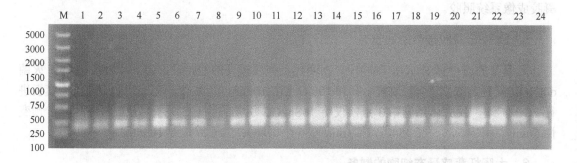

图 9-27　不同组样品 16S rDNA V3 区 PCR 扩增琼脂糖凝胶电泳结果

M—DL 5000 DNA 分子标记；1～6—正常对照组（HC）；7～12—模型组（CUMS）；
13～18—盐酸氟西汀组（FH）；19～24—逍遥散组（XYS）

2. 正常对照组、模型组和逍遥散组盲肠菌群 DGGE 指纹图谱的构建

结果见图 9-28。从图 9-28 中可以看出，除 1 号泳道外，各组样品均可观察到清楚的条带，且带型基本相似，说明这些样品之间可能存在共有的细菌类群，但是某些共有条带的强度也不相同，表明同种微生物在不同样品的丰度上也存在一定差异：与正常对照组相比，条带①在模型组亮度显著增强，而在逍遥散组略为增强；条带②在模型组亮度有所增强，而在逍遥散组显著增强。

3. 正常对照组、模型组和盐酸氟西汀组盲肠菌群 DGGE 指纹图谱的构建

结果见图 9-29。由图 9-29 可知，各组样品均可观察到清楚的条带，且具有更多共同的条带，说明这些样品之间可能存在共有的细菌类群，但是同种微生物在不同样品的丰度上也存在一定差异：与正常对照组相比，条带③在模型组亮度增强，而在盐酸氟西汀组显著增强；条带④在模型组亮度明显减弱，而在盐酸氟西汀组显著增强。

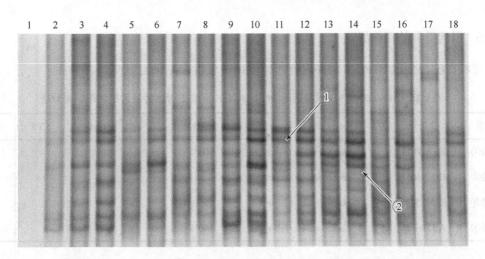

图 9-28　正常对照组（HC）、模型组（CUMS）和逍遥散组（XYS）大鼠盲肠菌群 DGGE 图谱

1～6—HC；7～12—CUMS；13～18—XYS

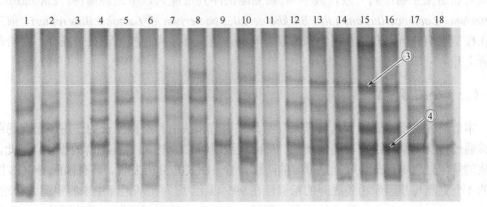

图 9-29　正常对照组（HC）、模型组（CUMS）和盐酸氟西汀组（FH）大鼠盲肠菌群 DGGE 图谱

1～6—HC；7～12—CUMS；13～18—FH

4. DGGE 凝胶条带最佳回收方法的优化

结果见图 9-30。由图 9-30 可知，回收 DGGE 凝胶条带时，采用 4℃放置 16h 回收效果较 100℃水浴 10min 好，条带亮度均匀，符合实验要求。

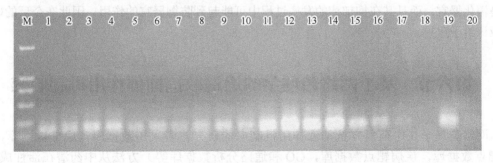

图 9-30　DGGE 凝胶条带的回收方法的优化

M—DL 5000DNA 分子标记；1～10—4℃放置 16h；11～20—100℃水浴 10min

5. 引起差异的菌株鉴定

将测得的序列以 BLAST 程序进行相似性比较分析，结果见表 9-18。

表 9-18 16S rDNA V3 区基因的 PCR-DGGE 指纹图谱优势条带的测序结果分析

条带	登录号	名称	同源性	HC	CUMS	XYS	FH
条带①	EF703178	*Lachnospiraceae bacterium*	100%	−	+	+	
条带②	HQ293063	*Lactobacillus animali*	99%	−	+	++	
条带③	HM075424	*Burkholderiales bacterium*	100%	−	+		++
条带④	AB596995	*Lactobacillus reuteri*	100%	+	−		++

结果表明，所有序列与数据库中 16S rDNA 序列的相似性均在 99%以上，大部分相似序列均与肠道微生物序列一致，其中 4 条克隆的序列可能为以下四种菌种：*Lachnospiraceae bacterium*、*Lactobacillus animali*、*Burkholderiales bacterium* 和 *Lactobacillus reuteri*。前三种菌种在模型组均有所上升，且在给药组显著升高；第四种菌种在模型组显著减少，在给药组又有所上升。

（三）小结与讨论

本节研究发现逍遥散和盐酸氟西汀都具有调节和扶植有益菌生长的作用，而盲肠菌群也能够通过自身调整促进有益菌的增殖，从而达到缓解 CUMS 对盲肠菌群的损伤。因此，在抑郁症的发生过程中，盲肠可能是重要的防御器官。DGGE 分析发现，具有匹配 DGGE 图谱条带的 4 个克隆与基因库相关序列的相似性在 99%以上，均为在基因库中未鉴定菌或未培养菌，其中 *Lactobacillus reuteri* 是机体的有益菌种，CUMS 能够引起盲肠正常菌群的结构紊乱，使得正常菌群优势减弱；通过药物治疗后，这种现象得以缓解，说明抗抑郁药物不仅能够治疗抑郁症，而且也能够在一定程度上恢复盲肠正常菌群的生长。另外，*Lachnospiraceae bacterium*、*Lactobacillus animali* 和 *Burkholderiales bacterium* 是体外治疗菌群失调的常用益生菌，它们能够加强对肠道内菌群失调的控制，改善肠道屏障功能[50]，关于这些方面的研究已有许多文献报道[51-53]。通过本节实验发现，这些有益菌在 CUMS 抑郁模型中均有所增加，说明在抑郁模型建立过程中，盲肠菌群也通过自身调整来抵消 CUMS 产生的影响，暗示盲肠不仅是消化器官，而且其在抑郁症的发病过程中可能起到防御器官的作用，因此在今后的研究中应该给予重视。

第六节 基于网络药理学的逍遥散抗抑郁作用机制研究

网络药理学在中药复方抗抑郁作用机制中的研究，多采用数据库（成分数据库，成分靶点数据库，疾病靶点数据库，GO 和通路分析数据库等）方法从中药潜在活性成分、抗抑郁作用靶点、GO 生物富集和通路分析多层次进行研究。其他研究结合化学成分解析、药物代谢动力学、组学数据结果、分子验证等。此外，蛋白相互作用、生物网络拓扑分析、模块分析、分子对接等技术的应用也进一步丰富了网络药理学在中药复方抗抑郁作用机制中的研究。本节采用网络药理学技术预测逍遥散抗抑郁作用靶点，以期阐明抗抑郁作用机制。

（一）研究方法

1. 化合物信息

柴胡皂苷 A（$C_{42}H_{68}O_{13}$，CAS 号：20736-09-8）、柴胡皂苷 C（$C_{48}H_{78}O_{18}$，CAS 号：20736-08-7）、柴胡皂苷 D（$C_{42}H_{68}O_{13}$，CAS 号：20874-52-6）、阿魏酸（$C_{10}H_{10}O_4$，CAS 号：1135-24-6）、藁本内酯（$C_{12}H_{14}O_2$，CAS 号：81944-09-4）、白术内酯Ⅰ（$C_{15}H_{18}O_2$，CAS 号：73069-13-3）、白术内酯Ⅱ（$C_{15}H_{20}O_2$，CAS 号：73069-14-4）、白术内酯Ⅲ（$C_{15}H_{20}O_3$，CAS 号：73030-71-4）、芍药苷（$C_{23}H_{28}O_{11}$，CAS 号：23180-57-6）、芍药内酯苷（$C_{23}H_{28}O_{11}$，CAS 号：39011-90-0）、甘草苷（$C_{21}H_{22}O_9$，CAS 号：551-15-5）、甘草酸（$C_{42}H_{62}O_{16}$，CAS 号：1405-86-3）、茯苓酸（$C_{33}H_{52}O_5$，CAS 号：29070-92-6），以上化学信息来源于美国化学文摘数据库（Chemical Abstract Service，CAS）。

2. Sdf-mol 格式文件建立

从 CAS 数据库中确定 13 种活性成分的化学结构。在 Chembiodraw Ultra 12.0 软件中以"structure"选项下的"convert name to structure"功能画出其各自的结构图，并以 MDL Molfile（*.mol）格式存储[54]。将建立的 MDL Molfile（*.mol）格式文件导入 OpenBabel 软件，使用其转换功能，将 MDL Molfile 格式转换成为 sdf-MDL mol format 格式文件。

3. 潜在作用靶点反向预测

登陆 PharmMapper 服务器，上传逍遥散主要活性成分 sdf-mol 格式文件，采用"反向药效团匹配方法"得到虚拟筛选结果[55]。以活性小分子为探针，搜寻潜在药物靶点，进而预测化合物生物活性。由于检索到的药物靶点存在命名不规范等问题，因此，本实验使用 UniProt 数据库中 UniProtKB 搜索功能，通过输入蛋白质名称并限定物种为人，将检索得到的所有蛋白质校正为其官方名称（official symbol），经上述数据库检索和转化操作，获取与活性成分相关的蛋白质信息。

4. 靶点的筛选

将反向预测获得的靶点信息与 DrugBank 数据库中 FDA 批准的小分子抗抑郁药物的靶点比对分析，归纳总结预测靶点中有明确抗抑郁作用的靶点。

5. 靶点通路注释分析

通过 MAS 3.0 生物分子功能注释系统对获取的靶点信息进行 GO 富集分析和 KEGG 通路注释分析。逍遥散对应的靶点蛋白质（基因）直接映射到通路上，药物靶点富集的通路被认为是药物调控的通路。

6. 活性成分–靶点网络构建

根据上述逍遥散化学成分的靶点预测结果，采用 Cytoscape 软件的 Merge 功能构建逍遥散成分–靶点–通路网络模型[56]。网络中，节点（node）表示活性成分、靶点以及作用通路。若某一靶点为某化合物的潜在作用靶点，则以边（edge）相连。节点间的连接原则为当活性成分作用靶点与作用通路相关靶点相同时，则将活性成分与作用通路以边（edge）关联起来。通过构建网络研究逍遥散抗抑郁多成分、多靶点、多通路的作用。

（二）研究结果

1. 逍遥散主要活性成分的潜在靶点信息

PharmMapper 返回的 300 个潜在作用靶点根据匹配度匹配分数由高到低进行排序。将获得的靶点信息与 DrugBank 数据库中 FDA 批准的小分子抗抑郁药物的靶标比对分析，归纳总结筛选出 25 个可能与逍遥散治疗抑郁症相关联的潜在作用靶点（基因和蛋白质），见表 9-19。逍遥散中 13 个活性成分分别对应的靶点数见表 9-20。涉及 25 个作用靶点，总频率为 247 次平均。通过预测靶点的频率发现，在细胞过程中发挥重要作用的谷胱甘肽 S-转移酶-P、糖皮质激素受体和胺氧化酶［含黄素］B 等是逍遥散主要活性成分潜在靶点蛋白质群，*NR3C1*、*MAOB* 和 *GSTP1* 等是其潜在靶点基因群。由表 9-20 可知，逍遥散中不同活性成分可作用于相同的靶点，也可作用于不同的靶点，体现其多成分、多靶点的抗抑郁作用机制。

表 9-19　逍遥散潜在靶点分析

序号	Uniprot 编号	蛋白靶点	靶点基因	频率
1	P00918	碳酸酐酶 2	*CA2*	29
2	P09211	谷胱甘肽 S-转移酶 P	*GSTP1*	25
3	P04818	胸苷酸合酶	*TYMS*	25
4	P07204	血栓调节蛋白	*THBD*	20
5	P22303	乙酰胆碱酯酶	*ACHE,TAF8*	18
6	P00374	二氢叶酸还原酶	*DHFR,DHFRP1*	18
7	P13569	囊性纤维化跨膜转导调节因子	*CFTR*	14
8	P04150	糖皮质激素受体	*NR3C1*	13
9	P27338	单胺氧化酶	*MAOB*	12
10	P03372	雌激素受体 1	*ESR1*	12
11	P12104	重组人脂肪酸结合蛋白 2	*FABP2*	10
12	P62158	钙调蛋白	*CALM1,CALM2,CALM3*	9
13	P06401	孕酮受体	*PGR*	6

续表

序号	Uniprot 编号	蛋白靶点	靶点基因	频率
14	P49841	糖原合成酶激酶 3β	GSK3B	5
15	P60568	白细胞介素 2	IL2	5
16	P23219	环加氧酶 1	PTGS1	5
17	P35354	环加氧酶 2	PTGS2	5
18	P80404	4-氨基丁酸氨基转移酶，线粒体	ABAT	4
19	P00533	表皮生长因子受体	EGFR	3
20	P42261	谷氨酸受体 1	GRIA1	2
21	P15559	NAD（P）H：醌氧化还原酶 1	NQO1	2
22	P00439	苯丙氨酸羟化酶	PAH	2
23	P35520	胱硫醚 β 合酶	CBS	1
24	P37231	过氧化物酶体增生激活受体 γ	PPARG	1
25	P00266	s-腺苷甲硫氨酸合酶亚型 1 型	MAT1A	1

表 9-20　逍遥散主要活性成分的潜在靶点

编号	活性成分	靶点数目
1	柴胡皂苷 A	15
2	柴胡皂苷 C	14
3	柴胡皂苷 D	16
4	阿魏酸	8
5	z-川芎内酯	11
6	白术内酯 I	11
7	白术内酯 II	11
8	白术内酯 III	11
9	芍药苷	9
10	芍药内酯苷	10
11	甘草苷	8
12	甘草酸	11
13	茯苓酸	10

2. 逍遥散活性成分潜在靶点的通路注释

将逍遥散活性成分预测出的 25 个作用靶点通过 MAS 3.0 生物分子功能注释系统对获取靶点信息进行 GO 富集分析和 KEGG 通路注释分析。GO 富集分析指在某一功能层次上统计蛋白质或者基的数目或组成的一个有限无环图，包括三个分支，即：生物过程（biological process）、分子功能（molecular function）和细胞组分（cellular component）。通过 GO 富集分析探讨逍遥散预测靶点的功能分布，图 9-31 为逍遥散抗抑郁作用预测靶点的 GO 富集分析结果。其中预测靶点在生物过程中氧化还原和信号转导排列靠前；在细胞组分中细胞质和细胞核比例最大；在分子功能中结合（金属离子、蛋白质）和活性（转移酶氧化还原酶）关系密切。通过 KEGG 分析探讨逍遥散抗抑郁作用预测靶点的通路分布（图 9-32）。其中 25 个靶点参与的通路富集有 72 条，图 9-32 列举排在前面的 24 条相关通路。

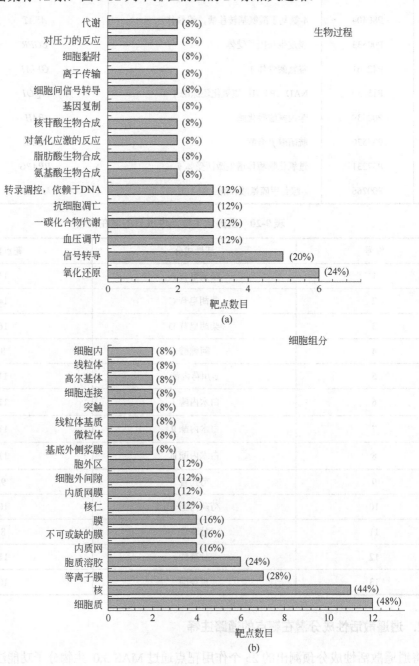

图 9-31

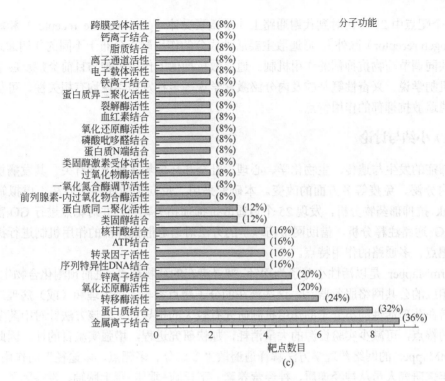

图 9-31 逍遥散主要活性成分的潜在靶点的通路分析

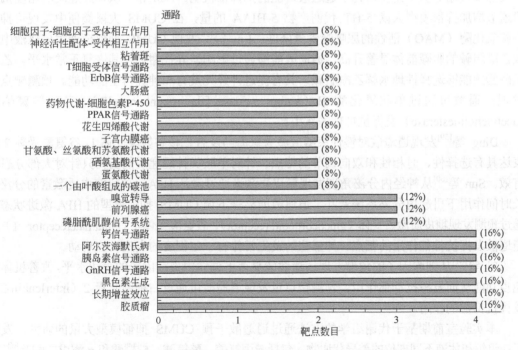

图 9-32 逍遥散抗抑郁作用预测靶点的 KEGG 通路分析

3. 逍遥散活性成分-靶点-通路网络构建

采用 Cytoscape 软件的 Merge 功能构建逍遥散活性成分-作用靶点-代谢通路网络模型。

其中 25 个靶点中 23 个比对到代谢通路上［孕激素受体（progesterone receptor）和雌激素受体（estrogen receptor）除外］。逍遥散主要活性成分的作用靶点分布于不同的代谢通路，相互协调、共同调节药物抗抑郁的作用机制。逍遥散抗抑郁的作用机制与目前炎症反应学说、细胞分子机制学说、兴奋性氨基酸及内分泌激素学说等多种发病学说均有相关性，可从不同角度揭示逍遥散抗抑郁的作用特点。

（三）小结与讨论

抑郁症的发生与遗传、生物化学、心理、社会和环境等多种因素有关，其发病机制涉及神经、内分泌、免疫等多方面的改变。本研究采用"反向药效团匹配方法"虚拟筛选结合 DrugBank 抗抑郁药物分析，发现 25 个逍遥散抗抑郁相关靶点，并对靶点进行 GO 富集分析和 KEGG 通路注释分析，借助网络药理学的方法对逍遥散抗抑郁的作用机制进行探讨，发现其多靶点、多通路的作用特点。

PharmMapper 是以活性小分子为探针，搜寻潜在的药物靶点，进而预测化合物生物活性，并建立相应的公共网络服务器[55]。这些潜在的分子靶点参与多种生理和（或）病理过程，对于具有潜在药理活性的小分子的作用机制研究有较大的指导意义。该方法针对中药多成分、多靶点的特点，可减少实验资源的大量消耗，加快研究进程，增强实验目的性。因此，可采用 PharmMapper 的网络药理学方法解释逍遥散"多成分、多靶点、多途径"的作用机制。

近年来研究人员从神经递质、神经营养素、下丘脑-垂体-肾上腺轴、炎症因子、氨基酸以及能量代谢等多个角度研究了逍遥散可能的抗抑郁机制。Tian 等[57]从神经递质的角度揭示逍遥散增加抑郁模型大鼠 5-HT 代谢产物 5-HIAA 的量，在 CUMS 大鼠粪便中发现可抑制单胺氧化酶（MAO）活性的尿嘧啶含量降低；Liu 等[58]发现 CUMS 抑郁模型大鼠血液中合成乙酰胆碱的胆碱前体显著升高，逍遥散能够通过影响差异代谢物使其恢复正常水平。乙酰胆碱酯酶能够选择性地水解乙酰胆碱，具有促进神经元发育和神经再生的功能。预测靶点也发现逍遥散可通过单胺氧化酶 B（amine oxidase [flavin-containing]B）、乙酰胆碱酯酶（acetylcholinesterase）发挥抗抑郁的作用。

Ding 等[59]发现逍遥散对慢性束缚应激大鼠海马及杏仁核谷氨酸受体 1、谷氨酸受体 2 的表达具有选择性、时相性和双向调节的特点。针对单胺类神经递质的药物只针对大部分患者有效。Sun 等[60]从神经内分泌角度发现糖皮质激素通过激活 HPA，导致糖皮质激素的分泌，长时间作用下引起内分泌系统紊乱，逍遥散能显著下调 CUMS 抑郁模型的 HPA 激进状态。通过预测发现糖皮质激素受体（glucocorticoid receptor）、谷氨酸受体-1（glutamate receptor 1）是逍遥散发挥抗抑郁作用的靶点。抑郁症的发生常伴有一定程度的炎症反应启动。

Li 等[61]从细胞因子的角度发现逍遥散能显著下调体内炎症因子的表达水平，改善机体的免疫功能从而发挥抗抑郁作用。预测靶点也发现逍遥散可通过白细胞介素-2（interleukin-2）发挥抗抑郁的作用。

本实验室前期基于代谢组学的方法通过逍遥散干预 CUMS 抑郁模型大鼠的研究，发现了在组织和体液不同部位的差异代谢物，包括苯丙氨酸、酪氨酸、柠檬酸和 α-酮戊二酸等[62-64]。Cao 等[65]同样发现星形胶质细胞内 ATP 与抑郁行为关系密切。预测靶点也发现 4-氨基丁酸转氨（4-aminobutyrate aminotransferase）、苯基丙氨酸-4-羟化酶（phenylalanine-4-hydroxylase）、NAD（P）H 脱氢酶[醌]1［NAD（P）H dehydrogenase（quinone）1］和糖原合成酶激酶-3β（glycogen synthase kinase-3β）等作用靶点发挥抗抑郁的作用。

由 GO 富集分析和 KEGG 通路注释分析结果可知，逍遥散主要活性成分的靶点主要通过能量代谢、氧化应激、信号转导，在细胞核、细胞质、细胞膜部位发生蛋白结合、离子结合、酶反应等分子反应。具体包括：T 细胞受体、PPAR、GnRH、胰岛素和钙离子等信号通路；甘氨酸、丝氨酸、苏氨酸、甲硫氨酸、花生四烯酸等物质代谢；神经胶质瘤、阿尔兹海默病等疾病通路。综上所述，逍遥散可通过信号转导、内分泌、能量代谢发挥抗抑郁症的作用。

分析结果表明逍遥散可作用于多个靶点发挥抗抑郁的作用。上述预测靶点与已知文献报道的药理作用相吻合，说明预测靶点的准确性。此外，对于上述讨论中剩余靶点的相关研究报道较少，可为今后深入研究逍遥散抗抑郁作用潜在靶点的分子机制研究提供线索。本研究通过对逍遥散多成分-靶点-通路网络分析发现，逍遥散主要活性成分可作用于多个靶点，呈现出方剂多成分、多靶点、整合调节作用的特点。逍遥散是传统中药复方，有其独特的配伍规律，针对逍遥散活性成分是否符合逍遥散方的配伍规律，需要后续进一步研究。

参考文献

[1] 刘金伟，曾南，苟玲，等. 逍遥散对绣球摘除抑郁模型大鼠行为学及脑内单胺类神经递质的影响 [J]. 中药药理与临床，2012，28（5）：4-7.

[2] 崔杰，郭秉荣，任艳玲，等. 逍遥散不同提取部位对慢性轻度不可预知应激模型大鼠行为学及海马中单胺类神经递质的影响 [J]. 中国医药工业杂志，2012，43（7）：584-587.

[3] 李玉娟，罗和春，钱瑞琴，等. 丹栀逍遥散对抑郁症患者神经内分泌系统的影响 [J]. 中国中西医结合杂志，2007，27（3）：197-200.

[4] 贾广成，田俊生，周玉枝，等. 逍遥散类方及其分离组分抗抑郁作用的筛选研究 [J]. 辽宁中医杂志，2012，39（1）：11-14.

[5] 田俊生，史碧云，冯光明，等. 慢性温和不可预知应激抑郁大鼠粪便 ^{1}H-NMR 代谢组学研究 [J]. 中草药，2013，44（22）：3170-3176.

[6] 孔梅，邢长永，舒晓春. 逍遥散干预抑郁症睡眠障碍模型大鼠海马 5-HT1A 受体，5-HT2A 受体的变化 [J]. 中国实验方剂学杂志，2010，16（14）：157-160.

[7] 贾广成，郑兴宇，周玉枝，等. 逍遥散对 CUMS 模型大鼠行为学及血浆内单胺类神经递质的影响 [J]. 中国实验方剂学杂志，2011，17（6）：136-140.

[8] 董军，闵苏，魏珂，等. 无抽搐电休克治疗大鼠抑郁症的谷氨酸能机制研究 [J]. 中国神经精神疾病杂志，2008，34（5）：310-312.

[9] 王竹风，汪宝军，岳广欣，等. 逍遥散对慢性束缚应激下脑区 NMDA 受体 NR2A 和 NR2B 表达的影响 [J]. 北京中医药，2013，32（4）：300-304.

[10] Meng Z Z, Hu J H, Chen J X, et al. Xiaoyaosandecoction, a traditional chinese medicine, inhibits oxidative-stress-induced hippocampus neuron apoptosis in vitro [J]. Evid Based Complement Aleternat Med，2012，doi：10. 1155/2012/489254.

[11] Gao X, Zheng X, Li Z, et al. Metabonomic study on chronic unpredictable mild stress and intervention effects of Xiaoyaosan in rats using gas chromatography coupled with mass spectrometry [J]. J Ethnopharmacol，2011，137（1）：690-699.

[12] Ni Y, Su M, Lin J, et al. Metabolic profiling reveals disorder of amino acid metabolism in four brain regions from a rat model of chronic unpredictable mild stress [J]. FEBS Lett，2008，582（17）：2627-2636.

[13] 侯彩兰，贾福军，陈佐明，等. 重性抑郁症患者脑脊液中 P 物质、神经肽 Y、5-羟色胺及去甲肾上腺素含量的研究 [J]. 中华精神科杂志，2005，38（4）：198-201.

[14] 张福华. 逍遥散对抑郁模型大鼠血浆 NPY、SP、SS 含量的影响 [J]. 中国中医药现代远程教育，2013，11（6）：159-160.

[15] 陈松芳，吴志鹏，邵胜敏，等. 氟西汀对抑郁症患者血浆中 P 物质和神经肽 Y 的影响 [J]. 安徽医药，2008，12（7）：641-642.

[16] 朱艺，刘群英，卓廉士. 电针对抑郁大鼠 5-羟色胺和乙酰胆碱酯酶在海马表达的影响 [J]. 针刺研究，2009，34（1）：16-20.

[17] Liu X J，Zhou Y Z，Li Z F，et al. Anti-depressant effects of Xiaoyaosan on rat model of chronic unpredictable mild stress：a plasma metabonomics study based on NMR spectroscopy [J]. J Pharm Pharmacol，2012，64（4）：578-588.

[18] 彭希，曾南，龚锡萍，等. 逍遥散抗抑郁作用的 BDNF/CREB 信号机制 [J]. 中药药理与临床，2012，28（3）：9-12.

[19] Chen J X，Li W，Zhao X，et al. Effects of the Chinese traditional prescription Xiaoyaosan decoction on chronic immobilization stress-induced changes in behavior and brain BDNF，TrkB，and NT-3 in rats [J]. Cell Mol Neurobiol，2008，28（5）：745-755.

[20] 张志，李爱民. 神经营养因子-3 研究进展 [J]. 临床神经外科杂志，2013，10（3）：191-192.

[21] 许二平，郭晓冬，李琳，等. 加味丹栀逍遥散对抑郁模型大鼠 HPA 轴功能的影响 [J]. 中国实验方剂学杂志，2013，19（10）：236-238.

[22] 富文俊，敖海清，孙琪，等. 逍遥散对慢性应激损伤大鼠促肾上腺皮质激素释放激素表达的影响 [J]. 中国实验方剂学杂志，2011，17（19）：216-218.

[23] 富文俊，敖海清，孙琪，等. 逍遥散对应激损伤大鼠糖皮质激素受体（GR）的调控 [J]. 时珍国医国药，2012，23（9）：2128-2130.

[24] Jia H M，Feng Y T，Chang X，et al. Integration of ^{1}H NMR and UPLC-Q-TOF/MS for a comprehensive urinary metabonomics study on a rat model of depression induced by chronic unpredictable mild stress [J]. PLoS One，2013，doi：0063624.

[25] 卢林林，周玉枝，马致洁，等. 应用基于 ^{1}H NMR 的代谢组学评价逍遥散的抗抑郁有效组分 [J]. 中国药理学与毒理学杂志，2012，26（2）：225-230.

[26] Myint A M，Kim Y K，Verkerk R，et al. Kynurenine pathway in major depression：evidence of impaired neuroprotection [J]. J Affect Disorder，2007，98（1/2）：143-151.

[27] Gao X X，Cui J，Zheng X Y，et al. An investigation of the antidepressant action of Xiaoyaosan in rats using ultra performance liquid chromatography-mass spectrometry combined with metabonomics [J]. Phytother Res，2013，27（7）：1074-1085.

[28] 李金兵，李翼鹏，田俊生，等. 基于慢性温和不可预知应激模型内源性代谢物变化探讨抑郁症病理机制 [J]. 中草药，2013，44（1）：108-115.

[29] Dai Y，Li Z，Xue L，et al. Metabolomics study on the anti-depression effect of xiaoyaosan on rat model of chronic unpredictable mild stress [J]. J Ehnopharmacol，2010，128（2）：482-489.

[30] Luo H，Chen J，Zhang Q，et al. Comparative study on effects of xiaoyaosan powder and its modified prescription on plasma metabolomics of rats with chronic immobilization stress [J]. Chin J Integr Med，2013，19（8）：610-615.

[31] 秦雪梅，高晓霞. 从逍遥散证与逍遥散抗应激研究看中医药现代化的思路 [J]. 世界科学技术——中医药现代化，2010，doi：1674-3849.

[32] 郭晓擎，田俊生，史碧云，等. 南柴胡和北柴胡组成的逍遥散抗抑郁作用的 ^{1}H-NMR 代谢组学研究 [J]. 中草药，2012，43（11）：2209-2216.

[33] Zhou Y，Lu L，Li Z，et al. Antidepressant-like effects of the fractions of Xiaoyaosan on rat model of chronic unpredictable mild stress [J]. J Ehnopharmacol，2011，137（1）：236-244.

[34] Cao X，Li L P，Wang Q，etal. Astrocyte-derived ATP modulates depressive-like behaviors [J]. Nat Med，2013，19（6）：

773-777.

[35] 楼剑书，杨晓春，方杰，等. 免疫激活对抑郁症谷氨酸和五羟色胺系统的调节 [J]. 中国药理学通报，2009，25（12）：1555-1558.

[36] 李玉娟，罗和春，钱瑞琴，等. 丹栀逍遥散对抑郁症患者神经内分泌系统的影响 [J]. 中国中西医结合杂志，2007，27（3）：197-200.

[37] 许二平. 加味丹栀逍遥散胶囊治疗抑郁症的临床和机制研究 [D]. 南京：南京中医药大学，2007.

[38] 李艳丽. 逍遥散对抑郁症模型大鼠海马 TNF-α 和 c-fos 表达的影响 [J]. 黑龙江医药科学，2013，36（4）：93-95.

[39] Wang R F，Cao W W，Cerniglia C E. PCR detection and quantitation of predominant anaerobic bacteria in human and animal fecal samples [J]. Appl Environ Microbiol，1996，62（4）：1242-1247.

[40] Cao S Y，Wang M S，Cheng A C，et al. Comparative analysis of intestinal microbial community diversity between healthy and orally infected ducklings with Salmonella enteritidis by ERIC-PCR [J]. World Journal of Gastroenterology，2008（07）：1120-1125.

[41] 陶新，徐子伟，邓波. 少量动物粪便细菌总 DNA 提取方法研究 [J]. 中国畜牧杂志，2009，45（23）：68.

[42] Versalovic J，Koeuth T，Lupski J R. Distribution of repetitive DNA sequences in eubacteria and application to fingerprinting of bacterial genomes [J]. Nucleic Acids Res，1991，19（24）：6823-6831.

[43] Shannon C E，Weaver W. The mathematical theory of communication [J]. Urbana，University of Illinois Press，1963.

[44] Bailey M T，Coe C L. Maternal separation disrupts the integrity of the intestinal microflora in infant rhesus monkeys [J]. Dev Psychobiol，1999，35：146-155.

[45] Bennett E，Beaurepaire J，Langeluddeke P，et al. Life stress and non-ulcer dyspepsia：a case-control study [J]. J Psychosom Res，1991，35（4-5）：579-590.

[46] 石君杰，戴玉英，徐发莹. 逍遥散对肠易激综合征大鼠作用的实验研究 [J]. 福建中医药，2007，38（6）：54-56.

[47] 张惠丽，王葵平. 百忧解治疗肠易激综合征的临床研究 [J]. 胃肠病学和肝病学杂志，2004，13（4）：407-408.

[48] Muyzer G，de Waal E C，Uitterlinden A G. Profiling of complex microbial populations by denaturing gradient gel electrophoresis analysis of polymerase chain reaction-amplified genes coding for 16S rRNA [J]. Appl Environ Microbiol，1993，59（3）：695-700.

[49] Sanguinetti C J，Dias N E，Simpson A J. Rapid silver staining and recovery of pcr products separated on polyacrylamide gels [J]. Biotechniques，1994，17：914-921.

[50] Mangiante G，Colucci G，Canepari P，et al. Lactobacillus plantarum reduces infection of pancreatic necrosis in experimental acute pancreatitis [J]. Dig Surg，2001，18（1）：47-50.

[51] Eutamene H，Bueno L. Role of probiotics in correcting abnormalities of colonic flora induced by stress [J]. Gut，2007，56：1495-1497.

[52] Zareie M，Johnson-Henry K，Jury J，et al. Probiotics prevent bacterial translocation and improve intestinal barrier function in rats following chronic psychological stress [J]. Gut，2006，55：1553-1560.

[53] Mai V，Colbert L H，Perkins S N，et al. Intestinal microbiota：a potential diet-responsive prevention target in ApcMin mice [J]. Mol Carcinog，2007，46：42-48.

[54] Cousins K R. Computer review of ChemDraw Ultra 12.0 [J]. J Am Chem Soc，2011，133：8388.

[55] Liu X，Ouyang S，Yu B，et al. PharmMapper server：a web server for potential drug target identification using pharmacophore mapping approach [J]. Nucleic Acids Res，2010，38：W609-W614.

[56] Saito R，Smoot M E，Ono K，et al. A travel guide to Cytoscape plugins [J]. Nat Methods，2012，9：1069-1076.

[57] Tian J S，Shi B Y，Feng G M，et al. ^{1}H-NMR metabonomic study on fecal of chronic unpredicted mild stress model of

depression in rats [J]. Chin Tradit Herb Drugs, 2013, 44: 3170-3176.

[58] Liu X J, Zhou Y Z, Li Z F, et al. Anti-depressant effects of Xiaoyaosan on rat model of chronic unpredictable mild stress: a plasma metabonomics study based on NMR spectroscopy [J]. J Pharm Pharmacol, 2012, 64: 578-588.

[59] Ding J, Chen J X, Rao H M, et al. Influence of Xiaoyao Powder on expressions of GluR1 and GluR2 of central nervous system in rat model of liver-stagnation and spleen-deficiency syndrome [J]. J Beijing Univ Tradit Chin Med, 2009, 32: 389-393.

[60] Sun Q, Ao H Q, Fu W J, et al. Study on central Glu-NRCa^{2+}- GR signaling pathway mechanism of Xiaoyao powder on counteracting chronic stress [J]. Tradit Chin Drug Res Clin Pharmacol, 2011, 22: 627-632.

[61] Li Y J, Luo H C, Qian R Q, et al. Effect of Danzhi Xiaoyao Powder on neuro-immuno-endocrine system in patients with depression [J]. Chin J Integr Tradit Chin West Med, 2007, 27: 197-200.

[62] Tian J S, Peng G J, Gao X X, et al. Dynamic analysis of the endogenous metabolites in depressed patients treated with TCM formula Xiaoyaosan using urinary ^{1}H NMR-based metabolomics [J]. J Ethnopharmacol, 2014, 158: 1-10.

[63] Dai Y, Li Z, Xue L, et al. Metabolomics study on the antidepression effect of Xiaoyaosan on rat model of chronic unpredictable mild stress [J]. J Ethnopharmacol, 2010, 128: 482-489.

[64] Zhou Y, Lu L, Li Z, et al. Antidepressant-like effects of the fractions of Xiaoyaosan on rat model of chronic unpredictable mild stress [J]. J Ehnopharmacol, 2011, 137: 236-244.

[65] Cao X, Li L P, Wang Q, et al. Astrocyte-derived ATP modulates depressive-like behaviors [J]. Nat Med, 2013, 19.

288

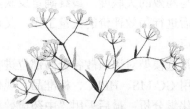

第十章　基于谱效关系的逍遥散抗抑郁药效物质基础研究

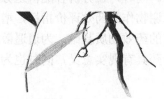

逍遥散是治疗抑郁症常用的经典名方之一，临床及实验研究均显示该方有确切的抗抑郁作用[1-3]。目前，对逍遥散抗抑郁作用机制的研究一直是中医药领域的热点，但是对其抗抑郁药效物质基础的研究文献报道较少。逍遥散抗抑郁的药效物质基础是指其复方中发挥抗抑郁作用的化学成分，本课题组致力于阐明其药效物质基础，这不仅对揭示逍遥散抗抑郁的有效性、多成分、多靶点作用的整体性与复杂性以及配伍的科学性具有重要意义，而且为该方的质量控制提供科学依据，同时为从中药中研发疗效更佳的抗抑郁新药奠定基础。

长期以来，国内中药药效物质基础研究的主流模式主要是借鉴国外对天然产物活性成分研究的两种基本策略：一是在化学成分提取、分离和结构鉴定基础上利用药理模型（整体动物、离体器官、细胞和分子等模型）对得到的纯化合物进行生物活性测试；二是应用一个或几个药理模型对中药进行活性追踪的提取、分离和结构鉴定。多年来这样的研究方法阐明了一些中药的效应物质基础，对中药的质量控制起到了一定的作用。但是，国内外学者在研究中也不断发现临床上治疗某些疾病很有疗效的中药，却在某个动物实验或体外模型上验证不出特定的活性成分。另外，许多中药或植物药粗提物有效，但随着逐步分离纯化，有效部分的活性越来越弱，最后甚至得不到有活性的单体成分[4]。产生以上两种结果的原因：一是由于评价指标单一，而且某些行为学指标缺乏灵敏性且受实验者主观因素影响大，不能准确评价药物的疗效；二是某些有效成分在发挥作用时起到了协同作用，随着逐步分离纯化，发挥协同作用的成分被丢失，反而使分离到的成分起不到疗效。所以中药药效物质基础的研究迫切需要新思路和新方法。

"中药谱效关系"是中药药效物质基础研究的新思路，其目的是通过谱效相关来揭示中药所含的化学成分与药效之间的相互关系，从而阐明与药效之间相关的化学物质基础。中药指纹图谱能全面、综合地反映中药所含成分的相对关系，较好地体现中药成分的复杂性和相关性。并运用多种药理模型评价相应药效，将中药指纹图谱的"谱"与其"效"关联起来，进行"谱-效"关系研究。采用灰关联度、相关分析及逐步回归分析法等多种关联分析方法，准确寻找中药指纹图谱特征峰与药效的关联度，最终确定反映药效的一组特征峰，既可省去对组分中逐个成分进行分离而后进行药效评价的大量工作，又可避免人为的主观性，为中药药效物质研究提供了新的突破点。

　　本章采用抗抑郁体内、外筛选模型对逍遥散各分离部位进行药效评价，筛选出逍遥散治疗抑郁症的有效部位；同时应用 GC-MS、HPLC、标准品、现代提取分离、导向分离技术等手段对筛选出的有效部位进行化学分析；最后采用"中药谱效相关"的研究思路，以各配伍组分的指纹图谱为"谱"，以有效部位不同比例配伍组的药效变化为"效"，采用多种关联分析法，分析各配伍组化学指纹和药效的关系，客观准确地寻找与治疗抑郁症有关的特征峰，明确逍遥散抗抑郁的有效成分。同时，在分析各配伍组分的药效时，除常规行为学指标外，引入代谢组学技术，以差异代谢物作为药效评价指标，增强药效评价的灵敏性。本实验的完成可以初步阐明逍遥散抗抑郁的药效物质基础，为逍遥散的质量控制提供科学依据，对从中药中研发疗效更佳的抗抑郁新药具有现实意义，同时也为其他中药复方的药效物质基础研究提供借鉴。

第一节　逍遥散抗抑郁有效部位筛选

　　本节首先采用天然药物化学中常用的两种提取分离方法（用大孔树脂柱分离和系统溶剂萃取法）将逍遥散处方分成若干组分，然后用 HPLC 指纹图谱表征各组分的化学物质，评价分离效果、筛选分离方法，将逍遥散复方提取分离成为不同极性的组分。其次，选用抑郁症体内、外筛选模型（体外脑内单胺类神经递质的再摄取抑制实验、行为绝望小鼠模型、CUMS 大鼠模型）对提取分离的各个组分进行活性筛选，筛选出逍遥散抗抑郁的有效组分[5,6]，为后期中药药效物质研究提供基础。

　　本节逍遥散复方不同分离方法的比较分析结果表明柱分离效果较理想、分离纯度较高，可作为独立的组分进行下一步的研究；逍遥散不同分离部位的体内、外抗抑郁活性研究均表明逍遥散 A 部位组（石油醚部位）有很好的抗抑郁作用，且在同等剂量下效果强于逍遥散水煎物组及逍遥散散剂组，B_3 部位组（95%乙醇提取部位）抗抑郁的效果次之，其他组分几乎无抗抑郁活性，说明逍遥散 A 部位、B_3 部位可作为逍遥散抗抑郁的有效部位，可用于后续逍遥散有效部位配伍的药效研究。

一、逍遥散复方不同分离方法的化学比较研究

（一）实验方法

1. 提取分离方法

　　（1）柱分离方法　称取柴胡 60g，白术 60g，白芍 60g，当归 60g，茯苓 60g，甘草 30g，薄荷 20g，生姜 20g。分别粉碎，混匀，置于 5L 的回流烧瓶中，加无水乙醇 2500mL，加热回流 2 次（每次 2h），合并回流液，过滤，浓缩至浸膏，于真空干燥箱中干燥至粉末 X；药渣加水 3000mL，加热回流 2 次（每次 2h），合并回流液，过滤，浓缩至浸膏，于真空干燥箱

中干燥至粉末 C；于上述 X 中加石油醚 1000mL，超声提取 3 次（每次 30min），合并 3 次石油醚提取液，浓缩至浸膏，于真空干燥箱中干燥至粉末 A；残渣干燥至粉末 B。取 B 加水溶解得溶液约 150mL，上 D101 大孔树脂柱（柱高 50cm×直径 6cm），饱和吸附 40min，顺次用 3000mL 30%、60%、95%的乙醇洗脱，收集各梯洗脱液，获得组分 B_1、B_2、B_3 的洗脱液，将各洗脱液浓缩至浸膏，于真空干燥箱中干燥得粉末。取 C 加水溶解得溶液约 150mL，上 D101 大孔树脂柱饱和吸附 40min，顺次用 3000mL 蒸馏水、50%的乙醇洗脱，收集各梯度洗脱液，获得组分 C_1、C_2 的洗脱液，将各洗脱液浓缩至浸膏，于真空干燥箱中干燥得粉末。具体流程见图 10-1。

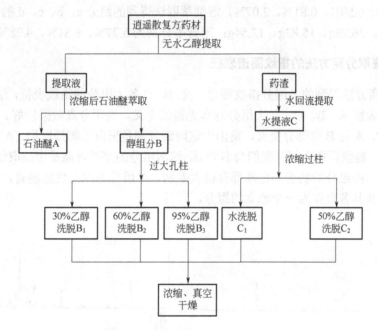

图 10-1 逍遥散复方柱分离流程

（2）溶剂萃取法 称取柴胡 60g，白术 60g，白芍 60g，当归 60g，茯苓 60g，甘草 30g，薄荷 20g，生姜 20g。粉碎混匀，加水 3000mL 煎煮 3 次（每次 1h）；合并煎煮液，过滤浓缩，依次用石油醚、二氯甲烷、正丁醇萃取 3 次，将萃取液及余下的水溶液浓缩、干燥，得粉末 a、b、c、d。

2. 基于 HPLC 法的最佳分离方法选择

（1）指纹图谱供试品溶液的制备 分别称取柱分离法得到的 8 个组分（A，B，B_1，B_2，B_3，C，C_1，C_2）各 0.2g，置于 25mL 容量瓶中，加无水乙醇 20mL，超声 30min，定容至刻度，以 0.45μmL 滤膜过滤，HPLC 进样量 20μL；再分别称取溶剂萃取得到的 4 个组分（a，b，c，d）各 0.2g，置于 25mL 容量瓶中，加无水乙醇 20mL，超声 30min，定容至刻度，以 0.45μmL 滤膜过滤，HPLC 进样量 20μL。

（2）色谱条件

① 色谱条件 1：流动相（甲醇-0.03%三氟乙酸）。洗脱条件：0～30min。有机相：5%；30～120min 有机相：50%。检测波长：288nm。柱温：30℃。进样量：20μL。

② 色谱条件2：流动相（乙腈-0.03%三氟乙酸）。洗脱条件：0～50min。有机相：10%～40%；50～120min，有机相：40%～60%。检测波长：239nm。柱温：30℃。进样量：20μL。

（二）实验结果

1. 各部位的出膏率

柱分离方法得到的组分A、B、C、B_1、B_2、B_3、C_1、C_2的干燥粉末重量分别为1.96g、15.09g、20.00g、7.50g、1.47g、1.86g、3.03g、7.67g；出膏率分别为0.52%、4.08%、5.41%、2.03%、0.39%、0.50%、0.81%、2.07%。溶剂萃取法得到的组分a、b、c、d的干燥粉末重量分别为21.34g、36.29g、15.83g、12.54g；出膏率分别为5.77%、9.81%、4.28%、3.39%。

2. 两种提取分离方法的指纹图谱表征

（1）柱分离方法得到的各组分指纹图谱　A、B、C各大组分的指纹表征，结果见图10-2。用色谱条件1表征A、B、C，三大组分基本无指纹交叉，说明分离效果较好。用色谱条件2表征A、B、C，A与B有部分交叉，是由于这两组分都是来自乙醇提取物，A是从乙醇提取物中提取得到，提取后剩余部分我们命名为B，这两组分的交叉可能是由提取这一步产生的。但从外观上看这两组分的状态和色泽都有很大差别，A组分为深褐色流浸膏，B组分为褐色粉末，所以仍将其各自作为一个独立的组分。

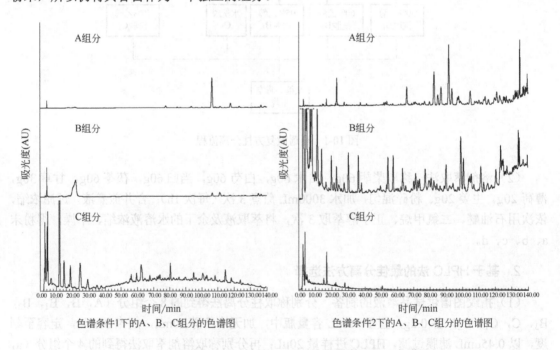

图10-2　色谱条件1、2下的A、B、C组分的HPLC色谱图

过柱后各小组分的指纹表征：从图10-3可看出，C过柱后所得组分C_1、C_2的HPLC指纹图谱基本无交叉，B过柱后所得组分B_1、B_2、B_3的HPLC指纹图谱也基本无交叉。综合以上结果可以得出：柱分离得到的各个组分从HPLC指纹图谱上看基本无交叉，可以作为独立的组分进行下一步的研究。

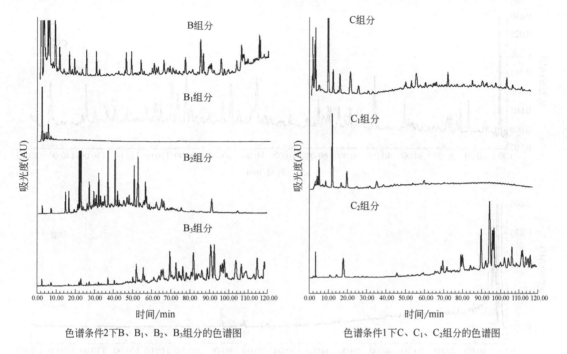

色谱条件2下B、B₁、B₂、B₃组分的色谱图　　　色谱条件1下C、C₁、C₂组分的色谱图

图 10-3　组分 C、C₁、C₂ 的 HPLC 色谱图（色谱条件 1）

（2）溶剂萃取法得到的各组分指纹图谱　如下图 10-4 所示，溶剂萃取法所得组分 A、B、C、D 的 HPLC 指纹图谱交叉较明显。

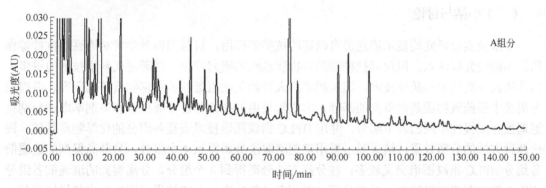

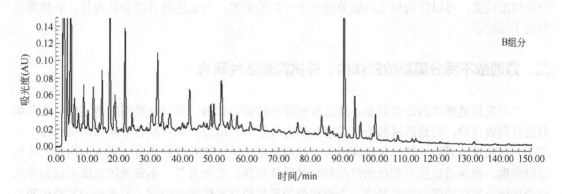

图 10-4

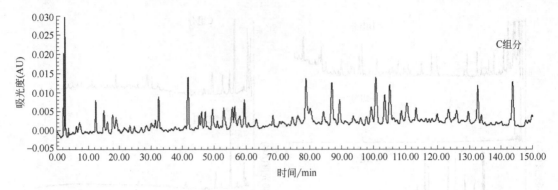

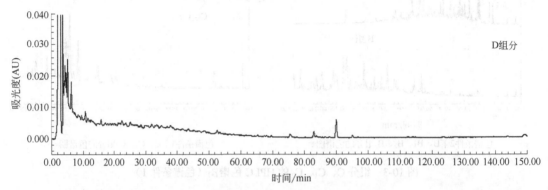

图 10-4　组分 A、B、C、D 的 HPLC 色谱图

（三）小结与讨论

临床及实验研究均显示逍遥散有确切的抗抑郁作用，目前国内外学者对逍遥散抗抑郁作用机制的研究较深入，但对其抗抑郁药效物质基础的研究较少。随着现代科学技术的进步，结合现代分离技术与药理技术，越来越多的人开始关注逍遥散抗抑郁物质基础研究。而提取分离是中药药效物质基础研究的基础，本实验采用大孔树脂柱分离技术和溶剂萃取法分别将逍遥散分成极性不同的若干组分，并用 HPLC 指纹图谱技术表征各组分的化学物质基础，评价两种方法的分离效果。结果显示采用溶剂萃取法分离得到 4 个组分，且分离得到的逍遥散各组分 HPLC 指纹图谱交叉较多；柱分离方法分离得到 8 个组分，分离得到的逍遥散各组分 HPLC 指纹图谱交叉较少，各组分可以得到有效的分离。上述结果表明柱分离效果较理想，分离纯度较高，可以作为独立的组分进行下一步的研究，为逍遥散各组分体内外、活性筛选奠定了基础。

二、逍遥散不同分离部位的体内、外抗抑郁活性研究

本研究以逍遥散为研究对象，通过复制经典抗抑郁体内、外筛选模型对逍遥散各提取组分进行药效评价，筛选逍遥散治疗抑郁症的有效组分和成分，同时结合多种体内抑郁模型从多个角度筛选逍遥散的抗抑郁活性成分，从而建立以抗抑郁药效物质有效成分为指标的质量控制标准，确保逍遥散方剂在治疗抑郁症时质量可靠、安全有效。本研究的完成可以初步阐明逍遥散抗抑郁的药效物质基础，为逍遥散的质量控制提供科学依据，同时也为其他中药复

方的药效物质基础和质量控制研究提供参考。分离得到逍遥散中的各种"有效组分"后，需要展开药效学研究以明确不同组分的药理药效特征。本研究应用体外大鼠脑突触体对单胺类神经递质（5-HT，NE，DA）再摄取抑制实验和体内小鼠悬尾、强迫游泳抗抑郁的药效模型和慢性不可预知刺激应激模型（CUMS）对提取分离的各个组分进行了大量的筛选工作，筛选出逍遥散抗抑郁的有效组分。

（一）逍遥散不同分离部位的体外抗抑郁活性筛选

脑内 5-HT、NE、DA 为中枢神经系统内的重要单胺类神经递质，当脑内这些递质失去平衡就会诱导许多精神疾病发生，如常见的精神疾病抑郁症、帕金森病以及焦虑症等。目前学术界比较盛行的单胺递质理论认为，抗抑郁药物作用机制主要是通过阻断突触前膜对 5-HT 和 NE 的再摄取，增加突触后膜受体组分的神经递质（TNs）浓度而起作用的。临床上通过对抑郁症患者的观察研究发现，大部分抑郁症患者的中枢 5-HT 能神经功能都很低下，5-HT 在脑和血小板中的水平也比正常人低，临床调查显示某些具有选择性抑制 5-HT 重摄取的药物已经取得显著的抗抑郁效果。神经药理学专家已经把测定突触体对单胺类神经递质再摄取行为作为中枢神经药理研究的重要手段之一，研究神经药物的作用机制离不开它，它还是筛选作用于此环节的新药的重要手段，如抗抑郁新药、焦虑症治疗等药物的筛选都常常用此方法。本部分研究内容是应用经典的体外单胺类神经递质的再摄取抑制实验筛选逍遥散不同组分的体外抗抑郁活性组分，为逍遥散的物质基础研究奠定基础。

1. 实验方法

（1）药物组分的制备　逍遥散水煎物：按比例称取逍遥散处方中柴胡 60g、白术 60g、白芍 60g、当归 60g、茯苓 60g、甘草 30g、薄荷 20g、生姜 20g，加水煎煮 3 次，每次 2h，合并煎煮液，浓缩干燥得浅褐色粉末，即得。其他逍遥散各组分按第八章第一节（逍遥散复方不同分离方法的化学比较研究）"（一）实验方法"项下柱分离方法制备。

（2）试验样品的制备　逍遥散水煎物：浅褐色粉末，溶于水。A：深褐色流浸膏，溶于 10%DMSO。B：深褐色固体，溶于 10%DMSO。B_3：褐色固体，溶于 10%DMSO。B_2：褐色干浸膏，溶于 10%DMSO。B_1：深褐色固体，溶于 10%DMSO。C：深褐色干浸膏，溶于水。C_2：深褐色固体，溶于水。C_1：褐色干浸膏，溶于水。各分离组分均配制成 1%的药液浓度，使其试管的终反应浓度为 10μg/mL。

① 逍遥散水煎物、C、C_1、C_2：
$$2mg \xrightarrow{\text{双蒸水}} 200mL$$

② A、B、B_1、B_2、B_3：
$$2mg \xrightarrow{\text{10\%DMSO}} 200mL$$

（3）对照样品的制备

① 名称：盐酸氟西汀。来源：上海医药工业研究院化学事业部。性状：白色粉剂，溶于水。配制：加双蒸水溶解至终反应浓度 0.1mmol/L（100%抑制了 ^{3}H-5-HT 的再摄取）。

② 名称：地昔帕明。来源：Sigma 公司。性状：白色粉剂，溶于水。批号：102K1340。配制：加双蒸水溶解至终反应浓度 0.1mmol/L（100%抑制了 ^{3}H-NA 的再摄取）。

③ 名称：6-羟多巴胺。来源：Sigma 公司。性状：白色粉剂，溶于水。批号：092K3656。

配制：加双蒸水溶解至终反应浓度0.1mmol/L（100%抑制了^{3}H-DA的再摄取）。

（4）5-HT和NE能脑突触体的制备　参考WhittakeretBarker[7,8]的方法制备脑突触体。将大鼠断头后迅速取出大脑，把取出的大脑放在预先冷却（4℃）的生理盐水中，随后在生理盐水中去除软脑膜和血管组织。取出3g大脑皮层，放入30mL 0.32mol/L的冷蔗糖溶液中。用超声波细胞粉碎器匀浆，4℃（保持低温）平衡离心（1500g，10min），随后取上清液进一步离心（20000g）30min。去除上清液，保留沉淀，即为突触小体的粗提物。为了进一步纯化突触小体，将此沉淀再用0.32mol/L的冷蔗糖溶液悬浮后，将悬浮液小心地铺在已经铺上1.2mol/L和0.8mol/L（各10mL）的冷蔗糖梯度溶液上，然后将该试管4℃平衡离心（38000g）60min，离心后用穿刺针小心收集处在0.8～1.2mol/L蔗糖界面的悬浮带，将其放在10mL 0.32mol/L的冷蔗糖溶液中混匀，4℃平衡离心（20000g）30min，离心后最终得到的沉淀即为精制的脑突触体。将此沉淀物悬浮于少量Tris-Krebs缓冲液中，缓冲溶液由（Tris：15mmol/L；NaCl：94.7mmol/L；KCl：4.7mmol/L；CaCl$_2$：0.5mmol/L；MgSO$_4$：2.4mmol/L；NaH$_2$PO$_4$：1.2mmol/L；葡萄糖：10.6mmol/L；抗坏血酸：0.57mmol/L；巴杰灵：0.01mmol/L）组成，最后用总蛋白测定试剂盒测定悬液中的蛋白质含量。

（5）DA能脑突触体的制备

大鼠断头后迅速取出大脑，将取出的大脑立即放在预先冷却（4℃）的生理盐水中，以保持动物体内的生理环境，去除软脑膜及血管组织。取出2g大脑去除大脑皮层以后剩余脑组织，将取出的脑组织放入预先准备好的20mL 0.32mol/L的冷蔗糖溶液中。随后将取出的脑组织用超声波细胞粉碎器匀浆，温度4℃（保持低温）平衡离心（1500g，10min），随后取上清液继续离心（20000g）30min。然后弃去上清液，所得的沉淀就是突触小体的粗提物。因为DA能脑突触体在大脑中的含量本身就不高，所以就不进行进一步精制了。将沉淀物悬浮于少量Tris-Krebs缓冲液中（同上），用总蛋白测定试剂盒测定悬液中的蛋白质含量。

（6）5-HT、NE和DA的再摄取

参考Giusti等[9]的研究、Driessen等[10]的研究、现代医学实验方法[11]及现代药理实验方法学[12]的方法，在试管中先加入1.0mL Tris-Krebs缓冲液（并同时预先通入氧气15min），随后加入20μL已经制备好的突触小体悬液，然后分别加入已经配制好的对照样品或待测药物10μL（该操作均于4℃环境下），混合均匀，置于37℃水浴中温浴保持5min。然后在4℃环境中加入10μL底物（^{3}H-5HT、^{3}H-NE或^{3}H-DA；底物的终反应浓度：300nmol/L），混匀，在37℃水浴中温浴保持5min。随后在每个反应的试管中加入3mL预先冷却的Tris-Krebs缓冲液来终止反应，反应终止后迅速用专业的多头细胞收集器通过玻璃纤维滤膜抽滤，再用同体积的相同溶液冲洗试管和滤器2次。取下滤膜，烘干（60～70℃），然后将滤膜放入闪烁瓶内，加入甲苯闪烁液，于β-液闪计数器计数。突触体的净摄取量：37℃的cpm值（主动再摄取）减去0℃的cpm值（非特异性聚集）。阳性对照药（盐酸氟西汀、地昔帕明、6-羟多巴胺）的终反应浓度均为0.1mmol/L。在此浓度之下，阳性对照药可以100%地抑制大鼠脑突触体对5-HT、NA和DA的再摄取。因此，以0.1mmol/L为阳性对照药的终反应作用浓度，通过对待测样品的抑制作用和相应的阳性对照药的比较来进行抑制作用的筛选。抑制百分率（%）=（空白测定值-样品测定值）/（空白测定值-阳性药测定值）×100%。

2. 实验结果

（1）各组分对大鼠脑突触体摄取5-HT的抑制作用　在各组分的终反应浓度为10μg/mL

的条件下，除 C 和 C_2 这两个组分对 5-HT 的再摄取没有抑制作用外，其余 7 个组分均显示了不同程度的抑制作用，其抑制率（以阳性药盐酸氟西汀的抑制率为 100%计）在 8%～80%之间，其中组分 A 对 5-HT 的再摄取抑制效果最佳，抑制率达到 80%，抑制 5-HT 的半数抑制浓度（IC_{50}）为 7.59μg/mL；各组分对 NE 的再摄取均显示了不同程度的抑制作用，抑制率（以阳性药地昔帕明的抑制率为 100%计）在 15%～119%之间，其中组分 A 和组分 B_3 作用明显，抑制率分别达到 119%和 116%，组分 A 抑制 NE 的 IC_{50} 为 1.73μg/mL；6 个组分对 DA 的再摄取无抑制作用，其余两个组分有较弱的抑制作用，分别是组分 A、组分 B，抑制率（以阳性药 6-羟多巴胺的抑制率为 100%计）分别为 32%和 47%。具体结果见表 10-1。由表 10-1 及图 10-5（a）可以看出组分 A 和组分 B_3 对 5-HT 的抑制率较高，其抑制率高于传统逍遥散复方水煎剂，显示出较高的抗抑郁活性，这两部分都属于极性较小的成分组，A 对 5-HT 的再摄取抑制效果最佳，抑制率达到 80%，抑制 5-HT 的半数抑制浓度（IC_{50}）为 7.59μg/mL。

（2）各组分对大鼠脑突触体摄取 NE 的抑制作用　如表 10-1 及图 10-5（a）所示，逍遥散 8 个分离组分及传统逍遥散复方水煎剂对 NE 的再摄取都有不同程度的抑制作用，其中组分 A 和组分 B_3 对 NE 的再摄取抑制效果最佳，抑制率分别为 119%和 116%，高于经典的 NE 再摄取抑制剂地昔帕明，且显著高于传统逍遥散复方水煎剂，显示了组分 A 和组分 B_3 有极强的抗抑郁活性。经测定，组分 A 抑制 NE 的 IC_{50} 为 1.73μg/mL。

（3）各组分对大鼠脑突触体摄取 DA 的抑制作用　由表 10-1 及图 10-4（c）可以看出，组分 A、组分 B_3 及传统逍遥散复方水煎剂对 DA 的再摄取有较弱的抑制作用，其中逍遥散复方水煎剂的抑制作用最佳，而其余 6 个组分对 DA 的再摄取无明显的抑制作用。

表 10-1　逍遥散各组分对大鼠脑突触体摄取 5-HT、NE 和 DA 的抑制作用

样品号	终反应浓度	单胺类递质抑制百分率/%（阳性对照药以 100%计）		
		5-HT	NE	DA
氟西汀	0.1mmol/L	100	—	—
地昔帕明	0.1mmol/L	—	100	—
6-羟多巴胺	0.1mmol/L	—	—	100
组分 A	10μg/mL，1.92mg（生药量）/mL	80	119	32
组分 B	10μg/mL，0.25mg（生药量）/mL	32	25	47
组分 B_1	10μg/mL，0.49mg（生药量）/mL	16	57	0
组分 B_2	10μg/mL，2.56mg（生药量）/mL	37	87	0
组分 B_3	10μg/mL，2.00mg（生药量）/mL	51	116	0
组分 C	10μg/mL，0.18mg（生药量）/mL	0	56	0
组分 C_1	10μg/mL，1.23mg（生药量）/mL	8	15	0
组分 C_2	10μg/mL，0.48mg（生药量）/mL	0	68	0
逍遥散水煎物	10μg/mL，0.05mg（生药量）/mL	41	46	49

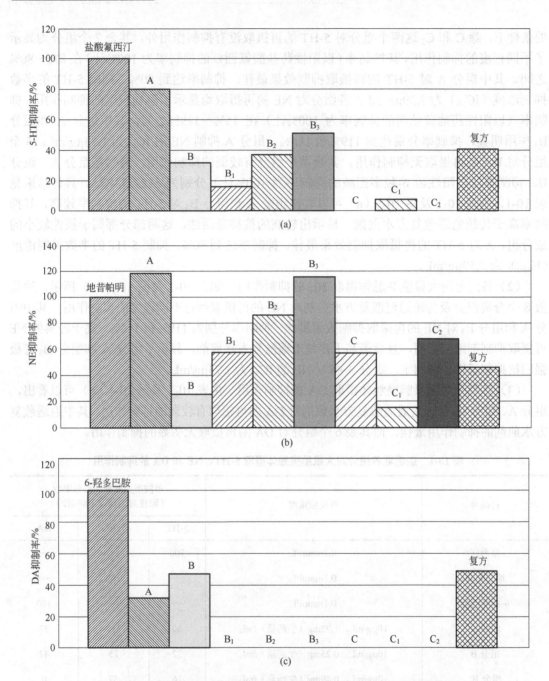

图 10-5　各阳性药与逍遥散不同组分对 5-HT、NE、DA 抑制率的比较

（a）盐酸氟西汀与逍遥散不同组分对 5-HT 抑制率的影响；（b）地昔帕明与逍遥散不同组分对 NE 抑制率的影响；

（c）6-羟多巴胺与逍遥散不同组分对 DA 抑制率的影响

3. 小结与讨论

　　脑内 5-HT、NE、DA 是中枢神经系统内重要的单胺类神经递质，目前学术界公认的单胺类神经递质理论认为，脑内 5-HT、NE、DA 等单胺类神经递质的失衡会诱导抑郁症、焦虑症等精神疾病的发生。此外，针对单胺类神经递质的的失衡，许多抗抑郁药的作用机制则是通过阻断突触前膜对 5-HT、NE 等单胺类神经递质的再摄取,增加突触后膜神经递质的浓度而发挥抗抑郁作用。目前,药理学专家已经把测定突触体对单胺类神经递质再摄取行为作为筛选具有抗抑郁作用候选药物的重要手段之一。本研究在体外活性筛选时分别选择了具有代表性的再摄取抑制剂盐酸氟西汀、再摄取抑制剂地昔帕明及 DA 再摄取抑制剂 6-羟多巴胺,结果表明,在经典的体外单胺类神经递质的再摄取抑制实验中,传统的逍遥散复方水煎剂显示了一定的抗抑郁活性,而其提取物组分 A 和组分 B₃ 在体外表现了显著的抗抑郁活性,其活性在抑制 5-HT 和 NE 的再摄取过程中活性强于经典抗抑郁方剂逍遥散原方,提示该组分可能为逍遥散抗抑郁作用的活性物质群,而组分 A 和组分 B₃ 为逍遥散处方中极性极低的组分,这也正与中枢神经药物必须通过血脑屏障进入中枢起作用相吻合,为下一步逍遥散的药效物质基础研究及新型抗抑郁组分中药的研发提供参考。

(二)基于小鼠行为绝望模型的逍遥散不同分离部位的体内抗抑郁活性研究

在逍遥散不同分离部位的体外抗抑郁活性筛选中,我们筛选出两个分离组分(A、B₃)具有良好的抗抑郁活性,其中组分 A 的活性最显著。为验证体外活性筛选结果,使结果更可靠,运用抑郁症小鼠经典模型——小鼠行为绝望模型进行逍遥散不同分离组分的体内活性验证,并与体外活性筛选实验相互佐证,以期发掘逍遥散发挥抗抑郁作用的主要活性组分群。

1. 实验方法

(1)逍遥散各组分的制备 逍遥散各分离组分按照第八章第一节(逍遥散复方不同分离方法的比较研究)"(一)实验方法"项下柱分离方法制备。

(2)分组与给药 雄性 ICR 小鼠(20~22g),分为阴性对照组(VEH)、文拉法辛组(VLF)、逍遥散组(XYS)、组分 A 组、组分 B₁ 组、组分 B₂ 组、组分 B₃ 组、组分 C₁ 组、组分 C₂ 组。每个实验组由 10 只小鼠组成。所有药物都溶解在 1%CMC-Na 的吐温 80(5g/L)中,测试样品的溶液以 0.4mL/20g(体重)的剂量灌胃给药,每天一次,持续 14 天。空白组给予 1% CMC-Na 的吐温 80 作阴性对照;文拉法辛组给予文拉法辛50mg/kg;逍遥散组给予逍遥散水煎剂 5980mg/kg(相当于生药量 46.3g/kg)作为阳性对照组。各组分的给药量分别为 240mg/kg、720mg/kg、180mg/kg、240mg/kg、400mg/kg 和 920mg/kg(各组分给药量相当于生药量 46.3g/kg)。在第一次给药之前和最后一次给药 50min 后测定运动活动量两次,在最后一次给药 60min 后分别进行小鼠悬尾实验测试及强迫游泳实验测试。

(3)小鼠悬尾实验(TST) 将小鼠放在尺寸为 50cm×25cm×50cm 的盒子里,将实验动物的尾部进行固定,使其头部向下悬挂,使其头部距盒子底部 15cm。悬挂 6min,在最后 4min 记录小鼠的不动时间。未做出任何挣扎的动作视为不动。

(4)强迫游泳实验(FST) 将单个小鼠放入水深 15cm 的透明圆筒(高 25cm,直径 10cm)中,水温(25±2)℃,观察 6min,记录后 4min 小鼠强迫游泳不动时间(指小鼠在水中停止挣扎或显示漂浮状态,仅有微小的肢体运动以保持头部浮在水面)。

(5)统计分析 数据以均数±标准差($\bar{x} \pm SD$)表示。运用 Minitab 软件,采用方差分析。以 ANOVA 进行统计处理,比较采用 t 检验,以 $P < 0.05$ 作为差异存在统计学意义的界限。

2. 实验结果

(1)逍遥散各组分对 TST 中不动时间的影响 图 10-6 显示了给予逍遥散各组分后在

TST 中产生的行为效应，结果表明，文拉法辛组、逍遥散组、组分 A 组、组分 B_3 组能明显缩短小鼠悬尾实验中的不动时间，其他组与阴性对照组之间没有显著性差异，表明逍遥散组分 A 和组分 B_3 有显著的抗抑郁作用。

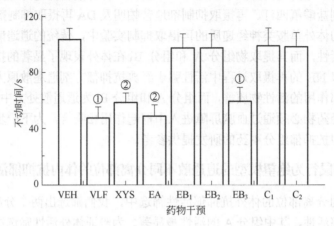

图 10-6　文拉法辛与逍遥散各组分对 TST 中不动时间的影响

① $P<0.05$；② $P<0.01$

（2）逍遥散各组分对 FST 中不动时间的影响

图 10-7 显示了给予逍遥散各组分后对 FST 中小鼠不动时间的影响，结果表明，文拉法辛组、逍遥散组、组分 A 组，组分 B_3 组都能明显缩短小鼠强迫游泳实验中的不动时间，其中逍遥散组、组分 A 组的效果最优。其他组与阴性对照组之间没有显著性差异，表明逍遥散组分 A 和组分 B_3 有显著的抗抑郁作用。

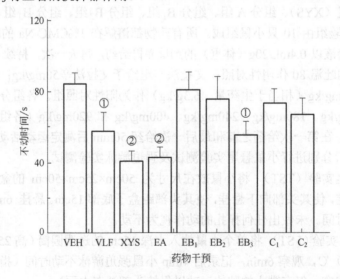

图 10-7　文拉法辛与逍遥散各组分对 TST 中不动时间的影响

① $P<0.05$；② $P<0.01$

3. 小结与讨论

本实验采用国际上较公认的经典抑郁模型（小鼠悬尾实验和小鼠强迫游泳实验）用于逍

遥散不同分离部位抗抑郁活性筛选研究，这两个模型均属于行为绝望模型，国际上常用于抗抑郁新药的初步筛选。强迫游泳实验和悬尾实验，分别由 Porsolt 和 Steru 提出，作为抗抑郁药物活性筛选的两种行为学检测方法，因其快速、方便、价廉、对多种抗抑郁药物有效，被广为接受和应用。两个实验的原理均为将动物置于不可逃脱的环境中，动物拼命挣扎、企图逃脱、在经过努力仍不能摆脱困境后，出现间断性不动，显示"行为绝望"状态。目前普遍认为，这种行为绝望状态（如小鼠在强迫游泳期间的不动时间）类似于人类抑郁症的行为，临床有效的抗抑郁药可缩短小鼠的不动时间，而已知的能导致人抑郁的药物则增加小鼠的不动时间。因此，记录实验动物产生行为绝望过程中的主要参数，如不动时间，可用于抗抑郁药物的活性筛选研究。

在本实验中，小鼠行为绝望模型结果表明逍遥散组分 A 和组分 B_3 有显著的抗抑郁作用。其对小鼠悬尾实验中的不动时间的结果显示，逍遥散组分 A 和组分 B_3 与阳性药文拉法辛及传统逍遥散复方水煎剂的效果相当；小鼠强迫游泳实验表明，组分 A 组、组分 B_3 组都能显著缩短小鼠强迫游泳实验中的不动时间，其中组分 A 组效果最优，且与传统逍遥散复方水煎剂的效果相当。本节体内抗抑郁活性筛选结果与体外抗抑郁活性筛选结果一致，证实逍遥散组分 A 和组分 B_3 是逍遥散发挥抗抑郁疗效的重要活性组分。

（三）基于 CUMS 模型大鼠的逍遥散不同分离组分的体内抗抑郁活性研究

在上述实验中，我们已经应用体外单胺类神经递质的再摄取实验和体内的行为绝望小鼠模型对逍遥散的各分离组分进行了药效筛选研究，初步确定逍遥散发挥抗抑郁疗效的主要活性组分。但是由于不同的模型针对病症的产生机制不同，为了全面评价药物的活性，需要联合使用多种动物模型以相互佐证。本实验中，我们进一步采用 CUMS 大鼠抑郁模型验证逍遥散不同分离组分的抗抑郁活性，并借鉴代谢组学技术，从代谢组学角度进一步确证逍遥散发挥抗抑郁作用的主要活性组分，以期揭示逍遥散抗抑郁药效物质基础，同时也为新型抗抑郁中药的研究提供了参考。

1. 药效学研究

（1）实验方法

① 实验药物的制备：按逍遥散复方配比称取一定量的柴胡、白术、白芍、当归、茯苓、甘草、薄荷、生姜，适当粉碎，混匀，加 8 倍水煎煮 3 次，每次 2 h，合并煎液，浓缩，真空干燥，得传统逍遥散复方水煎液样品。按逍遥散复方配比称取一定量的柴胡、白术、白芍、当归、茯苓、甘草、薄荷、生姜，适当粉碎，混匀，加 5 倍量无水乙醇回流两次，合并回流液，浓缩，药渣加 8 倍量水继续煎煮 2 次，每次 2 h，浓缩，将两次浓缩物合并，浓缩，真空干燥得供试品逍遥散散剂。按照第八章第一节（逍遥散复方不同分离方法的化学比较研究）"（一）实验方法"项下柱分离方法制备供试样品 A、B_1、B_2、B_3、C。

② 造模、分组与给药：大鼠（SD 成年雄性大鼠）适应性饲养 1 周，每日触摸动物以适应实验人员的操作。第 3 天后，根据行为学评分和体重将大鼠随机分为 9 组，8 只/组。即组分 A、组分 B_1 组、组分 B_2 组、组分 B_3 组、组分 C 组、逍遥散复方水煎剂组、逍遥散散剂组、空白对照组、模型组。除空白对照组外，其余各组均单笼饲养并实施造模程序。造模开始后，模型组及空白对照组给予生理盐水 0.2mL/kg，逍遥散复方水煎剂组、逍遥散散剂组及各组分组给予相应药液 46.3g（生药量）/kg，每天 1 次，连续 3 周。

③ CUMS 模型的建立：参照文献 Willner 等[13-15]的方法并加以改进。刺激因子包括禁食、禁水、4℃冰水游泳、50℃热应激、夹尾、电击足底、潮湿垫料和鼠笼倾斜 45°、束缚应激、陌生物品、噪声刺激。每日随机给予一种刺激，保证在整个造模过程中每种刺激累计使用 2～3 次，顺序随机，应激持续 21 天。

④ 糖水偏爱实验：实验前对大鼠进行糖水偏爱训练。每只大鼠（单笼饲养）同时放置 2 个水瓶，第一个 24h 放置 2 瓶 1%蔗糖水，第二个 24h 给予 1 瓶 1%蔗糖水和 1 瓶日常饮用水。训练结束之后，禁水、禁食 12h，之后测定 12h 糖水消耗量。分别在第 0 天进行糖水偏爱率的基线测定，第 21 天进行糖水偏爱实验。称取大鼠饮水前后水瓶的质量，计算大鼠的糖水偏爱率。糖水偏爱率=糖水饮用质量/（糖水饮用质量+日常饮用水质量）。

⑤ 旷场实验：旷场实验装置的底部（100cm×100cm×40cm）被等分成 25 个正方形，并保证在相对安静的环境里（≤60dB）从上午 8：00 至中午 12：00 进行旷场实验测试。测试在实验进行中的第 0、7、14、21 天。首先，将大鼠置于旷场实验装置中 1min 以适应环境。观察大鼠穿越格数（至少 3 只爪子跨过网格线）和直立次数（两前肢距离地面至少 1cm）。适应环境 1min 后，记录 5min 内大鼠的穿越格数和直立次数。同时记录所有大鼠的体重。

⑥ 强迫游泳实验（FST）：实验装置为高 50cm、直径 20cm 的圆柱形有机玻璃容器，温度（25±1）℃，水深 30cm。在实验后的第 28 天，每只大鼠接受 15min 的强迫游泳训练，并在第 29 天进行强迫游泳实验。每只大鼠进行强迫游泳实验 6min，在最后 4min 记录不动时间。大鼠保持头部悬浮在水面上并且无明显挣扎的时间定义为不动时间。

⑦ 统计分析：采用 SPSS 11.5 软件进行统计分析，各组实验数据均用 $\bar{x}$±SD 表示。通过 t 检验比较两组之间的统计学差异，并通过 one-way ANOVA 比较多组之间的统计学差异。$P<0.05$ 被认为数据之间存在显著性差异。

（2）实验结果

① 旷场实验：如表 10-2 所示，第 21 天，与空白对照组相比，CUMS 模型组大鼠的穿越格数、直立次数显著减少（$P<0.05$，$P<0.01$），表明 CUMS 模型成功复制。给予药物治疗后，与 CUMS 模型组大鼠相比，逍遥散组分 A 组（$P<0.05$）、逍遥散复方水煎剂组（$P<0.05$）及逍遥散散剂组（$P<0.05$）穿越格数均显著增加；同样，给予药物后，与 CUMS 模型组大鼠相比，组分 A 组（$P<0.01$）、逍遥散复方水煎剂组（$P<0.05$）直立次数亦均显著增加。结果说明逍遥散组分 A 能显著改善抑郁大鼠的旷场活动情况，且与逍遥散复方水煎剂的调节效果相当。

② 强迫游泳实验：如表 10-2 所示，第 21 天，与正常对照组相比，CUMS 模型组大鼠强迫游泳不动时间显著延长（$P<0.05$）；给予药物后，与 CUMS 模型组相比，逍遥散组分 A 组（$P<0.01$）、组分 B$_2$ 组（$P<0.05$）及逍遥散复方水煎剂组（$P<0.05$）强迫游泳不动时间显著降低。结果说明逍遥散组分 A、组分 B$_2$ 及逍遥散复方水煎剂均能显著逆转抑郁大鼠的行为绝望现象，其中逍遥散组分 A 的效果最佳。

③ 糖水偏爱实验：如表 10-2 所示，第 21 天，与正常对照组相比，CUMS 模型组大鼠糖水偏爱率显著降低（$P<0.01$）。给予药物后，与 CUMS 模型组大鼠相比，逍遥散组分 A 组（$P<0.01$）糖水偏爱率均显著升高。结果表明逍遥散组分A能显著逆转抑郁大鼠的快感缺失现象。

表 10-2　第 21 天各组间行为学指标比较

项目	穿越格数/个	直立次数/次	不动时间/s	糖水偏爱率/%
空白对照组	24.4±18.0[③]	6.13±4.05[④]	68.3±83.6[④]	17.37±2.4[④]
模型组	8.88±7.36[①]	0.50±0.54[②]	153.1±72.2[①]	10.75±4.77[②]
组分 A 组	21.4±17.2[④]	4.25±2.92[④]	21.1±36.4[④]	18.25±3.74[④]
组分 B$_1$ 组	13.4±14[②]	2.63±3.38[②]	146±95.1	13.75±7.18
组分 B$_2$ 组	6.88±3.27[①]	0.37±0.518[②]	165.4±53.4[③]	12.38±7.17
组分 B$_3$ 组	8.13±9.13	1.25±2.0[①]	106.1±83.3	14.88±6.53
组分 C 组	6.50±5.90[①]	0.25±0.707[②]	177.8±85.9[①]	7.13±4.52[②]
逍遥散复方水煎剂组	19.3±13.7[③]	4.50±4.24[③]	142.0±58.2[③]	15.5±5.81
逍遥散散剂组	16.3±12.7[③]	9.60±14.6	131.9±80.1	13.5±4.07

① 与空白对照组比：$P<0.05$。

② 与空白对照组比：$P<0.01$。

③ 与模型组比：$P<0.05$。

④ 与模型组比：$P<0.01$。

2. 基于代谢组学技术的逍遥散抗抑郁有效部位验证及机理研究

（1）实验方法

① 血浆样品采集及制备：行为学实验结束后，大鼠禁食 24h，麻醉，于腹主动脉取血，置于肝素钠抗凝管中，室温静置 30min，4℃环境中以 3500r/min 离心 10min，取上清液，置于-80℃冰箱储存，待用。将血浆样本在 4℃环境下解冻后，取 100μL 上清液加入 250μL 乙腈，然后在 4℃、10000g 条件下离心 10min，移取 150μL 上清液，在 30℃真空干燥 12h。在上述体系中加入 30μL 甲氧胺（15mg/mL）吡啶溶液，在 70℃条件下反应 1h。然后在混合溶液中加入 50μL MSTFA，在 40℃条件下继续反应 90min。最后加入含 0.1mg/mL 二十四烷（内标）的正庚烷溶液 700μL，涡旋，待分析。

② GC-MS 条件：DB-5MS 色谱柱（5%二苯基-95%二甲基聚硅氧烷，30m×0.25mm×0.25μm）。进样口温度 260℃，无分流进样。进样量：1μL。载气：氦气。载气流速：1.0mL/min。

气相升温条件：

$$60℃（3min）\xrightarrow{7℃/min} 140℃（4min）\xrightarrow{5℃/min} 180℃（6min）$$
$$\xrightarrow{5℃/min} 280℃（2min）$$

色谱条件：EI 离子源，温度 200℃，电子能量 70eV；传输线温度 280℃；全扫描模式，扫描范围 m/z 50～650。

③ 数据处理与统计分析：采用 Xcalibur（Thermo Fisher Scientific Inc., Waltham, Ma, USA）软件，对图谱进行格式转换，然后导入 XCMS 软件中进行峰对齐、切割。所生成的 txt 文件导入 Excel 软件中进行归一化处理。将所得积分数据导入 SIMCA-P 11.0 软件进行模式识别分析和生物标志物的提取。分析结果以散点图和载荷图表示。

数据以平均值±标准差表示。运用 SPSS 11.5 软件，采用独立样本 t 检验进行统计分析，以 $P<0.05$ 作为具有统计学意义的界限。

（2）实验结果

① 大鼠血浆样本 GC-MS 图谱分析：图 10-8 显示了正常对照组血浆样本的 GC-MS 总离

子流色谱图。图上的每个峰通过 EI 谱与 NIST 质谱数据库和实验室标准品数据库进行匹配，以尽可能识别多的代谢物。共鉴定出 25 种化合物，结果见表 10-3。这些物质包括氨基酸、有机酸、糖类等，广泛参与了机体包括物质代谢和能量代谢在内的生化过程。

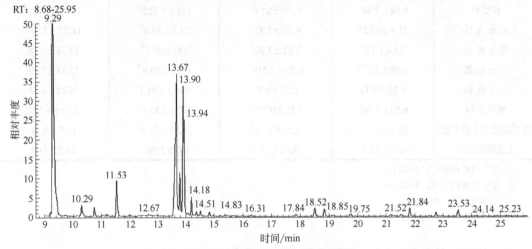

(a) 9～26min GC/MS总离子流色谱图

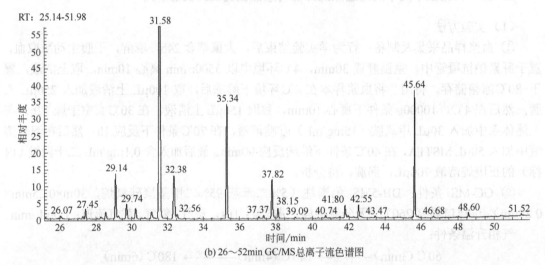

(b) 26～52min GC/MS总离子流色谱图

图 10-8　正常对照组大鼠血浆样本典型 GC/MS 总离子流色谱图

表 10-3　GC-MS 分析血浆样本代谢物指认表

序号	保留时间/min	名称	序号	保留时间/min	名称
1	9.29	乳酸	7	13.94	磷酸
2	10.29	丙氨酸	8	14.18	异亮氨酸
3	11.53	3-羟基丁酸	9	14.51	甘氨酸
4	12.67	缬氨酸	10	14.83	琥珀酸
5	13.67	尿素	11	16.31	苏氨酸
6	13.90	甘油	12	19.75	苹果酸

序号	保留时间/min	名称	序号	保留时间/min	名称
13	23.53	谷氨酸	20	37.82	棕榈酸
14	27.45	丙三氧基磷酸	21	38.15	肌醇
15	29.14	柠檬酸	22	41.80	亚麻子油酸盐
16	30.21	脱氧葡萄糖	23	41.90	油酸盐
17	30.60	果糖	24	42.55	硬脂酸
18	31.58	α-葡萄糖	25	51.52	甘油硬脂酸酯
19	32.38	β-葡萄糖			

② 大鼠血浆样本 GC-MS 代谢轮廓分析

a. 正常对照组和模型组大鼠血浆样本代谢轮廓分析：血浆样本的 PLS-DA 散点图见图 10-9（a），正常对照组和模型组的样本点完全分离，表明 21 天的 CUMS 模型引起了大鼠血浆代谢轮廓的变化。

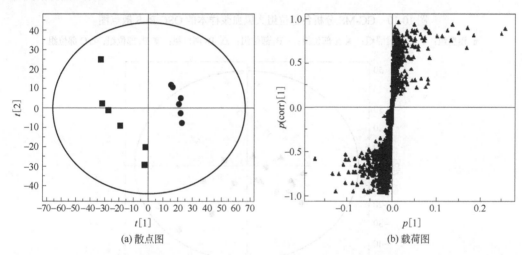

(a) 散点图   (b) 载荷图

图 10-9　GC-MS 分析正常对照组和模型组血浆样本的 PLS-DA 图

● 正常对照组；■ 模型组

b. 各部位组抗抑郁效果比较分析：大鼠各部位给药组血浆样品 OSC-PLS 散点图见图 10-10。从图 10-10 可以看出：模型组与正常对照组明显分开，逍遥散 A 部位组离正常对照组最接近，表明其有明显的抗抑郁效果；B_3 部分组与 C 部位组位于正常对照组和模型组之间，也显示了一定的抗抑郁作用，但次于逍遥散 A 组份组；而 B_1 部分组与 B_2 部位组与模型组最接近，效果最差。即抗抑郁效果顺序如下：A 部位>B_3 部位≈C 部位>B_1 部位≈B_2 部位，以上结果表明在所有的逍遥散部位组中 A 部位组抗抑郁活性最强。

c. 逍遥散 A 部位组与逍遥散复方水煎剂组抗抑郁效果比较分析：逍遥散 A 部位组、逍遥散复方水煎剂组、正常对照组和 CUMS 模型组大鼠血浆样品 PLS-DA 模式识别分析散点图见图 10-11。从图 10-11 中可得出逍遥散 A 部位组和逍遥散复方水煎剂组均位于正常对照组和 CUMS 模型组之间，表明这两个部位组均对 CUMS 模型组有不同程度的治疗作用。其中，逍遥散 A 部位组更接近正常对照组，远离模型组，说明其抗抑郁效果更优于逍遥散复方水煎剂组，即抗抑郁效果顺序为：逍遥散 A 部位组＞逍遥散复方水煎剂组。

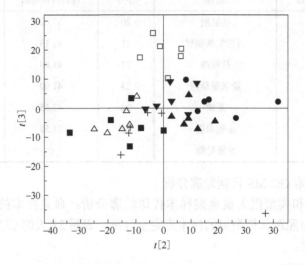

图 10-10　GC-MS 分析各部位组大鼠血浆样本的 OSC-PLS 散点图

■ 模型组；● 正常对照组；▲ A 部位组；＋B_1 部位组；△ B_2 部位组；▼ B_3 部位组；□ C 部位组

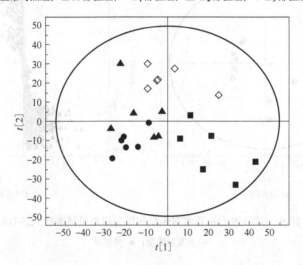

图 10-11　GC-MS 分析 XY-A 和 XYS 大鼠血浆样本的 PLS-DA 散点图

■ 模型组；● 正常对照组；▲ 逍遥散 A 部位组；◇ 逍遥散复方水煎剂组

③ 潜在生物标志物的分析

a. 与 CUMS 模型相关的潜在生物标志物寻找：PLS-DA 模型中 VIP 值＞1 的变量被看作可能的潜在标志物，它们的可靠性通过 S-plot［图 10-9（b）］进行了验证。VIP 值越大的离子在 S-plot 图中越远，被选作作为区分两组间的潜在标志物。同时使用 SPSS 软件对这些潜在标志物进行独立样本 t 检验，验证这些标志物的可靠程度，$P<0.05$ 表明该标志物在两组中的差异具有统计学意义，可认为是发现的潜在标志物（表 10-4）。如表 10-4 所示，与正常对照组相比，模型组中丙氨酸、甘油、葡萄糖的含量升高，而 3-羟基丁酸、柠檬酸、棕榈酸、亚麻子油酸的含量降低。

表 10-4　引起正常对照组与模型组明显分离的差异代谢物

序号	保留时间/min	标记物	变化趋势
1	10.29	丙氨酸	+
2	11.53	3-羟基丁酸	—
3	13.90	甘油	+
4	29.14	柠檬酸	—
5	32.38	葡萄糖	+
6	37.82	棕榈酸	—
7	41.80	亚麻子油酸	—

注："+"表示在模型组中含量相对较高；"—"表示在模型组中含量相对较低。

b. 逍遥散 A 部位组对潜在生物标志物的调节作用：如图 10-12（a）所示，逍遥散 A 部位组与模型组能够明显分开，说明逍遥散 A 部位组与模型组代谢轮廓是不同的。从对应的载荷图［图 10-12（b）］中可以得到，服用逍遥散 A 部位后可使大鼠血浆中差异性标志物（甘油、棕榈酸、亚麻子油酸）的含量趋于正常，说明逍遥散 A 部位组对抑郁症有一定的治疗作用。

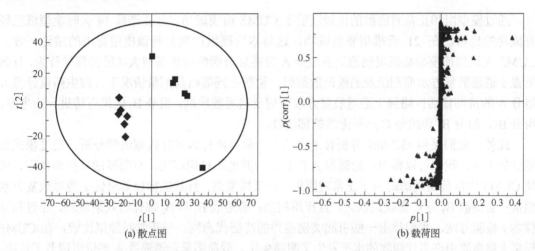

(a) 散点图　　　　　　　　　　(b) 载荷图

图 10-12　GC-MS 分析逍遥散 A 部位组和模型组血浆样本的 PLS-DA 图

◆ 模型组；▲ 逍遥散 A 部位组

c. 逍遥散 A 部位组与逍遥散复方水煎剂组对潜在生物标志物的调节分析：根据本实验室前期采用 GC-MS 技术对逍遥散复方的研究，发现逍遥散复方能够回调血浆中甘氨酸、琥珀酸、谷氨酸等 9 种差异性代谢物，逍遥散 A 部位组可调节甘油、棕榈酸、亚麻子油酸，具体结果见表 10-5。

表 10-5　逍遥散复方水煎剂组与逍遥散 A 部位组对潜在生物标志物的调节

序号	标志物	逍遥散复方水煎剂组	逍遥散 A 部位组
1	甘氨酸	√	
2	琥珀酸	√	
3	2,3-二羟丙酸	√	

序号	标志物	逍遥散复方水煎剂组	逍遥散A部位组
4	甘油		√
5	谷氨酸	√	
6	果糖	√	
7	葡萄糖	√	
8	酪氨酸	√	
9	棕榈酸	√	√
10	色氨酸	√	
11	亚麻子油酸		√

从表 10-5 中可以得出，与逍遥散复方水煎剂组相比，逍遥散 A 部位组可单独调节的标志物有甘油、亚麻子油酸，共同调节的标志物有棕榈酸。逍遥散 A 部位与逍遥散复方水煎剂调节的标志物在种类上差异性较大，说明逍遥散 A 部位和逍遥散复方水煎剂可能回调了不同的体内生化途径，进而达到各自不同程度的抗抑郁效果。

3. 小结与讨论

通过模型组和正常对照组的比较证明了 CUMS 造模成功，且在造模 14 天时模型就已经有成功的趋势，在 21 天模型复制成功，这与本课题组前期复制该模型得出的结论一致。CUMS 大鼠抑郁模型结果表明逍遥散组分 A 组能显著缓解抑郁模型大鼠的抑郁样行为，且效果强于逍遥散复方水煎剂组及逍遥散散剂组，说明在同等给药剂量情况下（按生药量计算），组分 A 的抗抑郁活性略强于逍遥散复方水煎剂及逍遥散散剂，组分 B_3 效果有待进一步考察，组分 B_1、组分 B_2 和组分 C 几乎无抗抑郁活性。

此外，我们采用 GC-MS 分析技术方法对大鼠血液样本进行代谢组学分析，通过模式识别分析方法，我们可以得出：逍遥散 A 部位组与其他部位组相比，有明显的抗抑郁作用，可使 CUMS 大鼠代谢轮廓趋向于正常对照组、远离模型组，且其抗抑郁效果优于逍遥散复方水煎剂；逍遥散 B_3 与 C 部位组次之，且作用相当；逍遥散 B_1 与 B_2 部位组效果最差。经过独立样本 t 检验方法，我们找出一些引起类别差异的特征代谢物。与正常对照组比较，在 CUMS 模型大鼠血浆中许多代谢物的水平发生了明显变化。载荷图显示逍遥散 A 部位组调节了甘油、棕榈酸、亚麻子油酸、亮氨酸/异亮氨酸、3-羟基丁酸、丙氨酸、丙酮酸、肌酸、胆碱、氧化三甲胺和糖类水平，使其趋于正常对照组。与逍遥散复方水煎剂组相比，逍遥散 A 部位组可单独调节的标志物有甘油、亚麻子油酸，共同调节的标志物有棕榈酸。以上结果均表明逍遥散 A 部位组有很好的抗抑郁作用，说明逍遥散 A 部位可作为逍遥散抗抑郁的有效部位。同时，筛选出的差异标志物可作为后期谱效相关分析中"效"的评价指标，且由于标志物检测灵敏，增强了谱效相关分析的灵敏性。

第二节　逍遥散抗抑郁有效部位化学分析

逍遥散是一个由 8 味药材组成的中药处方，其化学成分非常复杂。本节在前文已筛选出明确的抗抑郁活性部位的基础上，综合运用多种分析方法，对有效部位中的化学成分进行指认、鉴定。本节通过各类化合物的特征颜色反应及沉淀反应对逍遥散抗抑郁有效部位中的化学成分类型进行定性识别，并在此基础上应用色谱技术对有效部位化学成分中主要色谱峰进行了药材归属研究；进一步结合逍遥散各组方药材化学成分研究报道并应用 GC-MS、HPLC、标准品、现代提取分离、导向分离技术等手段对逍遥散抗抑郁有效部位中的化学成分进行定性识别。

本节逍遥散抗抑郁有效部位化学成分类型定性识别分析结果表明，逍遥散抗抑郁有效部位（A、B_3）含有甾体类、黄酮类、三萜类、有机酸类、鞣质类、挥发油类化合物。不含有蒽醌类、香豆素类、生物碱类化合物，此结果为进一步研究其化学成分及质量控制奠定基础；有效部位指纹图谱中主要色谱峰的药材归属研究中表明，复方有效部位（A、B_3）中主要色谱峰均来自柴胡、当归、白术，其中柴胡对复方有效部位峰的贡献最大，其次对复方有效部位峰贡献较大的是当归、白术，而生姜、甘草、薄荷、白芍、茯苓贡献峰均较少，为下一步快速确定逍遥散抗抑郁有效部位中的化学成分组成奠定基础。逍遥散抗抑郁有效部位化学成分定性识别分析中共指认出有效部位（A、B_3）中 44 个挥发性类化合物，11 个中等极性化合物，本部分为其谱效关系研究及进一步寻找抗抑郁活性成分奠定了基础，也对逍遥散抗抑郁有效部位质量控制提供了条件。

一、逍遥散抗抑郁有效部位化学成分类型研究

结合组成逍遥散复方的 8 个单味药中所含化学成分，以及前期药理活性，筛选出抗抑郁活性部位（A、B_3），对有效部位中化学成分类型进行定性鉴别。主要依据各类化合物对应的颜色反应或沉淀反应对有效部位（A、B_3）中可能含有的化学成分类型进行初步判断，为进一步深入研究有效部位中化学成分奠定基础。

1. 实验方法

按照各类化合物特有的颜色及沉淀反应[16]，对有效部位中的化学成分类型进行初步定性。逍遥散抗抑郁有效部位按第八章第一节（逍遥散复方不同分离方法的化学比较研究）中"（一）实验方法"项下柱分离方法制备。

（1）甾类反应

① 氯仿-浓硫酸反应：取 30mg/mL 的样品氯仿溶液，沿管壁滴加浓硫酸，氯仿层显血红色或青色，硫酸层显绿色荧光。

② 三氯化锑反应：将样品醇溶液点于滤纸上，喷以 20%三氯化锑氯仿溶液，干燥后，60～70℃加热，呈黄色、灰蓝色、灰紫色斑点。

（2）醌类反应

① Feigl 反应：醌类衍生物在碱性条件下经加热能迅速与醛类及邻二硝基苯反应，生成紫色化合物。

② 碱性条件下呈色反应：羟基醌类在碱性溶液中发生颜色改变，会使颜色加深，多呈橙、红、紫红及蓝色。

（3）黄酮类反应

① 金属盐类试剂络合反应：镁盐、铝盐等与黄酮类成分可生成一系列有色络合反应。

② 盐酸-镁粉还原反应：将适量样品溶于 1.0mL 甲醇或乙醇中，浸泡，加入少许镁粉振摇，滴加几滴浓盐酸，1～2min 内即可显色。黄酮类呈橙色，黄酮醇类呈红—紫色，异黄酮无变化。

（4）三萜类反应

① 醋酐-浓硫酸反应：将适量样品溶于醋酐中，加浓硫酸：醋酐（1：20），可产生黄—红—紫—蓝等颜色变化，最后褪色。

② 氯仿-浓硫酸反应：将适量样品溶于氯仿，加入浓硫酸后，在氯仿层呈现红色或蓝色，氯仿层有绿色荧光出现。

（5）有机酸类反应

① 氯化钙沉淀反应：大多数有机酸类均可溶于水、甲醇、乙醇等，其水溶液会与氯化钙生成沉淀。

② 氢氧化钡沉淀反应：大多数有机酸类均可溶于水、甲醇、乙醇等，其水溶液会有氢氧化钙生成沉淀。

（6）香豆素类反应

① 异羟肟酸铁：在碱性条件下，香豆素类化合物的内酯环打开，与盐酸羟胺缩合生成异羟肟酸，在酸性条件下再与铁离子络合呈现红色。

② 三氯化铁：具有酚羟基取代的香豆素类化合物可与三氯化铁等多种酚类试剂呈现颜色反应。

（7）鞣质类反应

① 高锰酸钾褪色反应：鞣质类多为强还原剂，其可使高锰酸钾褪色。

② 氢氧化钙沉淀反应：鞣质类水溶液会与氢氧化钙等碱土金属氢氧化物都会产生沉淀。

（8）生物碱类反应

① 苦味酸试剂沉淀反应：苦味酸会与生物碱在中性溶液中生成淡黄色沉淀。

② 碘-碘化钾试剂沉淀反应：生物碱会与碘-碘化钾试剂在酸性溶液中生成棕红色沉淀。

（9）挥发油类　挥发油为无色或淡黄色油状透明液体，大多比水轻，常用的提取方法有水蒸气蒸馏法、超临界萃取法和溶剂提取法等。

精密称取逍遥散 A 部位 5g，置烧瓶中，加适量水与沸石粒，振摇混合后，连接挥发油测定器与回流冷凝管。自冷凝管上端加水使其充满挥发油测定器的刻度部分，并溢流入烧瓶为止。至电热套中缓缓加热至沸，并保持微沸约 5h，至测定器中油量不再增加，停止加热，放置片刻，开启测定器下端的活塞，将水缓缓放出至油层上端到达刻度 0 线上面 5mm 处为止。放置 1h 以上，再开启活塞使油层下降至其上端恰与刻度 0 线平齐，读取挥发油量体积。加乙醚萃取 4 次，挥发乙醚，称定质量。重复 6 次，记录各次得到挥发油的体积及质量，取平均值计算得到 A 部位挥发油提取率为 7.76%，同法得到 B_3 部位挥发油提取率为 1.30%。

2. 实验结果

通过各类成分特有的颜色反应及沉淀反应得知逍遥散抗抑郁有效部位（A、B_3）中可能含有的化学成分类型相同，均含甾类、三萜类、黄酮类、有机酸类、鞣质类、挥发油类等，结果见表 10-6。

表 10-6 逍遥散抗抑郁有效部位（A、B_3）中化学成分类型定性识别结果

拟检出化合物	试验名称	结果		结论	
		A 部位	B_3 部位	A 部位	B_3 部位
甾类	氯仿-浓硫酸反应	+	+	有	有
	高氯酸	+	+		
醌类	Feigl 反应	—	—	无	无
	碱性条件下显色反应				
黄酮类	金属盐类试剂络合反应	+	+	有	有
	盐酸-镁粉还原反应	+	+		
三萜类	醋酐-浓硫酸反应	+	+	有	有
	氯仿-浓硫酸反应	+	+		
有机酸类	氯化钙沉淀反应	++		有	有
	氢氧化钡沉淀反应	++			
香豆素类	三氯化铁	—		无	无
	异羟肟酸铁				
鞣质类	高锰酸钾褪色反应	++		有	有
	氢氧化钙沉淀反应				
生物碱类	苦味酸试剂沉淀反应	—		无	无
	碘-碘化钾试剂沉淀反应	—			
挥发油类	水蒸气蒸馏法提取	++		有	有

3. 小结与讨论

　　根据各类化合物的特异颜色反应或沉淀反应对有效部位中化学成分类型进行初步判断。甾类化合物选用其氯仿-浓硫酸反应、高氯酸反应，结果均呈阳性，说明有效部位中可能含有甾类化合物；黄酮类化合物选用金属盐类试剂络合反应、盐酸-镁粉还原反应，结果均呈阳性，说明有效部位中可能含有黄酮类化合物；三萜类化合物选用其醋酐-浓硫酸反应、氯仿-浓硫酸反应，结果均呈阳性，说明有效部位中可能含有三萜类化合物；有机酸类化合物选用其氯化钙沉淀反应、氢氧化钡沉淀反应，结果均呈阳性，说明有效部位中可能含有有机酸类化合物；鞣质类化合物选用其高锰酸钾褪色反应、氢氧化钙沉淀反应，结果均呈阳性，说明有效部位中可能含有鞣质类化合物；挥发油类化合物直接采用水蒸气蒸馏法对两个有效部位中的挥发油进行提取，得到 A、B_3 部位中挥发油含量分别为 7.76%、1.30%。此结果为进一步研究其化学成分及质量控制奠定基础。

　　醌类化合物选用 Feigl 反应、碱性条件下显色反应，结果均呈阴性，说明有效部位中可能不含有醌类化合物；香豆素类化合物选用其三氯化铁反应、异羟肟酸铁反应，结果均呈阴性，说明有效部位中可能不含有香豆素类化合物；生物碱类化合物选用其苦味酸试剂沉淀反应、碘-碘化钾试剂沉淀反应，结果均呈阴性，说明有效部位中可能不含有生物碱类化合物。这三种化合物在逍遥散组方药材中存在而在抗抑郁有效部位（A、B_3）中未检测到，可能是因为这些类型成分在原药材中含量不够高，而且有效部位在制备过程中进行了一系列的分离，可能过程中也会有损失，也可能是由于检测的方法灵敏度不够。

二、逍遥散抗抑郁有效部位化学成分归属分析

采用 GC-MS、HPLC 分析技术，对有效部位化学成分中主要色谱峰进行了药材归属研究。

（一）基于 GC-MS 分析技术的逍遥散有效部位化学成分归属研究

1. 实验方法

（1）逍遥散抗抑郁有效部位的制备　逍遥散抗抑郁有效部位按第八章第一节（逍遥散复方不同分离方法的化学比较研究）中"（一）实验方法"项下柱分离方法制备。

（2）GC-MS 供试品溶液的制备　精密称取 A 部位 1.0g，置于 100mL 容量瓶中，加石油醚：丙酮（体积比）为 7∶3 溶液 60mL，超声 30min，定容至刻度，摇匀。精密移取上述溶液 1.0mL 至 10mL 容量瓶中，加石油醚：丙酮（体积比）为 7∶3 溶液定容至刻度，摇匀，即得。以 0.45μm 滤膜过滤，进样量 1μL。

精密称取 B_3 部位 1.5g，置于 100 mL 容量瓶中，加石油醚：丙酮（体积比）为 1∶1 溶液 60mL，超声 30min，定容至刻度，摇匀。精密移取上述溶液 1.0mL 至 10mL 容量瓶中，加石油醚：丙酮（体积比）为 1∶1 溶液定容至刻度，摇匀，即得。以 0.45μm 滤膜过滤，进样量 1μL。

（3）GC-MS 条件　程序升温条件见表 10-7。程序升温条件下复方 A 部位 TIC 图见图 10-13。

表 10-7　逍遥散抗抑郁有效部位 GC-MS 分析程序升温条件

温度/℃	升温速度/（℃/min）	保持时间/min
50		2
50～120	15	1
120～150	3	1
150～200	7	1
200～230	3	1
230～280	15	1

由图 10-13 可知：各峰分离度很好，且总分析时间相对合理，故将该程序升温条件作为对逍遥散有效部位（A、B_3）进行系列研究的程序升温条件。

2. 基于 GC-MS 分析技术的逍遥散抗抑郁有效部位成分归属研究结果

对各单味药材 A 部位供试溶液与各单味药材 B_3 部位供试溶液分别进样分析，分别获得

各组方药材样品相应部位 GC-MS 色谱图（图 10-14）。

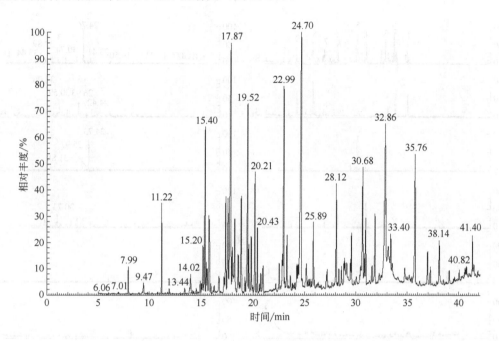

图 10-13 程序升温条件下复方 A 部位 TIC 图

通过复方 A 部位中主要色谱峰与各单味药材 A 部位中相应色谱峰的保留时间以及离子碎片进行分析比较，对复方 A 部位中 10 个主要色谱峰进行了单味药材归属。如图 10-14（a）所示，复方 A 部位主要色谱峰 1、2、3、7、8、9、10 均来自柴胡；主要色谱峰 5 来自当归；主要色谱峰 4、6 来自白术。可见，柴胡、当归和白术对有效部位 A 的贡献较大。通过复方 B_3 部位中主要色谱峰与各单味药材 B_3 部位中相应色谱峰的保留时间以及离子碎片进行分析比较，对复方 B_3 部位中 10 个主要色谱峰进行了单味药材归属。如图 10-14（b）所示，复方 B_3 部位主要色谱峰 1、3、4 均来自柴胡；主要色谱峰 2 来自当归。可见，柴胡、当归对有效部位 B_3 的贡献较大。

（二）基于 HPLC 分析技术的逍遥散有效部位化学成分归属研究

1. 实验方法

（1）逍遥散抗抑郁有效部位的制备　逍遥散抗抑郁有效部位按第八章第一节（逍遥散复方不同分离方法的化学比较研究）中"（一）实验方法"项下柱分离方法制备。

（2）HPLC 供试品溶液的制备　精密称取上述制备得到的有效部位 0.25g，置于 25mL 容量瓶中，加无水甲醇 20mL，超声 30min，定容至刻度，摇匀，即得。以 0.45μm 滤膜过滤，进样量 20μL。

（3）HPLC 色谱条件　流动相［乙腈（A）、0.03%三氟乙酸水（B）］梯度洗脱，洗脱条件为：0～30min，42% A；30～60min，42%A～58%A；60～30min，58% A～80%A；130～150min，80%A～100%A；150～160min，100%A。流速：1.0mL/min。检测波长：275nm。柱温：30℃。进样量：20μL。

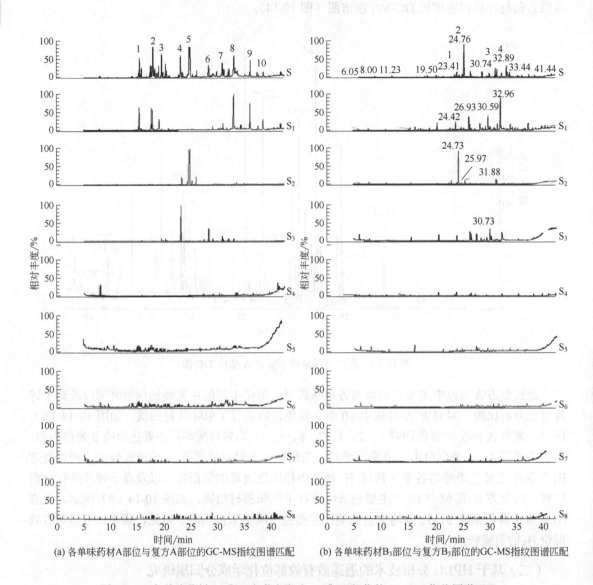

图 10-14　各单味药材 A 或 B₃ 部位与复方 A 或 B₃ 部位的 GC-MS 指纹图谱匹配

S—复方 A 或 B₃ 部位；S₁—柴胡 A 部位；S₂—当归 A 部位；S₃—白术 A 部位；S₄—茯苓 A 部位；

S₅—白芍 A 部位；S₆—薄荷 A 部位；S₇—甘草 A 部位；S₈—生姜 A 部位

2. 基于 HPLC 分析技术的逍遥散有效部位化学成分归属研究结果

分析各药材与复方有效部位色谱图（图 10-15），其中柴胡与复方有效部位有 17 个保留时间一致的色谱峰；当归与复方有效部位有 5 个保留时间一致的色谱峰；白术与复方有效部位有 2 个保留时间一致的色谱峰；生姜与复方有效部位有 2 个保留时间一致的色谱峰；薄荷与复方有效部位有 1 个保留时间一致的色谱峰。

综合复方有效部位与各原药材相应部位的相关性研究，共对复方有效部位 27 个色谱峰进行了归属（表 10-8）。

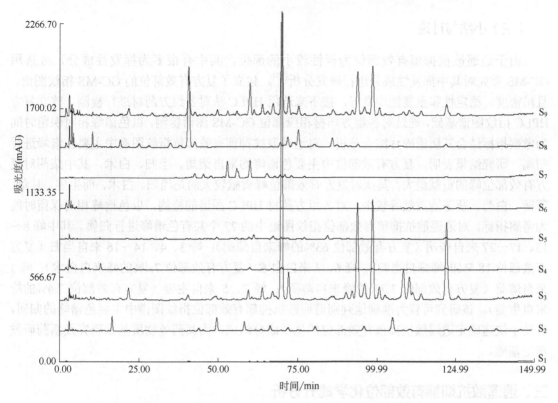

图 10-15　各单味药材有效部位与复方有效部位的 HPLC 指纹图谱匹配

S₁—茯苓；S₂—生姜；S₃—柴胡；S₄—薄荷；S₅—甘草；S₆—白芍；

S₇—白术；S₈—当归；S₉—复方有效部位

表 10-8　复方有效部位与各原药材指纹图谱中对应峰（275 nm）

峰号	生药来源	峰号	生药来源
1	薄荷	15	当归
2	生姜	16	当归
3	当归	17	柴胡
4	当归	18	柴胡
5	生姜	19	柴胡
6	白术	20	柴胡
7	白术	21	柴胡
8	柴胡	22	柴胡
9	柴胡	23	柴胡
10	柴胡	24	柴胡
11	柴胡	25	柴胡
12	柴胡	26	柴胡
13	柴胡	27	柴胡
14	当归		

（三）小结与讨论

由于逍遥散抗抑郁有效部位为极性较小的部位，其中有很多为挥发性成分，故选用 GC-MS 首先对其中挥发性成分进行研究分析[17]。建立了复方有效部位的 GC-MS 指纹图谱，且精密度、稳定性和重复性均良好，接下来选用 HPLC 法对各组方药材进行检测，建立复方 HPLC 指纹图谱基础，通过对各组方药材相应部位 GC-MS 图谱检测，以色谱峰相对保留时间为考察指标结合其质谱碎片综合分析，对逍遥散抗抑郁有效部位指纹图谱中主要色谱峰进行归属。研究结果表明，复方有效部位中主要色谱峰均来自柴胡、当归、白术，其中柴胡对复方有效部位峰的贡献最大，其次对复方有效部位峰贡献较大的是当归、白术，而生姜、甘草、薄荷、白芍、茯苓则贡献峰较少。对各组方药材 HPLC 图谱的检测，以色谱峰相对保留时间为考察指标，对逍遥散抗抑郁有效部位指纹图谱中的 27 个共有色谱峰进行归属。其中峰 8～13、17～27 来自柴胡（复方有效部位 63% 的峰来自柴胡）；峰 3、4、14～16 来自当归（复方有效部位 18.5% 的峰来自当归）；峰 6、7 来自白术（复方有效部位 7.4% 的峰来自白术）；峰 1 来自薄荷（复方有效部位 3.7% 的峰来自薄荷）；峰 2、5 来自生姜（复方有效部位 7.4% 的峰来自生姜）。该研究可较为准确地判别逍遥散抗抑郁有效部位指纹图谱中主要色谱峰的归属，有助于快速确定逍遥散抗抑郁有效部位的化学成分组成，为其药效物质基础研究及新药研发奠定基础。

三、逍遥散抗抑郁有效部位化学成分分析

由于逍遥散抗抑郁有效部位（A、B_3）均为极性较小部位，而且其组成药味如柴胡、当归、薄荷等药材中含有大量的挥发油成分，因此，本部分首先采用 GC-MS 对有效部位中的挥发性化学成分进行定性分析，再用 HPLC 结合化学对照品法指认，最后采用现代分离技术以及 UPLC-PDA 导向分离技术对逍遥散有效部位化学成分进行定性分析。

（一）基于 GC-MS 分析逍遥散抗抑郁有效部位化学成分

1. 实验方法

（1）逍遥散抗抑郁有效部位的制备　逍遥散抗抑郁有效部位按第八章第一节（逍遥散复方不同分离方法的化学比较研究）中"（一）实验方法"项下柱分离方法制备。

（2）GC-MS 供试品溶液的制备　GC-MS 供试品溶液的制备同"逍遥散抗抑郁有效部位中化学成分归属分析"中实验方法项下供试品溶液的制备。

（3）GC-MS 条件　GC-MS 程序升温条件同"逍遥散抗抑郁有效部位中化学成分归属分析"中实验方法项下程序升温条件。

2. GC-MS 对逍遥散有效部位化学成分分析结果

取不同批次药材，分别按上述制备方法制备逍遥散抗抑郁有效部位 A、B_3 与供试品溶液，分别进样检测，建立了逍遥散抗抑郁有效部位（A、B_3）中挥发性成分的指纹图谱（图 10-16）。

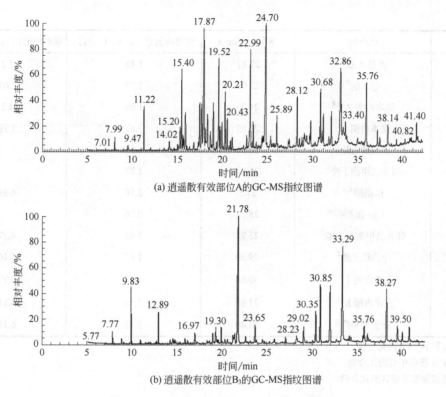

(a) 逍遥散有效部位A的GC-MS指纹图谱

(b) 逍遥散有效部位B₃的GC-MS指纹图谱

图 10-16　逍遥散有效部位 GC-MS 指纹图谱

通过标准品对照、仪器所配置的谱库（NIST05）并结合文献中逍遥散各单味药材相关化学成分研究报道，对各个色谱峰相应的质谱碎片进行比较分析，鉴定其中的化学成分，A 部位、B₃ 部位分别指认出 25 个和 13 个化合物（表 10-9）。

表 10-9　逍遥散有效部位 A 和有效部位 B₃ 指认出化合物表

序号	化合物	保留时间/min	相对峰面积（$n=6$）（A/%）	相对峰面积（$n=6$）（B₃/%）
1	对伞花烃②	7.99	0.74	
2	薄荷脑①	9.47	1.28	0.12
3	反式大茴香脑②	11.22	2.45	
4	莰烯②	14.02	0.52	
5	水芹烯②	15.40	4.45	
6	α-石竹烯②	17.87	2.07	
7	2,6-双（1,1-二甲基乙基）-4-甲基苯酚②	18.09	6.51	
8	香橙烯②	18.24	1.01	
9	石竹烯氧化物①	18.27	1.85	0.43
10	β-石竹烯①	19.39	1.03	1.58
11	长叶蒎烯②	19.47	0.4	
12	愈创木烯②	20.21	5.06	

序号	化合物	保留时间/min	相对峰面积（$n=6$）（A/%）	相对峰面积（$n=6$）（B_3/%）
13	β-柏木烯[①]	22.87	1.48	1.2
14	苍术酮[①]	22.99	3.23	2.05
15	藁本内酯 Z[①,③]	24.70	1.08	4.2
16	藁本内酯 E[①]	25.89	7.43	7.79
17	亚油酸乙酯[②]	26.30	6.85	
18	邻苯二甲酸丁酯[②]	26.87	1.77	
19	棕榈酸[①,③]	27.5	2.16	4.39
20	二丁基-酞酸酯[②]	28.92	0.06	
21	邻苯二甲酸二丁酯[①]	28.93	3.49	4.77
22	十六酸乙酯[①]	29.59	1.67	5.16
23	白术内酯 I[①,③]	30.68	4.68	9.27
24	白术内酯 II[①,③]	31.86	2.35	4.21
25	亚油酸甲酯[①]	33.40	3.13	6.15

① A 和 B_3 均有的化合物。
② 仅 A 部位中有的化合物。
③ 通过标准品指认的化合物。

（二）基于 HPLC 分析逍遥散抗抑郁有效部位化学成分

1. 实验方法

（1）逍遥散抗抑郁有效部位的制备　逍遥散抗抑郁有效部位按第八章第一节（逍遥散复方不同分离方法的化学比较研究）中"（一）实验方法"项下柱分离方法制备。

（2）HPLC 对照品溶液的制备　称取标准品甘草苷、甘草酸铵、姜酮、槲皮素、丹皮酚、芒柄花素、6-姜辣素、欧前胡素、白术内酯 I、白术内酯Ⅲ各 5mg，精密称定，分别加入甲醇定容至 10mL 容量瓶中，摇匀，即得。

称取标准品藁本内酯 5mg，精密称定，加入氯仿-甲醇（1∶9）溶液定容至 10mL 容量瓶中，摇匀，即得。

（3）HPLC 供试品溶液制备　称取逍遥散复方 A 部位 1.0g 左右，加入氯仿-甲醇 1∶9 溶液定容至 100mL 容量瓶中，超声，摇匀，即得。

称取逍遥散复方 B_3 部位 1.5g 左右，加入甲醇定容至 100mL 容量瓶中，超声，摇匀，即得。

（4）HPLC 色谱条件　以乙腈（A）及 0.03%三氟乙酸水（B）为流动相，检测波长选择 230nm，进样量为 15μL，按表 10-10 洗脱程序进行梯度洗脱。

表 10-10　A 部位、B_3 部位梯度洗脱条件

时间/ min	A/%	B_3/%
0	42	58
15	42	58

续表

时间/ min	A/%	B₃/%
45	58	42
115	80	20
120	100	0

2. HPLC 对逍遥散有效部位化学成分分析结果

在 A 部位、B₃ 部位相应的色谱条件下，运用 HPLC 法结合标准品指认出 A 部位、B₃ 部位中 11 个色谱峰，指认结果见图 10-17。

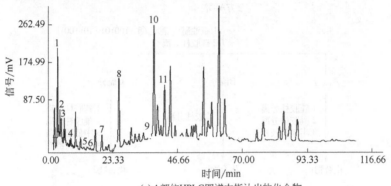

(a) A 部位 HPLC 图谱中指认出的化合物

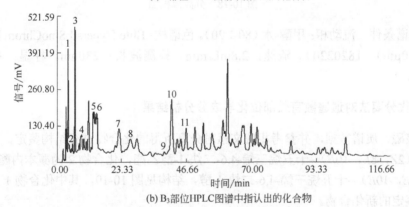

(b) B₃ 部位 HPLC 图谱中指认出的化合物

图 10-17 逍遥散抗抑郁有效部位 HPLC 图谱中指认出的化合物

1—甘草苷；2—姜酮；3—槲皮素；4—甘草酸铵；5—芒柄花素；6—丹皮酚；

7—6-姜辣素；8—白术内酯Ⅲ；9—欧前胡素；10—藁本内酯；11—白术内酯Ⅰ

（三）基于现代分离技术分析逍遥散抗抑郁有效部位化学成分

1. 实验方法

（1）逍遥散抗抑郁有效部位的制备　逍遥散抗抑郁有效部位按第八章第一节（逍遥散复方不同分离方法的化学比较研究）中"（一）实验方法"项下柱分离方法制备。

（2）现代分离技术对有效部位分离方法　对有效部位 A 进行系列柱分离，以求得到目标化合物。首先选用硅胶（200～300 目）作为柱层析材料，将其按照极性不同先分离成为各个不同的小组分。通过 TLC 预实验结合有效部位的极性程度考察合适的洗脱系统，最终主要选用石油醚-乙酸乙酯作为最佳的洗脱溶剂。硅胶柱层析具体分离过程如下：通过干法上样，对其进行上样，然后通过石油醚-乙酸乙酯按梯度（100：0）—→（0：100）各 3 倍柱体积用量梯度洗脱，收集各个梯度相应洗脱液。

将收集得到的各个梯度洗脱液进行 TLC 检测，合并相应的洗脱液，减压回收溶剂，得到 a、b⋯⋯u 共 21 个组分。

对 21 个组分分别进行 TLC 检测分析，挑选出其中 3 个样品量大且薄层板点性状较好的组分进行进一步分离，共分离纯化得到目标化合物 3 个，分离流程图见图 10-18。

```
                        复方A部位
                           │
           ┌───────────────┼───────────────┐
           │    1.石油醚：乙酸乙酯[(100:0)~(0:100)]
           │    2.硅胶柱分离
           │               │               │
         A流分            B流分            C流分
           │               │               │
    1.硅胶柱分离        硅胶柱分离      1.硅胶柱分离
    2.凝胶柱分离                        2.凝胶柱分离
    3.半制备液相                        3.中低压制备
           │                          4.半制备液相
           │               │               │
        化合物1          化合物2          化合物3
```

图 10-18　分离流程图

（3）色谱条件　流动相：甲醇-水（80：20）。色谱柱：Elite Hypersil SinoChrom BP（10mm×300mm，10μm）（1820220）。流速：2.8mL/min。检测波长：230nm。柱温：室温。进样量：50μL。

2. 现代分离法对逍遥散有效部位化学成分分析结果

结合核磁、质谱数据，并参考相应文献对分离所得的化合物进行结构鉴定，最终确定化合物 1 为（2Z，8E，10E）-十五烷三烯-4,6-二炔-1-醇乙酯，化合物 2 为藁本内酯，化合物 3 为（2Z，8E，10E）–十五烷三烯-4,6-二炔-1-醇，结构见图 10-19，其中化合物 1 为本实验室首次分离鉴定的新化合物。

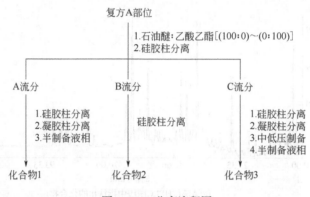

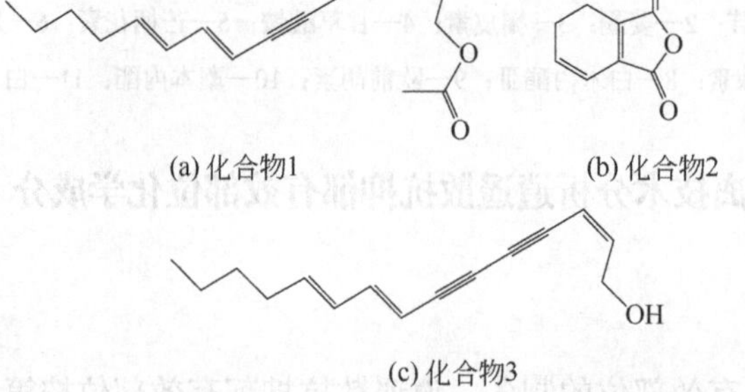

(a) 化合物1　　　　　　(b) 化合物2

(c) 化合物3

图 10-19　化合物 1、化合物 2、化合物 3 的结构

（四）基于UPLC-PDA导向分离技术分析逍遥散抗抑郁有效部位化学成分

经前期化学成分初步归属，发现逍遥散有效部位中的有效成分主要来源于柴胡、当归、白术等组方药材。因此，从贡献较大的组方药材白术与当归入手，通过建立有效部位特征图谱，明确白术有效部位的化学组成，并明确白术对逍遥散有效部位的贡献成分。采用UPLC-PDA导向分离结合化学表征技术，对逍遥散抗抑郁有效部位当归贡献成分进行研究。

1. 实验方法

（1）逍遥散抗抑郁有效部位的制备　各药材按逍遥散处方量配比（柴胡、当归、白芍、白术、茯苓、炙甘草、薄荷、生姜按6∶6∶6∶6∶6∶3∶2∶2比例）混合，粉碎，过20目筛，称取300g置于超临界萃取装置中，采用上述条件进行提取，得率为2.25%，作为逍遥散有效部位UPLC-PDA分析的供试品。

（2）白术中各对照品溶液的制备　称取标准白术内酯Ⅰ、白术内酯Ⅱ、白术内酯Ⅲ各5mg，精密称定，分别加入甲醇定容至10mL容量瓶中，摇匀，即得。白术内酯Ⅰ浓度为0.479mg/mL；白术内酯Ⅱ浓度为0.475mg/mL；白术内酯Ⅲ浓度为0.572mg/mL。

（3）白术中各供试品溶液的制备　称取白术有效部位1.0g左右，加入四氢呋喃∶甲醇=1∶9溶液定容至100mL容量瓶中，超声，摇匀，并过0.22μm滤膜，即得。

逍遥散超临界CO_2萃取物的制备方法同白术超临界CO_2萃取方法。即称取逍遥散超临界CO_2萃取物1.0g左右，加入四氢呋喃∶甲醇=1∶9溶液定容至100mL容量瓶中，超声，摇匀，并过0.22μm滤膜，即得。

（4）色谱条件　固定相为$BEHC_{18}$（100mm×2.1mm，1.7μm），流动相为乙腈（A）、0.03%三氟乙酸水（B），检测波长为240nm，进样量为2μL，流速为0.5mL/min。柱温为40℃。梯度洗脱条件见表10-11。

表10-11　白术有效部位梯度洗脱条件

时间/ min	A/%	B/%
0	40	60
8	55	45
17	75	25
21	100	0
23	40	60

（5）当归超临界CO_2萃取部位的制备　取7.3kg当归饮片，粉碎，过20目筛，置于超临界萃取装置中萃取，得率为1.11%，用于当归的UPLC-PDA指纹图谱分析和贡献成分的分离。

（6）当归供试品溶液的制备　分别精密称定逍遥散及当归浸膏各30mg，置10mL容量瓶中，加三氯甲烷定容至刻度，以0.22μm微孔滤膜过滤，取续滤液，即得。

（7）色谱条件　色谱柱：BEH C_{18}色谱柱（100mm×2.1mm，1.7μm）。流动相：乙腈（A）、水（B）。梯度洗脱：0～8min，40%～55% A；8～17min，55%～75% A；17～18min，75%～100% A。体积流量0.5mL/min；柱温40℃；进样量，2μL；全波长扫描。

（8）导向分离　当归超临界CO_2萃取部位经200～300目硅胶柱色谱，以石油醚-乙酸乙酯[(100∶0)→(0∶100)]梯度洗脱，TLC检识合并相同部分，得到28个部分，经UPLC-PDA

检测分析，发现当归对逍遥散的贡献成分富集于流分 7（97：3 洗脱组分），流分 8（19：1 洗脱组分），流分 23（7：3 洗脱组分），流分 25（1：1 洗脱组分）。

流分 7 经 Sephadex LH-20 色谱柱，用三氯甲烷-甲醇（2：1）体系洗脱纯化，得到贡献成分Ⅳ。流分 8 经硅胶柱色谱，以石油醚-乙酸乙酯（99：1，98：2，97：3）梯度洗脱，收集石油醚：乙酸乙酯=97：3 的洗脱组分，再经 Sephadex LH-20 纯化，得到贡献成分Ⅱ和Ⅲ。流分 23 经 Sephadex LH-20 色谱柱分离，再经制备高效液相分离，流动相为甲醇：水=65：35，收集出峰时间为 20.58min 的物质，得到贡献成分Ⅴ。流分 25 经 200～300 目硅胶柱色谱，使用石油醚-乙酸乙酯溶剂系统分别以梯度 1：9、2：8、3：7、5：5 洗脱，再经 Sephadex LH-20 纯化，得到贡献成分Ⅰ。

2. 实验结果

（1）白术对逍遥散有效部位贡献成分指认结果　在查阅及总结白术挥发油化学成分及逍遥散组方其余 7 味药材化学成分文献基础上，将可能是白术对逍遥散抗抑郁有效部位的贡献成分的标品，在液相条件（波长、流动相、梯度洗脱条件、进样量）分别进样分析，得到各个对照品相应的 UPLC 图谱。将对照品 UPLC 图谱分别与白术、逍遥散的 UPLC 图谱核对分析，根据各个峰保留时间（图 10-20）进行初步判断，初步确定色谱峰所代表的化学成分。结果表明了白术内酯Ⅰ、白术内酯Ⅱ、白术内酯Ⅲ均是逍遥散中的活性成分，对逍遥散都有贡献。

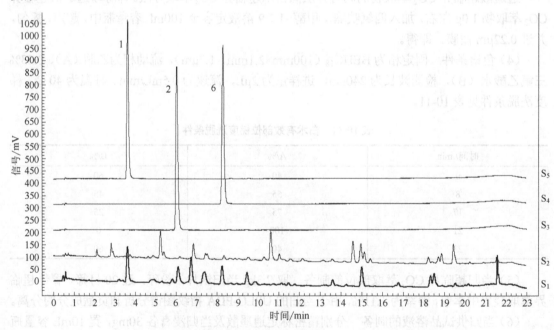

图 10-20　白术、逍遥散、白术内酯Ⅰ、白术内酯Ⅱ、白术内酯Ⅲ的色谱对比图

S_1—白术；S_2—逍遥散；S_3—白术内酯Ⅰ；S_4—白术内酯Ⅱ；S_5—白术内酯Ⅲ

（2）当归对逍遥散有效部位贡献成分指认结果　精密吸取逍遥散和当归两种供试品溶液各 2μL，按上述色谱条件进行分析，记录两种供试品在 254nm 处的 UPLC 色谱图。通过对比各色谱峰的相对保留时间，共指认出当归 7 个共有峰（图 10-21）。同时分别采集两种供试品中的共有峰在 210～400nm 范围内的光谱图，结果显示两种供试品溶液中 1～5 号峰的紫外光

谱图完全一致，而 6 号、7 号峰的紫外光谱图不同，确证 1～5 号物质为当归对逍遥散的贡献成分。

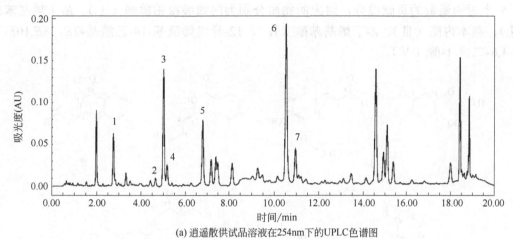

(a) 逍遥散供试品溶液在254nm下的UPLC色谱图

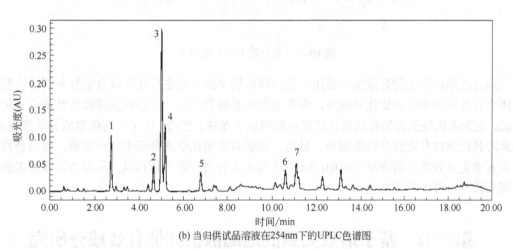

(b) 当归供试品溶液在254nm下的UPLC色谱图

图 10-21　逍遥散和当归供试品溶液在 254nm 下的 UPLC 色谱图

运用多种色谱方法对贡献成分进行导向分离，采用现代谱学技术鉴定化合物的结构。1～5 号峰所对应的物质分别为阿魏酸松柏醇酯（Ⅰ）、E-丁烯基苯酞（Ⅱ）、藁本内酯（Ⅲ）、Z-丁烯基苯酞（Ⅳ）、12-异戊烯酰基-14-乙酰基-2E，8E，10E-三烯-4,6-二炔-1-醇（Ⅴ）。化合物结构式见图 10-22。

（五）小结与讨论

由于逍遥散抗抑郁有效部位为极性相对较小的部位，故首先采用 GC-MS 对其中挥发性成分进行分析指认[18]，通过各个色谱峰相应的质谱碎片与标准品、仪器所配置的谱库及文献中报道的单味药材质谱碎片进行比较分析，共指认出有效部位（A、B_3）中 28 个和 16 个挥发性类化合物；由于 GC-MS 只适合分析挥发性的化合物，故本研究后来又采用 HPLC 结合标准品、现代分离技术等手段对有效部位中的非挥发性化学成分进行定性分析研究，分别明确了逍遥散抗抑郁有效部位（A、B_3）中 11 个中等极性化合物。白术通过 HPLC 技术指认了其对逍遥散的贡献成分，结果表明了白术内酯Ⅰ、白术内酯Ⅱ、白术内酯Ⅲ均是逍遥散中的活性成分，对逍遥散都有贡献。当归技术通过 HPLC-PDA 等多种色谱方法对贡献成分进行导向分离，采用现代谱学技术鉴定化合物的结构，找出了 5 个对逍遥散的贡献成分，对应的物质分别为阿魏酸松柏醇酯（Ⅰ）、E-丁烯基苯酞（Ⅱ）、藁本内酯（Ⅲ）、Z-丁烯基苯酞（Ⅳ）、12-异戊烯酰基-14-乙酰基-2E，8E,10E-三烯-4,6-二炔-1-醇（Ⅴ）。

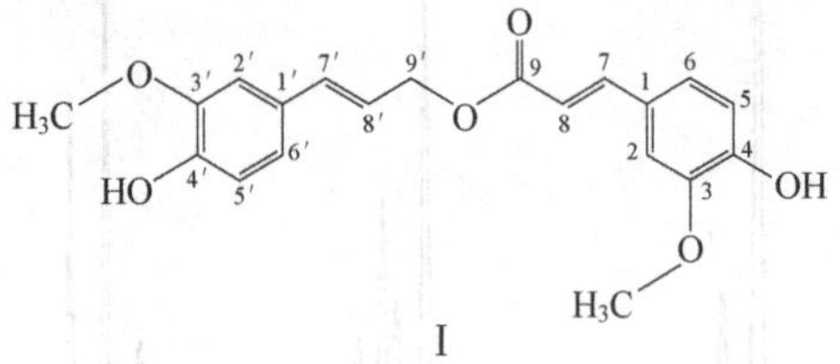

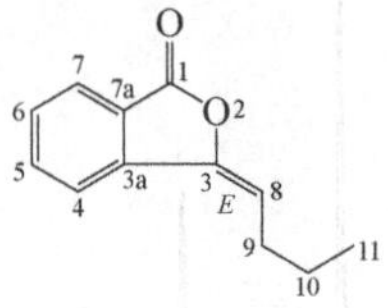

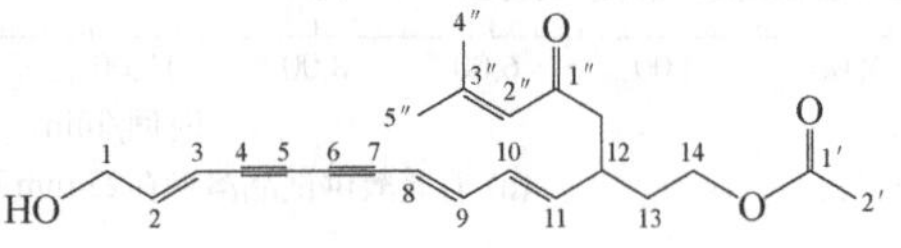

图 10-22 化合物Ⅰ～Ⅴ结构式

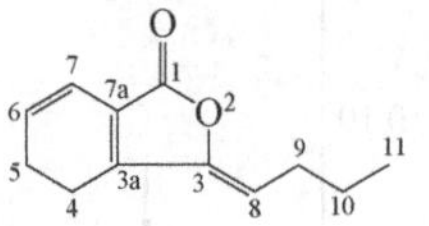

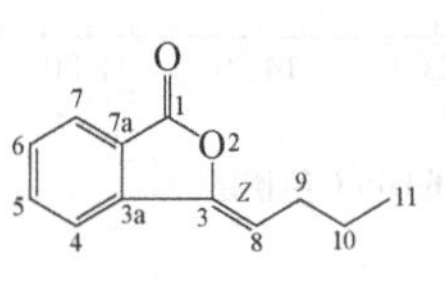

通过这四种方法的有效结合使用，已经可以较全面地对这些化学成分进行分析，已明确了两个有效部位中的主要化学成分，为其谱效关系研究为进一步寻找抗抑郁活性成分奠定了基础，也为逍遥散抗抑郁有效部位质量控制提供了条件。然而，由于中药化学成分非常复杂，因此对其化学成分定性分析很困难。目前，仍然有少量化学成分还未完全明确，以后会继续结合其他更有效的分析方法（例如：LC-MS 等）进行进一步分析指认，从而为发现更多的抗抑郁活性成分打下良好的基础。

第三节　基于谱效关系的逍遥散抗抑郁有效成分研究

"中药谱效关系"是近几年由中医药研究者提出的中药药效物质基础研究新思路[19]。众所周知，中药疗效取决于其内含的药效物质，中药化学特征谱与其药效间存在相关性。因此，借鉴指纹图谱的研究思路，应用色谱及其联用技术，最大限度地获取有用的化学信息，并将指纹图谱技术和药效评价系统两者紧密结合，建立中药谱效关系，成为从复杂中药中挖掘特定药效成分的新思路[20]。在本节研究中，我们借鉴"中药谱效相关"的研究思路，以前期筛选得到的两个有效部位（A、B₃）不同比例配伍的药效变化为"效"，以各配伍组分的指纹图谱为"谱"，采用关联分析法建立谱效关系，寻找与抗抑郁疗效密切相关的特征峰，并在两种抑郁动物模型（小鼠行为绝望模型、CUMS 大鼠模型）中进行相互验证，以期阐明逍遥散发挥抗抑郁作用的药效物质基础[21]。

本节在第一部分基于小鼠行为绝望模型的谱效相关性分析中，应用 GC-MS 对配伍组分进行指纹图谱分析，最终筛选出 34 个能较全面概括配伍组分整体化学信息的色谱峰，其中通过标准品、质谱库等鉴定 21 个化合物。与小鼠强迫游泳、悬尾不动时间等"效"指标的相关性分析结果表明，苍术酮、藁本内酯、棕榈酸、白术内酯Ⅰ、白术内酯Ⅱ等化合物与抗抑郁作用之间存在密切的关联性，推测其表征的化学成分可能为逍遥散抗抑郁作用的有效成分；在第二部分基于 CUMS 模型大鼠的谱效相关性分析结果也证实莪烯、苍术酮、藁本内酯、棕榈酸、白术内酯Ⅰ、白术内酯Ⅱ与糖水偏爱率、穿越格数、直立次数、柠檬酸、酪氨酸等反映抗抑郁作用的"效"指标之间存在密切的关联性，推测其表征的化学成分可能为逍遥散抗抑郁作用有效成分。此结果与小鼠行为绝望模型的谱效相关结果基本一致，结果均显示逍遥散低极性组分在逍遥散抗抑郁作用中发挥着重要作用。

一、基于小鼠行为绝望模型的谱效相关性分析

此部分研究内容中，我们基于中医整体观和中药谱效关系研究思路，将课题组前期筛选寻找到的两个有效部位（A、B$_3$）经配伍优化设计成若干组分，并在小鼠行为绝望模型中运用行为学、生化指标等多种药效指标综合评价逍遥散抗抑郁有效部位配伍组分的抗抑郁药理作用；基于多源谱效关系研究思路，应用 GC-MS 对配伍组分进行"谱"分析，结合各配伍组图谱分析结果和药效的关系，应用多种关联分析方法（主成分分析、相关分析、多元回归分析等）建立谱效关系，客观准确寻找与治疗抑郁症密切相关的特征峰，并对从图谱中确定的对药效贡献大的特征峰进行定性识别，寻找与治疗抑郁症有关的化学成分，初步阐明逍遥散抗抑郁的药效化学物质基础。

（一）基于小鼠行为绝望模型的逍遥散抗抑郁有效部位配伍的药效研究

1. 实验方法

（1）实验药物的制备　逍遥散各组分按第八章第一节（逍遥散复方不同分离方法的化学比较研究）中"（一）实验方法"项下柱分离方法制备。阳性对照药：博乐欣（盐酸文拉法辛胶囊，批号 071108，规格 25mg/粒，成都大西南制药股份有限公司），用 5g/L 吐温 80 1% CMC-Na 溶液配制成相应浓度的溶液。

（2）因素水平的确定　逍遥散两种抗抑郁有效部位采用两因素四水平的因子设计进行配伍研究，以小鼠强迫游泳及悬尾不动时间为药效指标，前期研究所得逍遥散抗抑郁最佳剂量 46.3 g/kg（按生药量计）为因子设计水平"1"，最佳剂量的 0、2、3 倍为因子设计的另外三个水平。因子设计见表 10-12。

表 10-12　4^2 因子设计安排表

| 样本 | A | | B$_3$ | |
	水平	浓度/（mg/mL）	水平	浓度/（mg/mL）
1	0	0.00	0	0.00
2	0	0.00	1	7.80
3	0	0.00	2	15.60
4	0	0.00	3	23.40
5	1	16.80	0	0.00
6	1	16.80	1	7.80
7	1	16.80	2	15.60

样本	A		B₃	
	水平	浓度/（mg/mL）	水平	浓度/（mg/mL）
8	1	16.80	3	23.40
9	2	33.60	0	0.00
10	2	33.60	1	7.80
11	2	33.60	2	15.60
12	2	33.60	3	23.40
13	3	50.40	0	0.00
14	3	50.40	1	7.80
15	3	50.40	2	15.60
16	3	50.40	3	23.40

注：1. 各因素水平按生药量计，水平 1—46.3g/kg，水平 2—92.6g/kg，水平 3—138.9g/kg。

2. 表中 A、B₃ 浓度均为有效部位浸膏浓度。

3. 样本 2、3、4 为单独的有效部位 B₃（95%乙醇洗脱部位）。

4. 样本 5、9、13 为单独的有效部位 A（石油醚部位）。

（3）动物分组与给药　小鼠适应性饲养 1 周，期间进行自主活动测试实验，根据体重和自主活动测试结果将小鼠分为 35 组，其中小鼠强迫游泳实验 18 组，即阳性对照组、有效部位配伍组（1~16 组）、空白组（未强迫游泳小鼠，作为小鼠海马中神经递质含量检测时的对照组），小鼠悬尾实验 17 组，即阳性对照组、有效部位配伍组（1~16 组）。上述各组每组均 12 只，样本 1 作为空白对照组，50mg/kg 文拉法辛为阳性对照药。给药组以灌胃给药的方式给予相应药液，空白对照组以及空白组（不强迫游泳小鼠，作为小鼠海马中神经递质含量检测时的对照组）灌胃给予等体积的 5g/L 吐温 80 1% CMC-Na 溶液。每天 1 次，连续 14 天，给药体积均为 0.2mL/10 g。

（4）小鼠自主活动的测定　给药前及给药后第 14 天进行小鼠自主活动检测。将小鼠放入自主活动测试仪中，由测试仪自动记录小鼠的活动情况。实验时，小鼠放入活动箱后先适应 2min，之后记录小鼠 5min 内的自主活动情况。

（5）小鼠强迫游泳实验　连续给予 14 天的实验药物，末次灌胃给药 1h 后进行小鼠强迫游泳实验。将单个小鼠放入水深 15cm 的透明圆筒（高 25cm，直径 10cm）中，水温（25±2）℃，观察 6min，记录后 4min 小鼠强迫游泳不动时间（指小鼠在水中停止挣扎或显示漂浮状态，仅有微小的肢体运动以保持头部浮在水面）。

（6）小鼠悬尾实验　连续给予 14 天的实验药物，末次灌胃给药 1h 后进行小鼠悬尾实验。将单个小鼠尾端（距尾端 1cm 处）用胶布粘在悬尾箱上部，使其成倒挂状态，头部离箱底 15cm，中间以隔板隔离小鼠视线。观察 6min，记录后 4min 内小鼠悬尾不动时间。

（7）HPLC-ECD 方法测定强迫游泳小鼠海马中 5-HIAA、5-HT 及 NE 的含量　样品收集：小鼠经强迫游泳实验后，迅速断头，冰上解剖，分取脑组织双侧海马，保存于-80℃冰箱中，而后小鼠海马组织用于神经递质 NE、5-HT 及其代谢产物 5-HIAA 的研究。

色谱条件：Waters Symmetry C₁₈ Column 色谱柱（5μm，3.9mm×150mm）（Waters Corporation，USA）。流动相：水（含 KH₂PO₄ 13.6g/L，EDTA-2Na 36mg/L，辛烷磺酸钠 2.5g/L，用 H₃PO₄ 调 pH 至 3.3~3.4）：甲醇：乙腈=78：19：3。流速：1.0mL/min。进样量：10μL。柱温：35℃。检测器：DECADE Ⅱ 电化学检测器。

对照品溶液制备：精密称取适量的 5-HIAA、NE、5-HT，加 0.1mol/L 高氯酸分别配成各自浓度较高的母液，然后逐级稀释、混合，得到系列混标溶液。其中 5-HIAA 6.7～670.0ng/mL，NE 5.5～550.0ng/mL，5-HT 6.9～690.0ng/mL。

供试品溶液制备：从-80℃冰箱中取出海马组织，置于样品管中，在冰水浴中解冻。然后按样品重量（1mg 组织：10μL 溶液）加入适量 0.1mol/L 高氯酸，超声匀浆 30s，然后在 4℃、14000r/min 离心 20min，取上清液得待测样品溶液，在-4℃冰箱中保存等待进样分析。

（8）统计学处理　采用 SPSS for windows 11.5 软件包进行统计学描述与分析。药效学数据均以 $\pm s$ 表示，多组间比较采用单因素方差分析，以 $P<0.05$ 为差异有显著性。

2. 实验结果

（1）对小鼠自主活动的影响　连续给药 14 天后，与空白对照组比较，各组小鼠自主活动均无显著性差异，表明逍遥散抗抑郁有效部位配伍及阳性药文拉法辛在所试剂量下均不影响小鼠的自主活动量，提示配伍组分药物的应用不影响小鼠中枢神经系统的兴奋性（数据未显示）。

（2）对小鼠强迫游泳不动时间的影响　逍遥散抗抑郁有效部位配伍对小鼠强迫游泳不动时间的影响见表 10-13 及图 10-23。由表 10-13 及图 10-23 可知，与空白对照组比较，连续给药 14 天后，文拉法辛组明显缩短小鼠强迫游泳不动时间（$P<0.001$），显示造模成功。逍遥散抗抑郁有效部位配伍组分均能够缩短小鼠强迫游泳不动时间，表现出一定的抗抑郁作用。其中，随着有效部位 A 剂量的增大，小鼠强迫游泳不动时间逐渐减少，显示其抗抑郁药效逐渐增强。而在有效部位 A 的每一剂量下，随着有效部位 B_3 的剂量不断增大，除个别样本外，其配伍组分的抗抑郁药效也有逐渐增强的趋势。上述实验结果表明有效部位 B_3 可显著增强有效部位 A 的抗抑郁效果，显示出明显的协同抗抑郁效果。对比分析可知，两个有效部位配伍后形成的配伍组分明显优于单独的有效部位。配伍第 11 组，即当有效部位按生药量计，A、B_3 均为 92.6 g/kg 时，抗抑郁作用最佳（$P<0.001$），其效果优于阳性药文拉法辛。

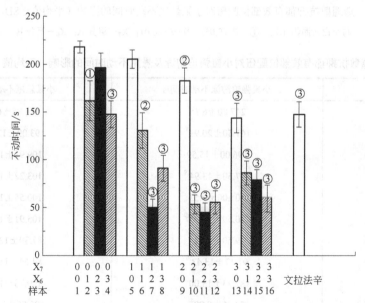

图 10-23　逍遥散抗抑郁有效部位配伍对小鼠强迫游泳不动时间的影响（平均值±SD，$n=12$）

与空白对照组比较，①—$P<0.05$；②—$P<0.01$；③—$P<0.001$；X_7—组分 A，X_6—组分 B_3

（3）对小鼠悬尾不动时间的影响　逍遥散抗抑郁有效部位配伍对小鼠悬尾不动时间的影响见表 10-13 及图 10-24。由表 10-13 及图 10-24 可知，与空白对照组比较，连续给药 14 天后，文拉法辛组明显缩短小鼠悬尾不动时间（$P<0.01$），显示造模成功。本次实验结果显示逍遥散抗抑郁有效部位配伍其抗抑郁药效与有效部位 A、B_3 的剂量之间无明显变化趋势。对比分析后可知，两个有效部位配伍后形成的配伍组分稍优于单独的有效部位，但优势不明显。其中配伍第 11 组，即当有效部位即按生药量计，A、B_3 均为 92.6g/kg 时，抗抑郁作用最佳（$P<0.01$），其效果接近阳性药文拉法辛。实验结果也显示配伍第 14 组，即当有效部位按生药量计，A 为 138.9g/kg、B_3 为 46.3g/kg 时，其抗抑郁药效也较好，接近最佳配伍组第 11 组。

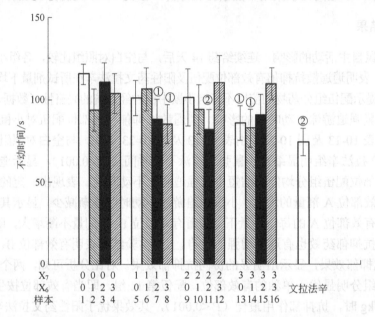

图 10-24　逍遥散抗抑郁有效部位配伍对小鼠悬尾不动时间的影响（平均值±SD，$n=12$）

与空白对照组比较，①—$P<0.05$，②—$P<0.01$；X_7—组分 A；X_6—组分 B_3

表 10-13　逍遥散抗抑郁有效部位配伍对小鼠强迫游泳及悬尾不动时间的影响（平均值±SD，$n=12$）

组别	小鼠强迫游泳不动时间/s	小鼠悬尾不动时间/s
样本 1 组	217.80±6.18	114.85±6.16
样本 2 组	161.50±20.91[①]	93.09±12.96
样本 3 组	196.00±15.59	109.91±11.80
样本 4 组	147.50±13.94[②]	103.22±12.13
样本 5 组	205.00±9.53	100.55±10.55
样本 6 组	130.50±18.35[②]	105.91±13.01
样本 7 组	49.60±9.02[②]	87.30±12.34[①]
样本 8 组	91.17±13.43[②]	84.64±11.65[①]
样本 9 组	182.73±13.00[②]	100.73±17.22
样本 10 组	53.25±9.90[②]	93.55±15.06
样本 11 组	44.20±10.63[②]	83.73±9.66[②]

组别	小鼠强迫游泳不动时间/s	小鼠悬尾不动时间/s
样本 12 组	55.73±11.92③	109.82±16.33
样本 13 组	143.45±15.52③	85.27±10.34①
样本 14 组	86.00±12.53③	82.09±11.51①
样本 15 组	78.17±11.59③	89.70±12.99
样本 16 组	60.00±13.91③	108.90±9.64
文拉法辛组	147.45±12.93③	73.60±8.25②

① 与空白对照组比较，$P<0.05$。

② 与空白对照组比较，$P<0.01$。

③ 与空白对照组比较，$P<0.001$。

（4）对强迫游泳小鼠海马中 5-HIAA、5-HT 及 NE 含量的影响　实验结果见表 10-14。由空白对照组 1（强迫游泳空白小鼠）与空白组（未强迫游泳小鼠）比较可知，小鼠经过强迫游泳应激后，脑内单胺类神经递质 NE、5-HT 均有所下降（$P<0.05$，$P<0.01$）。而与空白对照组比较，逍遥散抗抑郁有效部位配伍组分以及阳性药文拉法辛均能回调因急性应激导致的脑内单胺类神经递质含量的降低。根据表 10-14 中数据与行为学数据对比分析可知，有效部位配伍组分对神经递质含量的回调能力大小与小鼠强迫游泳及悬尾不动时间的变化趋势具有一致性。实验结果表明样本 11 组对脑内 NE、5-HT 的含量回调效果最佳，与本研究经行为学评价得出的有效部位配伍第 11 组抗抑郁作用最佳的结果相一致。在 5-HIAA 这一指标上，空白对照组与空白组（未强迫游泳小鼠）之间无显著性差异，显示造模不成功，其机制还有待于进一步研究。上述生化指标实验结果佐证了行为学实验得出的结论，从而综合评价了逍遥散抗抑郁有效部位配伍的抗抑郁药理作用。

表 10-14　逍遥散抗抑郁有效部位配伍对强迫游泳小鼠脑组织(海马)中神经递质的影响(平均值±SD，$n=12$)

组别	海马/（ng/g 脑组织湿重）		
	5-HIAA	NE	5-HT
样本 1 组	743.98±35.22	222.52±12.64	197.37±17.58
样本 2 组	1306.12±72.78③	234.52±13.22	201.13±13.07
样本 3 组	1017.92±64.29②	246.33±5.93	168.18±8.64
样本 4 组	1012.63±45.76②	252.43±9.87	212.49±17.92
样本 5 组	1226.81±79.01③	203.12±17.33	187.48±7.32
样本 6 组	625.02±43.59	237.22±34.36	250.60±40.16
样本 7 组	1123.13±75.23③	281.43±16.99①	222.86±20.72
样本 8 组	865.42±44.05①	248.39±24.58	254.83±26.70
样本 9 组	1033.90±57.43②	200.42±11.31	208.58±21.98
样本 10 组	852.93±42.78	242.39±6.33	237.56±16.87
样本 11 组	974.37±61.44②	314.62±11.34③	288.28±20.70②
样本 12 组	974.44±48.30②	269.87±6.41②	243.61±15.73
样本 13 组	856.68±24.26①	285.70±9.79②	243.19±7.28①

组别	海马/（ng/g 脑组织湿重）		
	5-HIAA	NE	5-HT
样本 14 组	1087.91±62.20③	297.61±28.96	165.63±16.85
样本 15 组	1040.99±37.87③	319.00±21.98②	221.38±16.95
样本 16 组	980.55±76.66③	317.17±46.49	248.49±40.13
文拉法辛组	660.68±53.43	261.59±8.86①	261.58±19.78①
空白组	822.94±40.77	307.58±18.43②	262.67±15.92①

① 与空白对照组比较，$P<0.05$。

② 与空白对照组比较，$P<0.01$。

③ 与空白对照组比较，$P<0.001$。

3. 小结与讨论

因子设计（factorial design）是指一种两个因素（可推广到多个因素）搭配的实验设计，该设计主要用于分析两个因素及其交互作用对实验结果的影响。与其他实验设计方法相比较，因子设计具有实验次数少、精度高、在重复实验的情况下可分析交互作用等优点。在本节内容中，我们在将课题组前期筛选寻找到的两个有效部位（A、B_3）经因子设计的实验设计方法配伍优化成若干组分，以从中筛选出最优配伍组合。

结果表明，连续给药 14 天后，逍遥散抗抑郁有效部位配伍组分能显著缩短小鼠强迫游泳及悬尾实验中的不动时间，且不影响小鼠自主活动量，提示配伍组分在不影响小鼠中枢神经系统兴奋性的条件下表现出了良好的抗抑郁作用。有效部位 B_3 可增强有效部位 A 的抗抑郁效果，显示出一定的协同抗抑郁效果，本研究筛选出了有效部位配伍的最佳比例，即当有效部位按生药量计，有效部位 A、有效部位 B_3 均为 92.6 g/kg 时（配伍比例为 1∶1），抗抑郁作用最佳。

（二）基于 GC-MS 分析方法的不同配伍组化学成分分析

1. 方法与结果

（1）色谱条件　Trace GC 条件为色谱柱：DB-5MS 毛细管（30m×250μm，0.25μm）。进样口温度：200℃。载气：氦气。载气流速：1mL/min。传输线温度：280℃。PolarisQ MS 条件为离子源温度：200℃。电离方式：EI。电子能量：70eV。质谱扫描范围：m/z50～600。程序升温条件见表 10-15。

表 10-15　逍遥散抗抑郁有效部位配伍 GC-MS 分析程序升温条件

温度/℃	升温速度/（℃/min）	保持时间/ min
50		保持 2
50～120	15	保持 1
120～150	3	保持 1
150～200	7	保持 1
200～230	3	保持 1
230～280	15	保持 10

（2）供试品溶液的制备 参照第八章第三节中"因素水平的确定"中的因子实验设计，按表 10-16 精密称取前期实验制得的 A 部位、B_3 部位，置于 10mL 容量瓶中，加甲醇 8mL，超声 30min，用氯仿定容至刻度，摇匀，即得。基于谱效关系研究的可靠性与准确性，本研究所制备的各有效部位配伍组分供试品溶液的浓度与第八章第三节中有效部位配伍组分药效研究中的药液的浓度是成比例的。上述溶液用 0.45μm 微孔滤膜过滤，GC-MS 进样量 1μL。有效部位配伍组分典型总离子流色谱图见图 10-25。

表 10-16　逍遥散抗抑郁有效部位配伍 GC-MS 分析实验设计安排表

样本	A		B_3	
	水平	浓度/（mg/mL）	水平	浓度/（mg/mL）
1	0	0.00	0	0.00
2	0	0.00	1	2.52
3	0	0.00	2	5.04
4	0	0.00	3	7.56
5	1	5.40	0	0.00
6	1	5.40	1	2.52
7	1	5.40	2	5.04
8	1	5.40	3	7.56
9	2	10.80	0	0.00
10	2	10.80	1	2.52
11	2	10.80	2	5.04
12	2	10.80	3	7.56
13	3	16.20	0	0.00
14	3	16.20	1	2.52
15	3	16.20	2	5.04
16	3	16.20	3	7.56

注：1. 各因素水平按生药量计，水平 1—46.3g/kg，水平 2—92.6 g/kg，水平 3—138.9 g/kg。

2. 表中 A、B_3 浓度均为有效部位浸膏浓度；样本 2、3、4 为单独的有效部位 B_3，样本 5、9、13 为单独的有效部位 A。

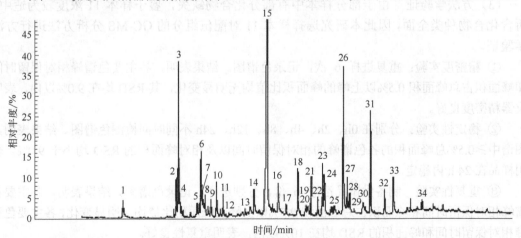

(a) A 部位(样本13)配伍组分GC-MS典型总离子流色谱图

图 10-25

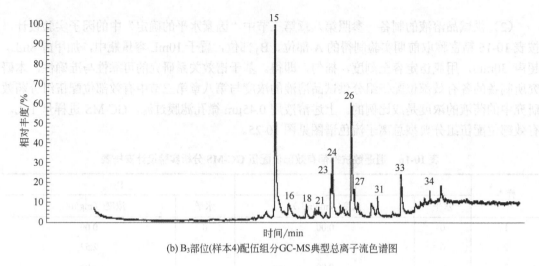

(b) B₃部位(样本4)配伍组分GC-MS典型总离子流色谱图

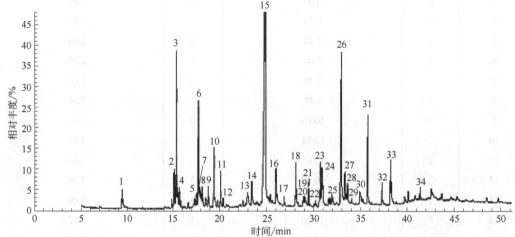

(c) A部位：B₃部位=3：3(样本16)配伍组分GC-MS典型总离子流色谱图

图 10-25　逍遥散抗抑郁有效部位配伍组分 GC-MS 典型总离子流色谱图

（3）方法学验证　由于部分样本中有部分化合物缺失，鉴于样本 11 浓度较为适中，所含化合物种类全面，因此本研究选择样本 11 对配伍组分的 GC-MS 分析方法进行方法学验证。

① 精密度实验：重复进样 6 次，记录色谱图。结果表明，各主要色谱峰相对保留时间和峰面积占总峰面积 0.5%以上峰的峰面积比值均无明显变化，其 RSD 均在 9.0%以内，表明仪器精密度良好。

② 稳定性实验：分别在 0h、2h、4h、8h、12h、24h 不同时间检测色谱图。结果表明，图谱中≥0.5%总峰面积的各色谱峰的相对保留时间以及相对峰面积的 RSD 均小于 9.0%。表明样品在 24 h 内稳定。

③ 重复性实验。制备供试品溶液 6 份，分别进样，记录色谱图。结果表明，各主要色谱峰相对保留时间和峰面积占总峰面积 0.5%以上峰的峰面积比值均无明显变化，各主要色谱峰相对保留时间和峰面积的 RSD 均在 10%以内，表明重复性良好。

（4）方法学验证　每一份样本重复进样 3 次。由于部分样本中有部分化合物缺失，而这部分化合物可能为逍遥散抗抑郁的有效成分，如果提取所有图谱的共有模式，再摘取共有峰，那共有峰里会不可避免地缺失一些色谱峰，即提取的共有峰不能如实反映样本的特征成分。因此，考虑到选取化合物种类的全面性，本研究以浓度适中、化合物信息全面的样本 11 的色谱图为参照图谱，选取峰面积占总峰面积 0.5%以上的色谱峰，其余色谱图参照样本 11 色谱图的保留时间摘取色谱峰。最终选取了 34 个色谱峰，并运用选择离子法（SIM）对化合物进行定性和定量分析，选择离子峰面积为 3 次实验的平均值。在每张色谱图中，被摘取峰的峰面积之和均大于总峰面积的 90%，因此所摘取的色谱峰能够全面、有效地反映配伍组分的内在主要化学成分。其中，通过标准品、提取分离、质谱库等鉴定 21 个化合物。34 个色谱峰的质谱信息及在各配伍组分的平均峰面积见表 10-17、表 10-18。

2. 小结与讨论

GC-MS（Gas Chromatography-Mass Spectrometer）是指气相色谱-质谱联用仪，这是一种测量离子质荷比（质量-电荷比）的分析仪器。由于逍遥散抗抑郁有效部位为极性相对较小的部位，故首先采用 GC-MS 对其中挥发性成分进行分析指认，以为后续"谱效相关"提供化学成分研究基础。本研究应用 GC-MS 色谱分析方法对配伍组分进行指纹图谱分析，最终筛选出34个能较全面概括配伍组分整体化学信息的色谱峰，其中通过标准品、质谱库等鉴定 21 个化合物，这为有效部位配伍的"谱效相关"提供了"谱"的研究基础。

表 10-17　基于 GC-MS 选取的逍遥散抗抑郁有效部位配伍组分的 34 个化合物

峰号	保留时间/min	化合物	选择离子峰	分子量
1	9.41	薄荷脑	39.09	156.2
2	15.04	莰烯	91.09	136.2
3	15.27	水芹烯	78.18	136.2
4	15.58	未知	91.17	204.4
5	17.49	香木对烯	91.16	204.3
6	17.68	未知	91.09	204.2
7	17.88	2,6-双（1,1-二甲基乙基）-4-甲基苯酚	91.11	220.3
8	18.09	香橙烯	91.14	204.4
9	18.73	石竹烯氧化物	91.15	204.3
10	19.34	长叶蒎烯	204.21	204.4
11	20.05	愈创木烯	91.15	204.4
12	20.31	石竹烯	202.29	204.4
13	22.81	苍术酮	216.27	216.3
14	23.38	未知	159.12	188.3
15	24.79	藁本内酯 Z[①]	190.18	190.2
16	25.95	藁本内酯 E	105.12	190.2
17	26.80	酞酸二丁酯	149.11	278.3
18	28.01	未知	187.30	202.2
19	28.87	邻苯二甲酸丁酯	149.10	222.4

柴胡及解郁方剂研究

续表

峰号	保留时间/min	化合物	选择离子峰	分子量
20	29.04	邻苯二甲酸二丁酯	115.12	278.3
21	29.36	棕榈酸①	55.10	255.3
22	30.12	未知	147.23	263.1
23	30.62	白术内酯Ⅰ①	215.26	230.3
24	30.82	未知	91.10	230.3
25	31.89	白术内酯Ⅱ①	91.17	232.3
26	32.84	2,8,10-十五烷三烯-4,6-二炔-1-醇②	128.14	214.2
27	33.25	亚油酸甲酯	81.16	294.5
28	33.53	未知	115.12	160.2
29	33.99	未知	73.14	312.4
30	34.91	未知	128.22	242.2
31	35.70	未知	128.13	256.2
32	37.24	未知	256.18	258.3
33	38.18	未知	128.14	243.2
34	41.37	未知	328.22	330.3

① 表示由标准品鉴定。

② 表示由实验室提取分离鉴定。

表 10-18　基于 GC-MS 选取的逍遥散抗抑郁有效部位配伍组分 34 个化合物的选择离子峰面积

峰号	特征峰选择离子平均峰面积														
	2[a]	3[a]	4[a]	5[a]	6[a]	7[a]	8[a]	9[a]	10[a]	11[a]	12[a]	13[a]	14[a]	15[a]	16[a]
1	—	—	—	6763	8806	8092	8048	25388	24904	27460	26483	39994	48894	44310	42189
2	—	—	—	10441	11204	11647	12525	30722	30025	27352	29268	48842	54598	50972	46886
3	—	—	—	58613	56164	60186	59626	152026	162869	157803	158055	244856	285460	274259	255084
4	—	—	—	5958	5056	4887	4722	12267	11687	10396	10736	10121	20100	17576	17336
5	—	—	—	4151	6439	6569	6638	16572	15087	15087	15129	22186	28106	26159	24260
6	—	—	—	78416	79452	86251	87843	189180	188872	187136	183924	177449	313095	292350	283563
7	—	—	—	12667	8963	9437	12768	24599	18283	14403	20007	25768	28795	30852	27773
8	—	—	—	3959	5017	6684	6758	15506	13591	13611	13010	23211	28081	26280	26653
9	—	—	—	13370	14713	14359	14729	35627	33836	34409	33969	52335	60015	57206	54762
10	—	—	—	16660	17431	18171	18131	40169	42469	42647	43310	33288	70815	68543	65218
11	—	—	—	11395	11877	11814	12372	29048	27408	25217	27121	25871	47001	45235	43201
12	—	—	—	2373	2598	2699	2869	6535	7056	7243	7107	2435	11904	10993	10837
13	—	—	—	2774	5404	6098	8835	12917	13405	13275	14517	3868	19552	15074	20902
14	—	—	—	18489	22525	26924	31611	48726	50596	51017	59198	75723	87557	86013	88227
15	12219	32816	60827	277780	383608	467336	531085	741420	858774	871790	941413	1128496	1373162	1387869	1335133

334

续表

峰号	特征峰选择离子平均峰面积														
	2ª	3ª	4ª	5ª	6ª	7ª	8ª	9ª	10ª	11ª	12ª	13ª	14ª	15ª	16ª
16	566	1131	5864	13173	18229	24766	33232	40387	46265	44660	55319	64043	86299	82046	83714
17	—	—	—	17119	18503	21881	24807	40555	41785	39071	46296	62220	72180	70654	71488
18	819	1638	3376	20289	24059	27840	30535	50439	51810	53056	54715	72226	87548	84865	83746
19	—	—	—	17353	25096	33286	39769	45268	51117	50244	61140	69008	84179	86080	88127
20	—	—	—	2087	3229	6507	8202	10874	12562	9543	14564	18955	22442	24348	25204
21	388	777	1193	3353	3463	3989	4753	8419	8203	7364	9393	13118	14606	15096	14295
22	—	—	—	5247	3942	4311	2483	4969	6315	5676	6545	22957	12409	15918	10645
23	2969	5938	9253	11671	20824	30495	37107	28069	40535	40673	46649	53151	58895	63933	64206
24	3522	7043	8846	11061	17714	25525	30850	30977	37285	37030	42250	49748	61610	63934	63239
25	—	—	—	3676	3871	5366	6206		7513	8264	7702	9543	13086	15129	13181
26	17872	35743	57423	60472	126374	197685	237493	186259	253124	232011	276302	292641	362623	397982	410298
27	629	1259	1269	4037	5139	6671	7834	12099	12388	12351	12488	19346	20744	22478	21559
28	—	—	—	4017	8565	13174	17299	16125	20649	17050	21761	26484	32900	38247	36734
29	—	—	—	884	3394	4438	6003	2066	4583	9787	3923	2252	6996	4199	3758
30	—	—	—	3012	11809	21295	27131	16882	26207	23668	26822	31448	42174	48585	50961
31	951	1902	3045	24079	39288	50144	51904	71313	84096	73187	68646	102653	121051	127552	114640
32	—	—	—	5804	11640	15255	15374	17478	23713	24159	19174	27066	33642	34678	30636
33	5031	10062	18490	16347	41359	75007	91708	55989	84268	82745	78486	91337	125447	142421	145369
34	475	1099	2025	2220	6691	9640	10306	6120	10796	12862	8630	9465	12892	15649	15642

注：1. 2ª～16ª表示样本2～样本16。

2. "a"表示三次实验的平均结果。

3. "—"表示未检出。

（三）逍遥散抗抑郁有效部位配伍的谱效相关性分析

1. 实验方法

（1）主成分分析（PCA） 本研究对经 GC-MS 筛选出的 34 个峰，运用 SPSS 11.5 及 SIMCA-P 11 统计软件中的主成分分析法，寻找出对有效部位配伍组分组间差异有较大影响且有较大累计贡献率的指标。

（2）Hierarchical 聚类分析 本研究对经 GC-MS 筛选出的 34 个峰，运用 SPSS 11.5 统计软件中的 HCA 聚类法进行聚类分析，从而与主成分分析所得聚类结果进行分析比较，验证主成分分析结果。

（3）谱效双变量相关分析 利用 SPSS 11.5 统计软件中的双变量相关分析方法，分析配伍组分中对影响组间差异贡献值大的色谱峰峰面积与小鼠强迫游泳、悬尾不动时间的 Pearson 相关系数，寻找与药效相关性较大的特征峰。其中，相关系数 $|r| \geqslant 0.6$ 且 $P < 0.05$ 则认为两者之间存在相关性。

（4）谱效多元回归分析 强迫引入法回归分析：利用 SPSS 中多元线性回归分析中的强迫引入法（enter）处理（保留 $P<0.05$ 的各因素），以经主成分分析筛选出的峰的峰面积作为自变量，小鼠强迫游泳及悬尾不动时间为因变量，建立谱效方程。

逐步回归分析：利用 SPSS 中多元线性回归分析中的逐步回归法（stepwise）处理，计算经主成分分析筛选出的各色谱峰的峰面积与 FST 和 TST 不动时间的标准化回归系数，建立谱效方程。

2. 实验结果

（1）主成分分析（PCA）——寻找对配伍组分组间差异影响较大的成分 经主成分分析获得这些性状的特征值、贡献率（方差百分比）及累计贡献率见表 10-19。由表 10-19 可知，特征值大于 1 的主成分有两个，分别为第 1 主成分与第 2 主成分。这两个主成分的累计贡献率达到了 96.22%，完全符合累计贡献率不低于 80% 和以最少的主成分数量来提供最多的原始数据所代表的信息的原则，所丢失的信息不超过 5%，能够提供大部分的信息，故可确定两个主成分。因此我们使用 SIMCA-P 11 统计软件在 PC_1 和 PC_2 二维基础上对样品进行主成分分析。

表 10-19　各变量的特征值及相应的百分比（显示前 14 个主成分信息）

主成分	相关矩阵特征值			因子提取结果		
	特征值	方差百分比/%	累计方差百分比/%	特征值	方差百分比/%	累计方差百分比/%
1	31.445	92.485	92.485	31.445	92.485	92.485
2	1.270	3.736	96.220	1.270	3.736	96.220
3	0.662	1.946	98.166			
4	0.371	1.090	99.257			
5	0.088	0.258	99.514			
6	0.073	0.214	99.729			
7	0.036	0.106	99.835			
8	0.024	0.069	99.904			
9	0.013	0.037	99.941			
10	0.010	0.029	99.970			
11	0.006	0.018	99.989			
12	0.003	0.008	99.996			
13	0.001	0.003	99.999			
14	0.000	0.001	100.000			

图 10-26 为逍遥散抗抑郁有效部位配伍组分的 PCA 得分图。从逍遥散抗抑郁有效部位配伍组分的 PCA 得分图可知，样本 2、3、4 聚为一类，样本 5、6、7、8 聚为一类，样本 9、10、11、12 聚为一类，样本 13、14、15、16 聚为一类。结合表 10-17 逍遥散抗抑郁有效部位配伍 GC-MS 实验设计与表 10-18 化合物选择离子平均峰面积可知，沿着 t_1 方向有效部位配伍组分中化合物的含量呈增大的趋势，有效部位 A 在样本分类中起主导作用，沿着 t_2 方向有效部位 B_3 在配伍组分化学成分含量差异上对有效部位 A 起辅助作用。配伍组分化学成分

含量差异，导致药效差异，进而从一个侧面佐证了前期研究所得的有效部位 B_3 增强了有效部位 A 的抗抑郁效果，显示了协同抗抑郁效果的结论。

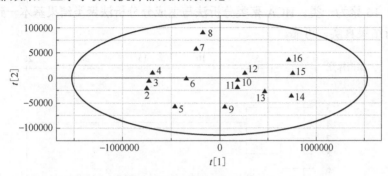

图 10-26　逍遥散抗抑郁有效部位配伍组分的 PCA 得分图

由 SPSS 主成分分析可得主成分的因子载荷矩阵，见表 10-20。载荷量的绝对值越大，说明该主成分受该指标的影响也越大。由图 10-26 及表 10-20 可知，主成分 1 的特征贡献率为 92.2211%，对 19 个特征峰有较大的负荷（＞0.500）。主成分 2 的特征贡献率为 5.362%，仅对 22、29 号峰这两个指标有较大的负荷，载荷量分别为-0.495、0.475。由于主成分 1 的特征贡献率大，是分析的主要方面，因此本研究选取在主成分 1 中有较大负荷的 19 个特征峰作为对有效部位配伍组分组间差异有较大影响且有较大累计贡献率的指标，分别为峰 2、3、6、11、13、14、15、16、17、18、19、21、23、24、25、26、30、31、33，从而使我们对配伍组分的谱效关系评价更简单、更准确。

表 10-20　逍遥散抗抑郁有效部位配伍组分的 PCA 因子载荷矩阵

序号（峰）	主成分 1	主成分 2	序号（峰）	主成分 1	主成分 2
1	0.379	-0.134	18	0.755	
2	0.659	-0.177	19	0.747	
3	0.884	-0.143	20	0.484	
4	0.367		21	0.576	-0.157
5	0.387	-0.103	22	0.300	-0.495
6	0.893		23	0.676	
7	0.357	-0.144	24	0.662	
8	0.373	-0.140	25	0.558	
9	0.385	-0.133	26	0.894	0.102
10	0.373		27	0.391	-0.112
11	0.652	0.359	28	0.387	
12	0.317	0.236	29	0.294	0.475
13	0.582		30	0.646	0.110
14	0.760		31	0.763	
15	0.998		32	0.385	
16	0.744		33	0.782	0.176
17	0.730		34	0.308	0.322

（2）HCA 聚类分析——验证主成分分析结果　　HCA 聚类结果见图 10-27。统计结果表明，样本 2、3、4 聚为一类，样本 5、6、7、8 聚为一类，样本 9、10、11、12、13 聚为一类，样本 14、15、16 聚为一类。HCA 聚类分析法与主成分分析法聚类结果基本一致，说明主成分分析法分析结果真实、可靠。

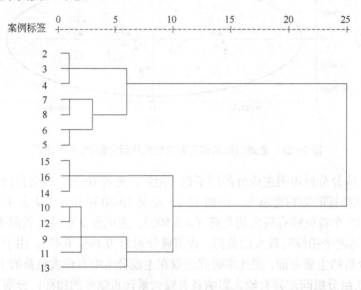

图 10-27　逍遥散抗抑郁有效部位配伍组分的 HCA 聚类结果

（3）谱效双变量相关分析　　本研究在获得有效部位配伍组分化合物峰面积的基础上，利用主成分分析法，寻找出了对有效部位配伍组分组间差异有较大影响且有较大累计贡献率的 19 个指标，进而利用 SPSS for windows 11.5 统计软件中的双变量相关分析方法计算这 19 个色谱峰的峰面积与小鼠强迫游泳、悬尾不动时间的 Pearson 相关系数。寻找与药效相关性较大的特征峰。Pearson 相关系数结果见表 10-21。

表 10-21　各峰与小鼠强迫游泳、悬尾不动时间的 Pearson 相关系数

峰号	FST-BD	TST-BD	峰号	FST-BD	TST-BD
2	−0.454	−0.326	19	−0.615[1]	−0.304
3	−0.483	−0.315	21	−0.584[1]	−0.548[1]
6	−0.557[1]	−0.274	23	−0.688[2]	−0.557[1]
11	−0.529[1]	−0.246	24	−0.623[1]	−0.316
13	−0.674[2]	−0.144	25	−0.604[1]	−0.654[2]
14	−0.551[1]	−0.296	26	−0.700[2]	−0.317
15	−0.595[1]	−0.583[1]	30	−0.687[2]	−0.33
16	−0.583[1]	−0.297	31	−0.584[1]	−0.654[2]
17	−0.527[1]	−0.295	33	−0.723[2]	−0.663[2]
18	−0.548[1]	−0.316			

① $P < 0.05$。

② $P < 0.01$。

注：FST-BD 表示小鼠强迫游泳不动时间，TST-BD 表示小鼠悬尾不动时间。

结果显示，6、11、13、14、15、16、17、18、19、21、23、24、25、26、30、31、33号峰的峰含量变化与 FST 不动时间的相关性较高（$P<0.05$，$P<0.01$）；15、21、23、25、31、33 号峰的峰含量变化与 TST 不动时间的相关性较高（$P<0.05$，$P<0.01$）。综合考虑 FST 与 TST 相关分析结果，推测 13（苍术酮）、15（藁本内酯）、21（棕榈酸）、23（白术内酯 I）、25（白术内酯 II）、26、30、31、33 号色谱峰（与 FST 和 TST 不动时间相关性都较高或在单次分析中 $P<0.01$）所对应的化学成分可能为逍遥散产生抗抑郁作用的有效成分。

（4）谱效多元回归分析

① 强迫引入法回归分析结果。在 19 个色谱峰中有 14 个与药理数据密切相关的色谱峰被引入回归方程，分别为 X_2、X_3、X_{13}、X_{16}、X_{17}、X_{18}、X_{19}、X_{21}、X_{23}、X_{24}、X_{25}、X_{30}、X_{31}、X_{33}。它们所对应的化学成分对 FST 及 TST 的不动时间影响较大。所得方程为：

$Y_{FST}=127.035+0.053X_2-0.009X_3+0.023X_{13}-0.016X_{16}+0.020X_{17}+0.001X_{18}-0.032X_{19}+0.022X_{21}+$
$0.021X_{23}+0.002X_{24}+0.068X_{25}+0.016X_{30}-0.008X_{31}-0.006X_{33}$
（$P<0.01$，$R^2=0.826$）

$Y_{TST}=76.262-0.007X_2-0.001X_3+0.001X_{13}+0.008X_{17}+0.005X_{18}-0.010X_{19}-0.001X_{21}+0.002X_{23}+$
$0.008X_{24}+0.002X_{25}+0.007X_{30}+0.002 X_{31}-0.004X_{33}$
（$P<0.01$，$R^2=0.784$）

回归方程检验：在 FST 中，模型拟合后的决定系数 $R^2=0.826$，即变量的变差可以解释全部抗抑郁药理活性变化的 83%。Durbin-Watson 统计量为 2.695，统计量值在 2 左右，说明残差间相互独立。模型的方差分析显示，$P=0.004$，此回归模型有统计学意义。在 TST 中，模型拟合后的决定系数 $R^2=0.784$，即变量的变差可以解释全部抗抑郁药理活性变化的 78%。Durbin-Watson 统计量为 1.507。统计量值在 2 左右，说明残差间相互独立。模型的方差分析显示，$P=0.006$，此回归模型有统计学意义。

② 逐步回归分析结果。见表 10-22、图 10-28。如表 10-22 所示，15、18、21 号峰与 FST 的不动时间有显著的负相关，其标准化回归系数分别为 -8.711、5.251、2.914。而在 TST 逐步回归模型中，色谱峰均没有通过显著性检验。

表 10-22 逐步回归法分析结果

色谱峰号	FST 不动时间	
	标准化回归系数	P 值
2	0.511	0.669
3	0.414	0.719
6	0.203	0.738
11	0.142	0.784
13	-0.032	0.900
14	0.150	0.945
15	-8.711[①]	0.000
16	-1.137	0.272
17	-0.228	0.919
18	5.251[①]	0.010

色谱峰号	FST 不动时间	
	标准化回归系数	P 值
19	−0.432	0.685
21	2.914[②]	0.003
23	−0.819	0.246
24	−1.184	0.187
25	0.025	0.964
26	−0.760	0.149
30	−0.462	0.227
31	−0.490	0.536
33	−0.449	0.184

① $P<0.05$。
② $P<0.01$。
③ $P<0.001$。

所得方程为：$Y_{FST}=164.846-0.001X_{15}+0.010X_{18}+0.023X_{21}$（$P<0.01$，$R^2=0.896$）

回归方程检验：模型拟合后的决定系数 $R^2=0.896$，即变量的变差可以解释全部抗抑郁药理活性变化的 90%，模型拟合较好，Durbin-Watson 统计量为 2.934，统计量值在 2 左右，说明残差间相互独立。模型的方差分析显示，$P<0.01$，此回归模型有统计学意义。由图 10-28 （a）和图 10-28（b）可见，标准化残差直方图与正态曲线比较，残差的分布结果符合正态分布假设；标准化残差正态概率图中，预测值的累积概率与观测值的累积概率的散点基本散布在直线上，可说明残差呈正态分布，自变量与因变量之间符合线性关系。在图 10-28（c）中，标准化残差随着观测值的增加稍有上升趋势，但从总体上来看，标准化残差基本上在 0 的上下波动，基本满足残差的方差齐性条件。

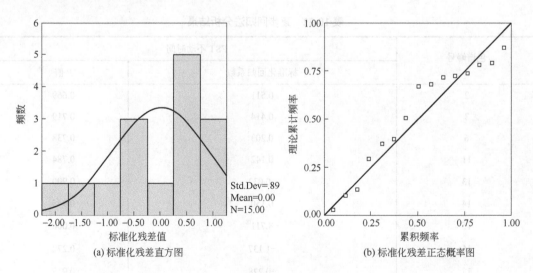

（a）标准化残差直方图　　（b）标准化残差正态概率图

图 10-28

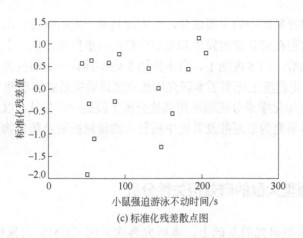

(c) 标准化残差散点图

图 10-28　逐步回归法分析结果

③ 谱效多元回归分析总结。采用强迫引入法和逐步回归法对经主成分分析筛选出的各色谱峰与其对 FST 和 TST 不动时间的影响进行多元回归分析。经过对回归方程的检验可知所建立的谱效关系能够如实反映逍遥散抗抑郁有效部位配伍组分化学成分含量的变化与药效差异的内在关系。强迫引入法分析结果显示 2、3、13、16、17、18、19、21、23、24、25、30、31、33 号峰所对应的化学成分对 FST 和 TST 不动时间具有较大影响，逐步回归法分析结果显示 15、18、21 号峰所对应的化学成分对 FST 不动时间具有显著影响。

3. 小结与讨论

中药谱效关系的阐释依赖于关联分析方法，然而现阶段的关联分析方法多种多样，各种方法都有其各自的优点和不足。如相关分析是通过相关系数来判断色谱峰与药效指标的相关性大小、变化方向及显著程度，但相关系数是通过图谱中每个色谱峰的峰面积与药效指标计算得到的，因此无法解释中药多成分对药效的综合作用。又如回归分析所建立的回归方程虽描述了药效指标与各色谱峰之间的相互关系，能够反映各个色谱峰对应成分对药效指标的综合作用，但回归分析主要是选择重要的色谱峰用于谱效关系的模型建立，未选入模型的色谱峰与药效的关系我们无从知晓。因此，本研究基于回归分析以相关分析为前提和基础，回归分析与相关分析有着内在联系的相互关系，综合运用了相关分析和回归分析，以期达到相互佐证的结果，确保谱效关系分析结果客观、真实、能够如实体现中药的内在品质和疗效，更好地揭示逍遥散抗抑郁的药效物质基础。综合相关分析和回归分析的结果可以看出，13（苍术酮）、15（藁本内酯）、18、21（棕榈酸）、23（白术内酯Ⅰ）、25（白术内酯Ⅱ）、30、31、33 号峰与抗抑郁作用之间存在密切的关联性，推测其表征的化学成分可能为逍遥散抗抑郁作用的有效成分。

上述实验结果显示逍遥散低极性成分在逍遥散抗抑郁作用中发挥着重要的作用。据文献报道，越鞠丸的石油醚部位[22]与半夏厚朴汤的低极性部位[23]具有抗抑郁作用，而藁本内酯是越鞠丸中当归的主要化学成分，同时也是越鞠丸抗抑郁有效部位中的主要化学成分，它可以直接抑制慢性肾功能衰竭（CRF）系统的活动，或间接地影响 GABAA 受体系统[24]，上述两种生化机制或许是藁本内酯产生抗抑郁作用的原因。此外，棕榈酸作为柴胡挥发油中的一种化学成分[25]，在抑郁症的生化机制上具有重要的作用[26]。另据文献报道，苍术酮、白术内酯

Ⅰ、白术内酯Ⅱ为白术挥发油中的主要成分，它们均具有一定的抗炎作用，而现在有证据证明炎症与神经退行性进程在抑郁症的发生和发展中扮演着重要的角色。上述研究报道表明苍术酮、藁本内酯、棕榈酸、白术内酯Ⅰ、白术内酯Ⅱ确实具有一定的抗抑郁作用，为抗抑郁活性化合物，从而在一定程度上证明了本研究所建立的谱效关系的客观性与准确性。18、30、31、33号峰所对应的未知化学成分还须运用其他分析手段进一步指认，以期发现更多的逍遥散抗抑郁有效成分。本研究为逍遥散及其他中药复方的质量控制及药效物质基础研究提供了有价值的参考。

二、基于 CUMS 模型大鼠的谱效相关性分析

在前期小鼠绝望模型研究的基础上，本研究再次采用 CUMS 大鼠模型的行为学药效结果及 GC-MS 血浆代谢组学的药效效果（血浆内两个潜在生物标志物的相对含量）与各配伍组分的 GC-MS 的指纹图谱进行谱效相关性分析，然后，采用主成分分析、相关分析及逐步回归分析等多种关联分析方法，寻找各配伍组分体外指纹图谱特征峰与药效的关联度，确定引起药效的一组特征峰，同时与小鼠绝望模型的谱效相关的结果进行相互佐证，最终确定引起逍遥散中抗抑郁活性的一组特征峰，从而进一步阐明了逍遥散抗抑郁作用的药效物质基础。

（一）基于 CUMS 模型大鼠的逍遥散抗抑郁有效部位配伍的药效研究

1. 实验方法

（1）实验药物的制备　逍遥散水煎剂：按逍遥散各药材剂量配比，称取药材，加入10 倍量的水，浸泡 1h，回流提取 3 次（10 倍量水 2h，8 倍量水 1.5h，6 倍量水 0.5h），合并提取液，浓缩，真空减压干燥得药粉，将药粉粉碎过 200 目，用 0.5%吐温 0.8g/mL 1%CMC-Na 溶液配制成相应浓度的溶液；其他实验药物同第八章第三节"基于小鼠行为绝望模型的逍遥散抗抑郁有效部位配伍的药效研究"的实验药物的制备方法制备逍遥散各组分药物。

（2）因素水平的确定　本实验室前期已经通过小鼠绝望模型初步筛选出逍遥散抗抑郁有效部位配伍的比例（A：B_3 分别为 0：3、1：0、1：3、3：1、2：2，其中 A：B_3 抗抑郁的效果最佳）。根据本实验室前期研究的结果，本研究采用两因子（有效部位 A、B_3 为两因子）三水平（最佳剂量的 0、1、3 倍为三水平）的因子设计将逍遥散抗抑郁有效部位进行配伍研究。具体的实验设计见表 10-23。

（3）动物给药及分组　健康雄性成年 SD 大鼠 130 只，体重 180～200g，自由进水进食饲养 3 天以适应环境，每日触摸动物以适应实验人员的操作。3 天后采用 Open-Filed 法进行行为学评分，根据大鼠体重和行为学评分将大鼠随机分为 13 组，每组 10 只，分别为正常对照组（NS），模型组（MS，样本 1 组），有效部位配伍组（样本 2～10 组），传统逍遥散水煎剂组（XYS，给药量：生药量 46.3g/kg），文拉法辛阳性药组（YW，盐酸文拉法辛 50mg/kg）。各给药组按照 10mL/kg 对大鼠进行灌胃给药，正常对照组、模型组给予同等体积的蒸馏水，连续 21 天。

（4）模型的制备　参照文献 Willner 等[13]的方法并结合本实验室以前的经验，采用慢性轻度不可预知性的温和刺激配合孤养的造模方法。刺激方法包括：禁水、禁食、电击、

4℃冰水、潮湿垫料、陌生物体、束缚、噪声（超声）、夹尾和热刺激。应用刺激规则：每日给予一种刺激，每种刺激累计使用2～3次，顺序随机，并且实验尽量在同一时间点进行，使动物不能预料刺激的发生，应激21天，在第21天测糖水偏爱率、旷场实验等行为学指标。

表10-23　实验设计安排表

样本	A		B₃	
	水平	浓度/（mg/mL）	水平	浓度/（mg/mL）
1	0	0.00	0	0.00
2	0	0.00	1	46.30
3	0	0.00	3	138.9
4	1	97.23	0	0.00
5	1	97.23	1	46.30
6	1	97.23	3	138.90
7	3	291.69	0	0.00
8	3	291.69	1	46.30
9	3	291.69	3	138.90
10	2	194.46	2	92.60

注：1. 各因素水平按生药量计，水平1—46.3g/kg，水平2—92.6g/kg，水平3—138.9g/kg。

2. 表中A、B₃浓度均为有效部位浸膏浓度。

3. 样本2、3为单独的有效部位A；样本4、7为单独的有效部位B₃。

（5）糖水偏爱实验　实验前对大鼠进行糖水偏爱训练。每只大鼠（单笼饲养）同时放置2个水瓶，第一个24h放置2瓶1%蔗糖水，第二个24h给予1瓶1%蔗糖水和1瓶日常饮用水。训练结束之后，禁水、禁食12h，之后测定12h糖水消耗量。分别在第0天进行糖水偏爱率的基线测定，第21天进行糖水偏爱率实验。称取大鼠饮水前后水瓶的质量，计算大鼠的糖水偏爱率。糖水偏爱率=糖水饮用质量/（糖水饮用质量+日常饮用水质量）。

（6）旷场实验　旷场实验装置的底部（100cm×100cm×40cm）被等分成25个正方形，并保证在相对安静的环境里（≤60dB）从上午8：00至中午12：00进行旷场实验测试。测试在实验进行中的第0、7、14、21天。首先，将大鼠置于旷场实验装置中1min以适应环境。观察大鼠穿越格数（至少3只爪子跨过网格线）和直立次数（两前肢距离地面至少1cm）。适应环境1min后，记录5min内的大鼠的穿越格数和直立次数。同时记录所有大鼠的体重。

（7）血浆样品采集　行为学实验结束后，大鼠禁食24h，麻醉，于腹主动脉取血，置于肝素钠抗凝管中，室温静置30min，在4℃环境中以3500r/min离心10min，取上清液，置于-80℃冰箱储存，待用。

（8）代谢组学GC-MS条件　TraceGC条件为色谱柱：DB-5MS毛细管（30m×250μm，0.25μm）。进样口温度：260℃，无分流进样，进样量：1μL。载气：氦气。载气流速：1.0mL/min。气相升温条件如下：

$$60℃（3min）\xrightarrow{7℃/min}140℃（4min）\xrightarrow{5℃/min}180℃（6min）$$
$$\xrightarrow{5℃/min}280℃（2min）$$

质谱条件：EI 离子源，温度 200℃，电子能量 70eV；传输线温度 280℃；全扫描模式，扫描范围 $m/z50\sim650$。

（9）血浆样品的制备　将血浆样本在 4℃ 环境下解冻后，取 100μL 上清液加入 250μL 乙腈，然后在 4℃、10000g 条件下离心 10min，移取 150μL 上清液，30℃ 真空干燥 12h。在上述体系中加入 30μL 甲氧胺（15mg/mL）吡啶溶液，在 70℃ 条件下反应 1h。然后在混合溶液中加入 50μL MSTFA，在 40℃ 条件下继续反应 90min。最后加入含 0.1mg/mL 二十四烷（内标）的正庚烷溶液 700μL，涡旋，待分析。

（10）数据统计与分析　采用 Xcalibur（Thermo Fisher Scientific Inc.，Waltham，Ma，USA）软件，对图谱进行格式转换，然后导入 XCMS 软件中进行峰对齐、切割。所生成 txt 文件导入 Excel 软件中进行归一化处理。将所得积分数据导入 SIMCA-P 11.0 软件进行模式识别分析和生物标志物的提取，分析结果以散点图和载荷图表示。采用 SPSS 16.0 软件进行统计分析，各组实验数据均用 $\bar{x}\pm SD$ 表示。通过 t 检验比较两组之间的统计学差异，并通过 one-way ANOVA 比较多组之间的统计学差异。$P<0.05$ 被认为数据之间存在显著性差异。

2. 实验结果

（1）逍遥散抗抑郁有效部位不同比例配伍对糖水偏爱率的影响　由表 10-24 可见，在造模 3 周时，模型组（MS）的糖水偏爱率与空白组（NS）相比明显下降，具有极显著性差异（$P<0.01$）。有效部位配伍样本 10 组（A∶B_3=2∶2）、样本 4 组（A∶B_3=1∶0）、样本 2 组（A∶B_3=0∶1）和阳性药对照组（YW）与模型组（MS）相比，均具有极显著性差异（$P<0.01$），抗抑郁作用非常好。样本 5 组（A∶B_3=1∶1）、样本 6 组（A∶B_3=1∶3）、样本 3 组（A∶B_3=0∶3）和逍遥散复方水煎剂组（XYS）与模型组相比，均有显著性差异（$P<0.05$），具有一定的抗抑郁效果。其他给药组与模型组相比，无显著性差异（$P>0.05$），表明其他配伍组并无明显的抗抑郁作用。

表 10-24　各组糖水偏爱率（%，平均值±SD，$n=8$）

分组	0d	7d	14d	22d
NS	86.87±14.01	84.32±22.71	87.28±8.34[②]	89.22±9.06[②]
MS	85.32±11.86	74.64±23.39	64.63±24.93	56.22±12.12
样本 2 组	80.28±22.19	72.62±30.35	68.27±23.94	80.58±11.21[②]
样本 3 组	81.03±31.98	78.20±17.72	75.19±13.21	73.56±15.51[①]
样本 4 组	74.58±16.28	70.63±19.09	84.53±14.05[①]	88.91±7.99[②]
样本 5 组	88.39±15.55	63.43±26.04	66.40±20.33	71.71±17.10[①]
样本 6 组	85.98±24.97	76.40±29.46	73.68±11.96	71.16±14.77[①]
样本 7 组	72.21±40.70	68.55±23.27	55.01±17.45	51.67±9.99
样本 8 组	95.16±7.82	78.34±22.99	64.29±12.74	54.78±15.89
样本 9 组	87.90±12.07	82.20±20.84	61.03±16.27	52.95±16.36
样本 10 组	90.18±23.30	80.18±13.33	80.44±15.98	91.36±7.37[②]

续表

分组	0d	7d	14d	22d
XYS	91.69±19.17	71.50±20.46	73.47±14.87	78.17±11.48①
YW	85.01±19.22	74.49±11.35	75.90±10.82	78.89±18.08②

① 与 MS 比较，$P<0.05$。
② 与 MS 比较，$P<0.01$。

（2）逍遥散抗抑郁有效部位不同比例配伍对旷场实验的影响　由表 10-25 可见，在造模 3 周时，与空白组相比，模型组大鼠爬行的平行格数明显下降，具有极显著性差异（$P<0.01$）。有效部位配伍样本 10 组（A：B₃=2：2）、样本 4 组（A：B₃=1：0）和阳性对照组（YW）与模型组相比，均有较显著性差异（$P<0.01$），抗抑郁作用非常好。样本 5 组（A：B₃=1：1）、样本 2 组（A：B₃=0：1）组和 XYS 组与模型组相比，均有显著性差异（$P<0.05$），具有一定的抗抑郁效果。其他给药组与模型组相比，无显著性差异（$P>0.05$），无抗抑郁活性。综合所有行为学的评价结果，有效部位各配伍组抗抑郁作用顺序依次为：样本 10 组≈样本 4 组≈YW＞样本 5 组≈样本 2 组≈XYS＞样本 3 组≈样本 6 组＞样本 7 组≈样本 8 组≈样本 9 组。

表 10-25　各组平行格数实验结果（次，平均值±SD，$n=8$）

分组	0d	7d	14d	22d
NS	52.30±9.98	35.80±18.24	36.40±23.63①	32.62±17.29②
MS	51.50±13.58	18.00±20.59	14.70±15.90	5.17±7.49
样本 2 组	43.88±8.98	21.22±18.71	16.71±12.63	31.75±17.10①
样本 3 组	55.50±17.98	19.86±19.54	18.57±8.96	25.75±19.82
样本 4 组	46.40±12.49	23.57±20.23	37.14±14.45①	37.14±27.79②
样本 5 组	49.10±12.57	26.11±18.71	29.00±17.94	29.00±17.29①
样本 6 组	42.20±15.52	19.50±16.67	20.11±11.79	24.67±21.61
样本 7 组	41.25±15.49	17.00±13.54	13.29±9.71	12.12±17.76
样本 8 组	44.00±8.12	20.89±27.39	16.00±8.52	19.67±10.65
样本 9 组	44.89±6.92	18.78±16.25	14.71±9.72	11.67±15.44
样本 10 组	57.89±11.42	33.30±19.00	29.71±20.37	34.38±27.75②
XYS	54.43±9.81	22.60±18.99	24.14±10.12	26.29±9.46①
YW	55.70±14.70	32.70±11.64	32.33±12.10	38.30±27.07②

① 与 MS 比较，$P<0.05$。
② 与 MS 比较，$P<0.01$。

（3）逍遥散抗抑郁有效部位不同比例配伍组对模型大鼠血清代谢轮廓的调节作用

① 各给药组的代谢轮廓分析。各组的 PLS-DA 散点图见图 10-29。

从图 10-29（a）～图 10-29（j）可知，空白组和模型组能明显分开，样本 10 组（A：B₃=2：2）、样本 4 组（A：B₃=1：0）比 XYS 更靠近空白组，而其他给药组比 XYS 更远离空白组；从图 10-29（k）中可以看出样本 10 组的中心距离比样本 4 组的中心距离更靠近空白组，提示样本 10 组的抗抑郁的效果比样本 4 组好。样本 2 组（A：B₃=0：1）组、样本 5 组（A：B₃=1：1）组和样本 6 组（A：B₃=1：3）组比其他给药组更靠近 XYS，即各给药组的抗抑郁效果顺序如下：样本 10 组＞样本 4 组＞XYS≈YW＞样本 2 组≈样本 5 组≈样本 6 组＞样本 3 组≈样本 7 组≈样本 8 组≈样本 9 组，以上结果表明在所有给药组中样本 10 组配伍组分抗抑郁活性最强。本研究通过代谢组学方法筛选出了有效部位配伍的最佳配伍比例，并确定了最佳给药剂量，组分 A 和组分 B₃ 均为 92.6g/kg（按生药量计，配伍比例为 2：2）时，其抗抑郁效果最佳。

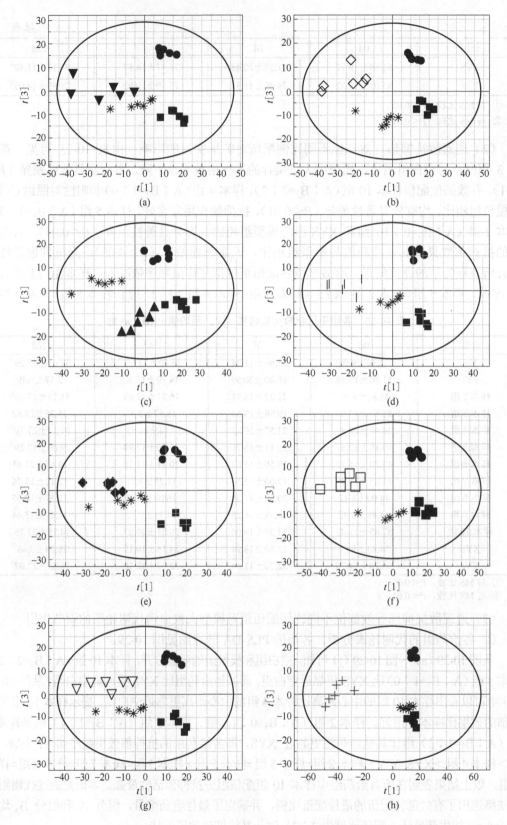

图 10-29

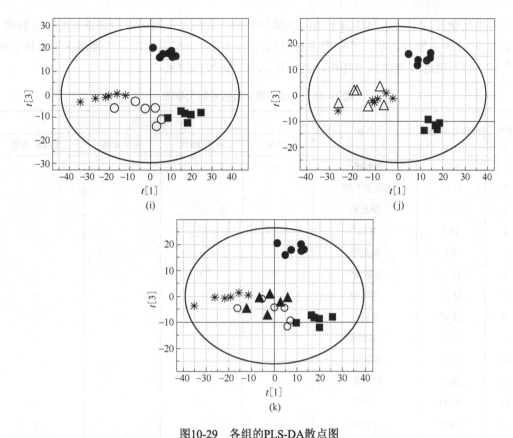

图10-29　各组的PLS-DA散点图

（a）空白组、模型组、XYS组和样本2组的PLS-DA散点图；（b）空白组、模型组、XYS组和样本3组的PLS-DA散点图；

（c）空白组、模型组、XYS组和样本4组的PLS-DA散点图；（d）空白组、模型组、XYS组和样本5组的PLS-DA散点图；

（e）空白组、模型组、XYS组和样本6组的PLS-DA散点图；（f）空白组、模型组、XYS组和样本7组的PLS-DA散点图；

（g）空白组、模型组、XYS组和样本8组的PLS-DA散点图；（h）空白组、模型组、XYS组和样本9组的PLS-DA散点图；

（i）空白组、模型组、XYS组和样本10组的PLS-DA散点图；（j）空白组、模型组、XYS组和YW组的PLS-DA散点图；

（k）空白组、模型组、XYS组、样本4组和样本10组的PLS-DA散点图

■—空白组；●—模型组；▼—样本2；◇—样本3；▲—样本4；|—样本5；◆—样本6；

□—样本7；▽—样本8；+—样本9；○—样本10；*—XYS；△—YW

② 抗抑郁有效组的生物标志物调节与分析。各组明显分离的差异代谢物见表10-26。

由表10-26可知，逍遥散组（XYS）可以调节丙氨酸、缬氨酸、甘氨酸等12种生物标志物，其中10种是通过空白组与模型组相比找到的潜在生物标志物，有2种生物标志物可能起到辅助调节作用，因而可以达到抗抑郁效果；样本10组可以调节丙氨酸、缬氨酸、脯氨酸等13种生物标志物，其中10种是通过空白组与模型组相比寻找到潜在生物标志，其余有3种可能起到辅助调节作用，此外，除脯氨酸代谢物外，样本10组（A∶B₃=2∶2）调节的标志物与逍遥散组是相同的，表明样本10组与逍遥散组在回调体内生化途径方面基本上是相同的，但样本10组的抗抑郁效果要比XYS强；样本4组（A∶B₃=1∶0）可以回调3-羟基丁酸、甘油、棕榈酸等4种生物标志物，进而可以达到抗抑郁效果；与逍遥散组相比，样本4组可单独调节的标志物有甘油和亚麻子油酸，共同调节的标志物有3-羟基丁酸和棕榈酸。样本4组分与逍遥散在调节标志物的种类上差异性较大，说明样本4组分和逍遥散可能回调了不同

的体内生化途径，进而达到各自不同的抗抑郁效果；文拉法辛组可以回调缬氨酸、甘氨酸、丝氨酸等 13 种生物标志物，其中有 8 种是通过空白组与模型组相比寻找到潜在生物标志物，其余有 5 种可能起到辅助调节作用，进而可以达到抗抑郁效果。

表 10-26　各组明显分离的差异代谢物

序号	保留时间/min	名称	变化趋势			
			XYS	样本 10 组	样本 4 组	文拉法辛组
1	9.95	丙氨酸①	+	+		
2	11.23	3-羟基丁酸①			−	
3	12.38	缬氨酸	−	−		−
4	13.5	甘油①			+	
5	14.13	脯氨酸		+		
6	14.21	甘氨酸①	+	+		+
7	15.31	丝氨酸				+
8	15.92	苏氨酸	−			
9	21.1	谷氨酰胺①	+	+		+
10	23.38	谷氨酸①	−	−		
11	28.56	柠檬酸①	−			
12	29.94	果糖①	+	+		+
13	30.47	半乳糖				−
14	30.88	葡萄糖①	+	+		+
	31.62	葡萄糖①	+	+		+
15	33.37	酪氨酸①	+			−
16	37.35	棕榈酸①				−
17	38.15	肌醇				−
18	41.43	亚麻子油酸①			−	

① 通过空白组和模型组相比寻找到潜在生物标志物。

注：1. +表示在模型组中含量相对较高，−表示在模型组中含量相对较低。

2. 保留时间分别为 30.88 和 31.62 所对应葡萄糖构型不同。

3. 小结与讨论

代谢组学是系统生物学的重要平台，主要研究内源性小分子代谢物在机体整体水平的代谢状况，通过研究机体整体代谢网络变化来反映机体整体变化，这为同样强调整体性调节的中药复方研究提供了新思路，近年来在揭示中药发挥药效及作用机制的研究中起到了重要作用。代谢组学因其方法的灵敏性在中药品质评价、化学组分比较和药效差异性研究方面应用越来越广泛。在药效评价方面，当今许多最突出的疾病（例如糖尿病、抑郁症和炎症性肠病）都有强大的代谢基础或明确的代谢原因，所以特定疾病相关靶向代谢途径代谢物的变化水平可间接反映疾病发展过程。而且，相比药效指标，内源性代谢物具有高灵敏性、反应快的特点，代谢组学技术比传统药效指标更加灵敏，作为药效指标可增强谱效分析的灵敏性。

本研究采用 GC-MS 代谢组学技术对大鼠血浆生物样本进行分析，考察了逍遥散抗抑郁有效部位各配伍组分抗抑郁效果，并与 CUMS 模型大鼠的行为结果及小鼠绝望模型结果相互佐证，综合行为学和代谢组学的实验结果，我们可以得出样本 10 配伍组分（A∶B₃=2∶2）的抗抑郁效果最强，样本 4 组（A∶B₃=1∶0）表现出较好的抗抑郁效果，且样本 10 组和样本 4 组的抗抑郁的效果优于逍遥散组。样本 2 组（A∶B₃=0∶1）也表现出一定的抗抑郁效果，但没有样本 4 组的好。最终确定逍遥散抗抑郁有效部位最佳配伍比例及最佳给药剂量，即当有效部位按生药量计，A 和 B₃ 均为 92.6g/kg 时（样本 10），其抗抑郁效果最佳。同时也佐证了 A 和 B₃ 是逍遥散抗抑郁的有效部位，进一步阐释逍遥散抗抑郁的药效物质基础。从样本 10 配伍组分和样本 4 组分调节的生物标志物种类可知，样本 10 配伍组分和样本 4 组分可能通过回调不同的代谢途径达到各自的抗抑郁效果。由于各配伍组成分含量的差异，导致药效差异，因此本研究为下一步基于有效部位配伍的谱效关系研究奠定了基础，同时对从逍遥散中开发新型抗抑郁组分中药提供一定的参考价值。

（二）基于 GC-MS 分析方法的不同配伍组的化学成分分析

1. 实验方法

（1）质谱条件　Trace GC 条件为色谱柱：DB-5MS 毛细管（30m×250μm，0.25μm）。进样口温度：200℃。载气：氦气。载气流速：1mL/min。传输线温度：280℃。PolarisQMS 条件为离子源温度：200℃。电离方式：EI。电子能量：70eV。质谱扫描范围：m/z50～600。程序升温条件见表 10-27。

表 10-27　逍遥散抗抑郁有效部位配伍 GC-MS 分析程序升温条件

温度/℃	升温速度/（℃/min）	保持时间/min
50		保持 2
50～120	15	保持 1
120～150	3	保持 1
150～200	7	保持 1
200～230	3	保持 1
230～280	15	保持 10

（2）色谱条件　参照第八章第三节（基于 CUMS 模型大鼠的逍遥散抗抑郁有效部位配伍的药效研究）"1. 实验方法"项下"（2）因素水平的确定"中因子设计方法设计实验安排表，按表 10-28 精密称取前期实验制得的 A 部位、B₃ 部位，置于 10mL 容量瓶中，加甲醇 8mL，超声 30min，用氯仿定容至刻度，摇匀，即得。上述溶液用 0.45μm 微孔滤膜过滤，GC-MS 进样量 1μL。

表 10-28　逍遥散抗抑郁有效部位配伍 GC-MS 分析实验设计安排表

样本	A		B₃	
	水平	浓度/（mg/mL）	水平	浓度/（mg/mL）
1	0	0.00	0	0.00
2	0	0.00	1	2.52

续表

样本	A		B₃	
	水平	浓度/（mg/mL）	水平	浓度/（mg/mL）
3	0	0.00	2	5.04
4	0	0.00	3	7.56
5	1	5.40	0	0.00
6	1	5.40	1	2.52
7	1	5.40	2	5.04
8	1	5.40	3	7.56
9	2	10.80	0	0.00
10	2	10.80	1	2.52
11	2	10.80	2	5.04
12	2	10.80	3	7.56
13	3	16.20	0	0.00
14	3	16.20	1	2.52
15	3	16.20	2	5.04
16	3	16.20	3	7.56

注：1. 各因素水平按生药量计，水平 1—46.3g/kg，水平 2—92.6g/kg，水平 3—138.9g/kg。

2. 表中 A、B₃ 浓度均为有效部位浸膏浓度。

3. 样本 2、3、4 为单独的有效部位 B₃；样本 5、9、13 为单独的有效部位 A。

（3）方法学验证　鉴于样本 10 所含化合物种类全面、浓度适中，所以本研究选择样本 10 对配伍组分的 GC-MS 分析方法进行方法学验证。

精密度：取供试品溶液，重复进样 6 次，记录色谱图。记录各共有峰相对保留时间及保留时间所对应峰面积的 RSD 值。

稳定性：分别于制备后 0h、3h、6h、9h、12h、15h、18h、24h、48h 进样检测色谱图，记录在 48h 内各共有色谱峰的相对保留时间及相对保留时间所对应的峰面积的 RSD 值。

重复性：制备供试品溶液 6 份，分别进样检测色谱图。记录各共有色谱峰相对保留时间和保留时间所对应的峰面积的 RSD 值。

（4）特征峰峰面积的测定与指认　中药谱效关系研究一般是提取所有图谱的共有模式，即摘取共有色谱峰，损失一些无共有色谱峰，而损失的色谱峰可能为抗抑郁活性有效成分。所以，为了更加深入研究逍遥散抗抑郁药效物质基础，即研究逍遥散抗抑有效成分，本研究在本课题组前期研究的基础上选取更低范围（峰面积占总峰面积 0.1% 以上）的色谱峰为本实验研究的对象。每份样本重复进样 3 次。本研究以化合物信息全面、浓度适中的样本 10 的色谱图为参照图谱，选取峰面积占总面积 0.1% 以上的色谱峰，其余样本色谱图参照样本 10 色谱图的保留时间摘取相应的色谱峰。

2. 实验结果

（1）方法学考察　各共有峰相对保留时间及保留时间所对应峰面积的精密度、48h 稳定性的 RSD 均低于 8.0%，重复性在 10% 以内，各方法学验证指标均符合《中国药典》（2020 年版）附录要求。

（2）有效部位配伍组分化学成分的指认及峰面积的测定　选取峰面积占总面积 0.1%以上的色谱峰，其余样本色谱图参照样本 10 色谱图的保留时间摘取相应的色谱峰，最终选取了 36 个色谱峰，并运用选择离子法（SIM）对化合物进行定性和定量，选择离子峰面积为 3 次实验的平均值。其中，通过标准品、提取分离、质谱库等鉴定 21 个化合物。由于在每张色谱图中被摘取的峰面积之和均大于总色谱峰面积的 90%，因此所摘取的色谱峰能够全面、有效地反应各有效部位配伍组分内在的主要信息。有效部位配伍组分 GC-MS 典型总离子流色谱图见图 10-30，36 个色谱峰的质谱信息及特征峰选择离子平均峰面积见表 10-29 和表 10-30。

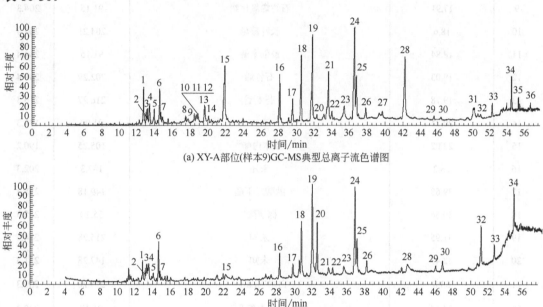

（a）XY-A 部位（样本9）GC-MS 典型总离子流色谱图

（b）XY-B₃ 部位（样本3）GC-MS 典型总离子流色谱图

（c）XY-A 部位∶XY-B₃ 部位=2∶2（样本11）GC-MS典型总离子流色谱图

图 10-30　有效部位配伍组分 GC-MS 典型总离子流色谱图

表 10-29　基于 GC-MS 选取的逍遥散抗抑郁有效部位配伍组分的 36 个化合物

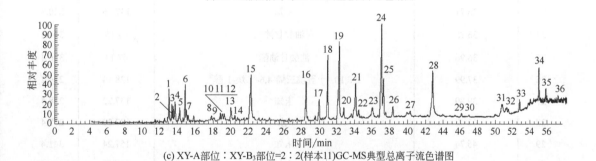

峰号	保留时间/min	化合物	选择离子峰	分子量
1	12.85	花侧柏烯	132.28	202.2
2	13.19	莰烯	91.09	136.2
3	13.32	水芹烯	78.18	136.2

峰号	保留时间/min	化合物	选择离子峰	分子量
4	13.54	未知	91.17	204.4
5	14.06	香木对烯	91.16	204.3
6	14.66	未知	91.09	204.2
7	14.8	2,6-双（1,1-二甲基乙基）-4-甲基苯酚	91.11	220.3
8	17.61	香橙烯	91.14	204.4
9	17.91	石竹烯氧化物	91.15	204.3
10	18.6	长叶蒎烯	204.21	204.4
11	18.84	愈创木烯	91.15	204.4
12	19.03	石竹烯	202.29	204.4
13	19.78	苍术酮	216.27	216.3
14	20.21	未知	91.09	188.3
15	22.02	藁本内酯①	105.25	190.2
16	28.2	未知	187.3	202.3
17	29.68	酞酸二丁酯	149.18	278.3
18	30.66	棕榈酸①	55.10	255.3
19	31.95	未知	215.28	284.4
20	32.47	未知	147.28	231.3
21	33.8	白术内酯Ⅰ①	215.26	230.3
22	34.14	白术内酯Ⅱ①	91.17	232.3
23	35.71	未知	147.26	220.3
24	36.75	亚油酸甘油酯	67.15	354.4
25	36.96	油酸甘油酯	67.14	356.4
26	37.99	2,8,10－十五烷三烯-4,6-二炔-1-醇②	128.14	214.2
27	39.89	未知	137.22	278.4
28	42.47	未知	137.22	277.4
29	45.74	未知	157.24	341.4
30	46.56	未知	177.37	341.3
31	50.29	未知	137.29	381.4
32	50.9	未知	149.21	280.3
33	52.35	未知	157.26	243.2
34	54.62	未知	205.27	369.45
35	55.4	未知	157.24	333.4
36	56.79	未知	57.17	357.3

① 表示由标准品鉴定。

② 表示由实验室提取分离鉴定。

表 10-30　基于 GC-MS 选取逍遥散各有效部位配伍组分 36 个化合物的选择离子峰面积

峰号	特征峰选择离子平均峰面积								
	2[a]	3[a]	4[a]	5[a]	6[a]	7[a]	8[a]	9[a]	10[a]
1	171275	540260	2107671	2103877.5	2574407.5	5794253	6300465	6036179	3665135.333
2	86705.5	304878.3	761675	943018.5	1590316.5	2703243	3659689	3954972	1972910
3	43144.5	141359.7	311751	311498.5	411813	826642.7	846001.5	846531.5	564271
4	60743.5	198653.3	529065	544060	699433.5	1439521	1604691	1549091.5	978061.6667
5	29944	112149	454810.5	462627.5	591954	1320484	1461591.5	1417130	847939
6	102211.5	322403.7	681726	773194	1148764.5	2102550	2686458	2627978	1462367
7	32388.5	102936.3	191883	261884	371178	702252	840899.5	874929	512640
8	—	—	358883.5	339283	386004.5	1010218	1066248.5	981186.5	607180
9	—	—	128795.5	111137.5	124062.5	351708	359729	311970.5	198717.3333
10	—	—	871854.5	810226	869120	2340056	2530925	2284368.5	1405192.333
11	—	—	135234	108988	126494.5	346397.3	359084	312435.5	211026
12	—	—	977686	942632	1068790	3000800	3114947	3015857	1659039
13	—	—	1033833	901484	1005587	3133882	3355706.5	2496971	1808226.333
14	—	—	86471.5	65108	65061.5	258677	264792.5	241969	132951
15	48912	156320	2775761	2534842	2964143	8524367	9022102.5	7929098	4934475.333
16	208957.5	613240.3	2718295	2518243.5	2991036	7010567	7544767.5	6935041	4380934.667
17	523894	1273297	5431707	4950640.5	6044440.5	13108122	13728415.5	12712962	8393952.667
18	171895.5	523259.3	1630847	1583098.5	1954936.5	4089686	4372772.5	4133747	2733808.667
19	477036.5	1200458	3132270	2866449	3697973.5	7567107	7632565	7038068	5092759
20	206240	533554.7	155072	297945	605032	341588	507573.5	711837	530258.6667
21	44527.5	140166	1918370	1592527	1678110.5	4816686	4722727.5	4107692	2717601.667
22	4251	20004.33	164020.5	157896	157793	442859	482753.5	424249	273281.3333
23	37355.5	188325.3	953281.5	747194	998957.5	2218469	2101581.5	2038754	1497060.667
24	291237	853909.3	3010068	2704862	3420303	7170524	7592300.5	7266364.5	4840166.333
25	59024	192230.3	589512	493096.5	685603	1309768	1294868	1161923.5	879258.3333
26	35536	107749.7	354883	326038.5	426153	869511.3	892102	866365.5	594959.6667
27	—	—	1166923	680646	772430	2078558	2144118	1505558.5	1338999
28	118373.5	430325.7	5033994	3822488.5	4988831	12798082	13072502.5	10535558	7962695
29	5328	22880	77945	85699	100783	200430.3	198804.5	197509	138028
30	274930.5	239799.3	476771.5	541391	291344	348927	309977	220356	183525
31	—	—	1071356	560735.5	1291163	2719845	2698428.5	2807631.5	2038248.667
32	853036	2099424	277399	859398	2345947.5	518393	1126415.5	2109130	1580151.667
33	37423.5	84952.67	275227	223122	296012.5	555350.3	572994	545202.5	419413.6667
34	458577.5	1167327	2294305	1691470	3371481	4712288	5205060.5	5507158.5	3856442.333
35	—	—	104424	169960.5	246020.5	391451	430907.5	389250.5	310840.3333
36	—	—	189276	143761	2574407.5	353538.7	300154.5	348639	251438.6667

注：1. 2[a]～10[a] 表示样本 2～样本 10。
2. "a" 表示 3 次实验的平均结果。
3. "—" 表示未检出。

3. 小结与讨论

本研究应用 GC-MS 色谱分析方法对配伍组分进行指纹图谱分析，最终筛选出 36 个能较全面概况配伍组分整体化学信息的色谱峰，其中通过标准品、质谱库等鉴定 21 个化合物，这为基于 CUMS 模型大鼠的谱效相关性分析提供了"谱"的研究基础。

（三）逍遥散抗抑郁有效部位配伍的谱效相关性分析

1. 实验方法

（1）主成分分析（PCA） 本研究对经 GC-MS 摘选出的 34 个峰，运用 SPSS 11.5 及 SIMCA-P 11 统计软件中的主成分分析法，寻找出对有效部位配伍组分组间差异有较大影响且有较大累计贡献率的指标。

（2）HCA 聚类分析 本研究对经 GC-MS 摘选出的 34 个峰，运用 SPSS 11.5 统计软件中的 HCA 聚类法进行聚类分析，从而与主成分分析所得聚类结果进行分析比较，验证主成分分析结果。

（3）谱效双变量相关分析 本研究在获得有效部位配伍组分化合物峰面积（表 10-30）的基础上，利用主成分分析法，找出了对有效部位配伍组分组间差异有较大影响且有较大累计贡献率的指标 18 个化学成分，进而利用 SPSS 11.5 统计软件中的双变量相关分析方法，计算这 18 个色谱峰的峰面积与 CUMS 模型大鼠典型的行为学指标（大鼠体重增加值、糖水偏爱率、平行格数、直立次数）和血浆中典型潜在的生物标志物（柠檬酸和酪氨酸）的 Pearson 相关系数，寻找药效相关性较大的特征峰。其中，相关系数 $|r| \geqslant 0.6$ 且 $P < 0.05$ 则认为两者之间存在相关性。

（4）谱效多元回归分析 强迫引入法回归分析：利用 SPSS 中多元线性回归分析中的强迫引入法（enter）处理（保留 $P < 0.05$ 的各因素），以经主成分分析筛选出的峰的峰面积作为自变量，大鼠体重增加值、糖水偏爱率、平行格数、直立次数、柠檬酸和酪氨酸为因变量，建立谱效方程。

2. 实验结果

（1）主成分分析（PCA） 本研究对经 GC-MS 摘选出的 34 个峰，运用 SPSS 11.5 统计软件中的主成分分析法，寻找出对有效部位配伍组分组间差异有较大影响且有较大累计贡献率的指标。经过分析获得这些性状的特征值、贡献率（方差百分比）、累计贡献率，见表 10-31。根据累计贡献率不低于 80% 及保留特征值大于 1 可确定 2 个主成分。使用 SIMCA-P11.0 统计软件在 PC1 和 PC2 二维基础上对样品进行主成分分析。图 10-31 为逍遥散抗抑郁有效部位配伍组分的 PCA 分析得分图。从逍遥散抗抑郁有效部位配伍组分的 PCA 分析得分图可知，样本 2、3、4 聚为一类，样本 5、6、7、8 聚为一类，样本 9、10、11、12 聚为一类，样本 13、14、15、16 聚为一类。结合表 10-28、表 10-30 逍遥散抗抑郁有效部位配伍 GC-MS 实验设计与化合物选择离子平均峰面积可知，沿着 $t[1]$ 方向有效部位配伍组分中化合物的含量呈增大的趋势，有效部位 A 在样本分类中起主导作用，沿着 $t[2]$ 方向有效部位 B_3 在配伍组分化学成分含量差异上对有效部位 A 起辅助作用。由于配伍组分化学成分含量差异，才导致药效差异，进而从一个侧面佐证了前期研究所得的有效部位 B_3 增强了有效部位 A 的抗抑郁效果，显示了协同抗抑郁效果的结论。由 SPSS 主成分分析可得主成分的因子载荷矩阵，见表 10-32。

表 10-31 各变量的特征值及相应的百分比（显示前 14 个主成分信息）

主成分	相关矩阵特征值			因子提取结果		
	特征值	方差百分比/%	累计方差百分比/%	特征值	方差百分比/%	累计方差百分比/%
1	31.445	92.485	92.485	31.445	92.485	92.485
2	1.270	3.736	96.220	1.270	3.736	96.220
3	0.662	1.946	98.166			
4	0.371	1.090	99.257			
5	0.088	0.258	99.514			
6	0.073	0.214	99.729			
7	0.036	0.106	99.835			
8	0.024	0.069	99.904			
9	0.013	0.037	99.941			
10	0.010	0.029	99.970			
11	0.006	0.018	99.989			
12	0.003	0.008	99.996			
13	0.001	0.003	99.999			
14	0.000	0.001	100.000			

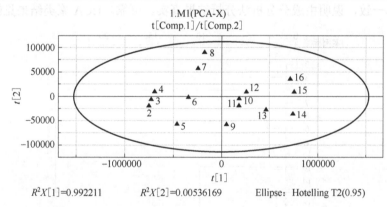

图 10-31 逍遥散抗抑郁有效部位配伍组分的 PCA 分析得分图

表 10-32 逍遥散抗抑郁有效部位配伍组分的 PCA 分析因子载荷矩阵

序号（峰）	主成分		序号（峰）	主成分	
	1	2		1	2
1	0.379	−0.134	7	0.357	−0.144
2	0.659	−0.177	8	0.373	−0.140
3	0.884	−0.143	9	0.385	−0.133
4	0.367		10	0.373	
5	0.387	−0.103	11	0.652	0.359
6	0.893		12	0.317	0.236

序号（峰）	主成分		序号（峰）	主成分	
	1	2		1	2
13	0.582		24	0.662	
14	0.760		25	0.558	
15	0.998		26	0.894	0.102
16	0.744		27	0.391	-0.112
17	0.730		28	0.387	
18	0.755		29	0.294	0.475
19	0.747		30	0.646	0.110
20	0.484		31	0.763	
21	0.576	-0.157	32	0.385	
22	0.300	-0.495	33	0.782	0.176
23	0.676		34	0.308	0.322

（2）HCA 聚类分析——验证主成分分析　本研究对经 GC-MS 摘选出的 34 个峰，运用 SPSSforwindows11.5 统计软件中的 HCA 聚类法进行聚类分析，从而与主成分分析所得聚类结果进行分析比较。统计结果表明，样本 2、3、4 聚为一类，样本 5、6、7、8 聚为一类，样本 9、10、11、12、13 聚为一类，样本 14、15、16 聚为一类。HCA 聚类法与主成分分析法聚类结果基本一致，说明主成分分析法分析结果真实、可靠。HCA 聚类结果见图 10-32。

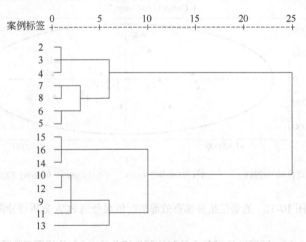

图 10-32　逍遥散抗抑郁有效部位配伍组分的 HCA 聚类结果

（3）谱效双变量相关分析　通过对 CUMS 模型大鼠行为学的研究发现，大鼠的体重、糖水偏爱率、平行格数和直立次数是很好的药效评价指标。所以本研究选择上述四个行为学指标进行谱效双变量相关性分析。在寻找药效相关性较大的特征峰时为避免以单一的行为学为指标所带来的误差，本研究首次把代谢组学技术引入谱效关系中，以代谢组学技术寻找到的标志物含量为指标，技术更加灵敏，反应信息更加准确，结果更加可靠。由于不同配伍组分的含量差异引起不同组大鼠血浆中内源性代谢物含量差异，利用 GC-MS 分析技术方法对 CUMS 模型大鼠血浆进行代谢组学分析，找到柠檬酸、酪氨酸等 13 个生物标志物。其中柠檬酸是 TCA 循环中重要的中间代谢产物。酪氨酸可以转化为去甲肾上腺素、肾上腺素、多巴胺，而这三种物质是重要的神经生化递质。另外酪氨酸还可以通过一系列的生物化学途径转化为延胡索酸，而延胡索酸也是 TCA 循环中重要的中间代谢产物。因此柠檬酸和酪氨酸（相对含量见附件）是两个比较典型的生物标志物，所以本研究选择柠檬酸和酪氨酸进行谱效双变量相关性分析。

本研究对有较大累计贡献率的 18 个化学成分，利用 SPSS for windows16.0 统计软件中的双变量相关分析方法计算着 18 个色谱峰的峰面积与 CUMS 模型大鼠典型的行为学指标（大鼠体重增加值、糖水偏爱率、平行格数、直立次数）和血浆中典型潜在的生物标志物（柠檬酸和酪氨酸）的 Pearson 相关系数。寻找药效相关性较大的特征峰。Pearson 相关系数结果见表 10-33。以 3 个及以上的参数（有显著性差异）为指标，综合所有的结果显示，2、6、13、14、15、16、17、18、19、21、22、24、25、26、33、34 号峰含量变化与大鼠体重增加值、糖水偏爱率、平行格数、直立次数、柠檬酸和酪氨酸相关性大。以 5 个及以上的参数（有显著性差异）为指标，综合所有的结果显示，2、6、14、15、16、18、21、22 号峰含量变化与大鼠体重增加值、糖水偏爱率、平行格数、直立次数、柠檬酸和酪氨酸相关性比较大。推测，2（莰烯）、6（未知）、14（未知）、15（藁本内酯）、16（未知）、18（棕榈酸）、21（白术内酯Ⅰ）、22（白术内酯Ⅱ）号峰所对应的化学成分可能为逍遥散产生抗抑郁作用的有效成分。当然，其余的色谱峰所对应的化学成分也可能为逍遥散产生抗抑郁作用的有效成分。

表 10-33 各峰与 CUMS 模型大鼠的行为学指标和血浆中潜在的生物标志物的 Pearson 相关系数

峰号	体重增加值	糖水偏爱率	平行格数	直立次数	柠檬酸	酪氨酸
2	−0.834[②]	−0.724[①]	−0.747[①]	−0.708[①]	−0.744[①]	−0.730[①]
6	−0.848[②]	−0.728[①]	−0.742[①]	−0.697[①]	−0.736[①]	−0.739[①]
11	−0.813[②]	−0.660	−0.665	−0.612	−0.647	−0.730[①]
13	−0.825[②]	−0.670[①]	−0.661	−0.602	−0.648	−0.712[①]
14	−0.844[②]	−0.709[①]	−0.714[①]	−0.663	−0.721[①]	−0.779[①]
15	−0.841[②]	−0.700[①]	−0.705[①]	−0.653	−0.687[①]	−0.741[①]
16	−0.834[②]	−0.696[①]	−0.705[①]	−0.655	−0.683[①]	−0.747[①]
17	−0.825[②]	−0.683[①]	−0.694[①]	−0.645	−0.660	−0.735[①]
18	−0.826[②]	−0.689[①]	−0.705[①]	−0.657	−0.669[①]	−0.731[①]
19	−0.820[②]	−0.673[①]	−0.695[①]	−0.648	−0.644	−0.712[①]
21	−0.819[②]	−0.673[①]	−0.676[①]	−0.623	−0.679[①]	−0.743[①]
22	−0.822[②]	−0.686[①]	−0.689[①]	−0.631	−0.676[①]	−0.744[①]
24	−0.818[②]	−0.676[①]	−0.695[①]	−0.648	−0.664	−0.732[①]
25	−0.807[②]	−0.648	−0.668[①]	−0.609	−0.609	−0.700[①]
26	−0.815[②]	−0.671[①]	−0.696[①]	−0.651	−0.650	−0.717[①]
28	−0.810[②]	−0.644	−0.525	−0.597	−0.624	−0.705[①]
33	−0.776[①]	−0.614	−0.682[①]	−0.598	−0.605	−0.696[①]
34	−0.794[①]	−0.633	−0.685[①]	−0.657	−0.696[①]	−0.680[①]

① 相关性 $P<0.05$。

② 相关性 $P<0.01$。

（4）谱效多元回归分析

① 迫引入法回归分析。利用 SPSS 中多元线性回归分析中的强迫引入法（enter）处理（保留 $P<0.05$ 的各因素），以经主成分分析筛选出的峰的峰面积作为自变量，大鼠体重增加值、糖水偏爱率、平行格数、直立次数、柠檬酸和酪氨酸为因变量，建立谱效方程。

在 18 个色谱峰中有 8 个与药理数据密切相关的色谱峰被引入回归方程，分别为 X_2、X_6、X_{13}、X_{15}、X_{18}、X_{21}、X_{33}、X_{34}。它们所对应的化学成分对大鼠体重增加值、糖水偏爱率、平行格数、直立次数、柠檬酸和酪氨酸影响较大。所得方程为：

$$Y_{大鼠体重增加值}=80.155-2.188\times10^{-5}X_2+2.358\times10^{-5}X_6-2.940\times10^{-6}X_{13}-2.216\times10^{-4}X_{15}+8.690\times10^{-6}X_{18}-2.176\times10^{-4}X_{21}+5.626\times10^{-4}X_{33}-8.348\times10^{-6}X_{34} \quad (P<0.01, R^2=0.812)$$

$$Y_{糖水偏爱率}=73.344-2.218\times10^{-5}X_2-2.772\times10^{-6}X_6+3.052\times10^{-5}X_{13}-1.981\times10^{-4}X_{15}-9.913\times10^{-6}X_{18}-2.437\times10^{-4}X_{21}+5.886\times10^{-4}X_{33}+1.424\times10^{-5}X_{34} \quad (P<0.01, R^2=0.836)$$

$$Y_{平行格数}=31.526-1.696\times10^{-5}X_2+2.425\times10^{-5}X_6+1.922\times10^{-5}X_{13}-1.308\times10^{-4}X_{15}-2.395\times10^{-5}X_{18}-6.508\times10^{-5}X_{21}+3.905\times10^{-4}X_{33}-2.915\times10^{-7}X_{34} \quad (P<0.01, R^2=0.714)$$

$$Y_{直立次数}=10.501-5.371\times10^{-6}X_2+9.198\times10^{-6}X_6+8.003\times10^{-6}X_{13}-6.394\times10^{-5}X_{15}-8.613\times10^{-6}X_{18}-2.389\times10^{-5}X_{21}+1.494\times10^{-4}X_{33}-1.453\times10^{-6}X_{34} \quad (P<0.01, R^2=0.728)$$

$$Y_{柠檬酸}=0.00153+1.460\times10^{-9}X_2-2.695\times10^{-9}X_6+6.977\times10^{-10}X_{13}-1.270\times10^{-8}X_{15}+2.828\times10^{-10}X_{18}-3.051\times10^{-10}X_{21}+4.241\times10^{-9}X_{33}-3.410\times10^{-10}X_{34} \quad (P<0.01, R^2=0.766)$$

$$Y_{酪氨酸}=0.00280+2.248\times10^{-9}X_2-4.712\times10^{-9}X_6+1.765\times10^{-9}X_{13}-1.988\times10^{-8}X_{15}+1.327\times10^{-9}X_{18}-5.382\times10^{-9}X_{21}-1.641\times10^{-9}X_{33}+1.648\times10^{-10}X_{34} \quad (P<0.01, R^2=0.786)$$

② 回归方程检验。

a. 大鼠体重增加值：模型拟合后的决定系数 $R^2=0.812$，即变量的变差可以解释全部抗抑郁药理活性变化的 81%。Durbin-Watson 统计量为 1.887，统计量值在 2 左右，说明残差间相互独立。模型的方差分析显示，$P<0.01$，此回归模型有统计学意义。

b. 糖水偏爱率：模型拟合后的决定系数 $R^2=0.836$，即变量的变差可以解释全部抗抑郁药理活性变化的 84%。Durbin-Watson 统计量为 2.003，统计量值在 2 左右，说明残差间相互独立。模型的方差分析显示，$P<0.01$，此回归模型有统计学意义。

c. 平行格数：模型拟合后的决定系数 $R^2=0.714$，即变量的变差可以解释全部抗抑郁药理活性变化的 71%。Durbin-Watson 统计量为 1.752，统计量值在 2 左右，说明残差间相互独立。模型的方差分析显示，$P<0.01$，此回归模型有统计学意义。

d. 直立次数：模型拟合后的决定系数 $R^2=0.728$，即变量的变差可以解释全部抗抑郁药理活性变化的 73%。Durbin-Watson 统计量为 1.761，统计量值在 2 左右，说明残差间相互独立。模型的方差分析显示，$P<0.01$，此回归模型有统计学意义。

e. 柠檬酸：模型拟合后的决定系数 $R^2=0.766$，即变量的变差可以解释全部抗抑郁药理活性变化的 77%。Durbin-Watson 统计量为 1.781，统计量值在 2 左右，说明残差间相互独立。模型的方差分析显示，$P<0.01$，此回归模型有统计学意义。

f. 酪氨酸：模型拟合后的决定系数 $R^2=0.786$，即变量的变差可以解释全部抗抑郁药理活性变化的 79%。Durbin-Watson 统计量为 1.794，统计量值在 2 左右，说明残差间相互独立。模型的方差分析显示，$P<0.01$，此回归模型有统计学意义。

③ 谱效多元回归分析总结。采用强迫引入法和逐步回归法对经主成分分析筛选出的各色谱峰与其对 FST 和 TST 不动时间的影响进行多元回归分析。经过对回归方程的检验可知

所建立的谱效关系能够如实反映逍遥散抗抑郁有效部位配伍组分化学成分含量的变化与药效差异的内在关系。强迫引入法分析结果显示 2、3、13、16、17、18、19、21、23、24、25、30、31、33 号峰所对应的化学成分对 FST 和 TST 不动时间具有较大影响，逐步回归法分析结果显示 15、18、21 号峰所对应的化学成分对 FST 不动时间具有显著影响。

3. 小结与讨论

综合相关分析和回归分析结果可以看出，2（莰烯）、6（未知）、13（苍术酮）、14（未知）、15（藁本内酯）、16（未知）、18（棕榈酸）、21（白术内酯Ⅰ）、22（白术内酯Ⅱ）、33、34 号峰与抗抑郁作用之间存在密切的关联性，推测其表征的化学成分可能为逍遥散抗抑郁作用有效成分。此结果与小鼠绝望模型的谱效相关的结果基本是一致的。以上结果显示逍遥散低极性组分在逍遥散抗抑郁作用中发挥着重要作用。据文献报道，半夏厚朴汤的低极性部位[23]和越鞠丸的石油醚部位[22]具有抗抑郁作用，进一步佐证了本实验的研究结果。藁本内酯是越鞠丸中当归的主要化学成分，同时也是越鞠丸抗抑郁有效部位中化学成分，它可以直接抑制慢性肾功能衰竭（CRF）系统活动，或间接地影响 GABAA 受体系统[24]，上述两种生化机制可能是藁本内酯产生抗抑郁作用的原因。棕榈酸是柴胡挥发油中的一种化学成分[25]，在抑郁症的生化机制上起到重要作用[26]。此外，据文献报道，苍术酮、白术内酯Ⅰ、白术内酯Ⅱ是白术挥发油中的主要成分，均具有一定的抗抑郁作用，而现在有证据证明炎症在抑郁症的发生和发展中扮演着重要的角色。上述研究表明苍术酮、藁本内酯、棕榈酸、白术内酯Ⅰ、白术内酯Ⅱ确实具有一定的抗抑郁作用，为抗抑郁的活性物质，从而在一定程度上证明了本研究所建立谱效关系的客观性与准确性。莰烯是否为抗抑郁的活性物质还需要更多文献的支持。6、14、16、33、34 号峰所对应的未知化学成分还需要其他分析方法进一步指认，以期发现更多的逍遥散抗抑郁有效成分。本研究为逍遥散及其他中药复方的质量控制及药效物质基础研究提供了价值参考。

"中药谱效相关"是中药药效物质基础研究的新思路，其目的是通过谱效相关来揭示中药所含的化学成分与药效之间的相互关系，从而阐明与药效之间相关的化学物质基础。在中药药效物质基础研究方面，"中药谱效相关"既可省去对组分中逐个成分进行分离而后药效评价大量的工作，又可避免人为的主观性，能从中药复杂成分中快速寻找到潜在药效成分群，为中药药效物质研究提供了新的突破点。"中药谱效相关"虽能从中药复杂成分中快速寻找到其潜在药效成分群，但后续仍须对有效成分进行活性验证，进一步明确逍遥散抗抑郁的物质基础。

参考文献

［1］朱春山. 文拉法辛与逍遥丸联合治疗抑郁症的疗效观察 [J]. 中国中医结合杂志，2002，22（2），152-154.

［2］魏平. 逍遥散加味治疗抑郁症 30 例 [J]. 中医研究，1999，12（5），54-55.

［3］张美增，张秋英. 逍遥散治疗抑郁性神经症临床研究 [J]. 山东中医药大学学报，1998，22（1），34-36.

［4］李萍，齐炼文，闻晓东，等. 中药效应物质基础和质量控制研究的思路和方法 [J]. 中国天然药物，2007，5（1），1-19.

［5］马致洁，秦雪梅，周玉枝，等. 逍遥散抗抑郁活性部位的初步筛选研究 [C]. 中国药理学会第十次全国学术会议专刊. 2009.

［6］Zhou Y，Ren Y，Ma Z，et al. Identification and quantification of the major volatile constituents in antidepressant active fraction of xiaoyaosan by gas chromatography–mass spectrometry［J］. J Ethnopharmacol，2012，141（1）：187-192.

［7］Wong D T，Horng J S，Fuller R W. Kinetics of serotonin accumulation into synaptosomes of rat brain – effects of amphetamine and chloroamphetamines［J］. Bioche Pharcol，1973，22：311.

［8］Whittaker V P，Barker L A. The subcellular tractionation of brain tissue with special reference to the preparation of synaptosomes and their component organelles［J］. In：Fried R. ed. In Methods in Neurochemistry，Vol. 2. New York：Marcel Dakker，Inc，1972：1-52.

［9］Guisti P，Buriani A，Cima L，et al. Effect of acute and chronic tramadol on ［3H］-5-HT uptake in rat cortical synaptosomes ［J］. Br J Pharmacol，1997，122：302.

［10］Driessen B，Reimann W. Interaction of the central analgesic，tramadol，with the uptake and release of 5-hydroxytryptamine in the rat brain in vitro［J］. Br J Pharmacol，1992，105：147.

［11］汪谦. 现代医学实验方法［M］. 北京：人民卫生出版社，1997：329-331.

［12］张均田. 现代药理实验方法［M］. 北京：北京医科大学中国协和医科大学联合出版社，1998：591-597.

［13］Willner P，Benton D，Brown E，et al. Depression increases craving for sweet rewards in animal and human models of depression and craving［J］. Psychopharmacology Berl，1998，136（3）：272-283.

［14］Luo D D，An S C，Zhang X. Involvement of hippocampal serotonin and neuropeptide Y in depression induced by chronic unpredicted mild stress［J］. Brain Res. Bull，2008，77（1）：8-12.

［15］Wu L M，Han H，Wang Q N，et al. Mifepristone repairs region-dependent alteration of synapsin I in hippocampus in rat model of depression［J］. Neuropsychopharmacology，2007，32（12）：2500–2510.

［16］Liu Q C，Tan L，Bai Y J，et al. Review on saponins of Bupleurum during the last decade［J］. Joural of Chinese Materia Medicine，2002，27（1）：7-11.

［17］方洪钜，吕瑞锦，刘国生，等. 挥发油成分的研究Ⅱ-中国当归与欧当归主要成分的比较［J］. 药学学报，1979，14（10）：617-619.

［18］张树花，董志立，熊运初. 芍药中d-儿茶精、没食子酸及其乙酯的含量测定［J］. 中草药，1988，19（9）：10.

［19］李戎，闫智勇，李文军，等. 创建中药谱效关系学［J］. 中医教育，2002，2：62-63.

［20］张颖. 中药谱效关系在中药研究中的现状与展望［J］. 黑龙江医药，2010，5：755-758.

［21］贾广成. 逍遥散抗抑郁有效部位配伍的谱效关系研究［D］. 太原山西大学，2012.

［22］Wei X H，Cheng X M，Shen J S，et al. Antidepressant effect of Yueju-Wan ethanol extract and its fractions in mice models of despair［J］. J Ethnopharmacology，2008，117：339-344.

［23］Luo L，Wang J N，Kong L D，et al. Antidepressant effects of Banxia Houpu decoction，a traditional Chinese medicinal empirical formula［J］. J Ethnopharmacology，2000，73：277-281.

［24］Matsumoto K，Kohno S，Ojima K，et al. Effects of methylenechloride-soluble fraction of Japanese angelica root extract，ligustilide and butylidenephthalide on pentobarbital sleep in group-housed and socially isolated mice［J］. Life Sci，1998，62：2073-2082.

［25］Li X Q，Song A H，Li W，et al. Analysis of the Fatty Acid from *Bupleurum Chinense DC.* in China by GC-MS and GC-FID ［J］. Chem. Pharm. Bull，2005，12：1613-1617.

［26］Cocchi M，Tonello L，Lercker G. Fatty acids，membrane viscosity，serotonin and ischemic heart disease［J］. Prog Nutr，2007，9：94-104.

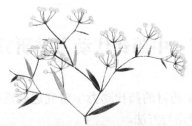

第十一章　逍遥散药代动力学研究

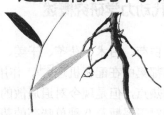

　　中药药代动力学（pharmacokinetics）是借助动力学原理和现代分析手段，在中医理论的指导下，研究中药材活性成分、组分、单方和复方在体内吸收、分布代谢和排泄的动态变化规律，与药效动力学结合有助于评价中药材的安全性和有效性，可以为中药发挥药效的物质基础、作用机制、优选给药方案、复方配伍机制及中药传统理论的科学阐释提供依据，是以现代生物医药技术阐释中药理论和机制的桥梁学科，对推动中药的现代化和国际化等方面发挥着十分重要的作用。

　　国内中药药代动力学研究开始于 20 世纪 40 年代，从研究中药单一活性成分发展到中药药效物质基础和代谢规律研究，大量的现代分析仪器和测定方法被应用于中药药代动力学研究。但是，由于中药成分的复杂性、中药药效的多效性、中医临床应用的辨证论治和复方配伍等中医特色，使中药药代动力学研究有别于化药，在作用模式上是以"多靶点、多组分"发挥作用，具有其特殊性和复杂性。经典药代动力学无法充分评价中药复杂成分的药动学性质和多组分药代相互作用特点。随着研究的深入，中药多成分药代动力学的研究存在诸多困难，包括：①中药活性成分发现的有限性。中药活性成分的阐明是研究中药药代动力学的基础，中药及复方中化学成分复杂，并且成分含量极微，难以系统、全面地分析中药的物质基础。②药代动力学研究的目标化合物不明确。中药及生物样本浓度低、内源性基质和组分之间干扰大、对照品缺乏，导致中药多成分检测和定量方法的建立困难。③中药药效的复杂性导致药代动力学测定指标选择困难，整体观思想应该在中药药代动力学研究中体现。因此，中药药代动力学在现代研究中除了仿照西医的研究模式外，还需要结合中药的特点构建相适应的体系，探索中药药代动力学特征和规律。除了充分运用先进的分析技术，快速、准确、全面地定性分析中药体内多成分，灵敏、快速、准确、宽动态范围地定量分析中药体内多成分，还要建立符合中药治病整体观的更深层次和更广视角的新策略，为符合中药理论的中药多成分药代动力学研究提供技术支持和科学数据[1]。

　　本课题组对逍遥散的物质基础以及逍遥散治疗抑郁症的药效和作用机制做了比较深入的研究。其中，逍遥散中哪些效应成分进入体内发挥作用？这些成分如何从体外吸收进入体内？如何在体内分布、代谢和排泄？这些都是我们极为关注的问题。本章在综述中药药代动力学研究思路和方法的基础上，重点探讨逍遥散石油醚提取部位的血清药物化学和药代动力学特征。

第一节　中药药代动力学研究概述

本节首先对逍遥散与各单味药材的药代动力学研究进展进行概述，针对中药用药的特点，探讨中药药代动力学研究策略与方法。

一、逍遥散与各单味药材药代动力学研究概述

逍遥散主要由柴胡、当归、白芍、白术、茯苓、干姜、薄荷和甘草共八味药组成，目前国内外对逍遥散复方的研究很多都集中在配伍机理[2-4]、作用机制以及药效评价[5-12]等方面，这些方面也是近些年中药领域的热点，但是现今对逍遥散的作用物质基础研究和药代动力学等方面的研究还鲜见报道。现将对逍遥散及八种单味药的药代动力学研究现进行如下简介。

（一）逍遥散复方的药代动力学研究

在中药逍遥散复方整体药代动力学研究中，也仅仅只见一种成分，杨玉兴等[13,14]对加味逍遥散中来自当归中的阿魏酸成分在肝郁脾虚证患者体内的药代动力学特征进行了研究。另外，张宁[15]等研究了复方逍遥散在大鼠肝损伤模型中的药效学与药动学，以逍遥散的降酶（天冬氨酸转氨酶为指标）作用作为药效学和药动学指标进行两者的结合研究，采集12h内的大鼠血清，分别进行降酶作用的时间-效应和时间-体存生物相当药量曲线，经过 PKSolver 2.0 计算可知，逍遥散在体内具有双峰现象，其在肝损伤大鼠体内能够表现出吸收快、消除慢、作用时间长的特点。

（二）柴胡药代动力学研究

柴胡为伞形科柴胡属植物，皂苷类成分为其主要的化学成分，所以现如今对于柴胡药理以及药代动力学研究均以皂苷类为主。严梅桢[16]对柴胡皂苷在体外人肠道菌中的代谢进行了研究，经过研究得知柴胡皂苷 a、柴胡皂苷 b_1、柴胡皂苷 b_2、柴胡皂苷 d 均在肠道菌群（β-D-葡糖苷酶和 β-D-岩藻糖苷酶）中代谢为相应的前柴胡苷元 F、柴胡皂苷元 A、柴胡皂苷元 D 和柴胡皂苷元 G，然后才能被人体吸收起到药效作用，同时对柴胡皂苷 b_1 进行了药代动力学研究，在口服柴胡皂苷 b_1（SSb_1）后，在血浆中检测到了前柴胡苷元 A。刘史佳等[17]应用 LC-ESI-MS 测定了柴胡皂苷 a 的大鼠血浆药物浓度，采用了尾静脉单剂量注射和口服两种方式进行其药代动力学研究，结果经过 DAS2.0 软件测得静脉注射柴胡皂苷 a 为二室模型，口服则因最高峰低于 $50\mu g/L$，无法得到药动学参数。王胜春等[18]研究了五灵胶囊中的柴胡皂苷 d 在小鼠体内的药动学参数，采用反相高效液相色谱在 204nm 下进行检测血浆中柴胡皂苷 d 的血药浓度，经 SIP7 计算确定了该物质为一级吸收单室模型，由药动参数可知柴胡皂苷 d 吸收慢，清除也慢。

（三）当归药代动力学研究

当归为伞形科植物，主要化学成分为内酯、阿魏酸、烟酸、蔗糖以及倍半萜类化合物，对于当归药代动力学的研究现在主要集中在阿魏酸、内酯及其衍生物。徐术[19]、杨敏[20]两个研究小组均对阿魏酸钠的药代动力学进行了研究，两者均得出阿魏酸钠具有快

速吸收和快速消除的特点。赵惠茹等[21]采用 HPLC 在 236nm 下研究了当归挥发油中的主要成分——藁本内酯在家兔体内的药代动力学，家兔口服当归挥发油后，于耳缘静脉不同时间点取血，经 HPLC 检测、3P97 软件计算后得知藁本内酯符合一级吸收二室模型，因其达峰时间为 1.525h，$t_{1/2\alpha}$ 为 2.6638h，$t_{1/2\beta}$ 为 108.88h，所以藁本内酯经过口服在家兔体内吸收迅速、消除缓慢。另外，有许多课题组[22-25]均是针对当归中极性较大的化学成分——阿魏酸进行药代动力学探究。

（四）白术药代动力学研究

白术为菊科植物白术的干燥根茎，主要化学成分为挥发油，其中苍术酮、白术内酯 I、白术内酯 II、白术内酯 III、β-榄香醇、棕榈酸为含量较高的成分。对白术的研究现在主要集中在内酯类成分。李翠芹等[26]建立了 HPLC 法测定大鼠体内白术内酯 III 的药代动力学以及在大鼠组织分布的特点，采用给予一次灌胃 100μg/mL 白术内酯 III 的方式进行研究，并于 1.5h 采取大鼠组织，经过 3P97 药动软件计算可知白术内酯 III 在体内为一级吸收二室模型，在组织效应器官中的分布为 $C_肺 > C_{小脑} > C_心 > C_{大脑}$，消除器官的分布为 $C_脾 > C_肝 > C_肾$，由此可知该化合物吸收快、消除快、肺部含量最大。Wang[27]等采用 GC-MS 方法研究了白术内酯 I 的药代动力学以及组织分布情况，大鼠经过口服 50mg/kg 的白术内酯 I 采集 48h 内的血清，另外在给药 0.8h 后摘取大鼠组织，将血清进行液-液萃取，经 GC-MS 检测并用 3P97 计算得知白术内酯 I 在大鼠体内具有快速吸收、快速消除的特性，组织分布特点为 $C_肝 > C_肾 > C_脾 > C_{小脑} > C_{心脏} > C_{大脑} > C_肺$。

（五）白芍药代动力学研究

白芍为毛茛科芍药属的干燥根，主要化学成分为芍药苷、氧化芍药苷、白芍苷、没食子酰苷、芍药内酯 A、芍药内酯 B、芍药内酯 C 等，这些成分极性均比较大，含有少量的挥发油（化学成分如苯甲酸、牡丹酚等）。鲍天冬等[28]应用 LC-MS 对炒白芍中的有效成分芍药苷的药代动力学进行了研究，通过大鼠口服给予 3 个不同的剂量进行了血药浓度的测定，经 Winnonlin 5.1 进行计算，得知半衰期一致，AUC 与剂量之间具有线性关系，依此可知芍药苷具有线性动力学特点。张玲非等[29]采用 HPLC 方法研究了大鼠免疫性肝损伤模型与正常大鼠的药代动力学参数的不同，并且进行了口服给予 3 个剂量的白芍总苷，对其中的芍药苷和芍药内酯苷采用 SPSS 比较各组各剂量间药动学参数异同，经统计分析发现病理组大鼠对芍药总苷的吸收速度比正常组大鼠快，并且吸收量比较大、消除速度慢，这一研究对芍药总苷的临床使用具有指导意义。张壮等[30]研究了川芎和赤芍不同比例时对芍药苷吸收代谢的影响，经过比较两者在比例为 1:2 和 2:1 时的药代动力学模型都是一室模型，药动学参数无明显差异，说明两个中药的不同比例对芍药苷并没有任何改变。另外，国内学者对中药复方及中药制剂中的芍药苷和芍药内酯苷的药代动力学研究展开了大量研究[31-33]。

（六）甘草药代动力学研究

甘草又称甜草，为豆科植物甘草的根及根茎，主要化学成分为甘草酸（或称甘草甜素）、甘草素、异甘草苷、异甘草素、甘草次酸、甘草酸二铵、甘草苷等，药理效应方面研究很多，但是药代动力学的研究主要集中在甘草酸、甘草次酸以及甘草酸的衍生物。张军等[34]应用 LC-MS/MS 研究了男性志愿者在单剂量服用 150mg 甘草酸二铵胶囊后的代谢产物甘草次酸的药代动力学行为，结果可知甘草次酸在人体内呈现双峰现象，其在体内变化比较复杂。孙黎等[35]研究了异甘草酸镁注射液在人体的药动学特征，经过 HPLC 检测以及 3P87 计算药动学参数发现其符合一级消除的二房室模型，在体内呈现线性特征。项琪等[36]研究了大鼠口服芍药甘草汤及其单味甘草汤的甘草酸和甘草次酸药动学特征，经过 3P87 软件进行曲线拟合后可知，甘草酸符合二室模型，$AUC_{0-\infty}$与给药剂量呈现出了线性关系，说明甘草酸的消除具有线性消除的特征。大鼠灌胃芍药甘草汤组与单味甘草汤组比较，甘草次酸的 C_{max} 和 $AUC_{0-\infty}$ 显著增大（$P<0.01$）。

（七）茯苓药代动力学研究

茯苓为非褶菌目多孔菌科茯苓属的菌类药材，其主要化学成分为茯苓酸、茯苓聚糖等，在药代动力学研究方面主要集中在茯苓多糖硫酸酯、茯苓素两者上。宋宗华等[37]在茯苓药动学研究中，以茯苓素口服后产生的去氢土莫酸为指标，采用 HPLC 方法进行检测，以丙酸睾丸素为内标进行计算，得到去氢土莫酸的药动学参数，由此可知此化合物吸收慢，消除也慢。陈群等[38]利用了探针天青和硫酸化多糖的变色反应特性，依此建立了大鼠茯苓多糖硫酸酯的光谱测定方法来研究大鼠腹腔注射和尾静脉注射茯苓多糖硫酸酯的血药浓度，并进行药代动力学研究，经过 3P97 计算拟合后可知茯苓多糖硫酸酯具有一级消除一房室的特征。

此外，薄荷为唇形科植物，主要挥发油成分为薄荷醇、薄荷酮；干姜为姜科姜属，其主要的挥发油成分为姜辣素、萜类化合物、二苯基庚烷等。以上两种药材在药代动力学研究方面未见报道，两者主要作为使药存在于中药复方中。

综上，我们对中药药代动力学、中药血清药物化学、现代中药药代动力学研究中的检测方式以及逍遥散复方和各个单味药药代动力学进行了分别阐述，目前的研究多集中在极性较大的阿魏酸、柴胡皂苷、甘草苷和芍药苷等成分的药代动力学研究，而以逍遥散复方整体为研究目标的药代动力学研究并未见报道，更没有对逍遥散复方的低极性有效部位进行的研究。本课题组前期工作已获得逍遥散抗抑郁的有效部位，其化学成分主要为脂溶性成分，由于其化学成分复杂，且没有关于药效成分的报道，故本研究首先采用血清药物化学的方法找出血中移行成分，以血中比较稳定且量大的小极性化合物为目标成分，寻找药效成分，然后以其为目标成分进行药代动力学方法的建立和药代动力学研究。

二、中药药代动力学研究的策略

药物动力学（pharmacokinetics）亦称药动学，系应用动力学（kinetics）原理与数学模式，定量地描述与概括药物通过各种途径（如静脉注射、静脉滴注、口服给药等）进入体内的吸收（absorption）、分布（distribution）、代谢（metabolism）和排泄（elimination），即吸收、分布、代谢、排泄（ADME）过程的"量-时"变化或"血药浓度-时"变化的动态规律的一门科学。中药药代动力学方法根据不同的研究对象，可以采用不同的研究方法进行研究，主要研究方法有血药浓度法和生物效应法。

（一）中药药代动力学研究的特点

1. 整体观思想

中药在入药的时候，大多数是以复方的形式入药，利用药物之间的协同作用来增加主药的药性，或者利用药物之间制约的关系来减轻毒物的药性。中药药代动力学的研究对象是中药，因此研究方法也应该体现"复方"整体性的观点，复方成分复杂多样，进入体内后经过代谢的有效成分由于干扰因素多更加不容易确定，因此借助整体观的思想来研究中药药代动力学就可化零为整，突破难点。遵循整体观思想符合中医药理论，是研究中药药代动力学要遵循的要义[39]。

2. 现代科学技术的应用

中药药物代谢动力学要具有现代科学化的特点即应用现代科学的理论与方法来研究中药的药物代谢动力学。学科的发展必须紧跟时代的步伐，世界先进科学的应用也催促着我们以更高的水平迎接挑战。现代医学的发展蒸蒸日上，因此中药药代动力学也必须以现代化的特点来发展。

（二）借鉴化学药的传统药代动力学研究方法

1. 血药浓度法

血药浓度法是研究化学药药代动力学的经典方法，也是研究药代动力学最常用的方法。该方法主要应用于中药化学成分明确的化合物，通过测定生物体内体液中已知成分的含量，采用药动学软件测定其药动学参数。

血药浓度法具有理论体系成熟、测定结果精确等特点。它是以一种确定的成分为目标，进行药动学的研究。此方法在定性、定量、组织分布、代谢途径等方面能够通过建立数学模型方式进行数字化模式表述，具有明显的优势。研究者起初对中药进行单一成分药动学研究，然后也有研究通过对给药后血中多种成分进行检测，这种方式虽然没有脱离中药整体观的理论，但是仍然不能阐述清楚中药多种成分与整体药效的关系。因此，中药药代动力学需要新理论和新思路的指导。

2. 生物效应法

由于中药化学成分比较复杂，有效成分不明确，全面的质量控制相对化学药比较困难，由此导致的中药在体内作用机制研究也比较困难。通常采用的单一组分作为指标、分析药物体内过程并求得药动学参数的方法，表征中药整体复方的药代动力学研究具有很大的局限性。为了解决这一问题，生物效应法近几十年发展迅速，它以整体效应为指标，表征中药的体内过程。按检测指标不同，生物效应法主要有药理效应法、毒理效应法和微生物指标法。

（1）药理效应法　　主要是通过测定药理效应来计算药代动力学参数的方法，该方法基于以下两个假设：①药物在体内的吸收代谢等动态变化应该呈线性；②药物在作用部位（生物相）的药量（Q）与给药量（D）存在正相关，同时又与药效强度（E）存在相应的函数关系 $Q(t)=f(E_t)$。给药后某一时刻的 Q 与该时刻的 E 可以用函数 $Q=f(E_t)$ 来表示，即可建立出时-效曲线，再变换为量-时曲线，并由此求出药动学参数。

（2）毒理效应法　　又称药物积累法，分为急性死亡率法和 LD_{50} 补量法。此法主要原理是将药代动力学的血药浓度多点测定法的原理与动物急性死亡率测定的药物积蓄性方法相结合，用急性死亡率为指标来推算药代动力学参数。

（3）微生物指标法　　又称琼脂扩散法，主要是通过选择适宜的标准细菌菌株，然后测定琼脂平板中的药物的抑菌圈直径大小与抗菌药浓度的对数呈线性关系，最后按照药代动力学的原理进行房室模型确认，并由此计算药代动力学参数。微生物法简便易行，所需体液用量少，并且能克服中药制剂本身的理化性质对抑菌实验结果的干扰，同时因为此法能够对在体外所获得的抗菌药效与临床所关心的实际药效两者进行统一，所以能够对临床有指导意义。但是药物在机体内外的抗菌效果存在差异性，细菌类型的选择是否适合，在一定程度上将影响实验所获得的药代动力学参数。

3. 时辰药动学

时辰药动学是指不同时间给药可能产生药物不同的吸收、分布、代谢和排泄过程，导致药物体内过程及药代动力学参数等存在着昼夜节律差异。可用来探讨药物在体内的药代动力过程是否也具有随时间变化的时辰节律，指导临床给药过程的给药时间，以及中药药效和毒性差异等问题。时辰药动学的研究思路与中医学认为人体的内部活动有很强的时间节律性的特点一致，将中医理论和中药体内过程有机结合，并指导中药的时辰变化过程，突显出中药的传统特点。

4. 群体药动学

群体药动学主要是通过药物在少数具有代表性的人群中进行药代动力学研究，了解不同人体之间的差异，然后将其推广到群体中进行研究，最终将药代动力学模型与群体的统计模型两者相合，总结由个体到群体的群体药代动力学，并建立起个体和群体之间相互关系的一门科学。经过群体动力学研究，能够比较准确地将中药临床研究中比较零散的数据快速、准确以及简便地进行群体特点统计学分析，并得出相应的药动学参数，然后指导临床用药。

（三）基于中药化学成分复杂体系的研究策略

基于前期研究进展，研究者结合中医药用药的特点，提出了适合中药药代动力学研究的策略，如血清药物化学针对中药化学成分复杂的特点，将药代动力学研究与指纹图谱、代谢组学等结合起来，为中药多成分的药代动力学研究提供依据。

1. 中药血清药物化学

（1）中药血清药物化学与血清药理学的方法与发展

① 中药血清药物化学概念。中药血清药物化学是 20 世纪 90 年代初出现的药物化学和天然药物化学结合的学科分支，主要是为了解决中药和中药方剂药效物质基础的确认及它们的体内过程的相关科学问题。

早在 1989 年，日本研究者鹿野美弘在 Shoyakugaku Zhashi 杂志上发表了题为 "Compouents of Chinese Traditional prescription "KANZOFUSITO" in rat portal blood after oral administration" 的文章[40]。在同一时期的日本京都医院内分泌疾病中心田代真一在 1992 年首次提出了血清药化学（Serum Pharmacochemistry，SPC）概念[41]。

血清药物化学主要是研究血清中所含的化学物质，观察血清中来自体外的活性物质及这些物质在体内的代谢规律。为了能够运用血清药物化学的理论来解决我国中医中药学研究过程中物质基础不明确这一难题，我国药学研究者进行了大量的艰苦工作。在 1994 年日本研究者鹿野美弘和我国研究者王喜军、王莎莎等在 Journal of Traditional Medicine 和 Journal

Medical and Pharmaceutical Society for Wakan-Yaku 两个杂志上分别发表了关于"茵陈蒿汤的血中移行成分及药代动力学研究"和"口服远志提取物后血清及胆汁中活性成分的分析"的两篇研究论文[42,43]，直至此时血清药物化学的工作才被真正地付诸实践。

此后，王喜军教授根据中药多成分共同作用及中医的整体观的思想，开展了大量的中药及中药方剂的血清药物化学实践，并且在 1997 年发表了"中药及方剂的血清药物化学研究"，正式提出了"中药血清药物化学"的概念及其理论。中药血清药物化学被定义为："以药物化学的研究手段和方法为基础，多种现代技术综合运用，分析鉴定中药口服血清中移行成分，研究其药效相关性，确定中药药效物质基础并研究其体内过程的应用学科"[44]。

② 中药血清药物化学的理论基础。中药血清药物化学主要是根据中药在生物体内直接作用物质以及中药有效成分在体内过程的研究而提出并发展起来的。由于中药所含的化学成分极其复杂，假如仿照西药的研究方式先逐一弄清楚中药中的化学成分，再进行药效学和药理学的研究，这几乎是不可能的。所以，要求更换另一个角度、从整体观出发进行研究。

现代研究认为药物经口服或其他用药部位被吸收进入血液，再由血液进行运输到达各个器官组织等作用靶点，并且当药物达到一定血药浓度时，才能起到相应的作用。因此，给药后的血液才是起作用的介质，血液中含有的化学成分才是中药在体内直接作用的物质。中药或者中药制剂经过传统或者现代工艺进行制备，然后经口服进入人体在各种生物酶的作用下起到相应的作用。由此可知，在血清中检测到真正存在的化学成分可视为有效成分的有几种形式：①中药和方剂所含成分的原型成分；②中药和方剂所含成分的代谢产物；③诱导人体内产生的生理活性物质。因此，通过分析口服后血清中的化学成分，才能够确认中药及方剂中直接作用的物质。血清药物化学正是基于上述理论而建立发展起来的。

（2）中药血清药化方法在中药药代动力学中的应用　中药血清药物化学主要研究内容：首先，建立一种微量的、有效的中药及其复方成分的分析方法，同时对中药进行体外成分的分析；其次，用同样的分析方法对口服给药吸收到体内的含药血清进行化学成分的分析，并与体外中药分析结果进行比较，从而得出血中移行成分的来源及对其结构进行鉴定，并且结合相关的西药研究动物模型进行药效学的研究；最后，利用各种有效手段研究血中移行成分的代谢变化，明确其代谢规律。

中药血清药物化学的研究详细内容主要有以下几个方面：①中药及其复方制剂化学成分分析及质量评价；②实验动物物种的选择；③给药实验方案的确定；④采血方式及采血时间的选择；⑤给药后血清样品的制备；⑥含药血清样品的分析方法的选择；⑦含药血清移行成分的分析、鉴别；⑧含药血清中移行成分与中药及其复方的药效相关性研究；⑨血中移行成分的代谢产物与其代谢途径的相关性研究。

中药血清药物化学的研究对象主要是生物体内外源性小分子物质和次生代谢产物，主要方法有给药后含药血清的制备、样品预处理和血清样品的分析三个步骤。另外，我们研究可知药物起效的前提是中药化学成分和机体相互作用，机体内的化学成分的性质、浓度决定了中药的药效作用和毒理作用。因此在对中药的研究中是离不开对中药化学成分的研究。

① 单味药研究。王世萍[45]建立了安神宁口服液中五味子的血清药物化学研究方法，发现了 15 个入血成分，其中 2 个为五味子原药材中成分，这将有助于发现并阐明安神宁口服液治疗的有效成分及其作用机制。

邓翀[46]采用灌胃给予大鼠大黄药材，采用血清药物化学的方法共得到大黄药材中有 22 个入血成分，其中在血中移行成分中大黄酸含量最高，以大黄酸、芦荟大黄素、大黄素、大黄酚为主。这篇文章为中药大黄抗体内毒素的有效组分研究奠定了基础。

魏玉辉等[47]首先采用 HPLC 方法建立了蒙古黄芪的指纹图谱，然后根据血清药物化学的理论对蒙古黄芪甲醇提取物进行了血清药物化学研究，蒙古黄芪的入血成分共有 7 中，其中 6 种为药材原型，1 种为代谢物。另外，在此研究中作者认为黄芪甲苷在药材中是以结合形式存在的，这丰富了血清药物化学的研究内容。

陈平平等[48]建立了口服黄芩水煎液后大鼠血中移行成分的分析方法，共得到 15 个血中移行成分，其中 12 个为黄芩药材原型，其余 3 个为黄芩经过机体作用后所得到的代谢物，并通过标准品进行指认可知为黄芩素、黄芩苷、汉黄芩素 3 种物质。

孙健等[49]通过比较空白血清、给药血清和苦参药材三个样品的 HPLC 色谱图，并且结合 MS/MS 技术对其入血成分进行了鉴定，共在 12 个入血成分中对 7 个来自原药材的成分进行了指认，结果表明在原药材所含化合物中结构相似的化学成分在代谢的过程中存在相互竞争和转化作用，这一发现有助于我们对中药体内药效物质基础的研究。

白静等[50]通过 HPLC 方法对雷公藤进行了血清药物化学的检测，在给药 24h 内共检测到 8 个血清移行成分，其中有 5 个药材原型和 2 个代谢物，血中固有成分为 1 个。文献提示在体外含量高的化合物，在体内并不一定是含量最高，甚至无法在血清中检测到。

董婉茹等[51]研究了栀子水煎液口服给药后的 120min 内的血清样品，采用 HLB SPE 固相萃取柱进行样品处理，经过肝门静脉取血，比较了大鼠生理状态下和苯酚诱导的大鼠发热病理状态给药后的药代动力学行为，结果表明在病理状态下的大鼠对栀子苷的吸收量有明显的增加，而且还有两种血中移行成分生成。

② 中药复方研究。复方贞术调脂胶囊是由女贞子、白术、丹参、黄连等中药按一定比例组成的复方中药胶囊，钟询龙等[52]予大鼠灌胃给药 60min 后，发现了 28 个血中移行成分，10 个来自复方原型，并且指认出了 3 个成分，分别为原儿茶酸、巴马汀和小檗碱，这为复方贞术调脂胶囊的药代动力学研究奠定了基础。

曹艺等[53]建立了归芩片以及大鼠灌胃给药后含药血清的 HPLC 指纹图谱，分析了复方以及单味药材的指纹图谱，共得到了 12 个血中移行成分，包括 7 个原型、5 个代谢产物；并且对血中移行成分进行了单味药归属，其中 2 个来自当归，6 个来自白术，4 个来自茯苓。

邓翀等[54]应用 HPLC 分析了由黄连、大黄和黄芩组成的三黄泻心汤口服给药后的血清指纹图谱，得到了 17 个药源性的原型成分、3 个代谢成分，这些成分主要来自大黄和黄芩。另外，通过血清药物化学的方法发现药材经过复方煎煮后与单味药比较发生了变化，变化机制有待进一步研究。

陶金华等[55]给大鼠口服通塞脉微丸，给药 3 天，每天 3 次，于最后 1 天给药 1h 后于眼眶采血，经 HPLC 检测共发现 15 个入血成分，10 个为复方的原型，其中绿原酸、阿魏酸、甘草素和肉桂酸为已知成分，另外还发现了 1 种原药液中未发现的新物质，为配伍后产生的，可能这些物质正是起效的药效成分。

赵刚等[56]对银黄口服液的血清药物化学进行了初步研究。研究表明大鼠口服银黄口服液后，在其血清中共检测出 14 个峰，其中 3 个来自金银花，7 个来自黄芩，另外 4 个来自银黄口服液加工过程中的化合物。同时通过采集不同时间点的给药血清，跟踪了这些化合物的时间变化趋势。

王喜军等[57]对六味地黄丸进行了全方、缺味复方、单味药材等给药后的血清药物化学研究，共发现 11 个入血成分，其中 4 个为新产生的代谢物，7 个为复方原型，在这 7 个原型化合物中有 1 个化合物来自两种药材代谢生成，结果有助于阐明六味地黄丸的药效作用及其在体内作用的机制。

除了上面所述的血清药物化学应用与单味药材和中药复方外，血清药物化学方法还应用于中药提取物的单体或者有效部位的研究，如地黄中梓醇和黄苷 D、人参皂苷 Rg_1、黄山药总皂苷、槐果碱、羟基喜树碱、广藿香醇、红花黄色素 A、马兜铃酸 A、淫羊藿苷等，杨奎等[58]采用血清药物化学方法对川芎药材中不同提取部位进行了血清药化研究，并且与血清药理学方法相结合，探索了中药有效成分与药理药效相结合的途径，这一研究将对我们研究中药的有效部位具有明显的指导意义。

2. 中药代谢组学

代谢组学是研究内源性小分子在自身病理状态和药物等外界刺激下的变化规律，具有整体、动态、综合分析的特点。一定程度上缓解了中药多成分检测和定量方法困难的问题。中药复方作用于人体是一个"干预系统（中药复方）-应答系统（生物机体）"相互作用整合的生物学过程，一方面干预系统受到生物机体的作用而发生吸收、分布、代谢和排泄的过程，另一方面，生物体受到干预系统的影响而产生药效或毒性。生物机体系统受中药系统作用后将会在内源性代谢物组上产生应答，而这种应答可用代谢组学来准确表征。从这个意义上说，代谢组学能间接地反映药代动力学的特征，甚至能表征个体用药的药代动力学差异。Phapale 等[59]应用代谢组学方法筛选了疾病生物标志物，并预测了他克莫司的药代动力学特征等，研究了不同大鼠个体对药物具有不同的代谢应答，显示了生物体的代谢表型可以指导个体化用药。Paul[60]总结了代谢组学方法用于预测和揭示药物引起的肝损伤的作用机制，显示不同临床个体具有不同的药物反应。上述研究表明，代谢组学和药物的代谢动力学存在密切相关的、动态的相互作用过程。

3. 血液指纹图谱药动学研究

血液指纹图谱技术是在中药指纹图谱和血清药物化学研究基础上建立的，解决了以单体代替整体的问题。邱丽萍等[61]采用高效液相色谱法研究当归多糖不同时间的血清指纹图谱，利用欧氏距离反映指纹图谱中各特征值，从而全面客观地度量图谱间的差异，结果表明当归多糖给药后 60min 欧氏距离达到最大值，此法从整体上考察和放映了中药在体内吸收、代谢的过程。牟玲丽等[62]首次采用 HPLC-UV 和 HPLC-ESI-MS 法分别针对银杏叶提取物中黄酮类成分和内酯类成分建立血清指纹图谱，分析入血成分，HPLC-UV 指纹图谱结果显示 10 个入血成分大多为代谢成分，HPLC-ESI-MS 指纹图谱标定的 9 个峰中有 7 个位原型成分。由此可见，应用于药动学研究的血液指纹图谱是在全面分析血液中药物成分的基础上获得入血成分的种类和含量随时间变化的情况，通过有效成分的代谢消长等动态变化来阐明中药或整个复方的药动学特征。

（四）基于结合药效的研究策略

随着中药药代动力学研究的深入，研究者又结合中医药"异病同治""辨证论治"等特点，将药效评价引入研究，与药代动力学过程整合研究，提出了 PK-PD 结合模型、黑箱理论、结合网络药理学研究、疾病状态药代动力学研究等新策略，为中药药代动力学的深入研究提供策略。王建华[63]在临床治疗中以异病同治理论为指导，根据消化性溃疡所伴随的兼证不同，以健脾方药为基础方进行加减来治疗消化性溃疡，在临床上取得令人满意的效果。在长期的医疗实践中，复方抗衰老片被证实有延缓衰老的功效，龚舒情[64]针对抗衰老片对中年、老年以及高脂诱导肥胖小鼠进行了药效评价，并结合肠道微生物组学、代谢组学以及转录组学研究技术对其机制进行了研究，结果表明抗衰老片可能通过调控肠道中肥胖相关菌属，影响机体代谢，预防高脂饮食导致的肥胖及代谢紊乱。可以看出，中药药代动力学与新的研究策略相结合可以为中药药代动力学提供更大的发展空间。

1. 药动学–药效学（PK-PD）结合模型药动学研究

PK-PD 模型是将药动学和药效学有机结合起来，前者是研究 ADME 及其经时过程，即机体对药物的作用，后者是药物对机体的作用，能客观地阐述时间、药物浓度、药物效应之间的关系。结合模型在阐明药物在体内变化规律的同时，揭示了药物在效应部位产生作用的特性，反映了药物的效应随剂量和时间的变化情况。常见的 PK-PD 模型有线性模型、对数线性模型、最大效应模型和 Sigmoid Emax 模型，通过预试给药剂量及药效学指标，初步确定实验模型，进行实验设计，确定药物剂量、采集时间及效应检测时间，获取相应的数据后，通过浓度-时间、效应-时间和浓度-效应图对数据进行分析，并对预试的模型进行验证和完善，最终确定模型，获取 PK-PD 参数，对实验结果实现评价分析。宋珏等[65]同步监测黄连解毒汤、黄芩提取物及黄芩苷灌胃后，大鼠血清中黄芩苷、汉黄芩苷的水平，将血药浓度-时间曲线下面积（AUC）与含药血清抗氧化作用的效应-时间曲线下面积（AUE）进行 PK-PD 相关性分析，结果显示 3 种物质与血清黄芩苷、汉黄芩苷水平呈正相关，黄芩苷可能是其抗氧化活性成分。李红等[66]以内毒素复制大鼠发热炎症模型，采用高效液相色谱-荧光法测定灌胃后大鼠血浆中大黄酸浓度，将大黄酸平均浓度与体温及 NO 降低值进行 PK-PD 模型拟合，结果表明大黄解热和降低血浆 NO 浓度可能为同一靶点，解热机制除降低血浆 NO 浓度外还有其他微观作用机制。汪洋等[67]将选用二房室开放式模型为药动学模型，选用带效应室的 Sigmoid Emax 模型为药效学模型。用拟合优度（goodness-of-fit）、自举法（Bootstrap）和正态化预测分布误差（NPDE）对最终模型的预测性能进行验证，结果成功建立了用于评估 HDMTX 化疗后骨髓抑制程度的 PK-PD 模型，可为临床优化给药方案提供帮助。

2. 基于黑箱系统理论的中药复方指征药代动力学

"黑箱理论"是将药物在体内作用机制的过程作为黑箱，在不了解系统结构和运动变化的情况下，依靠系统的输入和输出考察系统的整体功能，并推测其结构的一种方法。中医诊断中"望、闻、问、切"的应用就是该理论的典型事例。绝大部分口服给药的中药复方均能被吸收入血，且血中有效成分的含量与药效强弱密切相关，并不是所有被吸收入血的成分均有效，因此须明确这些成分的有效性。中药复方中某一有效成分可能有多重药效，某一药效可能由不同成分共同作用产生，通过数据分析可以得到二者的相关性，同时固定的复方及动物模型使得药物浓度和药理效应重复可测，基于以上专业基础以及"黑箱理论"基础，刘建勋等[68]提出了中药复方指征药代动力学，将复方在体内发挥作用的复杂机制看作黑箱，输入端为药物吸收入血后成分的经时变化，输出端为药物成分的药理作用，重点探讨基于复杂机制这一黑箱的化学成分与药效之间的关系。该方法在阐明复方疗效的物质基础的同时，为复方配伍的药动学机制研究提供了新思路。

3. 与网络药理学结合的药动学研究

网络药理学是由 Hopkins 在 2008 年首先提出的一种药物设计方法，它在"疾病-基因-靶点-药物"相互作用网络的基础上分析基因网络库、疾病网络库和药物网络库等信息，结合实验得到的图谱数据，利用网络分析软件揭示疾病-靶点蛋白、靶点蛋白-药物及药物-药物等的相互关系，从网络层面观察药物对疾病的作用。有研究者通过网络分析研究发现，药物与作用靶点之间倾向于形成网络体系，而不是孤立的对应关系，由此，网络药理学研究由分析单一靶点转为综合网络分析，与中药及其复方的多成分、多靶点协同作用的原理殊途同归。基于此，Pei 等[69]提出将网络药理学和中药药动学相结合，建立一个可靠且高灵敏度药动学方法，并完成了成分-药材的交互作用网络（D-H 网络）、药物-靶点联合网络（D-T 网络）的绘制与分析。该研究组以补肾壮骨配方为例，给大鼠口服补肾壮骨煎煮液后检测血浆中 15 个化合物的浓度，结合网络药理学分析，结果发现有 4 个化合物可能是补肾壮骨配方的物质基础。焦燕婷等[70]通过模拟分子-靶蛋白对接筛选靶点，对获取的靶点信息进一步通过数据库模拟。结果显示，所筛选的化合物可作用于 127 个靶点，参与丝裂原活化蛋白激酶（MAPK）、腺苷酸活化蛋白激酶（AMPK）及糖脂的相关代谢。

4. 中药胃肠药动学

中药胃肠药动学，是涉及药物、机体和两者之间相互作用规律的研究。中药复方一次服药后有出现数个药效作用高峰的现象，据此，杨奎等[71]于 1998 年提出了"中药胃肠药动学"的研究思路，它主要是指中药复方中有效成分或者是毒性成分溶出、分解、代谢和吸收的影响，阐明其有效成分或者是毒性成分在胃肠道内的药动学的变化。胃肠动力学研究能够明确反应中药成分在胃肠道内的变化情况，揭示了中药及复方中各成分之间在胃肠道内的协同或者是拮抗作用的规律，这一理论与许多中药的疗效直接定位于胃肠道相结合，体现了中药研究过程中的一个显著特点，是研究中药复方及其制剂的生物利用度、安全性和疗效的一个重要手段。

5. 疾病状态下的中药药代动力学

近年来，越来越多的研究表明疾病状态下中药的药代动力学特征会发生改变，这主要是由于生理及病理机体状态的变化在一定程度上会导致药物代谢酶、转运蛋白、细胞膜通透性以及微生物菌群的改变，从而改变中药在体内的吸收、分布、代谢和排泄过程，进而引起中药药代动力学参数的改变。考虑到中药是针对疾病状态而使用的，所以研究病理状态下的药代动力学更具有意义，更能为设计合理安全的用药剂量提供参考。

灌胃给予紫杉醇和多西紫杉醇后，紫杉醇在糖尿病大鼠体内的 AUC 和 C_{max} 显著高于正常组大鼠，而多西紫杉醇的药代参数却没有显著差异，通过进一步的 mRNA 表达研究发现，糖尿病大鼠肝脏中的 CYP3A1、CYP3A9 和 MDR1b 的表达水平显著增加，而肠道中的 CYP3A62 有所降低，因此紫杉烷类化合物药动学的差异可能与 CYP450 3A 和 P-gp 的变化有关[72]。除糖尿病外，其他疾病也会导致中药药代动力学特征的改变，比如脑缺血、肝损伤、炎性疾病、神经系统疾病及发热等，因此有必要在病理模型下进行中药药代动力学的研究。当然如何建立符合中医药理论的病理模型也是当前急需解决的问题。

三、中药药代动力学研究的技术与方法

中药药代动力学的研究存在诸多困难，如化学成分复杂且含量极微，药代动力学研究的目标化合物不明确，生物样本浓度低、内源性基质和组分之间干扰大、对照品缺乏，导致中药多成分检测和定量方法的建立困难，且缺乏中药整体观思想。针对这些问题，国内外研究者们发展了新的研究技术和方法应用于中药多成分药代动力学的分析，提出并建立了中药药代动力学研究的新模式和新策略，从而有力推动中药药代动力学研究。

（一）现代分析技术在中药药代动力学研究中的应用

中药作为我国传统药物，由于其所含的化学成分十分复杂，故中药的血清药物化学研究的血中移行成分和中药药代动力学研究的物质成分均具有相当的复杂性，其中对于中药药代动力学的研究制约因素之一就是测定方法的准确和灵敏性。因此，先进的检测方法是研究药代动力学的前提，发展更加先进、更加合适的测定方法将是中药面向现代、面向世界医药的必经之路。下面将对一些主要的现代仪器在中药药代动力学研究方面的应用进行简介。

1. 高效液相色谱法（HPLC）

高效液相色谱法（High Performance Liquid Chromatography，HPLC）主要是在 20 世纪 60 年代在经典的液相色谱仪基础上发展起来的新的分离技术。此方法对于不易挥发、热稳定性差并且分子量相对较大的化合物具有相当大优势。其中反相液相色谱由于其具有条件温和、前处理方法简单、灵敏度高等优势，在中药药代动力学研究过程中被广泛应用。另外，由于 HPLC 可以根据不同的目标成分采用不同的检测器（如紫外检测器、示差折光检测器、荧光检测器、电化学检测器、质谱检测器等），这一优势又为 HPLC 在药代动力学研究中增添了活力。

潘峰等[73]采用高效液相色谱示差（HPLC-RI）检测法测定烧伤患者尿液中乳果糖、甘露醇的含量，对烧伤患者肠的通透性变化进行评价；罗焕敏等[74]采用 HPLC-UV 在 230nm 下测定了当归芍药散中的阿魏酸和芍药苷的药代动力学，并采用 3P87 获得了两个有效成分的药动学参数，这一研究为当归芍药散的临床使用提供了依据；张锦雯等[75]采用 HPLC-FLD 方法测定了大鼠血浆中大黄酸的浓度，并采用 DAS 测定了大鼠体内大黄酸的药代动力学参数，可知大鼠灌胃 70mg/kg 大黄酸后，大黄酸在大鼠体内呈现二室模型；张颖等[76]建立了 HPLC-ECD 检测银杏叶提取物中黄酮类成分槲皮素、异鼠李素和山柰酚三种成分进行了药代动力学的研究，采用 DAS 计算药动学参数，由药动学参数我们可知这三种黄酮类成分均出现了二次达峰现象。

2. 液相色谱-质谱法（LC-MS）联用技术

液-质联用是一种将高效液相色谱的高分离能力和质谱高灵敏度、高分辨性两者有机结合的一种色谱技术[77]。这一技术的发明，解决了前期实验仪器对药代动力学检测过程中要求的高灵敏度和高选择性问题，尤其是为中药药代动力学的检测提供了更加有利的工具。另外，由于 LC-MS 能够对多组分化合物进行同时检测，可以排除紫外检测器和二极管阵列检测器等难于解决的干扰问题。因此，LC-MS 在中药药代动力学研究中对药物原型和药物的代谢物

同时鉴定和分析具有明显的优势，近些年 LC-MS 的应用出现了飞速发展。

夏天等[78]建立了大鼠体内各组织中氢溴酸东莨菪碱检测的 LC-MS/MS，质谱检测中采用了 ESI 离子源，多反应监测技术（MRM）方式进行检测，并应用于样品的测定，具有简便、准确、灵敏度高等特点，为体内药代动力学研究提供依据；吴胜明等[79]使用 Waters HPLC-MS，在负离子模式下采用 MRM 对大鼠血浆中槲皮素的含量进行了测定，这一方法可以测得槲皮素的检出限为 7μg/mL；车庆明等[80]首次采用 HPLC 检测了黄芩苷在人体内的代谢，借助了 LC-MS 对其中的 3 个主要的代谢产物进行了结构鉴定，由此得出了黄芩苷在体内的代谢途径以及代谢过程；顾泳川等[81]使用 HPLC-MS 对黄芪甲苷在大鼠体内的药动过程进行了研究，测定出了其代谢参数，为临床合理用药提供指导。以上这些研究均说明 LC-MS 作为一种检测灵敏度高、分析速度快的方式，在研究中药药代动力学方面具有独特的优势，将在未来的发展过程中发挥更加明显的作用。

在复杂体系的分析测定中，液-质联用技术是最常用的技术。由于仪器的性能特点，其在中药药代动力学的应用策略也不一样。比如：高分辨质谱，如四级杆串联飞行时间质谱（Q-TOF）、线性离子阱-傅立叶变换回旋共振质谱（LTQ-FTICR）和轨道离子阱（Orbitrap）等能提供高分辨质量数，常用于中药化学成分及体内代谢产物的鉴定，但是由于其多级扫描速率较慢，灵敏度和线性范围不足；相比之下，串联质谱，如三重四级杆（QQQ）和串联四级杆线性离子阱质谱（Q-Trap），虽然只能提供低分辨数据，但是由于其出色的灵敏度和线性范围，常用于定量分析。因此如何有效利用这两类仪器，在最大限度地发挥这两类仪器优势的同时，使两类仪器采集的数据具有可比性成为研究者关注的问题。

针对这个问题，有厂家基于 Q-TOF 质谱仪开发了步进式质谱依赖离子对设置法［Stepped MS（All）Relied Transition，简称 SMART 法］用于快速预测 QQQ 上未知化合物的最优碰撞能量（CE 值）。该法省去了多反应监测参数的优化（母离子、子离子、CE 值）耗时耗力的过程，这一优点在中药多成分药代动力学的定量分析中尤为明显。SMART 法利用 Q-TOF 质谱仪的阶梯式采集提取离子色谱图（$_sMS^{All}$）技术，在一个扫描周期内将 CE 值逐步增加并采集相对应的提取离子色谱图数据，紧接着最优 CE 值可通过比较不同 CE 值的提取离子色谱图而获得。对 SMART 法预测的和由同一厂家的 QQQ 质谱仪优化的 CE 值进行比较，发现两者是一致的。另外，将 SMART 法预测的和不同厂家的 QQQ 质谱仪的 CE 值进行比较，发现两者线性相关，提示 SMART 法可以应用于不同的仪器平台。最后，还将 SMART 法应用于中药复方给药后大鼠血浆中 31 个化合物的定量分析[82]。由于 $_sMS^{All}$ 技术可以在一次分析中实现多个化合物数据的采集，并且不依赖对照品，因此，SMART 法有望用于中药药代动力学的定性和定量分析。

3. 气相色谱法（GC）

20 世纪 60 年代 James 和 Martin 提出了气相色谱法，他们也共同发明了第一个气相色谱检测器；1958 年 Gloay 首次提出了使用毛细管柱作为分离柱的设想；80 年代弹性适应毛细管柱的发展，对检测器提出了更高的要求，这一要求使气相色谱有了迅速发展。GC 现在已经发展为一种高效能、高选择性、高灵敏度、操作简单并且应用广泛的分离分析手段。孙彩华等[83]采用 GC-FID 检测方法测定了人服用速效救心丸后龙脑和异龙脑在血浆中的浓度，这一方法为速效救心丸在体内的药代动力学研究奠定了一定基础；黄圣凯课题组[84,85]应用气相色谱法测定了苦参中槐定碱、氧化槐果碱两种生物碱在家兔体内的药代动力学检测，较早实现了气相色谱在生物样本中生物碱的分析用 GC 测定生物碱药代动力学的先河。

4. 气相色谱–质谱法（GC–MS）联用技术

GC-MS 联用技术是较早实现联用技术的仪器。自从 1957 年 J. C. Holmes 和 F. A. Morrell 首次实现气相色谱和质谱联用以来，这一技术得到了长足的发展。至今为止在所有的联用技术中，GC-MS 技术是发展最为完善的，也得到了非常广泛的应用。首先气相色谱仪将复杂的混合物样品进行分离，然后混合物依次流入气相色谱仪和质谱仪之间的接口装置，最后进入质谱系统，经过质谱检测器分析检测后，按照化合物分离的顺序相应出现。

田中茂[86]于 1986 年采用 HPLC 和 GC-MS 对三黄泻心汤的化学成分大黄酸进行了测定，证明大黄酸在不同证者体内药代动力学特征存在的差异。贺丰等[87]在 2004 年采用 GC-MS 建立了同时测定麻黄汤中麻黄碱、伪麻黄碱两种生物碱在大鼠体内的血药浓度，同时用 WinNonlin4.0.1 进行了药代动力学参数的计算，从药代动力学的角度为研究中药复方配伍的原则提供了参考依据。沈朝烨等[88]建立了大鼠血浆中中药积雪草的三萜成分积雪酸的体内 GC-MS，采用了高氯酸四丁基铵（TBAP）作为络合物的提取方法，为将来积雪草的中药药代动力学研究奠定了基础。

除了上述几种方法之外，在中药药代动力学研究方法中，比较常用的还有毛细管电泳法（EC）、微透析技术（MD）、免疫分析法、同位素标记法、微生物法等。另外，由于 NMR 技术在当今药物分析中的作用越来越发挥着明显的优势，它能够提供强大的化合物结构信息以及各种化学计算学的方法。这一主要优势使得 LC-NMR、LC-MS-NMR 这几种常用技术在药物分析和药代动力学方面联合应用具有广阔的发展前景。Bajad 等[89]采用了 LC-MS-NMR 技术对胡椒碱在大鼠尿液中的代谢物进行了研究。

这些方法大多数是检测中药有效成分的血药浓度，但是其并不能完全代表中药复方，检测更多的成分将是未来发展的一种趋势。所以一个灵敏度高、快速、专属性强的分析方法必将受到重视，在药动学研究中，先进的仪器和手段将会被全面推广，这些检测方式将会在中药的痕量药物检测、药物代谢途径以及多组分的生物样品分析中发挥重要作用，从而使高通量的药物筛选成为一种可能，中药药代动力学将会迎来新的曙光。

（二）中药未知化学成分及代谢物的定性鉴定技术

1. 中药中未知化学成分的鉴定

未知化合物的结构鉴定对于了解中药的物质基础非常重要。尽管有先进的质谱仪器，中药中未知化合物的全面鉴定仍然存在挑战，因为现有的化合物的结构鉴定大都局限于已知化合物和对照品。因此，急需一些策略能够全面鉴定中草药以及其代谢物的结构。

（1）中药化学成分数据库　建立高储量、高品质、综合、规范且可共享的中药化学成分库，将大大推动中药未知化学成分的鉴定。

国外已有的化学成分或代谢物数据库有 Scifinder、Chemspider、Pubchem、DrugBank 和 Metlin 等，这些数据库中一般会包含分子式、化学结构、质谱数据、药理和药效学数据和相关文献等数据，但是中药化学成分在国外数据库中占的比例较少，且天然药物化学家每年从中药中分离得到的新骨架活性化学成分并未及时得到总结。

近年来，针对中药化学成分的高质量数据库也越来越多，使用频率较高的有 TCM

Database@Taiwan、TCMID、CEMTDD、SuperToxic 和 SuperNatural 等，这些数据库能够提供多方面的数据，包括中药复方、中药、化学成分、2D/3D 结构、相关靶蛋白、相关疾病和代谢毒性等信息。

（2）基于质谱信息的未知化学成分的鉴定策略　先进的质谱仪器通常会提供大量的质谱信息，包括高分辨质量数、多级质谱数据和同位素分布的信息，充分利用这些质谱数据有助于结构的鉴定。针对高分辨质量数，目前有提取离子色谱法和质量亏损过滤法等；针对多级质谱数据，则有子离子过滤法和中性丢失过滤法等；针对同位素分布则有同位素分布过滤法等。化合物的结构推测主要可以分为识别与鉴定。识别主要是从大量的液相色谱质谱数据中发现未知离子特征，鉴定则是对未知离子特征进行结构的鉴定。

针对未知化学成分的鉴定，已经出现整合多维质谱数据的系统性策略，用于中药中多个化合物的结构鉴定，比如多中性丢失/母离子扫描结合母核识别和统计分析（MNPSS），这个策略基于高分辨质量数、特征多级质谱数据和统计分析，用于姜黄素类化合物的结构鉴定。这些方法的不足之处是其将仪器采集的上千个离子特征都用于结构鉴定，大量的复杂干扰信息大大降低了鉴定速度。

化合物识别阶段复杂干扰离子的有效排除和母核信息的可靠提取有助于减少后期结构鉴定的压力。在某些代谢组学的实验中，已经开发了基于高分辨质量数、同位素分布和多级质谱数据的方法，这些方法能够在生物标志物寻找及鉴定前对离子进行整合，从而达到减少复杂干扰离子的目的。商业化的软件也已经应运而生，比如 Agilent 公司的 Mass Profiler Professional 软件。但是现有的方法或平台仅利用质谱特征过滤复杂干扰离子，隐藏在多维液相色谱质谱数据下的母核信息往往会被忽略。另外，整合多维液相色谱质谱数据并基于母核信息对中药复方中复杂干扰离子进行过滤的策略尚缺乏。

（3）基于保留时间的未知化学成分的鉴定　中药中经常会存在异构体现象，一些位置异构体可以通过不同的裂解方式比如不同的碎片离子和不同的丰度推断出结构，但是立体异构体有相同的碎裂方式，仅用质谱数据进行区分非常困难。化合物在色谱上的保留性质，如保留时间和保留指数等，与化合物的结构特点和色谱柱的保留机制有关。因此，可以利用化合物保留时间与结构之间的关系对中药中未知化学成分，尤其是同分异构体进行结构鉴定。该种方法最重要的前提是色谱技术能够对未知化学成分有较好的分离效果。对于有对照品的同分异构体，可以简单地利用对照品进行比对；而对中药而言，大部分情况下对照品是缺乏的，因此有学者提出了数据库保留时间直接匹配法和定量结构-保留关系模型。

Jan Stanstrup 等开发了 PredRet 数据库，使不同实验室不同液相色谱系统能够共享保留时间。PredRet 数据库中收录有多个色谱系统，每一个色谱系统有多个化合物的保留时间。另外，用户也可将实验采集的已知化合物的保留时间上传到 PredRet 数据库，然后从 PredRet 数据库下载未知化合物的保留时间。PredRet 数据库会根据两两色谱系统中的保留时间建立预测模型。该数据库目前可以预测超过 400 个内源性小分子代谢物的保留时间，预测误差在 $0.01 \sim 0.28 \text{min}$，预测范围宽度范围为 $0.08 \sim 1.86$。该数据库的缺点是目前尚未收录中药化学成分。

定量结构-保留关系方法将化合物的理化性质和保留时间联系在一起，可以用于化合物的结构推断。它的具体原理是，在特定的分析条件下，一个化合物的保留时间可以用它的特征分子描述符量化和预测。定量结构-保留关系模型通常需要一系列分子描述符和建立复杂的回归模型。与结构相关的分子描述符通常会包括正辛醇/水分配系数、总偶极矩和亲水性分子表面积 AWAS 等。回归模型的建立一般基于线性和非线性关系，包括多元线性回归（MLR）、主成分分析（PCA）和人工神经网络等。比如，在酚类化合物的研究中，所有有相同母核的酚类化合物都可以在色谱上很好地分离。结构上的微小差异可以在保留性质上体现。研究中从酚类结构上计算出了 1519 种结构参数来反映酚类化合物的结构差异，并从中选择了 915 个参数来建立模型。研究发现，描述在原子水平的范德华力、分子量、电负性和极性的参数对保留时间影响特别大。模型能较好地预测 39 个酚类化合物的保留时间。值得注意的是，小分子化合物的优化和描述参数的选择对模型的预测能力很重要。

2. 中药在体内代谢产物的鉴定策略

对于中药而言，由于中药成分的多样性，生物基质的复杂性和代谢途径的多样性，如何高效深入地分析和鉴定中药体内成分及其代谢产物是中药领域亟需解决的问题。

（1）背景扣除技术　背景扣除是在对质谱数据分析过程中对背景噪声或者样本基质产生的离子进行扣除，适用于中药代谢产物鉴定时干扰离子的去除。背景扣除技术一般可适用于全扫描数据，并且不需要提前了解目标离子的性质。背景扣除的算法有 Biller-Biemann 算法、Component-detection 和动态背景扣除法。基于这些算法，开发了商业化的软件比如 Thermo 公司的 Xcalibur 或 Metworks 软件可在特定保留时间范围内将空白基质的干扰去除，但是这些软件由于未考虑到保留时间漂移或质谱响应变化的因素，背景扣除效果常不尽如人意。

（2）基于高分辨质量数鉴定中药体内代谢产物　中药代谢产物可根据母核结构进行分类，比如黄酮类、生物碱类、香豆素类和三萜类等，特定某一类的代谢产物结构互相相关，并且都可以通过一步或者多步代谢反应进行关联。另外，随着生物化学的发展，机体的代谢反应和机制已经研究得非常清楚，几乎不可能有全新的代谢反应未被发现。因此，可以将未知代谢产物与中药原型化学成分的高分辨质量数进行比较，而后将高分辨质量数的差值与现有的代谢反应进行匹配，从而建立中药化学成分组和体内代谢产物组之间的联系。利用这个原理，一些商业化的软件应运而生，如 Metworks 软件，适用于化学药和中药单体体内代谢产物的鉴定。但是，中药化学成分的复杂性和内源性代谢产物的干扰给该类软件在中药代谢产物的鉴定上带来了困难。

（3）基于多级质谱数据鉴定中药体内代谢产物　多级质谱数据为未知化合物的结构提供了丰富的结构信息。与蛋白质和多肽（多级质谱数据有规律和完善数据库）不一样的是，中药体内代谢产物的结构和质谱裂解规律多样，且不同质谱仪差异较大，因此一般情况下对多级质谱数据的完全解析要求较高，需要有对照品和解谱经验。中药原型化学成分和体内代谢产物均可以根据母核结构进行分类，如黄酮类、生物碱类、香豆素类和三萜类等，同一类的化合物具有相同的母核结构，因此会有相似的质谱裂解规律或特征碎片离子。基于该假设，现有研究思路一般是通过经验或软件总结某类化合物的质谱裂解规律，并自建多级质谱数据库，而后通过不同的算法寻找特征碎片离子，确定母核结构，最后整合碎片离子确定合理结构。根据特征碎片离子鉴定代谢产物的策略有基于碎片离子诊断扩展策略和诊断离子引导的分类和桥联网络等。除此之外，金滢等[90]将多级质谱树状图的方法引入中药体内代谢物的鉴定中。该方法以高分辨质量数为树干，以多级质谱数据为树枝，构建质谱树状图，然后将未知体内代谢物的质谱树状图与自建库中的质谱树状图进行相似度比较，从而发现潜在代谢产物。运用质谱树状图相似度过滤策略（Mass Spectral Trees Similarity Filter，简 MTSF），共发现和鉴定了淫羊藿单体和药材给药后的 115 个代谢产物。

随着技术的进步，越来越多的数据库开始收录对照品的多级质谱数据，但是由于对照品的缺乏，目前数据库收录的有多级质谱数据的化合物数量较少，总共不超过 $2×10^4$ 个，而单一个 PubChem 数据库收录的化合物数量就达到 $5×10^7$ 个，难满足中药体内代谢产物的鉴定。除了多级质谱数据库的建立受到限制外，如何利用这些数据库的数据也是一个难题。Duhrkop 等利用碎片树状图法与网络数据库联用对小分子代谢产物的结构进行鉴定。这个方法主要分为以下几个步骤：在第一个学习阶段，先导入化合物的多级质谱数据，然后计算碎片树状图，紧接着根据多级质谱数据和碎片树状图计算相似度，并对已知化合物进行分类，计算每一类的权重，另外，还导入每个已知化合物的分子特性作为它们的指纹图，并根据每一个分子特性将化合物分为两类；在第二个预测阶段，将未知化合物的多级质谱数据和碎片树状图和已知化合物比较，并预测未知化合物的分子特性，得到未知化合物的分子特性指纹图；在第三个得分阶段，将未知化合物和已有数据库里（比如 PubChem）的候选化合物的分子特性指纹图进行比较，对数据库里的候选化合物进行评分和排序。该法与现有的网络数据库如 PubChem 联用，鉴定正确率是其他方法的 2.5 倍以上。

（三）中药药代动力学的定量分析技术

中药具有多成分、多靶点的特征，近年来同时定量测定中药中多个成分的药代动力学特征是中药药代动力学研究的热点之一。与化药药代动力学不同的是，中药药效物质基础不确定，所检测的成分不能确定为有效成分，且由于可获得的对照品数量有限，现有研究多针对对照品开展。另外，中药各成分的药代动力学参数差异较大，难以选出单一成分指导临床用药。总的来说，中药药代动力学定量测定指标的选择常存在争议。

1. 中药药代动力学指标成分的研究

药代动力学指标成分是中药药代动力学中运用最广泛的一种方法。这个方法选择一个或几个药效明确、结构已知的活性组分为药代动力学指标成分，测定其在血液或其他生物组织中的浓度，表征中药的整体药代动力学。这需要满足以下条件：①中药原型成分或体内代谢物；②与药效相关；③可以被现有分析方法检测，并且药物浓度随时间而变化。采用该法进行中药药代动力学研究的一个重要的问题就是如何选择指标成分。

（1）基于药代动力学特征选择指标成分　常见的药代动力学参数有表观分布容积、达峰时间、达峰浓度、药时曲线下面积和消除半衰期等。对特定的机体而言，其他条件固定时，药代动力学参数能够反映化合物的自身性质。中药体内成分除了可以按结构母核进行分类，如黄酮类和生物碱类等，也可以按药代动力学特征进行分类，按代谢速度的快慢可以分为快代谢型和慢代谢型。因此，如果能够将中药体内成分按药代动力学特征进行分类，并根据体内浓度、有无对照品和药理活性等标准从每一类中选择出药代动力学指标成分进行定量测定，将有助于解决中药药代动力学缺乏对照品、体内浓度低、难测定和指标成分不具有代表性等问题。

Aihua 等[91]采用 UPLC-ESI-Q-TOF/MS 及半定量方法研究茵陈蒿汤给药后大鼠血浆中 21 种化合物的药代动力学性质，并将这些化合物的药代动力学参数进行聚类分析。结果显示这些化合物可以按药代动力学参数聚成 3 类，每一类化合物的药代动力学特征相似。基于此，分别从每一类中选择出具有代表性的 9 个药代动力学指标成分进行定量测定，用以表征茵陈蒿汤的药代动力学特征。

Li 等[92]在 2008 年提出血浆中具有合适药代动力学特征的化合物可以作为指标成分进行

中药药代动力学测定。但是有人提出质疑，因为进入血浆的化合物可能不是产生药效的物质。基于先前的研究，Li 等对其中的三七皂苷类进行药代动力学研究，发现结构不同的皂苷药代动力学特征不同，另外，在对血浆中的皂苷原型成分和代谢产物进行药代动力学相关性研究时，发现皂苷原型成分和水解产生的苷元不相关，而水解产生的苷元和苷元的氧化代谢物之间相关性好。基于苷元的氧化代谢物对照品不易获得等缺点，从而选择皂苷原型成分和水解产生的苷元成分作为药代动力学指标成分用于全面表征皂苷的药代动力学特征。

基于以上研究，我们总结出基于药代动力学特征选择药代动力学指标成分需要基于下的步骤：首先，要全面鉴定生物样本中的代谢物；其次，对这些代谢物在体内的浓度变化进行半定量或定量，得到药代动力学参数；接着将这些药代动力学参数进行聚类分析或主成分分析，把药代动力学参数相似的代谢物聚类；再次，使用相关性等分析进一步验证主成分分析的结果；最后，选出每一类的代表性化合物作为药代动力学指标成分。获得的药代动力学指标成分可以进一步验证其药理活性，也可以不验证，仅作为反映中药整体代谢情况的指标。

（2）基于体内代谢途径选择药代动力学指标成分　药物的代谢反应主要有氧化、还原、甲基化、乙酰化、葡萄糖醛酸结合和谷胱甘肽结合等。药物可能通过代谢反应生成具有活性的代谢产物而发挥作用，比如槲皮素-3-葡萄糖醛酸苷具有降低动物脑中 Aβ 生成的作用，是槲皮素的真正起效形式。结构类似的化学成分在体内通常会经历相似的代谢反应，在体内生成一系列结构相同或类似的代谢产物。这些结构相同或极性相似的代谢产物有可能通过作用于相同的药理靶点，而发挥相似的药理活性。因此，从代谢途径的角度出发，总结某一类化学成分在体内的代谢规律，有助于该类化学成分的活性代谢物的发现和药代动力学指标成分的选择。

Wang 等[93]通过总结代谢规律发现，5 种异戊烯基黄酮在体内经历相似的先水解脱糖基后结合葡萄糖醛酸过程。它们均会先通过一步或者两步水解反应脱去糖基生成宝藿苷 I，然后宝藿苷 I 会进一步水解脱去一分子鼠李糖生成淫羊藿素，紧接着淫羊藿素 3 位和 3 位羟基与葡萄糖醛酸结合分别生成代谢物 M6 和 M7。另有研究发现[94]这 5 种异戊烯基黄酮单体和巫山淫羊藿提取物给药后大鼠血浆中主要存在的代谢物均是 M6 和 M7。鉴于 M6 和 M7 的对照品难获得，选择酶水解后血浆中的总淫羊藿素为药代动力学指标成分表征巫山淫羊藿的药代动力学特征。文献查阅也发现[95]，M6 和 M7 的雌激素样作用较差，而淫羊藿素具有较强的活性，因此推测 M6 和 M7 可能通过在组织中水解成淫羊藿素而发挥作用。

（3）基于（预测的）药理活性（毒性）选择药代动力学指标成分　选择具有药理活性的体内成分作为药代动力学指标成分进行中药药代动力学研究将更具有说服力和有助于指导临床用药。但是中药原型成分的多样性、体内代谢的复杂性和药理活性的不确定性给药理活性（毒性）筛选带来了困难，需要植物化学家、药物代谢学家和药理学家的共同合作。因此基于实验药理活性（毒性）选择药代动力学指标成分进行中药药代动力学研究需要进行大量工作。随着人类基因组计划的完成和蛋白组学的迅速发展，大量与疾病相关的基因被发现，药物作用的靶标分子也急剧增加，靶标数据库得到不断完善；同时，在计算机技术推动下，计算机药物辅助设计取得了巨大的进展。因此，可以根据化学结构和计算机药物辅助设计的方法预测中药体内成分的药理活性（毒性），从而基于预测的药理活性（毒性）选择药代动力学指标成分。

Wang 等[93]利用 PharmMapper 数据库对复方小续命汤中的 21 个高暴露体内成分进行反向分子对接，从而预测其抗脑缺血的活性。结合预测活性与文献报道，选择具有潜在药理活性的 21 个化合物作为药代指标成分，并采 UHPLC-MS/MS 技术，定量测定复方小续命汤灌胃给药后大鼠脑组织和血浆中这些药代动力学指标成分的含量。

2. 中药多组分整合药代动力学

针对中药中不同成分药代动力学特征差异大的特点，Hao 等[96]人提出了中药多组分整合药代动力学的概念，这个理论基于中药的总体药代特征，是所有可测得化合物的总和，每个化合物对整体的贡献可以通过曲线下面积（AUC）来校正。中药的整体血浆浓度是血浆中测到的每一个化合物乘以相对应的校正系数的加和。根据基本的药动学理论，通过这种方式获得的整体浓度可获得最大限度表征中药整体行为的药代动力学参数。Li 等[97]将该方法运用于三七总皂苷的药代动力学参数的估算，并可以用于指导临床应用。但是该方法只适用于结构类型相似的化合物，而且计算得到的整合参数只有数学意义，与整体药效关联度不够。

第二节　逍遥散石油醚部位血清药物化学研究

由于复方中药中化学成分复杂，且在体内发生一系列的转化，真正发挥药效的物质基础不明确，但在血清中检测到的化学成分可视为有效成分，因此进行血清药物化学研究是必不可少的。但是经过怎样的血清处理才能够更真实地反映血中移行成分，带着这一问题我们在对课题组发现的抗抑郁有效部位逍遥散石油醚部位的化学成分进行归属与指认的基础上，以各峰的平均回收率为指标，优化色谱条件与生物样品处理方法，建立逍遥散石油醚部位血清药物化学的分析方法。基于此分析方法，通过考察给药剂量、给药途径、给药次数等因素，对逍遥散石油醚部位的血清药物化学进行研究。在大鼠给予逍遥散石油醚部位后的血清与组织样品中寻找移行成分，进行归属与指认，为下一步的药代动力学研究获得目标药效成分。

一、血清药物化学分析方法的建立

（一）实验方法

1. 实验仪器

超声波清洗仪（KQ2200DB，昆山超声仪器有限公司），真空干燥箱（上海跃进医疗器械厂），Sartorius 电子分析天平（德国赛多利斯 SARTORIUS 有限公司），高效液相色谱仪（1525 泵与 2487 紫外检测器，美国 Waters），超高效液相色谱仪（ACQUITY UPLCTM PDA，美国 Waters）。

2. 实验试药与试剂

逍遥散复方中柴胡、当归、白芍、白术、茯苓、炙甘草、薄荷和干姜药材均购于山西省华阳药业有限公司，并由山西大学中医药现代研究中心秦雪梅教授鉴定为正品。

石油醚、95%乙醇、甲醇、乙腈、乙醚、乙酸乙酯、二氯甲烷、异丙醇、高氯酸均为分析纯，购自北京化工试剂公司；水（色谱纯）购自杭州娃哈哈集团有限公司；浓 HCl 为分析纯，购自太原化兴化工运销有限公司；甲醇、乙腈均为色谱纯，购自天津四友精细化学品有限公司。

3. 样品制备

逍遥散抗抑郁有效部位的制备：称取柴胡 30g、白术 30g、白芍 30g、当归 30g、茯苓 30g、甘草 15g、薄荷 10g、干姜 10g，置于烧瓶中，加 6 倍量 95%乙醇浸泡 12h，回流提取 2 次（每次 2h），合并提取液，减压浓缩至 60mL，加水 120mL，继续浓缩至 60mL，得无醇水溶液，于水溶液中加等体积石油醚萃取（萃取 3 次），合并石油醚溶液，浓缩干燥至浸膏得石油醚部位（出膏率为 0.47%）。各单味药按上述方法分别制备单味药材的石油醚部位。

称取上述制备得到的石油醚部位及各单味药材的石油醚部位适量，精密称定，置 10mL 容量瓶中，用甲醇：氯仿=9∶1 混合溶液溶解，并定容至刻度，摇匀，经 0.22μm 滤膜过滤，备用（4.26g/mL，按复方生药量计；单味药材部位与复方部位中相应药材浓度按复方生药量计相同）。

4. 实验动物与样品采集

健康雄性 SD 大鼠 6 只，体重（220±20）g［购自北京维通利华实验动物技术有限公司，合格证号：SCXK（京）（2006-0008）］，实验期间大鼠自由进食进水，自然光照射，饲养 7d。大鼠经股动脉取血，分为两部分：一部分置 10mL EP 管中，静置 0.5h，3000r/min 离心 10min，取上清液置另一 5mL EP 管中，制得空白血清；另一部分置 10mL 涂有肝素钠的 EP 管中，轻轻摇晃，3000r/min 离心 10min，取上清液，得到空白血浆，冷冻，备用。

5. 样品处理

取空白血浆/血清 100μL，置 10mL EP 管中，加入 100μL 石油醚部位溶液（4.26g/mL，按复方生药量计），加入乙醚-异丙醇（95∶5）萃取剂 2mL、10%盐酸 100μL，涡旋混合 3min，3000r/min 离心 10min，将上层溶液转移至另一 10mL EP 管中，下层再加萃取剂 2mL、10%盐酸 100μL，涡旋 3min，3000r/min 离心 10min，合并两次上层溶液，常温下 N_2 吹干，残渣加入 100μL 甲醇，溶解，超声 3min，涡旋 2min，转移至 0.5mL EP 管中，13000r/min 离心 5min，取上清液，分析。

6. 色谱条件

色谱柱：BEHC$_{18}$（2.1mm×50mm，1.7μm）。流动相：水（A），乙腈（B）。梯度洗脱：B，0～2min30%～50%，2～4min50%～55%，4～6min55%～65%，6～8min65%～90%，8～9min90%～30%。流速：0.5mL/min。柱温：40℃。进样量 1μL。检测波长：PDA 检测。

（二）实验结果

1. 逍遥散及各单味药材石油醚部位中化学成分的归属

逍遥散及各单味药材石油醚部位 UPLC 典型色谱图（254nm）见图 11-1。由图 11-1 可见，对复方石油醚部位色谱图中主要的色谱峰进行编号，为 1～40。通过对比保留时间和 UV 扫描图，与各单味药材石油醚部位色谱图进行对比，结果发现，复方中源自柴胡的峰有：20、

21、22、23、24、25、26、27、28、29、30、31、32、33、34、35、36、37、38、39 和 40 号峰；源自当归的峰有：3、13 和 14 号峰；源自白术的峰有：15、16、17、18 和 20 号峰；源自甘草的峰有：7、8、9、10、11、16、17、18、19、20、21、22、25、26、27 号峰；源自薄荷的峰有：4、6、10 号峰；源自生姜的峰有：34、35 号峰；未发现源自白芍和茯苓的峰。经过与标准品对照，鉴定了其中 6 种化合物，分别为 15 号峰——白术内酯Ⅰ、18 号峰——白术内酯Ⅱ、9 号峰——柴胡皂苷 D、13 号峰——Z-藁本内酯、23 号峰——2,8,10-十五烷三烯-4,6-二炔-1-醇（RB-2）和 29 号峰——2,8,10-十五烷三烯-4,6-二炔-1-醇-乙酯（RB-4）。

经过 UPLC 检测发现，在复方石油醚部位化学成分中柴胡、当归、甘草、白术四味药材贡献最大，生姜、薄荷贡献较小，白芍、茯苓几乎没有贡献。推测原因可能是逍遥散石油醚部位提取出的化合物极性较小，而白芍中多为苷类化合物，茯苓中茯苓素虽然极性较小，但含量极低；也可能是检测方法单一，不能全面评价该部位。

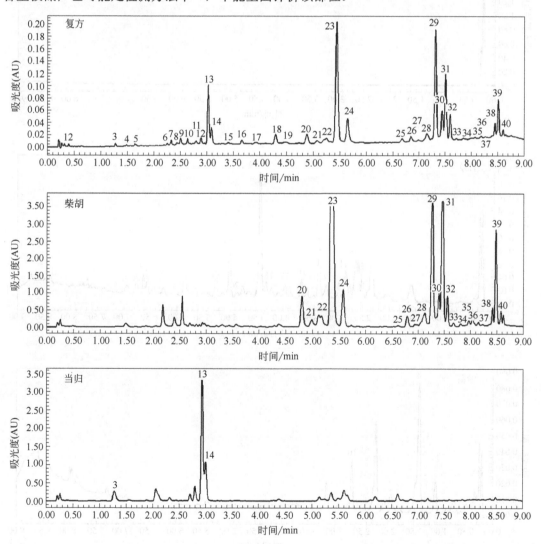

图 11-1

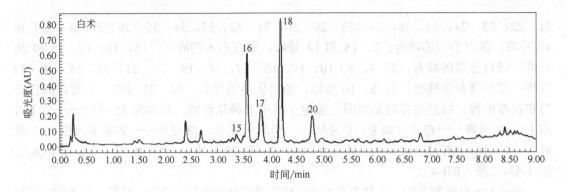

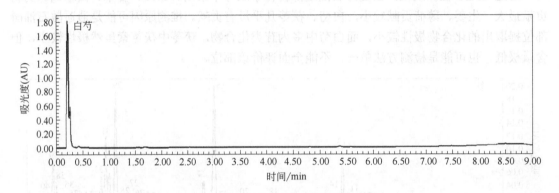

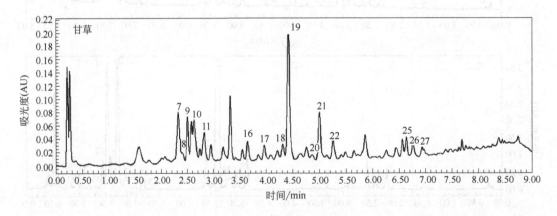

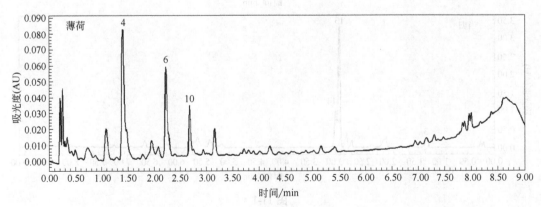

图 11-1

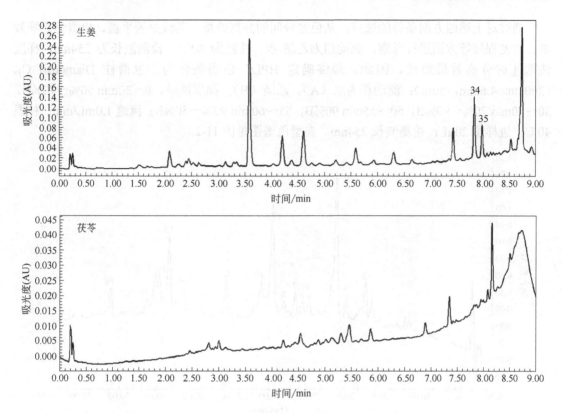

图 11-1 逍遥散及各单味药材石油醚部位 UPLC 典型色谱图

2. 方法学考察结果

（1）色谱条件的优化 在研究过程中，共采用了 HPLC 和 UPLC 两种仪器对样品进行检测，故对其两种方法的流动相组成、梯度条件、检测波长与柱温等色谱条件分别进行优化。

① HPLC 色谱条件的优化。按照拟定的色谱条件，使用同一生物模拟样品，分别对流动相组成、柱温、检测波长和梯度洗脱条件进行优化。具体条件如下：a. 流动相为甲醇-水、乙腈-水、0.1%甲酸乙腈-0.1%甲酸水、乙腈-0.1%磷酸水；b. 柱温 30℃、35℃、40℃、45℃；c. 检测波长 210nm、230nm、254nm、270nm；d. 梯度见表 11-1。

表 11-1 HPLC 梯度洗脱表

梯度	时间/min	乙腈/%	梯度	时间/min	乙腈/%
①	0~5	40~60	③	0~5	60
	5~10	60		5~50	60~80
	10~40	60~90		50~52	80
	40~45	95		52~60	60
	45~50	95~40			
②	0~5	40~60	④	0~30	50~70
	5~10	60		30~50	70~90
	10~50	60~90		50~55	90
	50~55	90		55~60	90~50

通过对上述四方面条件的选择，从色谱峰间的分离效果、基线是否平稳、检测色谱峰数量、方便程度等方面进行考察，流动相为乙腈-水、柱温为 40℃、检测波长为 254nm，梯度洗脱④时分离效果最佳。因此，最终确定 HPLC 色谱条件为：色谱柱 Diamonsil C$_{18}$（200mm×4.6mm，5μm）；流动相为水（A）、乙腈（B）；梯度洗脱，0～30min 50%～70%B，30～50min 70%～90%B，50～55min 90%B，55～60min 90%～50%B；流速 1.0mL/min；柱温 40℃；进样量 20μL；检测波长 254nm。典型色谱图见图 11-2。

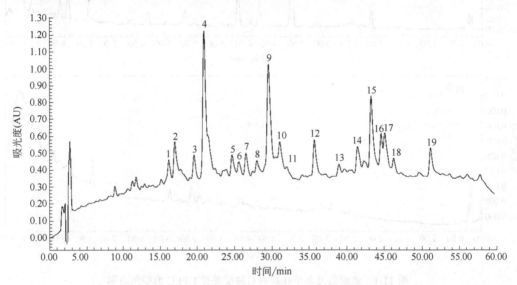

图 11-2　大鼠模拟血清样品典型 HPLC 色谱图

② UPLC 色谱条件的优化。在上述 HPLC 色谱条件的基础上，考察不同梯度（表 11-2）和流速（0.2mL/min、0.5mL/min），按照拟定的色谱条件，使用同一生物模拟样品，分别采用不同流速，优化梯度洗脱条件。

表 11-2　UPLC 梯度洗脱表

梯度	时间/min	乙腈/%	梯度	时间/min	乙腈/%
①	0～1	30～45	③	0～2	30～50
	1～3	45～55		2～5	50～65
	3～4.5	55～90		5～7	65～90
	4.5～5	90～30		7～7.5	90～30
②	0～2	30～50	④	0～2	30～50
	2～7	50～90		2～4	50～55
	7～7.5	90～100		4～6	55～65
	7.5～8	100～30		6～8	65～90
				8～9	90～30

实验结果表明，梯度④、流速为 0.5mL/min 时，分析时间短，基线平稳，色谱峰分离度好。因此最终确定 UPLC 色谱条件为：色谱柱 BEH C$_{18}$（2.1mm×50mm，1.7μm）；流动相为水（A）、乙腈（B）；梯度洗脱，0～2min 30%～50%B，2～4min 50%～55%B，4～6min 55%～

65%B，6～8min 65%～90%B，8～9min 90%～30%B；流速 0.5mL/min；柱温 40℃；进样量 1μL，检测波长 254nm。典型色谱图见图 11-3。

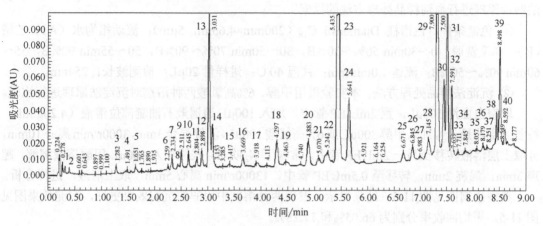

图 11-3　大鼠模拟血清样品典型 UPLC 色谱图

（2）血清与血浆选择　有文献报道[98]，血浆比血清更接近生物体内的实际情况，因为血液在凝血过程中释放的或者激活的生物酶可能会对中药的某些不稳定成分具有降解作用或某些中药有效成分可能会被吸附在血浆蛋白上，若采用血清则易丢失信息。罗琳等[99]发现复方五仁醇胶囊中成药主要入血成分在大鼠血浆中的含量与种类均高于血清中的量。所以本实验采用相同的样品处理方法与分析方法，对相同浓度的模拟大鼠含药血清或血浆样品进行分析，比较其提取色谱峰数量与平均回收率。

按照上述优化的 HPLC 色谱条件进样分析，典型色谱图见图 11-4。将上述样品分别与相应的空白血浆/血清样品进行比较，找出模拟血浆/血清样品经液-液萃取法提出的色谱峰，并计算其平均回收率，分别为 82.53% 和 76.67%。结果表明，血清样品中未丢失色谱峰信息，且主要色谱峰的平均回收率较高。因此，确定在以后的实验过程中均采用血清进行。

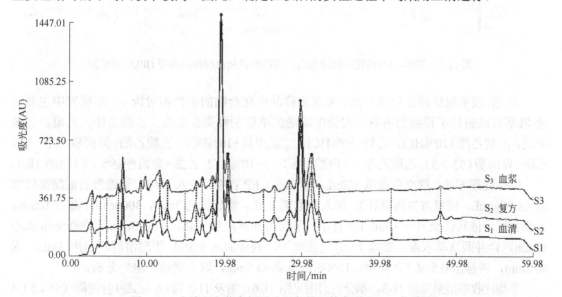

图 11-4　血清和血浆在相同处理条件下的典型 HPLC 色谱图

（3）血清样品处理方法优化　根据参考文献得知[100]，血清样品处理方法主要有：蛋白沉淀法、液-液萃取法、固相萃取法等。结合本课题实际情况，主要考察了沉淀法和液-液萃取法两种原理进行血清样品处理方法的摸索。

① 色谱条件。色谱柱 Diamonsil C$_{18}$（200mm×4.6mm，5μm）；流动相为水（A）、乙腈（B）；梯度洗脱，0～30min 50%～70%B，30～50min 70%～90%B，50～55min 90%B，55～60min 90%～50%B；流速 1.0mL/min；柱温 40℃；进样量 20μL；检测波长：254nm。

② 沉淀法样品处理方法。本实验采用甲醇、6%高氯酸两种溶剂对沉淀法原理进行比较。

取空白血清 100μL，置 2mL EP 管中，加入 100μL 逍遥散石油醚部位溶液（4.26g/mL，按复方生药量计），加入甲醇 300μL 或 6%高氯酸 100μL，涡旋混合 3min，3000r/min 离心 10min，分取上层溶液转移至另一 2mL EP 管中，常温下 N$_2$吹干，残渣加入 100μL 甲醇溶液溶解，超声 3min，涡旋 2min，转移至 0.5mL EP 管中，13000r/min 离心 5min，取上清液，进样分析。

典型色谱图见图 11-5。结果显示，发现两种溶剂中甲醇的沉淀效果更好，沉淀效果图见图 11-5，平均回收率分别为 66.05%和 17.28%。

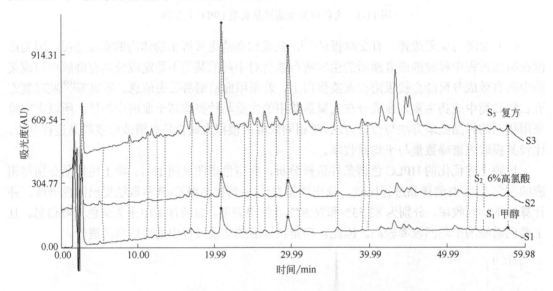

图 11-5　甲醇、6%高氯酸沉淀蛋白法的模拟含药血清样品典型 HPLC 色谱图

③ 液-液萃取法样品处理方法。考虑到样品中化合物的极性相对较小，本研究中主要对液-液萃取法进行了详细的考察。实验中筛选的萃取剂种类分别为：乙酸乙酯，乙醚，二氯甲烷，乙酸乙酯+10%HCl，乙醚+10%HCl，二氯甲烷+10%HCl，乙酸乙酯+异丙醇（95∶5），乙醚+异丙醇（95∶5），乙酸乙酯+异丙醇（95∶5）+10%HCl，乙醚+异丙醇（95∶5）+10%HCl。

样品处理方法：取空白血清 100μL，置 10mL EP 管中，加入 100μL 逍遥散石油醚部位溶液（4.26g/mL，按复方生药量计），加入萃取剂 2mL，涡旋混合 3min，3000r/min 离心 10min，分取上层溶液转移至另一 10mL EP 管中，下层再加萃取剂 2mL，涡旋 3min，3000r/min 离心 10min，合并两次萃取液，常温下 N$_2$气流吹干，残渣加入 100μL 甲醇溶解，超声 3min，涡旋 2min，转移至 0.5mL EP 管中，13000r/min 离心 5min，取上清液，进样分析。

平均回收率结果见表 11-3，部分色谱图见图 11-6。由表 11-3 可知，乙醚+异丙醇（95∶5）+10%HCl 的萃取率最高，平均回收率为 82.53%。

表 11-3　各种萃取剂的平均萃取率结果

编号	萃取剂种类	平均回收率/%
1	乙酸乙酯	2.77
2	乙醚	3.68
3	二氯甲烷	62.61
4	乙酸乙酯+10%HCl	46.21
5	乙醚+10%HCl	59.9
6	二氯甲烷+10%HCl	68.32
7	乙酸乙酯+异丙醇（95∶5）	23.53
8	乙醚+异丙醇（95∶5）	26.23
9	乙酸乙酯+异丙醇（95∶5）+10%HCl	68.37
10	乙醚+异丙醇（95∶5）+10%HCl	82.53

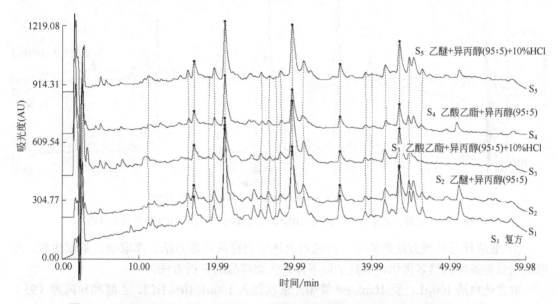

图 11-6　乙酸乙酯+异丙醇（95∶5）、乙酸乙酯+异丙醇（95∶5）+10%HCl、乙醚+
异丙醇（95∶5）、乙醚+异丙醇（95∶5）+10%HCl 的典型色谱图

④ 酸化剂的考察。本实验考虑到酸性环境可能对萃取效果有影响，因此对酸的加入与否进行了考察，对乙醚、乙酸乙酯加上一定量的 HCl 后的萃取效果进行比较，发现加入 10%HCl 后的萃取效果较明显，见图 11-7。

⑤ 萃取次数选择。实验过程中，还比较了采用相同萃取剂［乙醚+异丙醇（95∶5）+ 10%HCl］用量（2mL）的条件下，不同萃取次数所导致的平均回收率的差异，共选择了 1 次、2 次、3 次进行摸索。结果可知，萃取次数为 2 次时萃取率最佳为 82.53%，而萃取 1 次和 3 次的萃取率分别为 50.23%和 82.36%，综合各种因素选择了萃取 2 次为最佳次数。

⑥ 萃取剂用量选择。另外还对萃取剂的用量进行了摸索，比较了 1mL、2mL、3mL 三个用量。结果发现，1mL、2mL、3mL 萃取剂的平均回收率分别为 44.79%、81.22%和 80.55%，综合各种因素选择了萃取剂用量为 2mL 作为最佳用量。

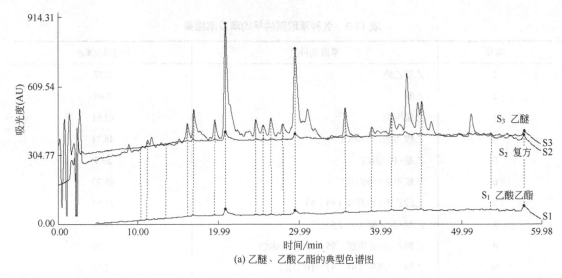

(a) 乙醚、乙酸乙酯的典型色谱图

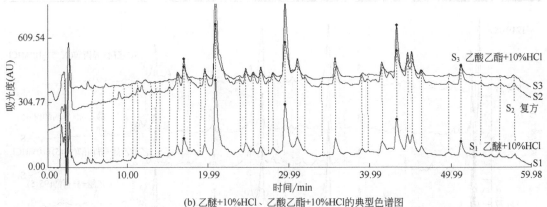

(b) 乙醚+10%HCl、乙酸乙酯+10%HCl的典型色谱图

图 11-7 乙醚、乙酸乙酯、乙醚+10%HCl、乙酸乙酯+10%HCl 的典型色谱图

⑦ 血清样品处理方法的确定。经过对上述生物样品处理方法、萃取剂、萃取次数、萃取剂用量等条件的摸索优化，确定了以下体外生物样品的分析方法。

取含药血清 100μL，置 10mL EP 管中，依次加入 100μL 10% HCl、乙醚和异丙醇（95：5）萃取剂 2mL，涡旋混合 3min，3000r/min 离心 10min，分取上层溶液转移至另一 10mL EP 管中，下层加萃取剂 2mL，涡旋 3min，3000r/min 离心 10min，合并两次萃取液，常温下 N₂ 吹干，残渣加入 100μL 甲醇溶解，超声 3min，涡旋 2min，转移至 0.5mL EP 管中，13000 r/min 离心 5min，取上清液，进样分析。

（三）小结与讨论

本研究利用 UPLC-PDA 法对逍遥散石油醚部位色谱峰进行归属，发现其色谱峰主要来源于柴胡、当归、白术和甘草，并指认了其中 6 种化合物；通过对色谱条件和血清样品处理方法等的考察，最终确定了 HPLC 和 UPLC 的色谱条件及血清样品的液-液萃取方法，为下一步研究奠定坚实基础。

利用血清/血浆与柴胡石油醚溶液体外反应代替体内过程，避免了内源性代谢物的影响，解决了体内反应后成分含量低不易检测的问题，为成分研究坚定基础。

二、逍遥散石油醚部位体内移行成分的研究

本部分通过对给药剂量、给药溶剂、给药次数、给药途径等因素进行考察，对灌胃给予大鼠逍遥散石油醚部位后血与其他不同组织中移行成分进行检测，研究其在体内的种类和分布，进行血清药物化学研究。

（一）实验方法

1. 药品制备

逍遥散石油醚部位按照复方比例进行配制。将石油醚萃取后剩余部位，经 60℃水浴蒸至无石油醚味后，加至预先处理过的 D101 大孔吸附树脂，依次用纯水，以及 30%、60%、95% 的乙醇洗脱，收集梯度为 95% 的洗脱液，浓缩至浸膏，于真空干燥箱中干燥至粉末，得到 95% 乙醇部位（XYS-E）。

2. 动物分组、给药与样品采集

本研究共进行了三次不同的动物实验。

（1）连续多次灌胃给予大鼠药效剂量后采集血清样品经 HPLC 测定　健康雄性 SD 大鼠 24 只，随机分为 3 组，每组 8 只，分别为石油醚部位组（XYS-P）、95%乙醇部位组（XYS-E）、石油醚+95%部位组（XYS-P+E）。各部位均采用 0.5%吐温 80-1%CMC-Na 溶液溶解，并分别制成浓度均为 6.17g/mL（按复方生药量计）的灌胃液。每天灌胃 1 次，每次 7.5mL/kg（46.3g/kg 按复方生药量计），连续灌胃 21d。每次取血前禁食 12h，于第 0、3、7、11、14、17 和 21 天给药前眼眶取血 0.5mL，另外，于第 7、14、21 天给药后 0.5h、1h、2h、4h、8h 和 12h 眼眶取血 0.5mL，分别置 1.5mL EP 管中，静置 0.5h，然后 3000r/min 离心 10min，分取上层，制得血清样品，-80℃保存，备用。

（2）单次灌胃给予大鼠 10 倍药效剂量后采集血清样品经 UPLC 测定　逍遥散石油醚部位用 1,2-丙二醇-水（3：7）超声溶解制得灌胃液，浓度为 61.7g/mL（按复方生药量计）。按 7.5mL/kg（46.3 g/kg 按复方生药量计）灌胃，单次给药。于大鼠给药前及给药后 10min、30min、60min 眼眶取血 0.5mL，置 1.5mL EP 管中，静置 0.5h，4℃、13000r/min 离心 10min，取上清液，得到血清样品，-80℃冷藏备用。

（3）单次尾静脉注射给予大鼠小剂量后采集血清样品经 UPLC 测定，寻找大鼠的血中移行成分　逍遥散石油醚部位用 1,2-丙二醇-水（3：7）超声溶解制得药液，浓度为 6.17g/mL（按复方生药量计）。按 3mL/kg（18.5g/kg，按复方生药量计）尾静脉注射，单次给药。大鼠尾静脉注射前于眼眶取血 1mL，尾静脉注射 10min 后立即于股动脉取血，置 1.5mL EP 管中，静置 0.5h，4℃、13000r/min 离心 10min，取上清液，得到血清样品。立即冰上取大鼠心、肝、海马、剩余脑，取完后用冰生理盐水将残留血液冲洗干净，-80℃冷藏备用。

3. 样品的制备

（1）血清样品的制备　同"血清样品处理方法的确定"。

（2）组织样品的制备　取各组织样品适量，精密称定，置匀浆仪中，加入 2 倍（mL/g）

生理盐水（海马组织统一加 0.5mL 生理盐水），冰上匀浆至无组织碎块，取 0.2mL 组织匀浆液，依次加入 100μL 10% HCl、乙醚+异丙醇（95：5）萃取液 2mL，涡旋 3min，3000r/min 离心 10min，分取上层溶液转移至另一 10mL EP 管中；下层再加萃取剂 2mL，涡旋 3min，3000r/min 离心 10min，合并两次萃取液，常温下 N_2 吹干，残渣加入 100μL 甲醇溶解，超声 3min，涡旋 2min，转移至 0.5mL EP 管中，13000r/min 离心 5min，取上清液，4℃冷藏留待分析。

4. 色谱条件

HPLC 色谱条件：色谱柱 Diamonsil C_{18}（200mm×4.6mm，5μm）；流动相为 A（乙腈+0.1%甲酸）、B（水+0.1%甲酸）；梯度洗脱，0～20min 40%～60% A，20～25min 60%～90% A，25～30min 90%～40% A；检测波长 254nm；流速 1.0mL/min；进样量 20μL；柱温常温。

UPLC 色谱条件：色谱柱 BEH C_{18}（2.1mm×50mm，1.7μm）；流动相为水（A），乙腈（B）；梯度洗脱 0～2min 30%～50%B，2～4min 50%～55%B，4～6min 55%～65%B，6～8min 65%～90%B，8～9min 90%～30%B；流速 0.5mL/min；柱温 40℃；进样量 1μL；检测波长——254nm。

（二）实验结果

1. 体内移行成分的发现

（1）血中移行成分的发现

① 连续多次灌胃给予大鼠药效剂量后采集血清样品经 HPLC 法测定

取连续灌胃第 21 天给药后 12h 样品处理分析，典型色谱图见图 11-8。由图 11-8 可知，灌胃给予大鼠 21d 药效剂量逍遥散石油醚部位（XYS-P）后，与空白血清样品相比较，未发现原型化合物，但有新出现的色谱峰，推测为逍遥散石油醚部位进入体内经转化生成的代谢物；灌胃给予大鼠 21d 药效剂量逍遥散 95%乙醇部位（XYS-E）后，与空白血清样品相比较，未发现原型化合物或代谢物。推测可能的原因：药效剂量给药后，体内的药物浓度未能达到检测水平；本文所采用的 HPLC 法灵敏度低；灌胃时药液使用的溶剂为 CMC-Na 的混悬液，可能在进入胃肠后不易被吸收入血。

② 采用 UPLC 法进行单次 10 倍药效剂量大鼠血清的检测

采用 UPLC 法测定血清样品，对灌胃给予逍遥散石油醚部位 10 倍剂量的大鼠血清进行血清药化摸索，典型色谱图见图 11-9。由图 11-9 可知，在给药后 15min、30min 和 60min，均能检测到来自石油醚部位的原型化合物及其代谢物，且随时间的变化，浓度呈明显的变化趋势。具体色谱峰编号总结见表 11-4。共发现 11 种移行成分，其中 8 种为原型化合物，3 种为新出现的代谢物。另外，在采血时间为 30min 时，23 号和 29 号峰峰面积比 15min 时大近两倍，比 60min 时稍大一些，所以提示我们可能两个化合物在 30min 左右达到最大值，在 60min 时还有吸收，并没有达到最低值，有必要将采血时间延长，准确的采血时间有待于进一步摸索。

③ 采用 UPLC 法进行单次尾静脉注射后大鼠血清的检测

血清样品处理后经 UPLC 检测，典型色谱图见图 11-10。由实验结果可知，逍遥散石油醚部位在大鼠尾静脉注射后保留了大部分含量比较大的原型化合物。

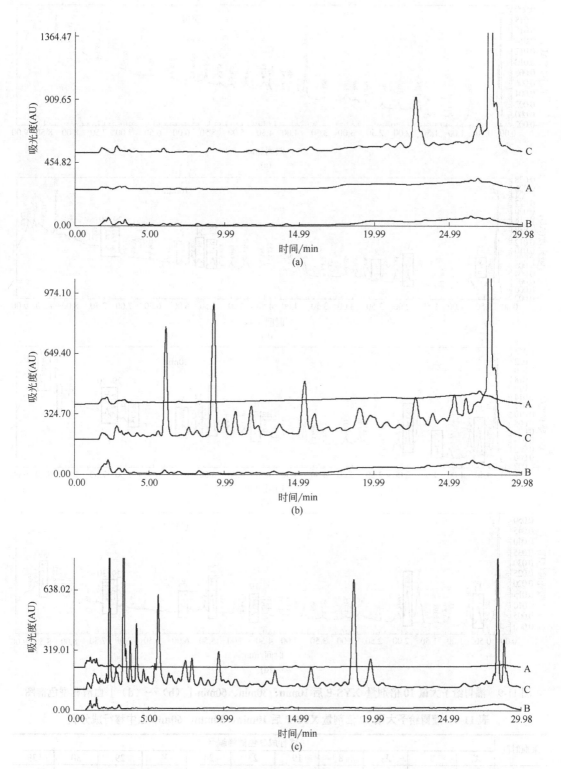

图 11-8　分别灌胃给予大鼠 XYS-P（a）、XYS-P+E（b）、XYS-E（c）后

第 21 天 12h 血清样品典型 HPLC 色谱图

A—空白血清；B—给予相应部位后 12h 血清样品；C—相应部位体外样品

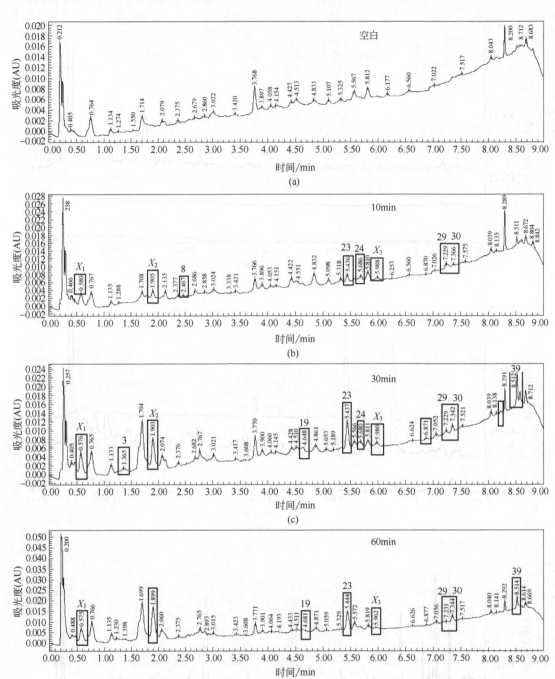

图 11-9 灌胃给予大鼠 10 倍剂量 XYS-P 后 10min、30min、60min［（b）～（d）］血清典型色谱图

表 11-4 灌胃给予大鼠 10 倍剂量 XYS-P 后 10min、30min、60min 血中移行成分表

采血时间	移行成分色谱峰编号										
	X_1	3	X_2	8	19	23	24	X_3	29	30	39
10min	+	−	+	+	−	+	+	+	+	+	−
30min	+	+	+	−	+	+	+	+	+	+	+
60min	+	−	−	−	+	+	−	+	+	+	+

注："+"表示可检测到，"−"表示未检测到。

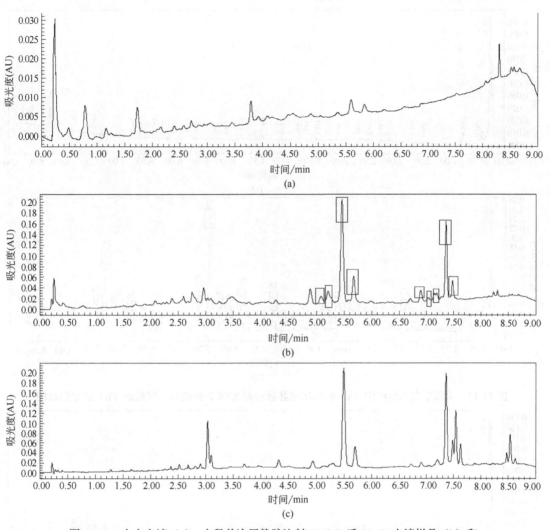

图 11-10　空白血清（a）、大鼠单次尾静脉注射 XYS-P 后 10min 血清样品（b）和

XYS-P 药材（c）典型 UPLC 色谱图

（2）组织中移行成分的发现　各组织典型色谱图见图 11-11～图 11-14。具体色谱峰编号总结见表 11-5。

表 11-5　大鼠不同组织中移行成分表

不同组织	移行成分色谱峰编号												
	X_2	13	14	18	20	21	22	23	24	26	28	29	30
心脏	+	+	+	+	+	+	+	+	+	+	+	+	+
肝脏	+	+	−	+	+	+	+	+	+	+	+	+	+
海马	−	+	+	+	+	+	+	+	+	−	−	+	+
剩余脑	−	+	+	+	+	+	+	+	+	−	−	+	+

注："+"表示可检测到，"−"表示未检测到。

在四个组织中可以明显发现，与空白组织相比，给药组织中增加许多源自逍遥散石油醚部位的原型成分，且有比血中移行成分多出的化合物，如 13、14、18 号峰。

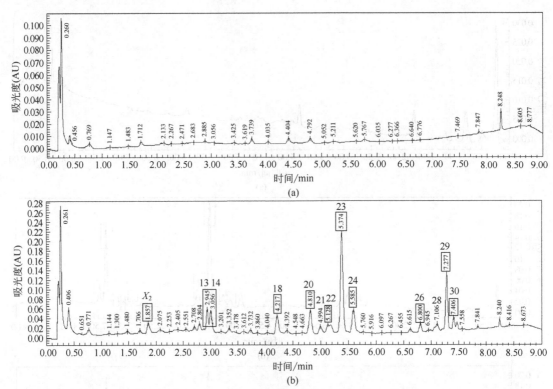

(a)

(b)

图 11-11 大鼠空白心脏组织（a）和单次尾静脉注射 XYS-P 给药后心脏组织（b）典型色谱图

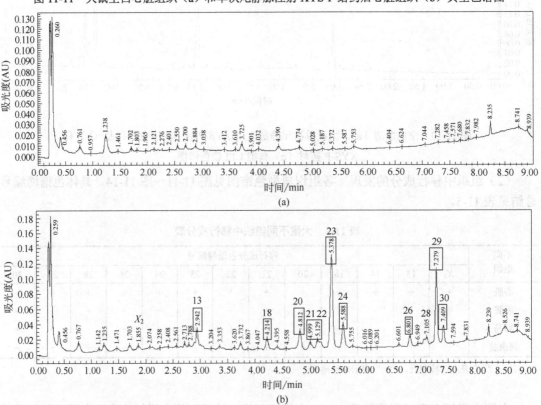

(a)

(b)

图 11-12 大鼠空白肝脏组织（a）和单次尾静脉注射 XYS-P 肝脏组织（b）典型色谱图

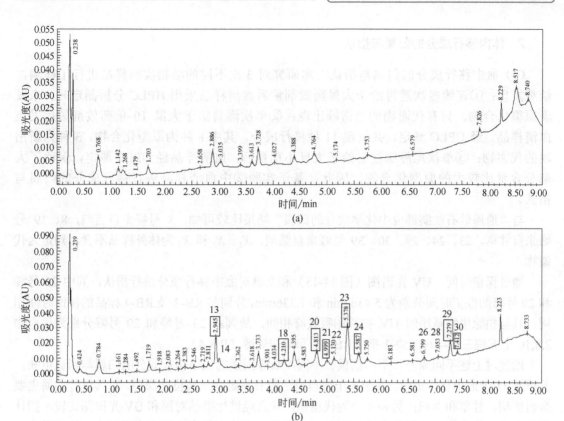

图 11-13　大鼠空白海马组织（a）和单次尾静脉注射 XYS-P 后海马组织（b）典型色谱图

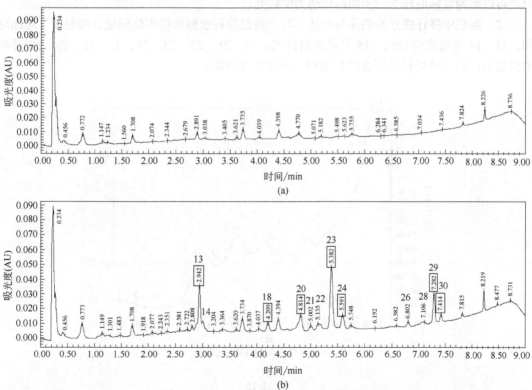

图 11-14　大鼠空白剩余脑组织（a）和单次尾静脉注射 XYS-P 后剩余脑组织（b）典型色谱图

2. 体内移行成分的归属与指认

（1）血中移行成分的归属与指认　本研究对 3 次不同的动物实验样品进行了检测，结果发现：①连续多次灌胃给予大鼠药效剂量后血清样品采用 HPLC 分析测定时，未发现原型化合物，只有代谢物的色谱峰出现；②单次灌胃给予大鼠 10 倍药效剂量后采集血清样品，经 UPLC 测定，共发现 11 种移行成分，其中 8 种为原型化合物，3 种为新出现的代谢物；③单次尾静脉注射给予大鼠小剂量后，血清样品经 UPLC 测定，保留了大部分含量比较大的原型化合物。因此，基于实验②中血清样品进行移行成分的归属与指认。

与"逍遥散石油醚部位中化学成分的归属"结果比较可知，3 号峰来自当归，8、19 号峰来自甘草，23、24、29、30、39 号峰来自柴胡，X_1、X_2 和 X_3 为体外样品不含，判定为代谢物。

通过保留时间、UV 光谱图（图 11-15）和文献对血中移行成分进行指认，其中 23 号峰和 29 号峰的保留时间分别为 5.436 min 和 7.336 min，分别与 RB-2 及 RB-4 标品的保留时间相同，且与扣除生物基质的 UV 扫描图吸收峰相同，故判断 23 号峰和 29 号峰分别为化合物 2,8,10-十五烷三烯-4,6-二炔-1-醇（RB-2）和柴胡炔醇（RB-4）。

通过对上述不同途径、不同剂量、不同次数等因素的血中移行成分的归属与指认可知，共得到 11 个血中移行成分，其中 8 个来自逍遥散石油醚有效部位的原型，对其进行归属主要来自柴胡、甘草和当归；另外 3 个为代谢物，并且经过标准品对照和 UV 光谱图比较，指认出其中 2 个化合物，分别为 RB-2 和 RB-4，并且 2 个化合物在血液中含量较大、比较稳定，因此可以此为目标进行下一步的药代动力学研究。

（2）组织中移行成分的归属与指认　与"逍遥散石油醚部位中化学成分的归属"对比可知，13、14 号峰来自当归，18 号峰来自白术，20、21、22、23、24、26、28、29、30 号峰来自柴胡，X_2 为体外样品不含的色谱峰，判定为代谢物。

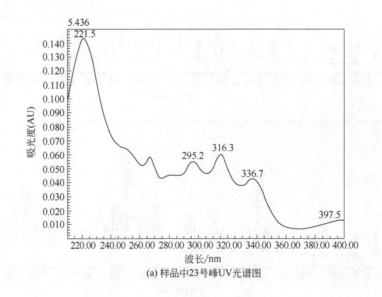

(a) 样品中23号峰UV光谱图

图 11-15

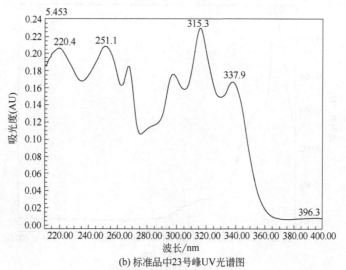

(b) 标准品中23号峰UV光谱图

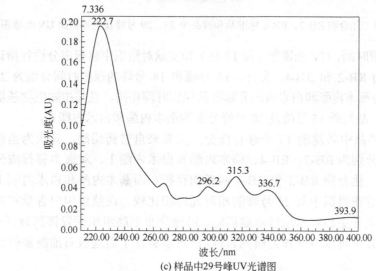

(c) 样品中29号峰UV光谱图

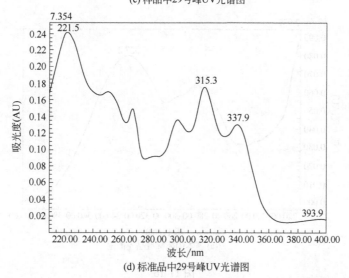

(d) 标准品中29号峰UV光谱图

图 11-15

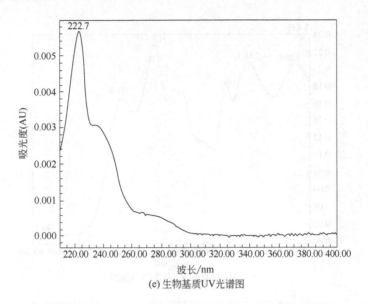

(e) 生物基质UV光谱图

图 11-15　化合物 RB-2、RB-4 标准品和样品中 23、29 号峰及生物基质 UV 光谱图

同样通过保留时间、UV 光谱图（图 11-16）和文献对组织中移行成分进行指认，可知 23 号峰和 29 号峰为 RB-2 和 RB-4，另外，13 号峰和 18 号峰的保留时间分别为 2.937min 和 4.213min，分别与藁本内酯和白术内酯Ⅱ标准品保留时间相同，且与扣除生物基质的 UV 扫描图吸收峰相同，故判断 13 号峰及 18 号峰分别为藁本内酯和白术内酯Ⅱ。

在上述生物样品中共发现 13 个移行成分，主要来自君药柴胡，其次为当归，且指认出 4 种化合物，分别为 RB-2、RB-4、藁本内酯和白术内酯Ⅰ。对血中移行成分与组织成分进行比较可知，化合物 RB-2 和 RB-4 两者均存在，而藁本内酯和白术内酯Ⅰ仅在组织中检测到，且两者在组织中与 23 号峰的相对高度相比较，在脑组织中含量相对较大，推测可能相对其他成分更加容易通过血脑屏障，迅速分布至脑组织而发挥药效活性，提示下一步组织分布研究中可以将此作为研究目标，进一步验证了逍遥散石油醚部位治疗神经系统疾病的优势。

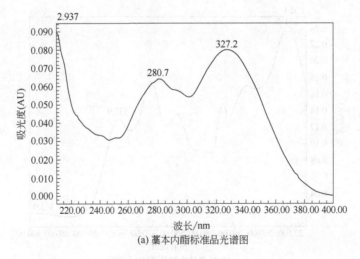

(a) 藁本内酯标准品光谱图

图 11-16

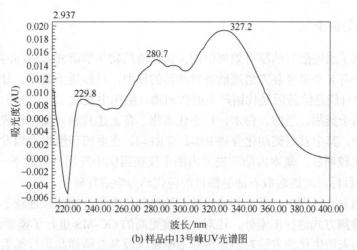

(b) 样品中13号峰UV光谱图

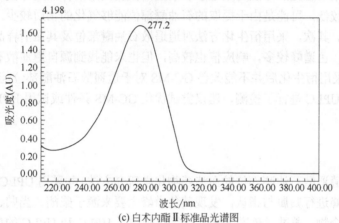

(c) 白术内酯Ⅱ标准品光谱图

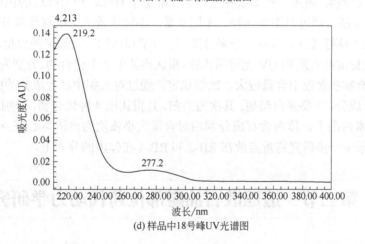

(d) 样品中18号峰UV光谱图

图 11-16 化合物藁本内酯、白术内酯Ⅱ标准品和样品 13、18 号峰 UV 光谱图

各组织含有的成分种类与相对应的含量大小依次为：血清＞心脏＞肝脏＞海马≈剩余脑组织。脑组织中海马与剩余脑组织含有的成分种类与相对应的含量几乎没有差别，提示在今后的组织分布研究中不需要将大脑分区进行研究。

（三）小结与讨论

本研究建立了逍遥散石油醚有效部位的大鼠血清药物化学研究方法，并且找到 11 个血中移行成分，其中有 8 个来自复方逍遥散有效部位的原型，且归属于柴胡、甘草和当归，其他 3 个移行成分则可能是给药后经代谢产生的代谢物；组织中发现 13 个分布成分，其中有 12 个原型，且归属于柴胡、当归、白术，1 个代谢物。在上述几种寻找移行成分分析中，共指认出 4 个化合物，其中君药柴胡化合物 RB-2 和 RB-4，在血清和组织中均发现并且两者随时间点的不同变化较明显，藁本内酯和白术内酯Ⅰ仅在组织中发现，因此下一步工作以 RB-2 和 RB-4 两者为目标，对逍遥散石油醚部位的药代动力学进行研究。

在选择检测方式过程中，考虑到逍遥散石油醚部位中化合物的极性较小，除了对 HPLC 和 UPLC 两种检测方式进行摸索外，还对灵敏度更高的 GC-MS 进行了摸索。

首先，采用未衍生化的方法对逍遥散石油醚部位及其血清样品进行摸索，发现色谱峰均较少，响应值也较低，可能是由于提取的石油醚部位能够气化的物质较少，故峰的数量以及响应值都相当低。其次，采用衍生化方法对逍遥散石油醚部位及其血清样品进行摸索，与未衍生化结果比较，色谱峰较多，响应值也较高，但也未能找到源自逍遥散石油醚部位的化合物色谱峰，说明采用衍生化后并不能改善 GC-MS 对于逍遥散石油醚部位药代动力学的检测。因此，本文采用 UPLC 进行了检测，建议尝试优化 GC-MS 条件或试用 HPLC-MS 进行检测。

三、本节小结

本节建立了逍遥散石油醚部位的血清药物化学研究方法，并采用 UPLC-PDA 法对逍遥散石油醚部位色谱峰进行归属与指认，发现其色谱峰主要来源于柴胡、当归、白术和甘草，指认了其中 6 种化合物；通过对色谱条件进行优化确定了 HPLC 和 UPLC 的色谱条件及血清样品的液-液萃取方法。通过对不同途径、不同剂量、不同次数的血中移行成分的归属与指认，共得到 11 个血中移行成分，其中 8 个来自柴胡、甘草和当归有效部位的原型，另外 3 个为代谢物，并且经过标准品对照和 UV 光谱图比较，指认出其中 2 个化合物，分别为 RB-2 和 RB-4，并且这 2 个化合物在血液中含量较大、比较稳定。通过对组织中移行成分的归属与指认，共发现 13 个移行成分，主要来自柴胡，其次为当归，且指认出 4 种化合物，分别为 RB-2、RB-4、藁本内酯和白术内酯Ⅰ。体内含有成分和相对含量大小依次为血清＞心脏＞肝脏＞海马≈剩余脑组织，提示下一步研究将重点放在 RB-2 和 RB-4 在体内的分布上。

第三节　逍遥散石油醚部位药代动力学研究

前期由血清药物化学实验结合体外单胺再摄取抑制实验[101]可知，化合物藁本内酯、RB-1、RB-2、RB-3、RB-4 为逍遥散的主要活性成分，为了能更深入地探讨其在体内的经时过程，了解复方中各种化学成分的定量变化与相互作用，应进行中药药代动力学研究。

本研究旨在分别建立灵敏、可靠的分析方法，测定逍遥散石油醚部位藁本内酯、RB-1、RB-2、RB-3、RB-4 在正常生理状态下大鼠的血药浓度，测定当归中藁本内酯的血药浓度及柴胡中 RB-1、RB-2、RB-3、RB-4 的血药浓度，并比较其在复方和单味药中的吸收差异，揭示复方配伍规律。

一、逍遥散石油醚部位药代动力学研究

（一）实验方法

1. 实验仪器

超高效液相色谱仪（ACQUITY UPLC™ PDA，美国 Waters），Sartorius 电子分析天平（德国赛多利斯 SARTORIUS 有限公司），高速冷冻离心机（TGL-6，长沙湘仪离心机有限公司），涡旋混合器（上海精科实业有限公司），微量移液枪（200μL，1mL，Thermo），氮吹仪装置（实验室自制）。

2. 实验试剂和试药

逍遥散复方中柴胡、当归、白术、白芍、茯苓、薄荷、干姜、甘草药材均购于山西省华阳药业有限公司，所有药材经山西大学中医药现代研究中心主任秦雪梅教授鉴定为正品，且均留样于山西大学中医药现代研究中心。藁本内酯（质量分数≥98.0%，批号 20111212）和异欧前胡素（质量分数≥98.0%，批号 20101012）对照品购自上海顺勃生物工程技术有限公司。组合物 1（纯度为 94.4%，其中 RB-1 的含量为 29.1%，RB-2 的含量为 65.3%）和组合物 2（纯度为 93.5%，其中 RB-3 的含量为 35.1%，RB-4 的含量为 58.4%）为实验室自制。

石油醚、95%乙醇、甲醇、乙腈、乙醚、正己烷均为分析纯，购自北京化工试剂公司；纯净水购自杭州娃哈哈集团有限公司；HCl 购自太原化兴化工运销有限公司；色谱级甲醇和乙腈购自 Fisher Scientific（USA）。金龙鱼食用调和油（天津市天津港保税区，产品标准号：Q/BAAK0012S）。

3. 对照品溶液的配制

（1）储备液的配制　分别称取组合物 1、组合物 2 和藁本内酯对照品适量，精密称定，置于 10mL 容量瓶中，用甲醇溶解，定容至刻度，即得浓度分别为 0.40mg/mL、0.89mg/mL、0.55mg/mL、0.79mg/mL 的 RB-1、RB-2、RB-3、RB-4 和 0.61mg/mL 的藁本内酯的混合对照品储备液（根据峰面积法折算），于 4℃冰箱保存，备用。

（2）标准溶液的配制　分别精密量取储备液适量，用甲醇稀释制成浓度分别为 26.84μg/mL、13.42μg/mL、5.37μg/mL、2.68μg/mL、1.34μg/mL、0.54μg/mL、0.27μg/mL 的 RB-1；60.23μg/mL、30.11μg/mL、12.05μg/mL、6.02μg/mL、3.01μg/mL、1.21μg/mL、0.60μg/mL 的 RB-2；29.42μg/mL、14.71μg/mL、5.88μg/mL、2.94μg/mL、1.47μg/mL、0.59μg/mL、0.29μg/mL 的 RB-3；48.84μg/mL、24.42μg/mL、9.77μg/mL、4.88μg/mL、2.44μg/mL、0.98μg/mL、0.49μg/mL 的 RB-4，73.15μg/mL、36.58μg/mL、14.63μg/mL、7.32μg/mL、3.66μg/mL、1.46μg/mL、0.73μg/mL 的藁本内酯的标准系列溶液。于 4℃冰箱保存，备用。

（3）QC 样本的配制　同法稀释配制浓度分别如下：21.47μg/mL、2.68μg/mL、0.54μg/mL 的 RB-1；48.18μg/mL、6.02μg/mL、1.21μg/mL 的 RB-2；23.54μg/mL、2.94μg/mL、0.59μg/mL 的 RB-3；39.07μg/mL、4.88μg/mL、0.98μg/mL 的 RB-4；58.52μg/mL、7.32μg/mL、1.46μg/mL

的藁本内酯。于 4℃冰箱保存，备用。

（4）内标溶液的配制　称取异欧前胡素对照品适量，精密称定，置于 10mL 容量瓶中，用甲醇溶解并定容至刻度，即得浓度为 0.446mg/mL 的内标溶液。取一定量的异欧前胡素溶液，用甲醇稀释至 1μg/mL，于 4℃冰箱保存，备用。

4. 实验动物方案和样品采集

健康雄性 SD 大鼠 42 只，体重（260±20）g［购自北京维通利华实验动物技术有限公司，合格证号：SCXK（京）2011-0012］。将大鼠置于昼夜节律光照条件下，自由进食进水，饲养 7d 适应环境，每日触摸动物以适应实验人员的操作。

将 12 只 SD 大鼠随机分为空白给药组（KG）和 CUMS 模型组（MG）（$n=6$），空白大鼠不给予任何刺激，模型组大鼠造模 21d，造模方式同本实验室前期报道方法。给药前 12h 禁食，自由饮水，灌胃给予逍遥散石油醚提取物（混悬于调和食用油中），剂量为 231.5g/kg 体重（按生药量计），即含藁本内酯 498.3mg/kg、RB-1 3.23mg/kg、RB-2 69.68mg/kg、RB-3 2.55mg/kg、RB-4 54.60mg/kg，于给药前及给药后 15min、30min、45min、1h、1.5h、2h、4h、6h、8h、12h、24h、36h、48h 由眼眶静脉丛取血约 0.25mL，3500r/min 离心 5min 后取血清，于-80℃保存待测。

5. 药代动力学数据处理

采用 DAS3.0 数据处理软件（中国药理学会数学药理学专业委员会）的非房室模型法（统计矩法）进行药代动力学参数 C_{max}、T_{max}、$t_{1/2}$、AUC、MRT、药物的表观清除率（CL/F）等的计算。

6. 血清样品的处理

取血清 200μL，置入 10mL EP 管中，依次加入 50μL 内标溶液、50μL 甲醇、正己烷萃取剂 2mL，涡旋混合 3min，3000r/min 离心 10min，分取上层正己烷溶液转移至另一 10mL EP 管中，下层再加萃取剂 2mL，涡旋 3min，3000r/min 离心 10min，合并两次萃取液，常温下 N_2 吹干，残渣加入 100μL 甲醇溶液溶解，超声 3min，涡旋 2min，转移至 0.5mL EP 管中，13000r/min 离心 5min，取上清液，留待分析。

7. 色谱条件

采用 UPLC-PDA 法。色谱柱：BEHC$_{18}$ 色谱柱（100mm×2.1mm，1.7μm）。流动相：水（A）、乙腈（B）。梯度洗脱：0～2min，30%～40% B；2～4min，40%～50% B；4～6min，50%～55% B；6～9min，55%～65% B；9～11min，65%～75% B；11～13min，75%～95% B；13～15min，95%～30% B。流速：0.5mL/min。柱温：40℃。进样量：2μL。检测波长：315nm。

8. 方法学验证

（1）选择性　在上述色谱条件下，对大鼠空白血清的色谱图、空白血清中加入内标溶液和标准混合溶液后经样品处理方法得到的色谱图以及大鼠在给药后实际样品的色谱图进行比较。

（2）线性范围和定量下限　取空白血清 200μL 7 份，分别加入 50μL 内标溶液和 50μL 标准系列溶液，按照"血清样品预处理"项下方法操作，采用 UPLC 进行检测，建立标准曲线。以待测物峰面积（A_s）与内标物的峰面积（A_i）的比值为纵坐标（$y=A_s/A_i$）、血清中待测物的浓度（μg/mL）为横坐标（x），用加权最小二乘法进行回归计算，权重系数为 $1/x^2$，求出回归曲线。LLOQ 是标准曲线上的最低浓度点，其响应值应为空白生物基质干扰物响应值的 10 倍以上（$S/N \geqslant 10$），且精密度表示为相对标准偏差（Relative Standard Deviation，RSD）应 ≤20%，准确度表示为偏倚（bias）应在 ±20% 范围内。

（3）精密度和准确度 取空白血清 200μL，分别加入 50μL 内标溶液和 50μL QC 溶液，按照"血清样品预处理"项下方法操作。每一个浓度的样本均进行 6 个样本分析，并且连续进样 3d，根据当天的标准曲线计算 QC 样品的浓度，求出该方法的精密度 RSD（QC 样品测得值的相对标准偏差）和准确度 RE（QC 样品测得均值对真值的相对误差）。

（4）方法回收率 取空白血清 200μL，加入 50μL 的内标溶液和 50μL 高、中、低三个浓度的 QC 样本。然后分别按照"样品的预处理"项下方法进行操作，测得的峰面积为 A_a；另取空白大鼠血清 200μL，先按照"样品的预处理"方法进行处理后，加入 50μL 的内标和 50μL 高、中、低三个浓度的 QC 溶液，测得的峰面积为 A_b，每个浓度样品分别平行制备 6 份。提取回收率 $= A_a/A_b \times 100\%$。

（5）样品稳定性考察 对分析样品的稳定性考察，包括短期室温 4h，-20℃ 冷冻条件下保存 2 周的长期稳定性，经过 3 次冷冻-融化循环。分析测定得到的样品浓度并与新配制相应浓度的 QC 样品进行比较，以相对标准偏差表示。

（二）实验结果

1. 方法学考察结果

（1）方法的专属性 经过比较显示血清中的内源性物质对内标物和待测物质均无干扰，专属性良好，藁本内酯、内标物、RB-1、RB-2、RB-3 和 RB-4 的保留时间分别为 5.61min、6.01min、8.11min、8.91min、11.05min 和 11.85min，典型色谱图见图 11-17。

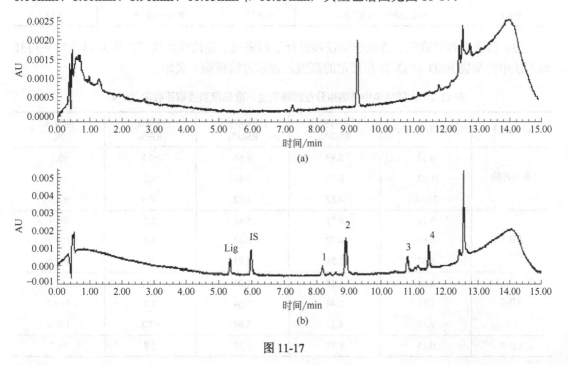

图 11-17

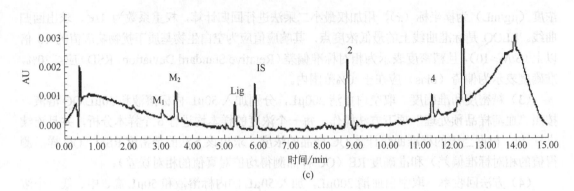

图 11-17　空白血清、空白血清+待测物+内标物、给药后血清样品+内标物典型色谱图

1—RB-1；2—RB-2；3—RB-3；4—RB-4；Lig—藁本内酯；M₁—代谢物 1 号；M₂—代谢物 2 号；IS—内标物

（a）空白血清典型色谱图；（b）空白血清+待测物+内标物典型色谱图；（c）给药后血清样品+内标物典型色谱图

（2）标准曲线　表 11-6 列出了 UPLC-PDA 分析方法建立阶段的标准曲线参数，结果表明本方法在 0.12～18.29μg/mL 的范围内线性良好，定量下限为 0.2μg/mL，相关系数 $R>$ 0.9970，表明此方法可以灵敏准确地测定血清中待测成分含量。

表 11-6　待测组分的平均回归方程和相关系数（$n=6$）

待测成分	标准曲线	R	线性范围 /（μg/mL）	LLOQ /（μg/mL）
藁本内酯	$y=1.35427x+0.00970$	0.9996	0.18～18.29	0.18
RB-1	$y=2.30862x+0.03118$	0.9987	0.13～6.71	0.13
RB-2	$y=2.30862x+0.06237$	0.9970	0.15～15.06	0.15
RB-3	$y=2.25995x+0.01563$	0.9987	0.15～7.34	0.15
RB-4	$y=2.25995x+0.02595$	0.9987	0.12～12.21	0.12

（3）精密度和准确度　方法学验证项进行了精密度、准确度的检查，从表 11-7 结果可知此方法中待测物 RSD（%）均在规定的范围，表示方法精确、灵敏。

表 11-7　大鼠血浆中待测组分在的精密度、准确度和提取回收率（$n=6$）

待测成分	加入浓度/（μg/mL）	日内精密度 RSD/%	日间精密度 RSD/%	准确度 RE/%	回收率 /%
藁本内酯	0.37	3.89	8.51	−7.2	85.1
	1.83	8.22	7.41	1.5	89.2
	14.63	4.82	3.82	−0.9	87.3
RB-1	0.13	6.71	5.82	5.7	98.9
	0.67	4.72	6.02	7.2	107.1
	5.37	1.91	3.93	−0.8	102.6
RB-2	0.30	5.13	4.23	−0.7	111.3
	1.51	7.46	5.64	7.7	110.7
	9.77	4.52	5.94	−7.2	100.6
RB-3	0.15	6.71	5.82	5.7	98.7

续表

待测成分	加入浓度/（μg/mL）	日内精密度 RSD/%	日间精密度 RSD/%	准确度 RE/%	回收率 /%
RB-3	0.74	4.72	6.02	7.4	106.1
	5.84	1.91	3.93	-0.8	101.6
RB-4	0.24	7.57	6.14	-2.2	111.8
	1.22	9.21	9.43	4.1	113.1
	9.77	4.05	7.13	5.5	102.6

（4）样品稳定性考察　由结果（表 11-8）可知，经过室温保存 24h、3 次冷冻-融化循环和血清样品冷冻 30d（-20℃）后，五个化合物均没有明显的降解。

表 11-8　大鼠血清中待测组分的稳定性（$n=6$）

待测成分	加入浓度 /（μg/mL）	冻融循环 RSD/%	室温 24h RSD/%	14d（-20℃） RSD/%
藁本内酯	0.37	9.62	5.11	4.32
	1.83	8.71	4.32	3.24
	14.63	8.76	5.32	3.21
RB-1	0.13	9.12	6.81	1.51
	0.67	8.11	6.21	2.98
	5.37	9.44	5.90	1.67
RB-2	0.30	7.44	5.33	0.77
	1.51	8.14	6.22	1.39
	9.77	6.15	9.31	2.71
RB-3	0.15	10.65	8.76	5.66
	0.74	9.65	7.35	5.34
	5.84	9.13	5.67	4.78
RB-4	0.24	8.91	6.73	4.57
	1.22	7.83	5.70	1.34
	9.77	7.21	5.13	1.56

2. 药动学研究结果

（1）生理状态下大鼠的药代动力学研究结果　对 6 只 SD 正常大鼠灌胃给予逍遥散石油醚提取物后，采用上述建立的方法对各时间点血清进行分析，血药浓度-时间数据见表 11-9。结果发现在血清中不能够定量检测到RB-1和RB-3。但除了能定量检测到藁本内酯、RB-2 和RB-4 外，还有两个比较明显的代谢物——M_1、M_2，通过观察其紫外扫描图，初步判定为多炔类化合物，其具体结构还需要进行下一步研究。本研究利用 RB-4 的线性方程对这两种代谢物进行初步定量，并将其和 RB-2、RB-4、藁本内酯的处理方法一样，采用非房室模型法计算药代动力学参数，结果见表 11-10。平均血药浓度-时间曲线见图 11-18。数据的表示方法均为平均值±SD。

表 11-9　对正常大鼠灌胃给予逍遥散石油醚提取物后主要活性成分的
血药浓度-时间数据（μg/mL，*n*=6）

时间/h	藁本内酯	RB-2	RB-4	M₁	M₂
0.25	0.541±0.12	0.31±0.12	0.067±0.05	0.014±0.01	0.19±0.15
0.5	0.424±0.21	0.42±0.09	0.11±0.04	0.034±0.01	0.32±0.14
0.75	0.503±0.31	0.55±0.13	0.20±0.05	0.192±0.11	0.31±0.17
1	0.248±0.05	0.46±0.12	0.19±0.07	0.05±0.02	0.415±0.16
1.5	0.257±0.09	0.51±0.14	0.24±0.07	0.06±0.04	0.49±0.19
2	0.300±0.13	0.41±0.11	0.23±0.05	0.047±0.04	0.37±0.18
4	0.083±0.02	0.26±0.10	0.13±0.05	0.01±0.01	0.16±0.10
6	0.052±0.01	0.31±0.12	0.14±0.04	0.001	0.12±0.08
8	0.042±0.03	0.32±0.13	0.14±0.06	0.001	0.17±0.10
12	0.109±0.02	0.44±0.15	0.17±0.05	0.008	0.15±0.09
24	—	0.53±0.12	0.19±0.05		0.19±0.10
36	—	0.21±0.05	0.08±0.01	0	0
48		0.05±0.01	0.01±0.01	0	0

注：M₁、M₂ 的数据为以 RB-4 的标准曲线进行计算所得。

表 11-10　对正常大鼠灌胃给予逍遥散石油醚提取物后主要活性成分的药代动力学参数

药代动力学参数	藁本内酯	RB-2	RB-4	M₁	M₂
C_{max}/（μg/mL）	0.71±0.21	0.71±0.11	0.28±0.05	0.22±0.31	0.60±0.09
T_{max}/h	0.58±0.20	3.12±1.13	2.50+0.064	1.37±0.44	1.58±0.37
$t_{1/2}$/h	1.9±0.62	5.5±1.25	7.01±4.01	1.72±1.1	3.80±0.44
AUC（0~*t*）/（μg/mL）	2.29±0.39	15.71±2.10	6.43±1.40	0.21±0.12	5.60±2.57
AUC（0~∞）/（μg/mL）	3.39±1.35	16.0±2.11	6.73±1.26	0.24±0.11	5.6±2.57
MRT（0~*t*）/h	6.72±2.03	18±1	18±0.9	2.40±1.32	13.26±1.81

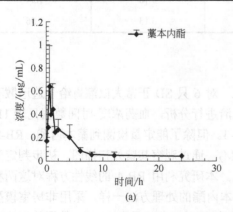
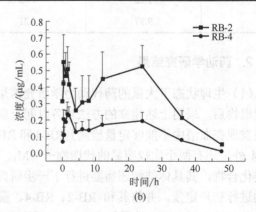

图 11-18

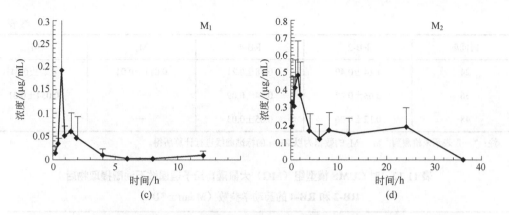

图 11-18　正常大鼠灌胃给予逍遥散石油醚提取物后藁本内酯、RB-2、RB-4、代谢物

M₁ 和 M₂ 的平均血药浓度-时间曲线

（a）藁本内酯的平均血药浓度-时间曲线；（b）RB-2、RB-4 的平均血药浓度-时间曲线；

（c）M₁ 的平均血药浓度-时间曲线；（d）M₂ 的平均血药浓度-时间曲线

对正常大鼠灌胃给予逍遥散石油醚提取物后，其药代动力学参数显示，藁本内酯的达峰时间为 0.58h，达峰浓度为 0.71μg/mL，半衰期为 1.9h，表明其消除很快；RB-2 与 RB-4 的血药浓度-时间曲线具有明显的双峰现象，第一次达峰时间在 2～3h 左右，第二次达峰时间在 24h，半衰期为 5～7h，消除慢。M₁ 和 M₂ 两个成分的血药浓度-时间曲线也具有双峰现象，且第一次达峰时间比较相近，分别为 1.37h 和 1.58h。消除较快，半衰期分别为 1.72h、3.80h。两种代谢物的药动学行为具有较大差异。

（2）模型状态下大鼠的药代动力学研究结果　对抑郁病理状态下的大鼠灌胃给予逍遥散石油醚提取物后藁本内酯、RB-1 和 RB-2 在血清中的浓度并不能被准确定量。RB-2 和 RB-4 的血药浓度见表 11-11。采用非房室模型计算药动学参数，见表 11-12。药-时曲线见图 11-19。从表 11-11 和图 11-19 中可以看出 RB-2 和 RB-4 具有相似的药动学行为，其吸收较慢，达峰时间为 16h 以后，在体内的滞留时间较长。在模型组给药后大鼠血清中也可以检测到代谢物 M₁、M₂，采用同正常生理组大鼠相同的方法对其定量，并计算其药动学参数，结果见表 11-11、表 11-12。

表 11-11　对 CUMS 模型组（MG）大鼠灌胃给予逍遥散石油醚提取物后主要活性成分的

血药浓度-时间数据（μg/mL，$n=6$）

时间/h	RB-2	RB-4	M₁	M₂
0.25	0.27±0.15	—	—	0.016±0.02
0.5	0.29±0.17	0.057±0.03	0.014±0.01	0.15±0.10
1	0.43±0.12	0.11±0.02	0.03±0.02	0.22±0.09
2	0.41±0.11	0.19±0.06	0.021±0.01	0.21±008
4	0.62±0.22	0.25±0.11	0.032±0.01	0.26±0.14
6	0.60±0.13	0.27±0.07	0.033±0.01	0.24±0.12
8	0.76±0.21	0.35±0.13	0.022±0.01	0.20±0.04
12	0.83±0.35	0.30±0.14	0.022±0.01	0.16±0.09

时间/h	RB-2	RB-4	M_1	M_2
24	1.14±0.49	0.48±0.21	0.011±0.01	0.22±0.04
36	0.63±0.27	0.24±0.09	—	0.034±0.01
48	0.12±0.06	0.05±0.03	—	—

注："—"表示未检测到；M_1、M_2 的数据为以 RB-4 的标准曲线进行计算所得。

表 11-12　对 CUMS 模型组（MG）大鼠灌胃给予逍遥散石油醚提取物后 RB-2 和 RB-4 的药动学参数（Mean±SD）

药动学参数	RB-2	RB-4	M_1	M_2
C_{max}/（μg/mL）	1.25±0.46	0.54±0.11	0.057±0.01	0.34±0.12
T_{max}/h	16.67±8.26	17.337.33±	8±6.81	6.91±4.34
$t_{1/2z}$/h	9.82±4.05	7.44±1.91	5.88±1.21	9.93±1.66
AUC$_{(0\sim t)}$/[μg/（mL·h）]	34.36±9.62	13.21±4.40	0.62±0.23	6.30±1.40
AUC$_{(0\sim\infty)}$/[μg/（mL·h）]	36.8±10.51	13.52±4.62	0.63±0.23	6.96±1.42
MRT$_{(0\sim t)}$/h	21.86±1.85	21.05±1.64	12±4.50	15.64±1.37

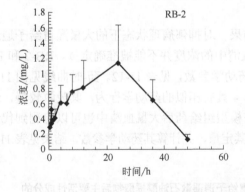
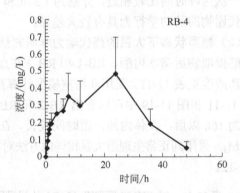

图 11-19　对 CUMS 模型组（MG）大鼠灌胃给予逍遥散 石油醚提取物后 RB-2 和 RB-4 的药-时曲线

（3）不同机体状态下大鼠的药代动力学结果比较　对正常生理组和 CUMS 模型组大鼠灌胃给予逍遥散石油醚提取物后的药动学参数进行比较（表11-13）发现，不同状态下的大鼠对药物的吸收情况差异较大，藁本内酯在模型组大鼠的体内吸收量较正常生理组少，很难定量检测到。RB-2 与 RB-4 较正常组吸收慢，消除更慢，但生物利用度有显著升高，利用统计学软件进行分析，模型组和正常生理组的 RB-2、RB-4 和 M_1 的 AUC$_{(0\sim t)}$ 值具有显著性差异，M_2 的数据并没有显著变化。但是四种成分的 T_{max}、$t_{1/2z}$ 和 MRT$_{(0\sim t)}$ 值均有所延后，说明在病理状态下，更有利于多炔类化合物的吸收，进一步佐证多炔类可能为治疗抑郁症的有效成分。

表 11-13 对正常生理组（KG）和模型组大鼠（MG）分别灌胃给予
逍遥散石油醚提取物后药代动力学参数比较

药动学参数	RB-2		RB-4		M_1		M_2	
	MG	KG	MG	KG	MG	KG	MG	KG
C_{max} /（μg/mL）	1.25±0.46①	0.71±0.11	0.54±0.11	0.28±0.05	0.057±0.01①	0.22±0.31	0.34±0.12	0.60±0.09
T_{max}/h	16.67±8.26①	3.12±1.13	17.33±7.33①	2.50±0.064	8±6.81①	1.37±0.44	6.91±4.34①	1.58±0.37
$t_{1/2}$/h	9.82±4.05	5.5±1.25	7.44±1.91	7.01±4.01	5.88±1.21	1.72±1.1	9.93±1.66	3.80±0.44
AUC $_{(0~t)}$ /[μg/(mL·h)]	34.36±9.62①	15.71±2.10	13.21±4.40①	6.43±1.40	0.62±0.23①	0.21±0.12	6.30±1.40	5.60±2.57
AUC $_{(0~∞)}$ /[μg/(mL·h)]	36.8±10.51①	16.0±2.11	13.52±4.62①	6.73±1.26	0.63±0.23①	0.24±0.11	6.96±1.42	5.6±2.57
MRT $_{(0~t)}$/h	21.86±1.85	18±1	21.05±1.64	18±0.9	12±4.50①	2.40±1.32	15.64±1.37	13.26±1.81

① 表示 $P<0.05$，和正常整理组（KG）比较。

（三）讨论与小结

1. 检测器的选择

本研究在前期通过对比 UPLC-MS-MS 和 UPLC-PDA 两种方法对待测指标在体外样品及含药血清中的响应程度，发现藁本内酯在质谱中的响应较高，但多炔类化合物质谱响应很低，无法满足混合样品的定量研究，但是 UPLC-PDA 的方法可以对其较灵敏、精确地定量，这可能是由于其结构中多个双键、三键结合所致，其紫外吸收较强，最大吸收峰较多，分别在 251nm、296nm、315nm、336nm 处，且长脂肪链不易被离子化。比较图谱见图 11-20。故综合考虑选择 UPLC-PDA 的方法用于逍遥散石油醚提取物的药代动力学研究，且藁本内酯的最大吸收波长为 320nm，为兼顾 5 种成分的测定，最终选择 315nm 进行检测。

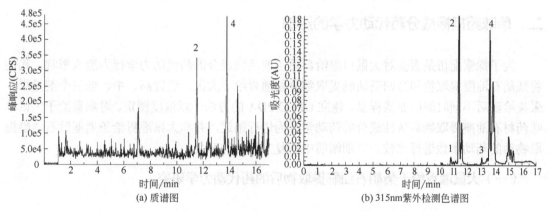

图 11-20　UPLC-MS-MS 和 UPLC-PDA 对 RB-1～RB-4 响应值的比较

2. 色谱条件的选择

在前期的实验基础上选用水和乙腈为流动相进行梯度洗脱，5 种被测成分与内标物均能获得较好的分离及峰形，且血中内源性成分不干扰测定，在 15min 内可完成所有生物样品的定量分析。

3. 样品前处理方法的选择

由于本研究中指标成分均为小极性化合物，故重点考察了液-液萃取的方法，对不同的低极性萃取剂及酸化剂进行比较，分别为乙醚、正己烷、乙醚+10%HCl、正己烷+10%HCl 等 4 种萃取溶剂。结果发现，酸化剂对被测物的萃取率影响不大，使用正己烷萃取时的萃取效率最高，且不会出现乳化现象，内源性物质对被测物和内标物的干扰小，操作简单快速、成本低，且可以保证提取回收率和方法重现性，因此，最终选择正己烷为血清样品萃取剂。

4. 药代动力学结果的启示

对正常大鼠灌胃给予逍遥散石油醚提取物后，藁本内酯的达峰快，消除很快，在 24h 左右就已在定量限下。这与文献结果相一致[102]。

从上述的血药浓度-时间曲线中看出在 M_1、M_2、RB-2 和 RB-4 及藁本内酯这五个化合物均出现双峰现象，这与许多中药在体内的特点相一致。中药研究过程中出现多峰现象可能是以下原因造成的：①药物可能有胃肠道两个吸收部位，药物到达胃肠道的时间不同，吸收有快有慢，导致双峰现象；②采用调和食用油对逍遥散石油醚提取物进行溶解过程中并未全部溶解，而是一种混悬液的状态，导致吸收峰出现两次；③本实验石油醚提取物为脂溶性成分，能够迅速分布到组织中，并且在血液中药物代谢到一定程度后，又从组织中出现了二次释放入血的现象；④肝肠循环药物首先从肝细胞主动运输到胆囊，然后随胆汁排入十二指肠，再被吸收，导致出现二次吸收的现象；⑤其他成分促进吸收或者结构相似的成分进行了相互转化。

本研究建立了灵敏而可靠的 UPLC-PDA 方法，并用以测定逍遥散石油醚提取物中主要活性成分藁本内酯、RB-1～RB-4 的血清药物浓度，可以用于研究逍遥散石油醚提取物在大鼠体内的药代动力学特征。同时以此方法为基础，经过适当优化，将可应用于除血浆之外的其他生物样品如组织、尿液、粪便等的定量分析，为后续进一步的药代动力学研究奠定基础。

二、单味药指标成分药代动力学的影响

为了探索配伍是否会对大鼠口服给药后主要活性成分的药代动力学行为造成影响，我们将柴胡石油醚提取物和当归石油醚提取物分别灌胃给予大鼠，设置高、中、低三个剂量组，采集给药后不同时间的血清样品，建立 UPLC-PDA 的方法予以浓度测定。对灌胃给予大鼠单味药材石油醚提取物后活性成分的药动学行为进行阐述，并和大鼠灌胃给予逍遥散石油醚提取物后的药动参数进行比较，以期阐明中药复方配伍的意义。

（一）大鼠灌胃给予柴胡石油醚提取物后的药代动力学研究

1. 实验方法

（1）给药方案及样品采集　取雄性 SD 大鼠 18 只，按体重随机分成低、中、高三个剂量组，每组 6 只，实验前禁食 12h，自由饮水。分别称取一定量柴胡石油醚提取物的浸膏，用调和食用油为溶剂，超声溶解，分别制成 2.25g/mL（相当于 RB-1 6.31mg/kg、RB-2 24.36mg/kg、RB-3 9.62mg/kg、RB-4 29.27mg/kg）、4.5g/mL、9g/mL（按生药量计）的灌胃液，灌胃给药，

给药量为 10mL/kg。于给药前与灌胃给药后 0.5h、1h、1.5h、2.5h、4h、6h、9h、12h、24h、36h 和 48h 眼眶采血 0.3mL，置 1.5mL EP 管中，静置 0.5h，然后 4000r/min 离心 10min，分取上层，得血清样品，−80℃保存，备用。

（2）血清样品预处理方法　取血清 200μL，置 10mL EP 管中，依次加入 50μL 内标溶液、50μL 甲醇、正己烷萃取剂 2mL，涡旋混合 3min，3000r/min 离心 10min，分取上层正己烷溶液转移至另一 10mL EP 管中，下层再加萃取剂 2mL，涡旋 3min，3000r/min 离心 10min，合并两次萃取液，常温下 N_2 吹干，残渣加入 100μL 甲醇溶液溶解，超声 3min，涡旋 2min，转移至 0.5mL EP 管中，13000r/min 离心 5min，取上清液，留待分析。

（3）色谱条件　BEH C_{18}（2.1mm×100mm，1.7μm）色谱柱。流动相：0.03%三氟乙酸水（A）30%，乙腈（B）70%；等度洗脱。检测波长 315nm，进行量 1μL。

（4）溶液的配制

① 标准溶液的配制。分别称取 RB-1～RB-4 对照品适量，精密称定，置于 10mL 容量瓶中，用甲醇溶解，定容至刻度，即得浓度为 0.40mg/mL、0.89mg/mL、0.55mg/mL 和 0.79mg/mL 对照品储备液（根据峰面积法折算），于 4℃冰箱保存，备用。分别精密量取储备液适量，用甲醇稀释制成 RB-1～RB-4 浓度分别为 21.52μg/mL、10.76μg/mL、4.30μg/mL、2.15μg/mL、1.08μg/mL、0.43μg/mL、0.22μg/mL，48.20μg/mL、24.08μg/mL、9.64μg/mL、4.82μg/mL、2.41μg/mL、0.96μg/mL、0.48μg/mL，58.08μg/mL、29.04μg/mL、11.62μg/mL、5.81μg/mL、2.90μg/mL、1.16μg/mL、0.58μg/mL 和 96.68μg/mL、48.84μg/mL、19.34μg/mL、9.67μg/mL、4.88μg/mL、1.93μg/mL、0.97μg/mL 标准系列溶液，配置 RB-1（0.43μg/mL、2.15μg/mL 和 17.22μg/mL），RB-2（0.96μg/mL、4.82μg/mL 和 38.56μg/mL），RB-3（1.16μg/mL、5.81μg/mL、46.46μg/mL）和 RB-4（1.93μg/mL、9.67μg/mL 和 77.34μg/mL）作为 QC 溶液，于 4℃冰箱保存，备用。

② 内标溶液的配制。称取异欧前胡素对照品约 3mg，精密称定，置于 10mL 容量瓶中，用甲醇溶解并定容至刻度，即得浓度为 0.3mg/mL 的内标储备液。取一定量的异欧前胡素储备液，用甲醇稀释至 5μg/mL，于 4℃冰箱保存，备用。

（5）方法学验证

① 选择性。在上述色谱条件下，对大鼠空白血清的色谱图、空白血清中加入内标溶液和标准混合溶液后经样品处理方法得到的色谱图以及大鼠在给药后实际样品的色谱图进行比较。

② 线性范围和定量下限。取空白血清 200μL 7 份，分别加入 50μL 内标溶液和 50μL 标准系列溶液，按照"血清样品预处理"项下方法操作，采用 UPLC 进行检测，建立标准曲线。以待测物峰面积（A_s）与内标物的峰面积（A_i）的比值为纵坐标（$y=A_s/A_i$）、血清中待测物的浓度（μg/mL）为横坐标（x），用加权最小二乘法进行回归计算，权重系数为 $1/x^2$，求出回归曲线。LLOQ 是标准曲线上的最低浓度点，其响应值应为空白生物基质干扰物响应值的 10 倍以上（$S/N \geqslant 10$），且精密度表示为相对标准偏差（Relative Standard Deviation，RSD）应≤20%，准确度表示为偏倚（bias）应在±20%范围内。

③ 精密度和准确度。取空白血清 200μL，分别加入 50μL 内标溶液和 50μLQC 溶液，按照"血清样品预处理"项下方法操作。每一个浓度的样本均进行 6 个样本分析，并且连续进样 3d，根据当天的标准曲线计算 QC 样品的浓度，求出该方法的精密度 RSD（QC 样品测得值的相对标准偏差）和准确度 RE（QC 样品测得均值对真值的相对误差）。

④ 方法回收率。取空白血清 200μL，加入 50μL 的内标和 50μL 高、中、低三个浓度的

QC 样本。然后分别按照"样品的预处理"项下方法进行操作，测得的峰面积为 A_a；另取空白大鼠血清 200μL，先按照"样品的预处理"方法进行处理后，加入 50μL 的内标溶液和 50μL 高、中、低三个浓度的 QC 溶液，测得的峰面积为 A_b，每个浓度样品分别平行制备 6 份。提取回收率=$A_a/A_b×100\%$。

⑤ 样品稳定性考察。对分析样品的稳定性考察，包括短期室温 4h，-20℃冷冻条件下保存 2 周的长期稳定性，经过 3 次冷冻-融化循环。分析测定得到的样品浓度并与新配制相应浓度的 QC 样品进行比较，以相对标准偏差表示。

（6）数据处理　采用 WinNonLin Pro 6.0 软件进行药代动力学参数的计算。采用 Excel（2007）和 Origin Pro 8.0 对数据进行分析和图谱制作。

2. 实验结果

（1）方法学考察

① 方法的专属性。典型色谱图见图 11-21。内标物、RB-1～RB-4 的保留时间分别为 1.05min、1.49min、1.72min、2.78min 和 3.35min，经过比较显示，血清中的内源性物质对内标物和待测物质均无干扰，专属性良好。

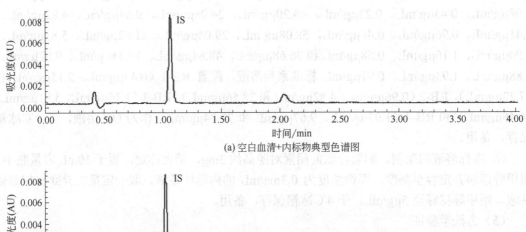

(a) 空白血清+内标物典型色谱图

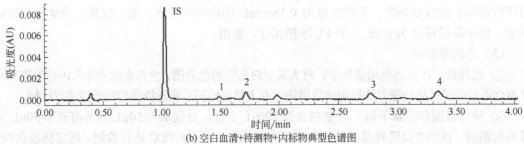

(b) 空白血清+待测物+内标物典型色谱图

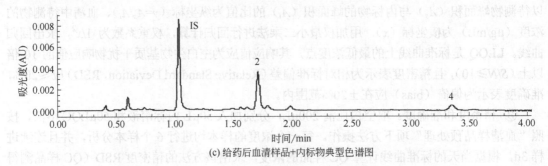

(c) 给药后血清样品+内标物典型色谱图

图 11-21　采用 UPLC 测定大鼠血清中 RB-1～RB-4 的典型色谱图

② 标准曲线和 LLOQ。本方法 RB-1~RB-4 的线性范围分别为结果见表 11-14，相关系数（R）不低于 0.99。RB-1~RB-4 最低定量限（LLOQ）分别为 0.11μg/mL、0.12μg/mL、0.29μg/mL 和 0.24μg/mL。

表 11-14　RB-1~RB-4 在生物样品中的线性范围和最低定量限

待测成分	标准曲线	R	线性范围/（μg/mL）	LLOQ/（μg/mL）
RB-1	$y=0.70623x+0.00232$	0.9987	3.94~0.20	0.11
RB-2	$y=0.65909x-0.00420$	0.9984	12.05~0.12	0.12
RB-3	$y=0.73329x+0.01577$	0.9991	14.52~0.29	0.29
RB-4	$y=0.59154x-0.00063$	0.9995	24.42~0.24	0.24

③ 精密度和准确度。RB-1~RB-4 的精密度与准确度的结果在表 11-15 中显示，RB-1~RB-4 的低、中、高三个浓度的日内、日间精密度均不大于 9.19%，准确度的 RE% 在±6.3% 以内。均符合目前生物样本分析方法的指导原则。

表 11-15　RB-1~RB-4 在大鼠血清样品中的准确度、精密度和回收率结果

待测成分	加入浓度 /（μg/mL）	日内精密度 RSD/%	日间精密度 RSD/%	准确度 RE/%	回收率 /%
RB-1	0.43	6.51	9.01	-2.4	98.9
	2.15	4.31	4.42	2.3	109.1
	17.22	2.67	3.23	6.0	108.4
RB-2	0.96	4.73	9.19	6.3	104.6
	4.82	6.47	4.70	4.7	101.9
	38.56	5.04	3.94	-3.7	109.8
RB-3	1.16	4.78	6.54	-4.2	107.6
	5.81	3.98	6.32	3.3	112.9
	46.46	4.23	5.34	3.6	103.8
RB-4	1.93	6.75	4.43	2.4	108.0
	9.67	1.57	4.68	-1.5	110.8
	77.84	6.63	5.66	-5.9	105.1

④ 方法回收率。每一个浓度样本均进行 6 个样本的分析，由结果（表 11-15）可知三个浓度下的大鼠血清样品中的 RB-1~RB-4 的提取回收率在 98.9%~112.9%之间，符合生物样品分析方法指导原则。

⑤ 样品稳定性考察。由结果（表 11-16）可知，经过室温保存 24h、3 次冷冻-融化循环和血清样品冷冻 30d（-20℃）后，四种多炔类成分均能稳定保存。

表 11-16　RB-1~RB-4 在大鼠血清样品中的稳定性

待测成分	加入浓度 /（μg/mL）	冻融循环 RSD/%	室温 24h RSD/%	14d（-20℃） RSD/%
RB-1	0.43	4.08	1.22	1.02
	2.15	5.39	1.09	1.38
	17.22	4.87	2.77	2.56

待测成分	加入浓度 /（μg/mL）	冻融循环 RSD/%	室温24h RSD/%	14d（−20℃） RSD/%
RB-2	0.96	6.05	1.56	2.53
	4.82	5.43	3.65	3.98
	38.56	4.45	2.87	3.64
RB-3	1.16	4.89	3.34	3.54
	5.81	6.32	5.90	5.43
	46.46	6.58	5.87	5.55
RB-4	1.93	8.72	3.0	3.49
	9.67	6.38	5.75	5.09
	77.84	7.98	2.90	3.05

（2）药动学研究结果　18只SD大鼠灌胃给予低、中、高剂量柴胡石油醚提取物后，采用上述建立的方法对各时间点血清进行分析，血药浓度-时间数据见表11-17。发现在血清中只能定量检测到RB-2和RB-4，不能对RB-1和RB-3进行定量分析。利用WinNonLin Pro 6.0软件，采用非房室模型计算主要药动学参数并对其进行统计学分析，药-时曲线见图11-22，主要参数见表11-18。

表11-17　大鼠灌胃给予柴胡石油醚提取物后RB-1～RB-4在血清中的浓度

时间/h	低剂量/（μg/mL）		中剂量/（μg/mL）		高剂量/（μg/mL）	
	RB-2	RB-4	RB-2	RB-4	RB-2	RB-4
0.5	0.84±0.28	0.18±0.06	0.92±0.29	0.15±0.04	2.75±0.18	0.58±0.21
1	1.00±0.26	0.32±0.1	1.12±0.39	0.33±0.09	2.70±0.50	0.83±0.17
1.5	1.00±0.22	0.34±0.06	1.48±0.53	1.46±0.30	2.95±0.20	1.06±0.26
2.5	1.02±0.23	0.41±0.08	1.87±0.22	0.80±0.13	3.35±0.78	1.15±0.26
4	1.6±0.21	0.60±0.14	1.49±0.26	0.56±0.18	2.84±0.12	1.03±0.12
6	1.07±0.15	0.43±0.08	2.19±0.77	0.81±0.41	3.14±0.36	1.15±0.30
8	1.32±0.40	0.61±0.1	3.32±0.26	1.56±0.30	3.7±0.30	1.43±0.12
12	1.71±0.45	0.72±0.10	3.95±0.28	2.02±0.57	5.58±0.49	2.37±0.72
24	0.24±0.16	0.18±0.12	0.91±0.27	0.65±0.13	3.53±0.52	2.18±0.36
36	—	—	0.43±0.13	0.24±0.07	1.42±0.65	1.02±0.44
48	—	—	—	—	0.50±0.01	0.24±0.01

注："—"表示未检测到。

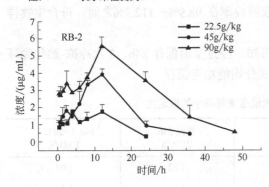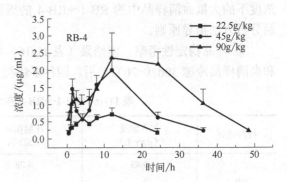

图11-22

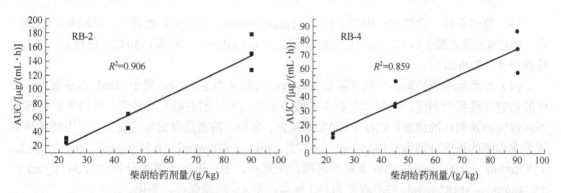

图 11-22 对大鼠灌胃给予柴胡石油醚提取物后 RB-2 和 RB-4 平均血药浓度图和剂量依赖线性图

表 11-18 对大鼠灌胃给予柴胡石油醚提取物后 RB-2 和 RB-4 主要药动学参数

药动学参数	低剂量		中剂量		高剂量	
	RB-2	RB-4	RB-2	RB-4	RB-2	RB-4
C_{max}/（μg/mL）	1.98±0.14	0.83±0.09	4.26±1.50	2.10±0.14	6.85±2.21	3.06±0.94
T_{max}/h	10±2.19	9.33±3.21	9.75±2.30	11.3±1.61	12±1.03	12±6.52
$t_{1/2z}$/h	4.64±1.20	6.46±2.27	6.08±1.15	6.23±2.42	6.31±2.11	7.19±0.99
AUC（0~t）/[μg/（mL·h）]	27.00±3.89	11.70±1.70	67.57±9.88	33.61±5.59	140.34±32.23	68.77±6.11
AUC（0~∞）/[μg/（mL·h）]	28.13±8.43	12.71±1.51	70.00±7.09	34.10±8.90	140.59±12.09	70.00±8.70
MRT/h	10.36±1.23	11.89±1.14	12.40±2.09	14.06±2.01	17.27±2.89	19.96±3.12

3．讨论与小结

药代动力学研究结果：对大鼠灌胃给予三个剂量的柴胡石油醚提取物后，从药动学参数可知化合物 RB-2 和 RB-4 的吸收较快，消除较慢。药-时曲线呈双峰现象，且第二次达峰的含量要高于第一次达峰时。低、中、高三个剂量分别在 9~12h 左右达峰，$t_{1/2z}$ 为 4.64~7.19h 之间，从低、中、高剂量的 C_{max} 和 AUC 可以看出，高剂量时大鼠的吸收最多，剂量增加后出现吸收增加的现象，与给药剂量呈现线性。

（二）当归石油醚提取物中藁本内酯药代动力学研究

1．实验方法

（1）给药方案及样品采集 SD 大鼠 18 只，随机分成 3 组（即低剂量组、中剂量组、高剂量组），每组 6 只。实验前大鼠禁食 12 h，自由饮水。称量大鼠体重，分别称取一定量当归石油醚提取物的浸膏（混悬于调和食用油中），剂量为 56.25g/kg、112.5g/kg、225g/kg 体重（按生药量计），其中藁本内酯含量分别为 94.21mg/kg、188.4mg/kg、376.8mg/kg，灌胃给药。于给药前及给药后 0.083h、0.25h、0.5h、1h、1.5h、2h、5h、8h 和 12h 于眼眶静脉丛取血 0.5mL，静置 0.5h 后，4000r/min 离心 10min。移取上清液，−80℃冷藏待用。

（2）血清样品预处理 同（一）中"血清样品预处理方法"。

（3）色谱条件 色谱柱：BEH C18（2.1mm×100mm，1.7μm）色谱柱。流动相：乙腈，水（0.03%三氟乙酸）（45：55，体积比）。流速：0.5 mL/min。柱温：40℃。进样量：5μL。检测波长：320nm。

（4）对照品溶液的制备 精密称取藁本内酯对照品约5.00mg，置于10mL容量瓶中，加甲醇溶解并稀释至刻度，摇匀即得藁本内酯0.497mg/mL的对照品储备液，并经甲醇稀释成不同浓度的系列标准溶液，贮存于-20℃冰箱内，备用。精密量取储备液适量，用甲醇稀释制成藁本内酯的浓度分别为9.144μg/mL、4.572μg/mL、1.828μg/mL、0.914μg/mL、0.457μg/mL、0.183μg/mL、0.091μg/mL的标准系列溶液。配置高、中、低三个浓度分别为7.315μg/mL、0.914μg/mL、0.183μg/mL的溶液作为QC样本，于4℃冰箱保存，备用。

内标溶液的配制 称取异欧前胡素对照品约3mg适量，精密称定，置于10mL容量瓶中，用甲醇溶解并定容至刻度，即得浓度为0.3mg/mL的内标溶液。取一定量的异欧前胡素溶液，用甲醇稀释至1.04μg/mL，于4℃冰箱保存，备用。

（5）方法学考察 操作同（一）中"方法学验证"，考查方法的专属性、线性范围和LLOQ、精密度、准确度、回收率及稳定性。

（6）数据处理 采用DAS 3.0软件进行药代动力学参数的计算。采用Excel（2007）和Origin Pro 8.0对数据进行分析和图谱制作。

2. 实验结果

（1）方法学考察

① 方法的专属性。经过比较显示血清中的内源性物质对内标物和待测物均无干扰，专属性良好，藁本内酯与内标物异欧前胡素的保留时间分别为3.7min和4.9min。典型色谱图见图11-23。方法学考察其他项目均符合生物样品测定要求。

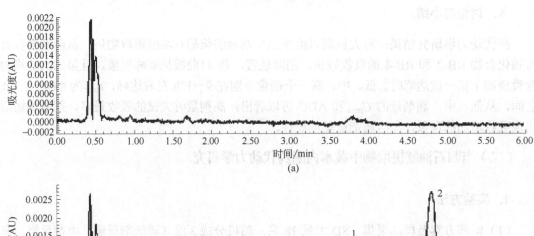

图 11-23

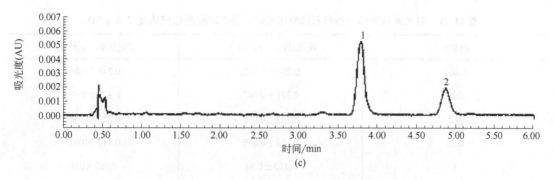

图 11-23　大鼠血清样品的 UPLC 色谱图

（a）空白血清的 UPLC 色谱图；（b）空白血清+藁本内酯和内标物异欧前胡素

对照品的 UPLC 色谱图；（c）对大鼠灌胃给予当归石油醚提取物后血清样品的 UPLC 色谱图

1—藁本内酯；2—异欧前胡素

② 线性范围。本方法的回归方程为：$Y=1.161X-0.021$（$R^2=0.9981$），线性范围：$0.091\sim 9.144\ \mu g/mL$，线性良好。血清中药物的最低检测浓度（LLOQ）为 $0.091\mu g/mL$。

③ 精密度和准确度。藁本内酯的精密度与准确度、回收率的结果在表 11-19 中显示。藁本内酯的 3 个浓度的日间、日内的精密度分别在 8.7% 和 9.2% 以内，准确度在 3.3% 以内，均符合目前生物样本分析方法的指导原则。藁本内酯的回收率结果均在（100±15）% 范围内，符合生物样品的指导原则。

表 11-19　测定方法的精密度、准确度和回收率（$n=6$）

加入浓度/（μg/mL）	日内精密度 RSD/%	日间精密度 RSD/%	准确度 RE/%	回收率/%
0.183	7.3	8.1	3.3	96.0
0.914	9.2	8.7	-2.0	101
7.315	6.1	7.9	3.1	99.8

④ 方法回收率。

⑤ 样品稳定性考察。由结果（表 11-20）可知，经过短期室温保存 4h、长期（-20℃）保存 14d 及 3 次冻融循环三种条件后，稳定性均较好，没有发生明显的降解，稳定性符合规定。

表 11-20　样品稳定性的测定（$n=6$）

质量浓度/（μg/mL）	稳定性 RSD/%		
	冻融循环 3 次	短期稳定性	长期稳定性
0.183	1.3	1.2	1.4
0.914	5.9	6.6	5.7
7.315	6.0	5.1	5.4

（2）药动学研究结果　将大鼠灌胃给予当归石油醚提取物后的血清样品在上述方法下测定，将峰面积比值按标准曲线计算出藁本内酯的血药浓度，见表11-21。数据运用 DAS 3.0 进行处理。结果表明低剂量组未检测到，对高、中剂量组的藁本内酯采用非房室模型计算其药动学参数，各项药动学参数见表 11-22。藁本内酯在大鼠体内的药-时曲线见图 11-24。

表 11-21　对大鼠灌胃给予当归石油醚提取物后藁本内酯的血药浓度（$\overline{X} \pm SD$）

时间/h	高剂量组/（μg/mL）	中剂量组/（μg/mL）
0.083	0.297±0.057	0.246±0.063
0.25	0.371±0.047	0.322±0.076
0.5	0.183±0.035	0.217±0.051
0.75	0.159±0.029	0.117±0.037
1	0.123±0.02	0.089±0.02
1.5	0.082±0.007	0.085±0.013
2	0.099±0.019	0.094±0.017
5	0.064±0.013	0.052±0.009
8	0.025±0.002	0.024±0.001

表 11-22　大鼠灌胃给予当归石油醚提取物后藁本内酯药动学参数（$\overline{X} \pm SD$）

药动学参数	高剂量组	中剂量组
$t_{1/2\beta}$/h	3.22±0.51	3.07±0.33
AUC（0~t）/［μg/（mL·h）］	0.69±0.09	0.62±0.07
AUC（0~∞）/［μg/（mL·h）］	0.82±0.08	0.73±0.07
T_{max}/h	0.25±0.01	0.25±0.01
C_{max}/（μg/mL）	0.38±0.04	0.35±0.13
MRT/h	2.59±0.08	2.53±0.37

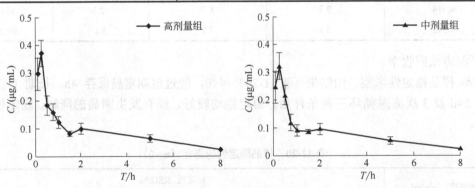

图 11-24　大鼠灌胃给予当归石油醚提取物后藁本内酯在体内的药-时曲线

3. 讨论与小结

结果显示，低剂量组由于藁本内酯的含量过低，吸收不明显，受方法的灵敏度限制，含量已降至定量限下，无法进行定量。而高、中剂量组藁本内酯均在 0.25h 左右达峰，$t_{1/2\beta}$ 分别为 3.33h、3.07h 左右，表明藁本内酯具有吸收快、消除快、在体内维持有效血药浓度时间较短等特点。此结果与陈欲云等的研究[103]结果较为一致。高、中剂量组的AUC（0~t）分别为

0.69μg/（mL·h）、0.62μg/（mL·h）。从高、中剂量组大鼠的参数及药-时曲线可以看出，两者吸收相当，有可能是因为中剂量时药物吸收已经饱和，增加剂量并不能增加吸收。

（三）结论与讨论

本实验通过建立两种 UPLC-PDA 方法，分别测定大鼠灌胃给予柴胡和当归石油醚提取物后血清样品，进行药动学研究。由方法学考察结果可知两种方法均专属性良好、灵敏度较高，适合血清样品的定量分析。

比较分别灌胃给予大鼠逍遥散石油醚提取物和当归石油醚提取物后，藁本内酯的药动学参数（表 11-23），发现在复方中其达峰时间有所延后，分别为 0.58h 和 0.25h，在复方中的单位剂量 AUC 值为 $4.58×10^{-3}$，当归单味药的单位剂量 AUC 值为 $1.83×10^{-3}$，通过此数值比较可以发现，复方经过配伍后藁本内酯的吸收显著增强，表明复方可以提高藁本内酯的生物利用度。

分别灌胃给予大鼠逍遥散石油醚提取物和柴胡石油醚提取物后，在血清中均只能对 RB-2 和 RB-4 进行定量分析。对比大鼠给予复方和中剂量柴胡后的 RB-2 和 RB-4 的药动学参数发现，配伍对其的吸收影响非常大。比较见表 11-24。给予大鼠单味柴胡和逍遥散复方石油醚提取物后的血清中 RB-2 的 C_{max} 和 AUC 除以给药量后乘以 100 的值分为 1.02、22.55，8.74、138.6，从数值上可以看出其均具有显著性差异，复方可显著抑制 RB-2 在大鼠体内的吸收。给予大鼠单味柴胡和逍遥散复方石油醚提取物后的血清中 RB-4 的 C_{max} 和 AUC 除以给药量后乘以 100 的值分为 0.51、11.78，3.59、57.41，从两组数据中也均可以看出复方能显著抑制 RB-4 在大鼠体内的吸收。有文献报道，柴胡和白芍为药对，一散一收，相互制约，故白芍可以影响柴胡中成分的吸收，这也提示我们还需要关注这类成分可能的毒性作用。有文献报道，与柴胡多炔类成分结构相似的柴胡毒素就是大叶柴胡中的主要毒性成分，RB-2 和柴胡毒素在结构上的区别为 RB-2 在 C-14 位上没有羟基。柴胡中 RB-2 和 RB-4 很可能与大黄中蒽醌类成分、附子中生物碱类化合物、砒霜中的三氧化物等类似，对药效和毒性呈现"双向"作用。

表 11-23   当归单味药及逍遥散复方石油醚提取物对藁本内酯药动学参数的影响（$\overline{X}±SD$）

药动学参数	藁本内酯	
	当归	逍遥散复方
$t_{1/2z}$/h	3.22±0.51	1.9±0.62
AUC（0~t）/[μg/（mL·h）][①]	0.69±0.09	2.29±0.39
AUC（0~∞）/[μg/（mL·h）]	0.82±0.08	3.39±1.35
T_{max}/h	0.25±0.01	0.58±0.20
C_{max}/（μg/mL）[①]	0.38±0.04	0.71±0.21
MRT/h	2.59±0.08	6.72±2.03

① $P<0.05$，和当归组比较；表示单位剂量，即药动参数/剂量。

表 11-24   柴胡单味药及逍遥散复方石油醚提取物对 RB-2 和 RB-4 药动学参数的影响（$\overline{X}±SD$）

药动学参数	RB-2		RB-4	
	柴胡	逍遥散复方	柴胡	逍遥散复方
$t_{1/2z}$/h	6.08±1.15	5.5±1.25	6.23±2.42	7.01±4.01

药动学参数	RB-2		RB-4	
	柴胡	逍遥散复方	柴胡	逍遥散复方
AUC（0～t）/[μg/（mL·h）][①]	67.57±9.88	15.71±2.10	33.61±5.59	6.43±1.40
AUC（0～∞）/[μg/（mL·h）][①]	70.00±7.09	16.0±2.11	34.10±8.90	6.73±1.26
T_{max}/h	9.75±2.30	3.12±1.13	11.3±1.61	2.50±0.064
C_{max}/（μg/mL）[①]	4.26±1.50	0.71±0.11	2.10±0.14	0.28±0.05
MRT/h	12.40±2.09	18±1	14.06±2.01	18±0.9

① $P < 0.05$，和柴胡组比较；表示单位剂量，即药动参数/剂量。

三、本节小结

本节采用药代动力学研究方法，通过对不同机体状态下给予大鼠逍遥散石油醚提取物后监测血药浓度，对主要活性成分藁本内酯、RB-1～RB-4 进行药动学分析，并分别与复方中不同剂量柴胡石油醚提取物 RB-1～RB-4、当归石油醚提取物藁本内酯的吸收进行药代动力学分析比较，结果显示对大鼠灌胃给予 3 个剂量的柴胡石油醚提取物后，从药动学参数可知化合物 RB-2 和 RB-4 的吸收较快，消除较慢，药-时曲线呈双峰现象，低、中、高三个剂量的分别在 9～12h 左右达峰，$t_{1/2z}$ 为 4.64～7.19h 之间，并且吸收率与给药剂量呈现线性。分别灌胃给予大鼠逍遥散石油醚提取物和柴胡石油醚提取物后，在血清中只能对 RB-2 和 RB-4 进行定量分析。对比给予大鼠复方和中剂量柴胡后的 RB-2 和 RB-4 的药动学参数发现，配伍对其的吸收影响非常大，从药代动力学角度解释了配伍的合理性。

第四节　逍遥散药代动力学研究总结与展望

一、研究工作总结

研究中建立了血清药物化学的分析方法，并对样品处理方法深入考察，最终确定以乙醚∶异丙醇（95∶5）+10%HCl 为萃取剂，萃取 2 次、每次 2mL 的血清样品预处理方法。通过 3 个不同的实验，对不同途径、不同剂量、不同次数等因素的血中移行成分的分析可知，共得到 11 个血中移行成分，其中 8 个来自逍遥散石油醚提取物的原型，对其进行归属，主要来自柴胡、甘草和当归，3 个为代谢物。经过与标准品对照和 UV 光谱图比较，指认出其中 2 个化合物，分别为 2,8,10-十五烷三烯-4,6-二炔-1-醇（RB-2）和 2,8,10-十五烷三烯-4,6-二炔-1-醇-乙酯（RB-4）。在组织样品中共发现 13 个移行成分，其中 12 个为来自逍遥散石油醚提取物的原型，主要来自柴胡、当归和白术，1 个为代谢物，且指认出 4 种化合物，分别为 RB-2、RB-4、藁本内酯和白术内酯Ⅰ。对血中移行成分与组织成分相比较可知，化合物 RB-2 和 RB-4 两者均存在，而藁本内酯和白术内酯Ⅰ仅在组织中检测到，且与 23 号峰的相对高度较血清中更高。化合物 RB-2 和 RB-4 在血液和组织中含量均较大、且稳定，因此确定以两者为目标成分进行下一步药代动力学研究。

从药动学结果可知，藁本内酯在大鼠体内的吸收和消除都很快，体内滞留时间不超过12h，且复方与单味药相比，藁本内酯在复方中的吸收较单味药低。RB-2 和 RB-4 都具有吸收快、消除慢的特点，在体内的滞留时间较长，可以在 48h 内检测到，与其在单味药柴胡中的相比，其吸收量降低。RB-1 和 RB-3 未能在血清中定量检测，但检测到两种多炔类成分的代谢物 M_1、M_2。

二、展望

由于中药具有化学成分复杂、体内代谢多样、体内成分含量低、基质干扰大和药效物质基础不确定等的特点，增加了中药多成分药代动力学研究的难度，高通量、多功能的新技术和行之有效的新策略给中药多成分药代动力学研究提供了有力的分析手段和挖掘技术。目前中药多成分的药代动力学研究虽然已经取得了很大的进步，但是仍然存在许多问题需要解决。

1. 难以全面地分析中药的药效物质基础

对中药而言，其大多数药效物质以什么形式（原型、代谢产物或者两者兼有）发挥药效并不清楚，一定程度上阻碍了中药多成分药代动力学研究。杨华等[104]提出了中药"等效成分群"的发现新策略，并以复方丹参滴丸为例，发现了一个由 18 个成分组成的等效成分群，该成分群在细胞和动物模型均呈现出与复方丹参滴丸相当的药效，蔡少青等[105]基于中药体内代谢物提出了中药药效物质的"显效物质""叠加作用"和"毒性分散效应"假说，即众多化学成分或/及代谢产物在同一靶点上的浓度叠加作用是中药药效作用机制之一。中药药效物质基础新理论的提出有助于推动对中药药代动力学指标成分的选择以及结果的评价。

2. 中药成分对照品的缺乏

由于中药化学成分和体内代谢的复杂性，中药目前缺乏足够丰富的对照品，特别是体内代谢物的对照品，也给中药体内多成分的定量分析和药代研究带来困难。有研究者提出了一系列的策略，包括半定量法、基于质谱响应的校正因子相对定量法、标准提取物校正法和酶转化法等。这些新方法的提出推动了中药多成分体内分析方法的建立和药代动力学的研究。

3. 需建立针对中医证型适应证的病理模型

中药及其制剂在临床中往往针对的是证型适应证，而目前疾病状态下的中药多成分药代动力学研究选取的病理模型大多是针对器质性病变的，较少针对证型适应证，因此如何建立符合中医证型适应证的病理模型是当前急需解决的问题。

4. 中药多成分药代结果应用于临床用药指导仍面临瓶颈

中药配伍禁忌及潜在的中药-药物相互作用研究有助于指导临床合理用药，但是该研究目前尚缺乏方法学的指导，在一定程度上限制了临床的应用；中药多成分药代动力学研究是解释安全性和有效性的桥梁，急需建立中药多组分 PK-PD 研究模式和方法，有助于深入研究中药在生物体内的量-时-效关系，对指导中药临床合理用药十分重要。

参考文献

[1] 李安金. 试论中药复方药代动力学研究方法 [J]. 中华医学全科杂志, 2004, 3 (2): 62-63.

[2] 吴红彦, 王虎平. 逍遥散及其拆方对老年性痴呆模型小鼠学习记忆能力及抗氧化能力的影响 [J]. 中国实验方剂学杂志, 2009, 15 (10): 102-104.

[3] 瞿礼萍, 周桢昊, 曾南, 等. 逍遥散及其拆方对行为绝望模型小鼠的影响 [J]. 时珍国医国药, 2008, 19 (1): 38-39.

[4] 张崇燕, 唐永鑫, 曾南, 等. 逍遥散及其组方对行为绝望抑郁模型小鼠的影响 [J]. 成都中医药大学学报, 2009, 32 (2): 51-53.

[5] 高萧枫, 秦雪梅, 王明军. 逍遥散和柴胡对慢性束缚应激肝郁模型大鼠脑内单胺类神经递质的影响 [J]. 中药药理与临床, 2005, 21 (2): 6-7.

[6] 余浚龙, 严灿. 逍遥散对慢性应激大鼠的免疫调节作用 [J]. 广州医药, 2004, 35 (6): 56-57.

[7] 岳广欣, 王竹风, 张巧丽, 等. AMPA 受体和相关蛋白在束缚应激大鼠相关脑区的表达变化及逍遥散对其影响 [J]. 中国应用生理学杂志, 2008, 24 (2): 129-133.

[8] 李伟, 陈家旭. 慢性束缚应激大鼠海马 BDNF、TrkB 和 NT3 的变化及逍遥散对其影响 [J]. 中医药学刊, 2005, 23 (7): 1205-1208.

[9] 稽波, 陈家旭, 鲁兆麟, 等. 逍遥散对人体神经内分泌免疫系统的影响 [J]. 北京中医药大学学报, 2003, 26 (6): 72-75.

[10] 徐洪雁, 赵歆, 陈家旭, 等. 慢性束缚应激大鼠海马 CA1 区 L-ENK 的变化及逍遥散的调节作用 [J]. 世界科学技术—中医药现代化, 2005, 7 (5): 18-22.

[11] 张巧丽. 慢性束缚应激大鼠脑区 BDNF 的变化及逍遥散对其调节作用 [D]. 北京中医药大学硕士学位论文, 2007.

[12] 吴丽丽, 冉川莲, 严灿, 等. 逍遥散对高浓度皮质酮环境下海马神经前体细胞增殖和分化的影响 [J]. 中国病理生理杂志, 2009 (1): 97-103.

[13] 杨玉兴, 黄熙, 张航向, 等. 肝郁脾虚证患者口服加味逍遥散后血清阿魏酸药动学研究 [J]. 北京中医药大学学报, 2006, 29 (10): 694-697, 712.

[14] 任平, 黄熙, 李双庆, 等. 脾气虚、肝郁脾虚及胃实热证患者阿魏酸药代动力学特征比较 [J]. 中西医结合学报, 2006, 4 (2): 147-151.

[15] 张宁, 夏珂, 王业秋, 等. 逍遥散在肝损伤模型大鼠体内的药效学和药动学研究 [J]. 中草药, 2011, 42 (8): 1576-1579.

[16] 严梅桢. 人肠道菌对柴胡皂苷的代谢 [J]. 国外医药中医中药分册, 2001, 23 (3): 156-158.

[17] 刘史佳, 居文政, 刘子修, 等. 液相色谱-电喷雾离子化-质谱联用法测定大鼠血浆中柴胡皂苷 a 浓度及其药代动力学 [J]. 中国药理学通报, 2009, 29 (10): 1380-1383.

[18] 王胜春, 赵辉平, 皇甫孟君. 五灵胶囊中柴胡皂苷 d 在小鼠体内药代动力学研究 [J]. 中成药, 2005, 27 (7): 809-811.

[19] 徐术, 胡晋红, 李凤前. HPLC 测定 Beagle 犬血浆中阿魏酸钠的浓度及其药代动力学研究 [J]. 中成药, 2005, 27 (9): 1062-1065.

[20] 杨敏, 林曙光, 吴桐, 等. 阿魏酸钠的药代动力学研究 [J]. 中药药理与临床, 1988, 4 (4): 28-29.

[21] 赵惠茹, 周晓棉, 贺浪冲, 等. 当归挥发油中藁本内酯在家兔体内的药代动力学 [J]. 中成药, 2005, 27 (12): 1434-1436.

[22] 马传香, 张文生, 田蓉, 等. 川芎郁金不同配伍比例对阿魏酸在家兔体内的药代动力学影响研究 [J]. 北京中医药大学学报, 2006, 29 (7): 474-478.

[23] 刘晓东, 薛玉英, 谢林, 等. 大鼠灌胃川芎、当归及其复方后阿魏酸的药代动力学 [J]. 中国药科大学学报, 2003, 34 (5): 448-451.

[24] 张壮，刘楠，陈可冀，等. 川芎赤芍配伍比例对阿魏酸在麻醉犬体内药代动力学的影响 [J]. 中国实验方剂学，2005，11（6）：28-31.

[25] 尚刚伟，黄熙，蒋永培，等. 正常人口服川芎单煎汤剂后体内阿魏酸的药代动力学研究 [J]. 中药药理与临床，1996，12（6）：38-40.

[26] 李翠芹，贺浪冲，邓婷. 白术内酯Ⅲ在大鼠体内的药代动力学和组织分布特性 [J]. 中药材. 2006，29（9）：807-809.

[27] Wang C G, Wang S C, Chen Q H, etal. A capillary gas chromatography-selected ion monitoring mass spectrometry method for the analysis of atractylenolide I in rat plasma and tissues, and application in a pharmacokinetic study [J]. J Chromatogr B, 2008, 863（2）：215–222.

[28] 鲍天冬，张英丰，李玉洁，等. LC-MS 研究炒白芍提取物中芍药苷在大鼠体内的药代动力学 [J]. 中国中药杂志，2010，39（5）：1193-1196.

[29] 张玲非，刘敏彦，潘会敏，等. 白芍总苷在免疫性肝损伤大鼠体内的药代动力学研究 [J]. 中国药理学通报，20112，7（10）：1462-1466.

[30] 张壮，闫彦芳，陈可冀. 川芎赤芍配伍比例对芍药苷药代动力学的影响 [J]. 中国中药杂志，2000，25（11）：688-691.

[31] 朱克近，孙晓萍，常秀娟，等. 桂枝茯苓胶囊主要效应成分在比格犬体内的药代动力学 [J]. 中国中药杂志，2011，36（8）：1015-1018.

[32] 陈小新，原素，龙超峰，等. 妇炎康灌肠剂中芍药苷在家兔体内药代动力学 [J]. 中国实验方剂学杂志，2011，12（17）：106-109.

[33] 孙兰，李家春，李芳，等. 惊天宁注射液在大鼠体内药代动力学研究 [J]. 中药药理与临床，2011，27（4）：80-83.

[34] 张军，陈玟，居文政，等. LC-MS/MS 法测定人血浆中甘草次酸及其临床药代动力学研究 [J]. 中国药理学通报，2011，29（9）：1313-1316.

[35] 孙黎，曹惠明，沈金芳，等. 静滴异甘草酸镁注射液的人体药代动力学研究 [J]. 中国药理学通报，2005，21（11）：1348-1351.

[36] 项琪，程刚，陈济民. 芍药甘草汤在大鼠体内药代动力学研究 [J]. 中国药学杂志，2000，35（9）：615-618.

[37] 宋宗华，毕开顺，王瑾，等. 大鼠口服获等素后血浆中的去氢土莫酸药代动力学研究 [J]. 药物分析杂志，2002，22（3）：228-231.

[38] 陈群，王爱云，焦庆才. 光谱法测定大鼠血浆中茯苓多糖硫酸酯及其药代动力学研究 [J]. 中国中药杂志，2010，35（22）：3052-3055.

[39] 陈卫东，肖学凤. 中药药物代谢动力学 [M]. 北京：北京科学技术出版社，2017：11.

[40] Yoshihiro K, Tetsuro S, ken-ichi S, etal. Compouents of Chinese Traditional prescription "KANZOFUSITO" in rat portal blood after oral administration [J]. Shoyakugaku Zhashi, 1989, 43（3）：199-203.

[41] 田代真一. "血清理学"と"血清化学"-汉方の理学から始つた物血中浓度测定の新しい世界 [J]. TDM 研究，1988，5：54-57.

[42] Yoshihiro K, Wang X J, Junko S, etal. Phamacological properties of galenical preparations（Ⅸ，Ⅹ）pharmacokinetics study of 6,7-dimethylescaletin in rats [J]. J Tradit Med, 1994, 11（3）：176-180.

[43] Wang S, Kozuka O, Kano Y. Pharmarcological properties of galencial preparations（Ⅹ，Ⅴ，Ⅱ）：active compounds in blood and bile ofrats after oral administration of extracts of Polygalae Radix [J]. Med Pharm Soc WAKAN-YAKU, 1994, 11（1）：44-48.

[44] 王喜军. 中药及中药复方的血清药物化学研究 [J]. 世界科学技术—中药现代化药学前沿. 2002，4（2）：1-4.

[45] 王世萍. 安神宁口服液中五味子的血清药物化学初步研究 [J]. 中国药师，2010，13（11）：1595-1597.

[46] 邓翀. 大黄抗内毒素有效组分血清药物化学研究 [J]. 中药药理与临床，2008（24）2：31-33.

[47] 魏玉辉，古一雁，张冬梅，等. 黄芪血清药物化学初步研究 [J]. 兰州大学学报（医学版），2008，34（4）：50-53.

[48] 陈平平，董婉茹，曹敏，等. 黄芩血清药物化学的初步研究 [J]. 中医药信息，2010，27（5）：32-34.

[49] 孙健，孙明杰，范斌，等. 基于质谱分析的苦参血清药物化学研究 [J]. 世界科学技术—中医药现代化专题讨论：中药血清药物化学研究，2010，12（4）：647-651.

[50] 白静，欧伦，李慧，等. 雷公藤提取物血清药物化学初步研究 [J]. 中药药理与临床，2011，27（4）：58-60.

[51] 董婉茹，丁雅光，荆雷，等. 病理及生理状态下的栀子血清药物化学对比研究 [J]. 中草药，2011，42（11）：2270-2274.

[52] 钟询龙，郭姣，丁金龙，等. 复方贞术调脂胶囊血清药物化学的初步研究 [J]. 中华中医药杂志，2011，26（6）：1376-1379.

[53] 曹艺，朱丹妮，林志宏，等. 归苓片血清药物化学研究（1）[J]. 中国药科大学学报，2007，38（6）：519-552.

[54] 邓翀，张艺，孟宪丽，等. 三黄泻心汤血清药物化学初步研究 [J]. 陕西中医学院学报，2009，32（6）：57-59.

[55] 陶金华，狄留庆，濮雪莲，等. 通塞脉微丸血清药物化学的初步研究（I）[J]. 中草药，2011，42（7）：1267-1270.

[56] 赵刚，杜玮，魏玉辉，等. 银黄口服液血清药物化学的初步研究 [J]. 中成药，2009，31（3）：465-467.

[57] 王喜军，张宁，孙晖，等. 六味地黄丸的血清药物化学研究 [J]. 中国天然药物，2004，2（4）：219-222.

[58] 杨奎，蒲旭峰，周明眉，等. 中药血清药化学与中药血清药理学协同研究方法初探 [J]. 中药药理与临床. 1998，14（4）：41-42.

[59] Phapale P B, Kim S D, Lee H W, et al. An integrative approach for identifying a metabolic phenotype predictive of individualized pharmacokinetics of tacrolimus [J]. Clin Pharmacol Ther, 2010, 87（4）.

[60] Paul W. Biomarkers for the Diagnosis and Management of Drug-Induced Liver Injury [J]. Semin Liver Dis, 2009, 29（4）.

[61] 邱丽萍，吕青涛，张发科，等. 当归多糖的提取分离与血清指纹图谱研究 [J]. 中药材，2008（01）：65-67.

[62] 牟玲丽，陈丽，李峰，等. 基于衰老大鼠模型的银杏叶提取物血清指纹图谱研究 [J]. 中草药，2012，43（04）：690-693.

[63] 许琦. 王建华教授"脾虚证辨证论治的系列研究"在临床论治中的应用 [J]. 中医药学刊，2002（05）：575-577.

[64] 龚舒情. 复方中药抗衰老片药效评价及相关机制研究 [D]. 杭州：浙江大学，2020.

[65] 宋珏，路通，谢林，等. 黄连解毒汤的药动学-药效学相关性研究 [J]. 中草药，2011，42（10）：2042-2046.

[66] 李红，张艳，于宜平，等. 大黄解热作用与降低血浆一氧化氮作用的PK-PD研究 [J]. 中国中药杂志，2013，38（08）：1231-1236.

[67] 汪洋，叶琦，张华年，等. 应用群体药动学-药效学结合模型评估大剂量甲氨蝶呤化疗后的骨髓抑制 [J]. 中国新药杂志，2017，26（19）：2306-2314.

[68] 刘建勋，林力，张颖，等. 中药复方指征药代动力学的深入思考 [J]. 世界科学技术（中医药现代化），2012，14（03）：1562-1566.

[69] Pei L X, Bao Y W, Liu S, et al. Material basis of Chinese herbal formulas explored by combining pharmacokinetics with network pharmacology [J]. PLoS ONE, 2017, 8（2）.

[70] 焦燕婷，周垚垚，陶瑾，等. 基于网络药理学的注射用益气复脉（冻干）作用机制研究 [J]. 药物评价研究，2018，41（03）：391-398.

[71] 杨奎，蒲旭峰. 论中药胃肠药动学研究的意义及对策 [J]. 中国实验方剂学杂志，1998，4（1）：36-39.

[72] Joo H L, Areum L, Ju-Hee O, et al. Comparative pharmacokinetic study of paclitaxel and docetaxel in streptozotocin-induced diabetic rats [J]. Biopharm Drug Dispos, 2012, 33（8）.

[73] 潘峰，王健，孙玮，等. 高效液相色谱法测定人尿乳果糖及甘露醇 [J]. 第二军医大学学报，1998，06：550-552.

[74] 罗焕敏，李晓光，肖飞，等. 当归芍药散中阿魏酸和芍药苷的药代动力学研究 [J]. 中药材，2003，26（3）：189-192.

[75] 张锦雯，王广基，孙建国，等. HPLC-荧光检测法测定大鼠血浆中大黄酸的浓度及其药代动力学 [J]. 中国天然药

物，2005，3（4）：238-241.

[76] 张颖，刘建勋，林力，等. HPLC-ECD 法测定大鼠血浆中银杏叶黄酮成分及药代动力学研究 [J]. 药物分析杂志，2011，31（1）：10-14.

[77] Cai Z，Lee F S C，Wang X R，et a1. A capsule review of recent studies OU the application of mass spectrometry in the analysis of Chinese medicinal herbs [J]. Mass Spectrom，2002，37：1013-1024.

[78] 夏天，石力夫，胡晋红. LC-MS/MS 法测定氢溴酸东莨菪碱在大鼠体内的组织分布 [J]. 药物分析杂志，2012，32（1）：26-29.

[79] 吴胜明，安代志，方均建，等. 应用液质联用技术对大鼠血浆中槲皮素的测定 [J]. 分析测试学报，2008，27：19-20.

[80] 车庆明，黄新立，李艳梅，等. 黄芩苷的药物代谢产物研究 [J]. 中国中药杂志，2001，26（11）：768-769.

[81] 顾泳川，王广基. HPLC-MS 法测定大鼠尿中黄芪甲苷的含量及其尿药动力学研究 [J]. 中国药科大学学报，2002，33（3）：222-225.

[82] Ye H，Zhu L，Wang L，Liu H，Zhang J，Wu M，Wang G，Hao H. Stepped MS(All) Relied Transition (SMART)：An approach to rapidly determine optimal multiple reaction monitoring mass spectrometry parameters for small molecules. Anal Chim Acta. 2016，11(907)：60-68.

[83] 孙彩华，钱松洋，付迎. GC-FID 法测定人含服速效救心丸后血浆中冰片的浓度 [J]. 中国中医药科技，2008，15（1）：44-45.

[84] 路洪，黄圣凯，王晓洪，等. 血浆中氧化槐果碱的气相色谱测定及其在兔体内的药代动力学 [J]. 中国药科大学学报，1991，22（1）：36-38.

[85] 黄圣凯，陈静芬，谢永新，等. 槐定碱的气相色谱测定法及其在兔体内的药代动力学 [J]. 药学学报，1988，23（8）：561-565.

[86] 田中茂. 血中浓度测定法对汉方方剂的"证"疗效决定法的开发（日）[J]. 和汉医药会志 1986，3（3）：276-277.

[87] 贺丰，罗佳波，陈飞龙，等. GC-MS 法研究麻黄汤中麻黄碱、伪麻黄碱的人体内过程 [J]. 中药新药与临床药理，2004，15（5），336-338.

[88] 沈朝烨，顾性初，汪国权，等. GC/MS 法检测大鼠血浆中积雪酸 [J]. 质谱学报，2006，27（3）：155-159.

[89] Bajad S，Coumar M，Khuna R，et al. Characterization of a new rat urinary metabolite of pipefine by LC/NMR/MS studies [J]. Eur J Pharm Sci，2003，19：413-421.

[90] 金滢. 质谱树状图相似度过滤技术进行淫羊藿单体和药材代谢产物发现和鉴定新策略的研究和应用 [D]. 北京：北京协和医学院，2013.

[91] Aihua Z，Hui S，Shi Q，et al. Advancing Drug Discovery and Development from Active Constituents of Yinchenhao Tang，a Famous Traditional Chinese Medicine Formula [J]. Evid Based Complement Alternat Med，2013.

[92] Li X，Sun J，Wang G，et al. Simultaneous determination of panax notoginsenoside R1，ginsenoside Rg1，Rd，Re and Rb1 in rat plasma by HPLC/ESI/MS：platform for the pharmacokinetic evaluation of total panax notoginsenoside，a typical kind of multiple constituent traditional Chinese medicine [J]. Biomed Chromatogr ：BMC，2007，21（7）：735-74.

[93] Wang C H，Jia Z X，Wang Z，et al. Pharmacokinetics of 21 active components in focal cerebral ischemic rats after oral administration of the active fraction of Xiao-Xu-Ming decoction [J]. J Pharm Biomed Anal，2016，122：110-117.

[94] 王彩虹. 中药多成分药代动力学的新方法和策略研究 [D]. 北京：北京协和医学院，2017.

[95] 周伟勤. 淫羊藿苷对快速老化小鼠 SAMP8 学习记忆的影响及作用机理研究 [D]. 北京：北京协和医学院，2009.

[96] Hao H P，Zheng C N，Wang G J. Thoughts and experimental exploration on pharmacokinetic study of herbal medicines with multiple-components and targets [J]. Yao Xue Xue Bao，2009，44（3）：270-275.

[97] Li X，Sun J，Wang G，et al. Simultaneous determination of panax notoginsenoside R_1，ginsenoside Rg_1，Rd，Re and Rb_1

in rat plasma by HPLC/ESI/MS: platform for the pharmacokinetic evaluation of total panax notoginsenoside, a typical kind of multiple constituent traditional Chinese medicine [J]. Biomed Chromatogr, 2007, 21 (7): 735-746.

[98] Luo H M. Serum pharmacochemistry and plasma pharmaco-chemistry [J]. Chin Pharmacol Bull, 2003, 19 (9): 1075-1076.

[99] 罗琳, 窦志华, 丁安伟, 等. 大鼠灌胃复方五仁醇胶囊后血清和血浆中五味子醇甲和五味子乙素的比较 [J]. 中草药, 2006, (10): 1486-1489.

[100] 彭芳辰. HPLC 法测定人血样中三种药物的浓度及其人体药代动力学和生物等效性的研究 [D]. 太原: 山西医科大学, 2011.

[101] 高萧枫, 秦雪梅, 王明军. 逍遥散和柴胡对慢性束缚应激肝郁模型大鼠脑内单胺类神经递质的影响 [J]. 中药药理与临床, 2005, (02): 6-7.

[102] 刘洋, 胡连栋, 唐星. 川芎挥发油中藁本内酯在大鼠体内的药动学研究 [J]. 中草药, 2009, 40 (02): 228-230.

[103] 陈欲云, 余彦, 陈雏, 等. 顺式藁苯内酯口服给药在大鼠血浆和脑内的药动学特性 (英文) [J]. 天然产物研究与开发, 2010, 22 (01): 126-131.

[104] 杨华, 齐炼文, 李会军, 等. 以 "等效成分群" 为标示量的中药质量控制体系的构建 [J]. 世界科学技术-中医药现代化, 2014, 16 (3): 510-513.

[105] 蔡少青, 王璇, 尚明英, 等. 中药 "显效理论" 或有助于阐释并弘扬中药特色优势 [J]. 中国中药杂志, 2015, 40(17): 131-139.

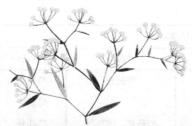

第十二章　逍遥散及其化裁方的质量控制研究

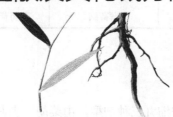

逍遥散具有广泛的临床应用，也有多种成方制剂上市。本章首先综述已上市逍遥方的中成药质量研究现状，然后重点介绍了课题组以逍遥散化裁的抗抑郁柴归方质量研究情况，最后提出研究展望。

目前，关于逍遥散已有制剂的质量控制研究仍存在以下两方面问题：①指标成分单一（主要以芍药苷为指标），未能体现逍遥散复方制剂的整体性；②指标成分未与逍遥散药理活性成分联系起来，未能体现逍遥散复方制剂的有效性，偏离了中药质量控制的最终目的。本课题组基于前期逍遥散药效物质研究及体内代谢研究，在逍遥散的质量控制方面开展了系列研究工作：①低极性部位是逍遥散抗抑郁有效部位，故重点对超临界 CO_2 萃取组分进行质量控制研究；②对本课题组研制的逍遥散的减方新药柴归颗粒进行了质量控制研究。研究结果为逍遥散复方制剂提供合理、规范、科学的质量控制体系，对逍遥散复方制剂的开发与利用具有重要的意义。

第一节　逍遥方制剂的质量研究

以经典方逍遥散制成的多种剂型，包括丸剂、片剂、颗粒剂、胶囊剂等，已广泛应用于临床。《中国药典》[1]对逍遥散各制剂的质量研究已有明确规定（表12-1），其中薄层鉴别项主要以柴胡、当归、甘草、白芍为对照药材，以芍药苷、薄荷脑为对照品，而含量测定项均以芍药苷为指标成分。随着现代分析技术的快速发展，越来越多的研究者对逍遥散方剂的质量研究进行了补充与发展，为评价和控制逍遥散质量提供参考依据。本节综述了逍遥散各制剂的质量研究现状。

表 12-1 《中国药典》中逍遥方各剂型的质量研究

剂型	薄层鉴别		含量测定	
	对照药材	对照品	指标成分	限度规定
逍遥丸	柴胡、当归、甘草	芍药苷	芍药苷	小蜜丸每克不得少于 0.7mg 大蜜丸每丸不得少于 6.3mg

剂型	薄层鉴别		含量测定	
	对照药材	对照品	指标成分	限度规定
逍遥丸（水丸）	柴胡、当归、甘草	芍药苷	芍药苷	每克不得少于 2.5mg
逍遥丸（浓缩丸）	柴胡、当归、甘草		芍药苷	每克不得少于 4.0mg
逍遥片	当归、甘草	芍药苷、薄荷脑	芍药苷	每片不得少于 1.8mg
逍遥胶囊	当归、甘草	芍药苷、薄荷脑	芍药苷	每粒不得少于 1.1mg
逍遥颗粒	柴胡、白芍、甘草	薄荷脑	芍药苷	每袋不得少于 9.0mg

一、逍遥丸

逍遥丸包含蜜丸、水丸及浓缩丸三种剂型，由柴胡、当归、白芍、炒白术、茯苓、炙甘草和薄荷七味中药组成，具有疏肝健脾、养血调经的功效，临床多用于肝郁脾虚所致的郁闷不舒、胸胁胀痛、头晕目眩、食欲减退和月经不调。

目前科研工作者已对逍遥丸中的多种成分进行了定量分析。成英等[2]采用 HPLC 测定了逍遥丸（浓缩丸）中甘草苷、异甘草素和甘草酸三种成分的含量。苏兰宜等[3]采用 RP-HPLC 同时测定逍遥丸中芍药苷、阿魏酸和槲皮素三种成分的含量，结果表明逍遥丸中芍药苷的平均含量为 3.29mg/g，阿魏酸的平均含量为 0.026mg/g，槲皮素的平均含量为 0.82mg/g。易润青等[4]建立了毛细管电泳法测定逍遥丸中柴胡皂苷 a、柴胡皂苷 d 含量的方法，弥补了现行标准中复方制剂限定单一指标成分含量的局限性。李海燕[5]采用 HPLC 建立了逍遥丸特征指纹图谱的方法，从 17 个共有峰中指认出 6 个主要成分，并建立同时测定这 6 个成分含量的方法，方法准确、快速、灵敏度高、实用性强，可以为评价和控制逍遥丸质量提供参考依据。

二、逍遥颗粒

逍遥颗粒保留了逍遥散原方中八味中药。除药典规定的芍药苷外，相关研究对逍遥颗粒中其他成分进行了定量分析。王瑞芬[6]采用 HPLC 建立了逍遥颗粒中柴胡皂苷 a 的含量测定方法，测得逍遥颗粒中柴胡皂苷 a 的平均含量为 1.73mg/袋。陶丽华等[7]对逍遥颗粒中阿魏酸的含量进行了测定，对逍遥颗粒的质量研究进行了补充。邱美贤[8]为复方中的柴胡、白芍、当归、甘草的薄层鉴别提供了规范化的提取、鉴别条件方法，并新增了茯苓在复方中的红外鉴别方法；建立复方中的柴胡、当归、白芍的 HPLC 含量测定方法，对提取方法、测定条件进行优选规范。

三、逍遥片

张雅丽等[9]对《中国药典》中未涉及的逍遥片中其他中药成分的薄层鉴别进行了补充，建立了逍遥片中柴胡皂苷 b_2、藁本内酯、芍药苷、白术内酯Ⅲ、栀子苷、甘草苷、6-姜辣素和丹皮酚八种成分的薄层色谱方法，克服了原方法的局限性，为逍遥片的质量控制提供了参考。由于白芍与甘草为中医常用的药对，现代研究证明显示，甘草的解痉作用与白芍有协同作用，合用比两者单用的药效显著增强，故傅勇等[10]对 HPLC 同时测定红花逍遥片中芍药苷和甘草苷含量的方法进行了研究。段奕倩等[11]建立了同时测定红花逍遥片中芍药苷、芍药内酯苷、羟基红花黄色素 A 和甘草酸含量的高效液相色谱法，对逍遥片的质量研究进行了补充。

四、其他剂型

除以上几种逍遥方的常见剂型外，还有一些在逍遥方的基础上研制而成的复方制剂，如逍遥泡腾片。刘建青[12]对逍遥泡腾片的质量标准进行了研究，对逍遥泡腾片中柴胡、白芍、当归、甘草、白术、薄荷等药材的定性鉴别和高效液相色谱法对芍药苷的定量测定，所建立的质量控制方法简单、准确度高、重复性好，可有效地控制药品质量。

第二节 复方柴归方超临界 CO_2 萃取组分的质量研究

复方柴归方超临界 CO_2 萃取组分在逍遥散基础上的化裁处方，去掉白芍、茯苓两味药材，保持了原方的配伍比例。组方比例为柴胡∶当归∶麸炒白术∶薄荷∶生姜∶炙甘草=6∶6∶6∶2∶2∶3。复方柴归方超临界 CO_2 萃取组分在工艺上采用天然、无毒、无污染的超临界 CO_2 萃取技术，并通过正交实验得到最佳工艺参数；小鼠悬尾、小鼠强迫游泳以及慢性温和不可预知性应激抑郁模型（CUMS）等药效学实验结果表明该复方具有明确的抗抑郁作用，行为学结果与代谢组学结果一致，且药效与逍遥散原方相当；初步安全性评价实验表明该方在一定剂量范围内具有安全性。综上，复方柴归方超临界 CO_2 萃取组分具有抗抑郁药效确切、安全性高等特点，初步具备了作为组分新药候选药物进行深入开发的条件。课题组根据《中国药典》2020年版（一部）中收载的植物油脂和提取物的标准，对复方柴归方超临界 CO_2 萃取组分进行质量控制研究，主要包括性状、鉴别、检查、含量测定。建立了柴胡、当归、白术的 TLC 鉴别，进行了酸值、过氧化值、皂化值的检查，并对其中的藁本内酯、白术内酯Ⅰ、白术内酯Ⅲ进行了含量测定，为制剂研究奠定了基础。

一、复方柴归方超临界 CO_2 萃取组分的鉴别研究

（一）实验方法

1. 复方柴归方超临界 CO_2 萃取组分制备

本实验室前期已经对超临界 CO_2 萃取的工艺路线与参数进行了优化，得出最佳工艺条件：萃取压力 20MPa，萃取温度 50℃，CO_2 流量 25kg/h，萃取时间 3h。按处方量配比（柴胡、当归、白术、甘草、薄荷、生姜按 6∶6∶6∶3∶2∶2 比例）混合，粉碎，过 20 目筛，置超临界流体萃取装置中，采用上述条件得到复方柴归方超临界 CO_2 萃取组分。

2. 柴胡 TLC 鉴别

取复方柴归方超临界 CO_2 萃取组分 0.35g，用 5mL 三氯甲烷溶解，作为供试品溶液。取

柴胡对照药材（超临界 CO_2 提取）1.03g，同样用 5mL 三氯甲烷溶解，作为对照药材溶液。取上述两种溶液各 2μL，点于同一硅胶 G 薄层板上（5cm×10cm），以三氯甲烷-乙酸乙酯-甲酸（10：5：0.2）为展开剂，展开，取出，晾干，5%硫酸乙醇试液显色，在 105℃加热约 5min，置紫外光灯（365nm）下检视。

3. 当归 TLC 鉴别

取复方柴归方超临界 CO_2 萃取组分 0.35g，用 5mL 三氯甲烷溶解，作为供试品溶液。取当归对照药材（超临界 CO_2 提取）0.39g，同样用 5mL 三氯甲烷溶解，作为对照药材溶液。取上述两种溶液各 2μL，点于同一硅胶 G 薄层板上（5cm×10cm），以石油醚（60～90℃）：乙酸乙酯（9：1）为展开剂，展开，取出，晾干，置紫外光灯（365nm）下检视。

4. 白术 TLC 鉴别

取复方柴归方超临界 CO_2 萃取组分 0.35g，用 5mL 三氯甲烷溶解，作为供试品溶液。取白术对照药材（超临界 CO_2 提取）0.44g，同样用 5mL 三氯甲烷溶解，作为对照药材溶液。取上述两种溶液各 2μL，点于同一硅胶 G 薄层板上（5cm×10cm），以石油醚（60～90℃）：乙酸乙酯（20：1）为展开剂，展开，取出，晾干，5%硫酸乙醇试液显色，在 105℃加热约 5min，置紫外光灯（365nm）下检视。

（二）实验结果

结果见图 12-1，复方柴归方超临界萃取组分柴胡、当归、白术的薄层色谱图中，斑点分离良好，R_f值适中。

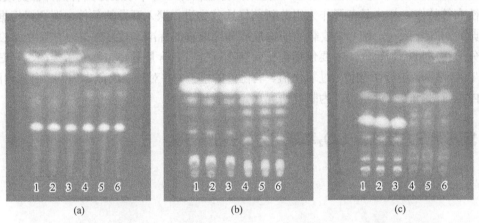

图 12-1 复方柴归方超临界萃取组分柴胡、当归、白术的薄层色谱图（365nm）

（a）复方柴归方超临界萃取组分柴胡的薄层色谱图；1～3—复方柴归方超临界萃取组分；4～6—柴胡对照药材

（b）复方柴归方超临界萃取组分当归的薄层色谱图；1～3—复方柴归方超临界萃取组分；4～6—当归对照药材

（c）复方柴归方超临界萃取组分白术的薄层色谱图；1～3—复方柴归方超临界萃取组分；4～6—白术对照药材

（三）小结与讨论

本研究根据《中国药典》2020 版（一部）中收载的植物油脂和提取物的标准，对复方柴

归方超临界 CO_2 萃取组分进行质量控制研究，建立了柴胡、当归、白术的 TLC 鉴别项，但仍需要对复方中的其他单味药材建立 TLC 分析方法；对复方柴归方萃取组分从性状、鉴别、检查、含量测定等方面进行质量控制研究，但对于质量标准的制订，仍需进一步加大样本量，进行测定，最终制订出合理可行的标准，起草质量标准草案。

二、复方柴归方超临界 CO_2 萃取组分的含量测定研究

（一）实验方法

1. 对照品溶液的制备

分别精密称取对照品藁本内酯、白术内酯Ⅰ、白术内酯Ⅲ 0.0050g，加入甲醇溶解并定容至 10mL 的量瓶中，摇匀，浓度为 0.5mg/mL，保存于 4℃冰箱，备用。

2. 供试品溶液的制备

精密称取上述超临界 CO_2 萃取组分 0.15g，置于 10mL 的量瓶中，加无水乙醇 8mL，超声 10min，定容至刻度，摇匀，即得。经 0.45μm 滤膜过滤，进样量 1μL。

3. 色谱条件

色谱柱：BEH C_{18}（2.1mm×100mm，1.7μm）；流动相：乙腈（A），0.03%三氟乙酸水（B）；流速：0.5mL/min；柱温：40℃；进样量：1μL。

梯度洗脱程序：0～2min，30%→50%乙腈；2～4min，50%→55% 乙腈；4～6min，55%→65% 乙腈；6～8 min，65%→90%乙腈。

（二）实验结果

1. 方法学考察结果

对复方柴归方超临界 CO_2 萃取组分含量测定方法进行方法学考察，线性结果显示各待测成分在浓度范围内呈良好的线性关系。精密度结果显示白术内酯Ⅲ、藁本内酯、白术内酯Ⅰ峰面积的 RSD 分别为 0.16%、0.11%、0.18%，表明仪器精密度良好。稳定性实验表明供试品溶液中 3 种成分在 12h 内稳定。重复性实验表明该方法重复性良好。该方法可适用于复方柴归方超临界 CO_2 萃取组分含量测定。

2. 含量测定结果

采用所建立的含量测定方法对所获得的 14 批复方柴归方超临界 CO_2 萃取组分进行含量测定，结果见表 12-2，可以看出 S_{11}、S_{12} 中白术内酯Ⅲ含量较高，而 S_9～S_{14} 中藁本内酯与其他样本相比含量较高，白术内酯Ⅰ在所有样本中含量没有明显差异，原因可能是提取所用的仪器、操作人员、环境条件等存在一定差异，再加上逍遥散复方本身的复杂性，每一种药材的差异、仪器设备的改变都会影响整个复方中 3 种物质的含量。因此，及时监测 3 种特征成分的含量对萃取组分质量的稳定性有重要意义。

表 12-2   复方柴归方超临界 CO_2 萃取组分中藁本内酯、白术内酯 I、白术内酯 III 的含量

样本	白术内酯 III/%	藁本内酯/%	白术内酯 I /%
S₁	0.15	2.82	0.04
S₂	0.16	3.19	0.04
S₃	0.15	3.17	0.04
S₄	0.19	2.29	0.04
S₅	0.16	6.92	0.04
S₆	0.15	5.74	0.03
S₇	0.12	8.59	0.03
S₈	0.12	8.78	0.04
S₉	0.16	14.28	0.04
S₁₀	0.16	14.15	0.04
S₁₁	0.51	10.35	004
S₁₂	0.50	10.31	0.04
S₁₃	0.22	18.23	0.04
S₁₄	0.22	18.23	0.04

（三）小结与讨论

本研究根据《中国药典》2020 版（一部）中收载的植物油脂和提取物的标准，对复方柴归方超临界 CO_2 萃取组分进行质量控制研究，主要包括性状、鉴别、检查、含量测定。建立了柴胡、当归、白术的 TLC 鉴别项，但仍需要对复方中的其他单味药材建立 TLC 分析方法；进行了酸值、过氧化值、皂化值的检查，在后续的工作中仍需进行其他参数的检查；对其中的藁本内酯、白术内酯 I、白术内酯 III 进行了含量测定，仍需建立更多成分如柴胡炔醇等的含量测定方法，为制剂研究奠定了基础。

对复方柴归方萃取组分从性状、鉴别、检查、含量测定等方面进行质量控制研究，但对于质量标准的制订，仍需进一步加大样本量，进行测定，最终制订出合理可行的标准，起草质量标准草案。

第三节   柴归颗粒的质量研究

经课题组实验观察发现逍遥散方中的茯苓和生姜对抗抑郁的贡献不大，生姜对某些患者还有负影响，故减去而定名"柴归方"，组方比例为柴胡：当归：白芍：麸炒白术：薄荷：炙甘草=6：6：6：6：2：3。依据《中成药通用名称命名技术指导原则》，新药名称可以是君臣名称加剂型，而本品处方由柴胡、当归、麸炒白术、白芍、薄荷和炙甘草等组成，其中柴胡疏肝理气为君药，当归、麸炒白术和白芍等为臣药，剂型为颗粒剂，故名"柴归颗粒"。课题组参照 2020 年版《中国药典》和中药新药研究指导原则，对所制备的柴归颗粒进行质量研究，

建立了本品的质控方法，并完成了相应的方法学验证，研究项目主要包括性状、鉴别、含量测定等项目。

一、柴归颗粒的鉴别研究

（一）柴归颗粒中柴胡的 TLC 鉴别研究

1. 实验方法

（1）供试品溶液的制备　取本品 1g，研细，加甲醇 20mL，超声处理 10min，过滤，将滤液浓缩至 5mL，作为供试品溶液。

（2）柴胡药材溶液的制备　取柴胡饮片粉末 0.5g，同法制成药材对照溶液。

（3）阴性对照溶液的制备　取缺柴胡柴归颗粒粉末 1g，同法制成阴性对照溶液。

（4）对照品溶液的制备　分别取柴胡皂苷 a 对照品、柴胡皂苷 d 对照品、柴胡皂苷 b_1 对照品、柴胡皂苷 b_2 对照品，分别加甲醇制成 0.5mg/mL 的溶液，作为对照品溶液。

（5）薄层鉴别方法　照薄层色谱法（《中国药典》2020 年版通则 0502）实验，吸取上述溶液各 5μL，分别点于同一硅胶 G 薄层板上，以乙酸乙酯-乙醇-水（8∶2∶1）为展开剂，展开，取出，晾干，喷以 2%对二甲氨基苯甲醛的 40%硫酸溶液，在 60℃加热至斑点显色清晰，分别置日光和紫外光灯（365nm）下检视。

2. 实验结果

结果见图 12-2。在供试品色谱中，在柴胡皂苷 a 和柴胡皂苷 d 相应的位置上，均无明显斑点和荧光斑点，而在与对照品柴胡皂苷 d 对应位置的下方发现明显斑点，阴性供试品色谱在柴胡皂苷 a、柴胡皂苷 d 相应位置和下方上均无斑点，即在供试品中尚未检出柴胡皂苷 a、柴胡皂苷 d 对应的斑点。

在前期文献研究时发现柴胡在提取物或颗粒中环境的变化可能导致柴胡皂苷 a、柴胡皂苷 d 向柴胡皂苷 b_1、柴胡皂苷 b_2 转化，故对柴胡中的活性成分柴胡皂苷 b_1、柴胡皂苷 b_2 也进行了鉴别研究。点样增加了对照品柴胡皂苷 b_1 和柴胡皂苷 b_2，其余展开条件同上。结果见图 12-3，供试品色谱图中，在与柴胡皂苷 b_2 对照品相应位置有相同颜色的斑点，阴性样品中无柴胡皂苷 b_2 的斑点，说明在颗粒中确实完成了柴胡皂苷 d 向柴胡皂苷 b_2 的转化；供试品色谱图中在与柴胡皂苷 b_1 对照品相应的位置上并没有相同颜色的斑点出现，因此推测颗粒中柴胡皂苷 a 的斑点不明显是由于点样量少，于是在此基础上增大点样量继续实验，结果，斑点仍然不明显，不能得到很好的鉴别。因此只将柴胡中的柴胡皂苷 b_2 的鉴别收入正文。

3. 小结

在制成柴归颗粒的过程中，柴胡皂苷 a、柴胡皂苷 d 转化为其他物质，不可用于柴归颗粒中柴胡的薄层鉴别。同时在制成柴归颗粒的过程中，生成了新的物质柴胡皂苷 b_2，本实验所建立的柴胡皂苷 b_2 鉴别方法特征明显、专属性强、阴性无干扰，可用于柴归颗粒中柴胡的薄层鉴别。

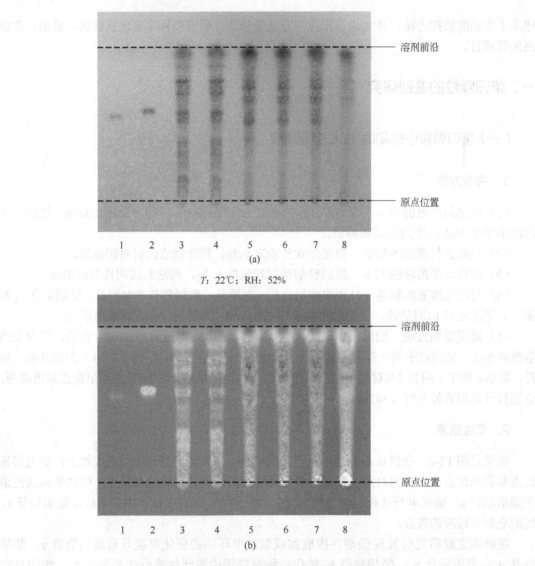

图 12-2 柴归颗粒中柴胡的 TLC 专属性鉴别一

（a）日光下检视图谱；（b）365nm 荧光灯下检视图谱

1—柴胡皂苷 a；2—柴胡皂苷 d；3,4—柴胡；5～7—颗粒供试品；8—缺柴胡阴性对照品

（二）柴归颗粒中当归的 TLC 鉴别研究

1. 实验方法

（1）供试品溶液的制备　取本品 5g，研细，加 1%碳酸氢钠溶液 50mL，超声处理 10min，离心，取上清液用稀盐酸调节 pH 值至 2～3，用乙醚振摇提取 2 次，每次 20mL 合并乙醚液，挥干，残渣加甲醇 1mL 使溶解，作为供试品溶液。

（2）当归药材溶液的制备　取当归饮片粉末 3g，同法制成药材对照溶液。

（3）阴性对照溶液的制备　取缺当归柴归颗粒粉末 5g，同法制成阴性对照溶液。

（4）对照品溶液的制备　取阿魏酸对照品、藁本内酯对照品，加甲醇制成每 1mL 各含 1mg

的溶液，作为对照品溶液。

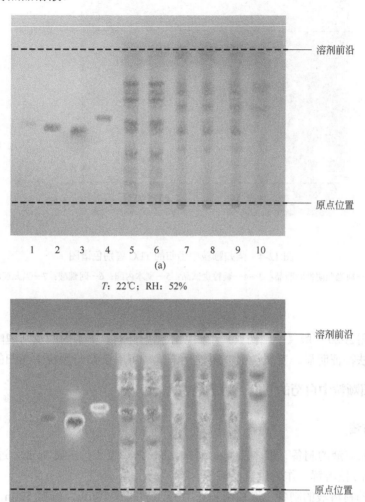

T：22℃；RH：52%

图 12-3 柴归颗粒中柴胡的 TLC 专属性鉴别二

（a）日光下检视图谱；（b）365nm 荧光灯下检视图谱

1—柴胡皂苷 a；2—柴胡皂苷 b_1；3—柴胡皂苷 b_2；4—柴胡皂苷 d；5，6—柴胡；

7～9—颗粒供试品；10—缺柴胡阴性对照品

（5）薄层鉴别方法　照薄层色谱法（《中国药典》2020 年版通则 0502）实验，吸取上述溶液各 10μL，分别点于同一硅胶 G 薄层板上，以环己烷-二氯甲烷-乙酸乙酯-甲酸（4：1：1：0.1）为展开剂，展开，取出，晾干，置紫外光灯（365nm）下检视。

2. 实验结果

结果见图 12-4，供试品色谱中，在与阿魏酸对照品、藁本内酯对照品色谱相应的位置上，显相同颜色的荧光斑点。阴性供试品色谱在与对照品相对应的位置上无斑点。

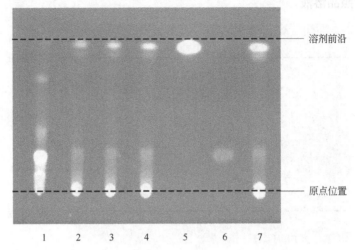

T：22℃；RH：52%

溶剂前沿

原点位置

1　2　3　4　5　6　7

图 12-4　柴归颗粒中当归的 TLC 鉴别色谱图

1—缺当归阴性对照品；2～4—颗粒供试品；5—藁本内酯；6—阿魏酸；7—当归药材

3. 小结

本实验采用 2020 年版《中国药典》当归项下当归药材、藁本内酯及阿魏酸的薄层鉴别方法，该鉴别方法特征明显、专属性强、阴性无干扰，可用于柴归颗粒中当归的薄层鉴别。

（三）柴归颗粒中白芍的 TLC 鉴别研究

1. 实验方法

（1）供试品溶液的制备　取本品 1g，研细，加乙醇 10mL，振摇 5min，过滤，滤液蒸干，残渣加乙醇 1mL 使溶解，作为供试品溶液。

（2）白芍药材溶液的制备　取白芍粉末 0.5g，加乙醇 10mL，振摇 5min，过滤，滤液蒸干，残渣加乙醇 1mL 使溶解，作为药材对照溶液。

（3）对照品溶液的制备　另取芍药苷对照品，加乙醇制成每 1mL 含 1mg 的溶液，作为对照品溶液。

（4）阴性对照溶液的制备　取缺白芍阴性颗粒 1g，加乙醇 10mL，振摇 5min，过滤，滤液蒸干，残渣加乙醇 1mL 使溶解，作为阴性对照溶液。

（5）薄层鉴别方法　照薄层色谱法（《中国药典》2020 年版通则 0502）实验，吸取上述两种溶液各 10μL，分别点于同一硅胶 G 薄层板上，以三氯甲烷-乙酸乙酯-甲醇-甲酸（40：5：10：0.2）为展开剂，展开，取出，晾干，喷以 5%香草醛硫酸溶液，加热至斑点显色清晰。

2. 实验结果

结果见图 12-5，供试品色谱中，在与芍药苷色谱相应位置上，有黄色斑点干扰，经文献查阅，推测干扰源为甘草苷，故又进行如下实验：点样增加了甘草苷对照品溶液和甘草的阴性对照溶液，其余展开条件同上，结果见图 12-6。缺甘草阴性对照溶液色谱中与芍药苷色谱相应位置上，有蓝紫色斑点，无黄色斑点，而甘草苷对照品溶液色谱图中，相应位置有黄色斑点，证实了黄色斑点的干扰来源于甘草中的甘草苷。

T：22℃；RH：52%

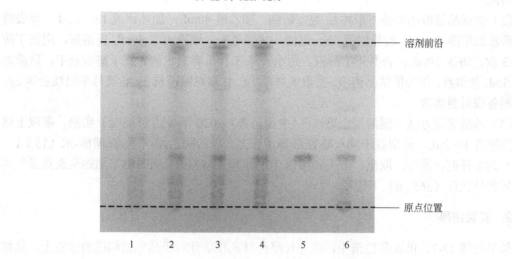

溶剂前沿

原点位置

1　　2　　3　　4　　5　　6

图 12-5　柴归颗粒中白芍的 TLC 鉴别色谱图

1—缺白芍阴性对照品；2~4—颗粒供试品；5—芍药苷；6—白芍

T：22℃；RH：52%

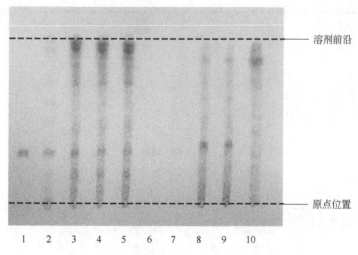

溶剂前沿

原点位置

1　2　3　4　5　6　7　8　9　10

图 12-6　柴归颗粒中芍药苷的 TLC 鉴别色谱图

1—芍药苷；2—白芍；3~5—颗粒供试品；6—甘草苷；7—甘草；8,9—缺甘草阴性对照品；10—缺白芍阴性对照品

3. 小结

本实验采用2020年版《中国药典》芍药项下的薄层鉴别方法，该方法用于鉴别芍药苷，相应位置上受甘草苷的干扰，使斑点呈半黄半紫色。但该方法依旧可以用于鉴别柴归颗粒中的芍药苷，阴性无干扰，故收入正文。

（四）柴归颗粒中甘草的 TLC 鉴别研究

1. 实验方法

（1）对照品溶液的制备　取甘草苷对照品，加甲醇制成每 1mL 含 2mg 的溶液，作为对照品溶液。

（2）供试品溶液的制备　取本品 2g，研细，加乙醚 40mL，加热回流 1h，过滤，弃去醚液，药渣加甲醇 30mL，加热回流 1h，过滤，滤液蒸干，残渣加水 40mL 使溶解，用正丁醇提取 3 次，每次 20mL，合并正丁醇液，用水洗涤 3 次，弃去水液，正丁醇液蒸干，残渣加甲醇 5mL 使溶解，作为供试品溶液。另取炙甘草 1g、甘草对照药材 1g 和缺甘草阴性粉末 2g，同法制备成对照溶液。

（3）薄层鉴别方法　照薄层色谱法（《中国药典》2020 年版通则 0502）实验，吸取上述三种溶液各 1～2μL，分别点于同一硅胶 G 薄层板上，以乙酸乙酯-甲酸-冰醋酸-水（15∶1∶1∶2）为展开剂，展开，取出，晾干，喷以 10%硫酸乙醇溶液，在 105℃加热至斑点显色清晰，置紫外光灯（365nm）下检视。

2. 实验结果

结果见图 12-7，供试品色谱中，在与对照药材及甘草苷对照品色谱相应的位置上，显相同颜色的黄色斑点。阴性供试品色谱在与对照品相对应的位置上无斑点。

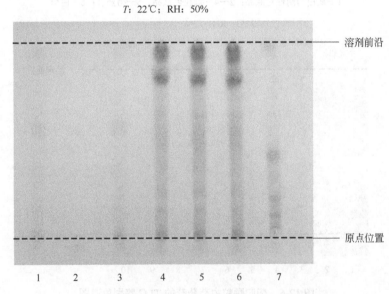

图 12-7　柴归颗粒中甘草苷的 TLC 鉴别色谱图

1—炙甘草；2—甘草苷；3—甘草对照药材；4～6—颗粒供试品；7—缺甘草阴性对照品

3. 结论

本实验参照 2020 年版《中国药典》甘草项下甘草酸单铵盐的薄层鉴别方法，建立了甘草苷的鉴别方法。结果表明，该鉴别方法简便，斑点特征明显、专属性强、阴性无干扰，可用于柴归颗粒中甘草的薄层鉴别，故收入正文。

（五）小结

因此，柴归颗粒收载的 TLC 鉴定指标为：柴胡中柴胡皂苷 b_2；当归中的阿魏酸和藁本内酯；白芍中的芍药苷；甘草中的甘草苷。

二、柴归颗粒的含量测定研究

在柴归颗粒中，柴胡为君药，皂苷类成分是其中的药效成分，从成品中能够测出柴胡皂苷 a 和少量柴胡皂苷 d，并在生产中检测到柴胡皂苷 a 的含量较稳定，柴胡皂苷 d 的含量降低，柴胡皂苷 b_2 的含量增加，而在柴胡药材中并没有检测到柴胡皂苷 b_2，查阅文献可知柴胡皂苷 d 在某些条件下会转化成柴胡皂苷 b_2，因此推测本方中柴胡皂苷 d 可能会转化成柴胡皂苷 b_2，而转化条件、转化过程及转化过程是否完全还须进一步深入研究，故最终选取柴胡皂苷 a 为含量测定指标。麸炒白术为臣药，内酯成分也是抗抑郁药效成分，虽在提取工艺中采用白术内酯Ⅲ的含量为指标筛选提取条件，但该成分不稳定，在生产过程中易分解或转化，未能在成品中得到很好的分离，故无相应的指标成分作为含量测定项目。当归为臣药，阿魏酸和藁本内酯均为抗抑郁有效成分，但藁本内酯不太稳定，已在薄层鉴别中收载，故含量测定以阿魏酸为指标建立方法，能否收入正文，须依据含量和产品稳定性考察结果而定。白芍为臣药，其中的芍药苷是抗抑郁药效成分，较稳定，在柴归颗粒成品中能够被检出，故选择芍药苷为指标成分。薄荷为臣药，成分不稳定，在柴归颗粒成品中未被检出，故不作为含量测定指标。炙甘草为佐药，虽有文献报道甘草苷为抗抑郁药效成分，但含量较低，且已在薄层鉴别中收载，从检验成本上考虑，暂不选择甘草苷为测定指标。

基于此，课题组分别建立了柴胡皂苷 a、芍药苷和阿魏酸的 HPLC 含量测定方法，并对以上各含量测定方法进行了方法学考察，结果表明所建立的方法均能满足含量测定要求。但阿魏酸在成品中的含量太低，无质控意义，未收入正文，但进行了方法学考察。

（一）柴归颗粒中柴胡皂苷 a 的含量测定研究

1. 实验方法

对照品溶液的制备：取柴胡皂苷 a 对照品约 10mg，精密称定，加甲醇溶解，制成每 1mL 含 1mg 的对照品溶液，作为母液；精密吸取母液 1mL，定容至 10mL，得到每 1mL 含 0.1mg 的对照品溶液，备用。

供试品溶液的制备：取装量差异项下的本品，混匀，取适量，研细，取约 0.5g，精密称定，置 50mL 具塞锥形瓶中，加 5%浓氨试液的甲醇溶液 25mL，超声处理 30min，过滤，用甲醇 20mL 分 2 次洗涤容器及药渣，将洗液与滤液合并，回收溶剂至干，残渣加甲醇溶解，转移至 10mL 量瓶中，加甲醇至刻度，摇匀，过滤，取续滤液，即得。取缺柴胡阴性供试品粉末约 0.07g，同法制成阴性供试品溶液。

色谱条件：以十八烷基硅烷键合硅胶为填充剂；乙腈为流动相 A，水为流动相 B，按表 12-3 进行梯度洗脱；检测波长 210nm；流速 1mL/min；柱温 30℃。

测定法：分别精密吸取对照品溶液与供试品溶液各 10μL，注入高效液相色谱仪，测定，即得。

2. 实验结果

（1）方法学考察结果　对柴归颗粒中柴胡皂苷 a 的含量测定方法进行了方法学考察：

专属性考察结果显示阴性供试品色谱在与对照品色谱相对应的位置无色谱峰（图12-8），表明拟定的含量测定方法用于测定本品中柴胡皂苷 a 的含量阴性无干扰，专属性良好；线性关系考察结果显示柴胡皂苷 a 在 0.0260～0.4152mg/mL 间具有良好线性；精密度考察结果表明仪器精密度良好；稳定性实验表明供试品溶液中柴胡皂苷 a 在 12h 内稳定；重复性实验表明该方法重复性良好；回收率实验结果显示回收率在 93%和 99%之间，且 RSD 值小于 3.0%，表明该测定方法的准确度良好。故该方法可适用于柴归颗粒中柴胡皂苷 a 的含量测定。

表 12-3　梯度洗脱表

时间/min	流动相 A/%	流动相 B/%
0	35	65
15	37	63
30	38	62
32	38	62
36	90	10

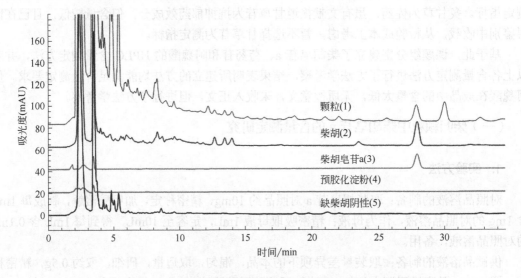

图 12-8　柴胡皂苷 a 的含量测定方法专属性考察 HPLC 色谱图

（2）样品含量测定结果　对 3 批柴归颗粒中的柴胡皂苷 a 的含量进行了测定，测定结果见表 12-4。

表 12-4　柴归颗粒中柴胡皂苷 a 的含量测定结果

颗粒编号	样品批号	柴胡皂苷 a 含量/（mg/g）	平均值/（mg/g）
1	20161212	2.2	
2	20161214	2.5	2.4
3	20161216	2.4	

（二）柴归颗粒中芍药苷的含量测定研究

建立了柴归颗粒中芍药苷的含量测定方法。结果表明该方法专属性良好，阴性无干扰。可用于复方柴归颗粒中芍药苷的含量测定。

1. 实验方法

对照品溶液的制备：取芍药苷对照品约 10mg，精密称定，加甲醇溶解，制成每 1mL 含芍药苷 1mg 的对照品溶液，作为母液，备用。

供试溶液的制备：取装量差异项下的本品，混匀，取适量，研细，取约 0.07g，研细，精密称定，置 10mL 量瓶中，加稀乙醇 8mL，超声处理 30min，放冷，加稀乙醇定容至刻度，摇匀，过滤，取续滤液即得。取缺芍药阴性供试品粉末约 0.07g，同法制成阴性供试品溶液。另取白芍中粉约 0.04g，同法制成药材对照溶液。

预胶化淀粉溶液的制备：取预胶化淀粉约 0.07g，精密称定，同法制成辅料对照溶液。

色谱条件：以十八烷基键合硅胶为填充剂，采用 InnovatioTM UItinate C_{18}（3）（25cm×4.6mm，5μm）色谱柱以及高效液相色谱仪（Agilent 1260），流动相乙腈-0.1%磷酸-水。梯度程序选为 0～15min，14%→14%乙腈，15～30min，14%→30%乙腈；30～40min，30%→40%乙腈；40～45min，40%→14%乙腈。检测波长230nm，进样量 10μL，流速 1mL/min。

测定法：分别精密吸取对照品溶液与供试品溶液各 10μL，注入高效液相色谱仪，测定，即得。

2. 实验结果

（1）方法学考察结果　对柴归颗粒中芍药苷的含量测定方法进行了方法学考察：专属性考察结果显示阴性供试品色谱在与对照品色谱相对应的位置无色谱峰（图 12-9），表明拟定的含量测定方法用于测定本品中芍药苷的含量阴性无干扰，专属性良好；线性关系考察结果显示芍药苷在 0.0128～0.4104mg/mL 间具有良好线性；精密度考察结果表明仪器精密度良好；稳定性实验表明供试品溶液中芍药苷在 12h 内稳定；重复性实验表明该方法重复性良好；回收率实验结果显示回收率在 92%和105%之间，且 RSD 值小于 3.0%，表明该测定方法的准确度良好。故该方法可适用于柴归颗粒中芍药苷的含量测定。

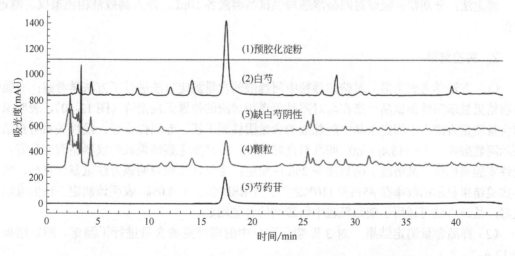

图 12-9　芍药苷的含量测定方法专属性考察 HPLC 色谱图

（2）样品含量测定结果　对 3 批柴归颗粒中的芍药苷的含量进行了测定，测定结果见表 12-5。

表 12-5　柴归颗粒中芍药苷的含量测定

编号	样品批号	含量/（mg/g）	平均值/（mg/g）
1	20161212	7.9	
2	20161214	10.0	9.2
3	20161216	9.8	

3. 小结

所建立的芍药苷的含量测定方法阴性无干扰、专属性良好，可用于柴归颗粒中芍药苷的含量测定。

（三）柴归颗粒中阿魏酸的含量测定研究

1. 实验方法

对照品溶液的制备：取阿魏酸对照品适量，精密称定，置棕色量瓶中，加 70%甲醇制成每 1mL 含 7.4μg 的对照品溶液，即得。

供试品溶液的制备：取装量差异项下的本品，混匀，取适量，研细，取约 0.35g，精密称定，置具塞锥形瓶中，精密加入 70%甲醇 20mL，密塞，称定重量，加热回流 30min，放冷，再称定重量，用 70%甲醇补足减失的重量，摇匀，静置，取上清液滤过，取续滤液，即得。另取缺当归阴性供试品粉末约 0.35g，同法制成阴性供试品溶液。另取 0.20g 当归饮片，同法制成药材对照溶液。

辅料溶液的制备：取 0.35g 预胶化淀粉，同法制成辅料对照溶液。

色谱条件：以十八烷基键合硅胶为填充剂，采用 Innovatio TM UItinate C_{18}（3）（25cm×4.6mm，5μm）色谱柱以及高效液相色谱仪（Agilent 1260），流动相乙腈-0.085%磷酸水（17：83），检测波长 316nm，进样量 10μL，流速 1mL/min，柱温 35℃。

测定法：分别精密吸取对照品溶液与供试品溶液各 10μL，注入高效液相色谱仪，测定，即得。

2. 实验结果

（1）方法学考察结果　对柴归颗粒中阿魏酸的含量测定方法进行了方法学考察：专属性考察结果显示阴性供试品色谱在与对照品色谱相对应的位置无色谱峰（图 12-10），表明拟定的含量测定方法用于测定本品中阿魏酸的含量阴性无干扰，专属性良好；线性关系考察结果显示阿魏酸在 7.4～118.4μg/mL 间具有良好线性；精密度考察结果表明仪器精密度良好；稳定性实验表明供试品溶液中阿魏酸在 24h 内稳定；重复性实验表明该方法重复性良好；回收率实验结果显示回收率在 85%和 110%之间，且 RSD 值小于 4.0%，表明该测定方法的准确度良好。故该方法可适用于柴归颗粒中阿魏酸的含量测定。

（2）样品含量测定结果　对 3 批柴归颗粒中的阿魏酸的含量进行了测定，测定结果见表 12-6。

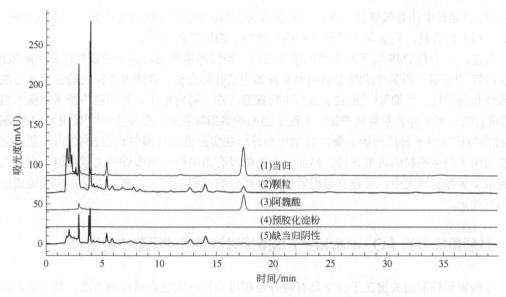

图 12-10　阿魏酸的含量测定方法专属性考察 HPLC 色谱图

表 12-6　柴归颗粒中阿魏酸的含量测定结果

编号	样品批号	阿魏酸含量/（mg/g）	平均值/（mg/g）
1	20161212	0.11	
2	20161214	0.18	0.14
3	20121216	0.14	

3. 小结

所建立的阿魏酸的含量测定方法阴性无干扰、专属性良好，可用于柴归颗粒中阿魏酸的含量测定。但由于阿魏酸在三批颗粒中的含量太低，无质控意义，故仅对方法进行了方法学考察而暂不收入标准。

第四节　逍遥散质量评价研究展望

本课题组结合前期逍遥散药效物质基础的研究结果，建立了逍遥散的低极性部位和逍遥散的减方新药柴归颗粒的质量控制研究方法，量化指标增加了藁本内酯、阿魏酸、白术内酯 I 等抗抑郁活性成分，能在一定程度上体现逍遥散的有效性。同时所测成分可代表逍遥散低、中、高极性部位，弥补了逍遥散目前存在的指标成分单一的不足，体现了逍遥散的整体性。课题组的研究结果对逍遥散复方制剂的质量控制研究具有重要的指导意义，然而，关于逍遥散制剂的质量控制仍有一些不足，现针对逍遥散的质量控制方法提出以下几点展望：

一、采用"一测多评法"（QAMS）实现逍遥散多指标同步质量控制

传统的多指标质量控制要求足够量的对照品，而中药对照品分离难度大且价格昂贵。"一

测多评法"通过中药有效成分之间存在的函数关系和比例关系，测定某中药一个有效成分（对照品易得）的含量，而实现多成分（对照品难得）的同时测定[13]。

目前，关于 QAMS 用于测定逍遥散中柴胡、当归等单味药材成分的研究已有文献报道。张洪峰等[14]采用一测多评法测定柴胡中 4 种柴胡皂苷的含量，并通过外标法验证了该方法的准确性和科学性。田璐等[15]建立了当归中阿魏酸、洋川芎内酯 I、洋川芎内酯 A、藁本内酯 4 种成分的一测多评含量测定方法，实现了当归的多指标控制。张文生等[16]采用 QAMS 测定 16 批白芍样品中 5 种成分的含量，其结果与外标法实测值相对偏差均在 5% 以内，所建立的方法可用于白芍药材的质量评价。然而，目前尚没有逍遥散一测多评的文献报道。在后续的逍遥散质量控制研究中，可建立逍遥散中多种成分的一测多评含量测定方法，实现逍遥散的多指标控制。

二、从质量标志物（Q-marker）角度探讨逍遥散的质量控制研究

中药质量标准的关键在于建立具有特异性和可控性的定性定量检测方法。基于此，刘昌孝院士提出了中药质量标志物的概念，引起了学术界的广泛关注。中药 Q-marker 是存在于中药材及其相关产品中固有的或加工过程中产生的、与中药的功效关系密切的化学物质，作为代表中药有效性和安全性的标志物进行质量控制[13]。由此可以发现，作为质量标志物的必要条件是与中药功效有密切关系的物质，这就进一步将中药有效性、物质基础和质控成分联系起来，实际上也是将中药质量标准的有效性和安全性从药材的物质基础角度表现出来。Q-marker 的产生为逍遥散体系的多类别成分分析带来了新的思路，也为逍遥散质量控制提供了一个新的视角和模式。在后续的逍遥散质量控制研究中，可在逍遥散药效物质的研究基础上，从 Q-marker 角度提出对逍遥方的质量标准补充。

（一）基于解郁功效的逍遥散质量标志物预测分析

质量控制的根本目的是对中药有效性的把控，因此，"有效性"是质量标志物确立的关键因素。研究发现，逍遥散中黄酮类成分槲皮素能够有效保护皮质酮损伤的 PC12（大鼠肾上腺嗜铬细胞瘤）细胞模型；甘草苷和异甘草苷能显著减少小鼠在强迫游泳实验（FST）和悬尾实验中（TST）的不动时间。萜类成分柴胡皂苷 a 可以显著逆转由抑郁导致的大鼠脑内单胺类神经递质的减少，并减轻由此造成的神经细胞损伤；柴胡皂苷 d 对皮质酮损伤 PC12 细胞有明显的保护作用；芍药苷在利血平诱导的小鼠抑郁模型上表现出明显抗抑郁效果；芍药内酯苷能显著缩短小鼠悬尾不动时间、游泳不动时间。苯丙素类成分阿魏酸既能显著缩短悬尾实验和强迫游泳实验不动时间，还能逆转 CUMS 诱导的抑郁样行为；姜黄素可逆转利血平诱导的小鼠体温下降[17]。此外，谱效相关研究表明逍遥散中的苍术酮、藁本内酯、白术内酯 I、白术内酯 II 也可能为逍遥散抗抑郁作用的有效成分[18]。上述研究表明，槲皮素、甘草苷、异甘草苷、柴胡皂苷 a、柴胡皂苷 d、芍药苷、芍药内酯苷、阿魏酸、姜黄素、苍术酮、藁本内酯、白术内酯 I、白术内酯 II 均为逍遥散的抗抑郁药效物质成分，这为该复方质量标志物的选择提供了科学依据。

（二）基于药动学及体内过程相关性的逍遥散质量标志物预测分析

中药中虽有众多成分，但只有被吸收入血并在体内达到一定血药浓度的成分才能产生作

用。因此，可以通过分析研究中药给药后血中移行的药物成分及其体内代谢过程，筛选出逍遥散药效成分，并将其作为逍遥散的质控指标。徐铭玥[19]开展了逍遥散多组分药代动力学和组织分布研究，结果表明，芍药内酯苷、芍药苷、阿魏酸、洋川芎内酯Ⅰ、槲皮素、异甘草素、白术内酯Ⅲ、藁本内酯、白术内酯Ⅱ、甘草苷、甘草素、柴胡皂苷 c、甘草酸、柴胡皂苷 a 等 14 种成分均可被吸收入血。此外，本课题组发现多炔类成分 2,8,10-十五烷三烯-4,6-二炔-1-醇（RB-2）和柴胡炔醇（RB-4）也为逍遥散的入血成分。

（三）基于化学成分可测性的逍遥散质量标志物预测分析

成分可测性是确定质量标志物的必备条件，2020 年版《中国药典》规定逍遥散的含量测定成分为芍药苷。目前中药化学成分主要通过色谱来进行分析测定，逍遥散的质量标志物须能在色谱上进行定性鉴定和定量测定，便于建立质量评价方法，制定科学性和可行性质量标准。根据本章第一节的"逍遥方制剂的质量研究"分析，甘草苷、异甘草素、甘草酸、阿魏酸、槲皮素、藁本内酯、6-姜辣素、丹皮酚、芍药内酯苷，以及柴胡皂苷类成分（如柴胡皂苷 a、柴胡皂苷 b_2）的可测性强，可作为逍遥散的质量标志物。

三、基于中药指纹图谱技术实现逍遥散质量均一性控制

中药指纹图谱是一种半定量鉴别技术，相对于单一有效成分的测定模式而言，它包含的信息量更大，且是多层次的、可量化的、综合的，更为科学、合理，因此中药指纹图谱能有效地研究中药复方制剂质量控制，用以评价产品质量的均一性和稳定性。指纹图谱技术已被用于逍遥散的质量控制中，为其均一性和稳定性评价提供了技术支持。李会娟等[20]建立逍遥散的高效液相色谱指纹图谱，对 10 批样品的指纹图谱进行峰匹配，确定 22 个共有峰，10 批逍遥散指纹图谱的相似度均在 0.99 以上。耿放等[21]建立逍遥散超高效液相色谱-质谱法（UPLC-MS）的指纹图谱，标定了 16 个共有色谱峰，通过与对照品的保留时间及质谱信息的比对，认定指纹图谱中的 4 号、6 号和 12 号峰成分分别为阿魏酸、白术内酯Ⅲ和藁本内酯。刘海洋等[22]应用气相色谱-质谱法（GC-MS）建立逍遥散挥发性成分的特征图谱，确定了 29 个共有色谱峰，并鉴定了其中 28 个。

尽管指纹图谱技术可以分析出中药产品中各种物质的成分组成和含量信息，但是当前该技术仍存在一定的局限性，主要在于其反映的是中药中的化学信息，所检测的特征指纹有可能并不包含中药中的有效成分，因此不能直接体现中药药理活性信息，也不能直观地反映中药具有的疗效。简言之，即质控方法与中药疗效相关性不强，也很难达到确保中药有效性的目的。在此背景下，中国药科大学余伯阳课题组提出了"谱效整合指纹谱"，即通过离线或在线的活性检测方法，将所获得的活性信息经过数学或计算机编程的方法处理后，构建与中药化学成分指纹峰相对应的活性指纹谱，再经过统计分析或计算机处理，将不同的化学与生物学指纹信息整合后所得的综合性评价模式。它不仅可以分析出中药物质中的化学信息，还可以分析出中药物质中的生物学信息，这对中药质量评价来说具有实效意义。赵渤年[23]等采用中药指纹图谱与其药效值相关联的方法，建立了银黄颗粒抑菌和抗病毒的谱-效相关质量评价系统，可以通过输入样品指纹图谱数据而得到其相应的药效指标值，从而达到从药效评价药物质量的目的。因此，可将"谱效整合指纹谱"的研究策略引入逍遥散的质量控制研究中，全面直观地实现对逍遥散质量的综合评价。

四、基于过程分析技术（PAT）实现逍遥散制剂生产全过程质量控制

逍遥散不仅含有化学性质不稳定的内酯类成分，还存在一些可相互转化皂苷类成分，其含量会在逍遥方制剂生产过程中发生变化，而研究表明这些成分均具有较好的抗抑郁活性。通过实时监控逍遥方制剂生产全过程的成分含量，调整过程参数来控制过程，实现逍遥方制剂生产全过程质量控制，进而保证最终产品质量的均一稳定和安全有效。由美国食品药品监督管理局（FDA）提出的过程分析技术（process analytical technology）[24]，为实现逍遥方制剂生产过程质量控制提供了研究思路。其中，紫外光谱（UV）分析、近红外光谱（NIR）分析等光谱技术作为 PAT 的重要工具，因具备全息、快速及无损等特点，在制药过程的质量控制中发挥出了重要的作用[25]。徐敏等[26]将近红外光谱分析技术与多变量数据分析技术相结合，建立了注射用益气复脉（冻干）组方药材五味子提取过程的在线监测方法，实现其生产过程的质量控制。熊皓舒[27]将在线近红外光谱技术结合多向偏最小二乘（MPLS）算法建立多变量统计过程控制（MSPC）模型，实时监控金银花液液萃取过程，为实现萃取过程的早期故障诊断和排除提供了可能，有利于提高萃取过程的批次一致性。

参考文献

[1] 中国药典. 一部［S］. 2015.

[2] 成英，宋九华. HPLC 测定逍遥丸中甘草苷、异甘草素和甘草酸的含量［J］. 中国现代应用药学，2012，29（02）：163-166.

[3] 苏兰宜，尹小英. 反相高效液相色谱法同时检测逍遥丸中芍药苷、阿魏酸和槲皮素的含量［J］. 中国医院药学杂志，2011，31（18）：1558-1560.

[4] 易润青，叶秀金，宋粉云. 毛细管电泳法测定逍遥丸中柴胡皂苷 a 和柴胡皂苷 d 的含量［J］. 中药新药与临床药理，2011，22（05）：554-557.

[5] 李海燕. 逍遥丸 HPLC 特征指纹图谱研究及多指标成分定量分析［J］. 药物分析杂志，2018，38（01）：89-96.

[6] 王瑞芬. HPLC 法测定逍遥颗粒中柴胡皂苷 a 的含量［J］. 中国药事，2011，25（09）：925-926.

[7] 陶丽华，由慧玲，董颜辉. HPLC 法测定逍遥颗粒中阿魏酸的含量［J］. 通化师范学院学报，2005（06）：49-50.

[8] 邱美贤. 逍遥散复方配伍颗粒质量标准规范化研究［D］. 广州：广州中医药大学，2006.

[9] 张雅丽，张磊，孙巍，等. 加味逍遥片的薄层色谱研究［J］. 中国医院用药评价与分析，2017，17（01）：84-87.

[10] 傅勇，李旭，虞金宝. HPLC 同时测定红花逍遥片中芍药苷及甘草苷含量［J］. 中国实验方剂学杂志，2012，18（24）：152-154.

[11] 段奕倩，饶毅，刘晟楠，等. 高效液相色谱法测定红花逍遥片中 4 种有效成分的含量［J］. 中南药学，2016，14（04）：425-428.

[12] 刘建青. 逍遥泡腾片制备工艺与质量标准研究［D］. 开封：河南大学，2008.

[13] 周昱杉，梁洁，信晨曦，等. 中药复方制剂质量评价方法［J］. 中华中医药学刊，2019，37（03）：79-82.

[14] 张洪峰，王乐，张凯，等. 一测多评法测定冀南产柴胡中柴胡皂苷类成分［J］. 中国现代中药，2016，18（12）：1594-1597.

[15] 田璐，闫海霞，傅欣彤，等. 一测多评法同时测定川芎、当归饮片中多种化学成分的含量［J］. 药物分析杂志，2014，34（5）：848-854.

[16] 张文生，张秋霞，金林，等. 一测多评法测定白芍中 5 种成分含量［J］. 中药材，2016，39（8）：1809-1812.

[17] 李肖，宫文霞，周玉枝，等. 逍遥散中抗抑郁有效成分及其作用机制研究进展 [J]. 中草药，2015，46（20）：3109-3116.

[18] 贾广成. 逍遥散抗抑郁有效部位配伍的谱效关系研究 [D]. 太原：山西大学，2012.

[19] 徐铭玥. 逍遥散多组分药代动力学及组织分布研究 [D]. 哈尔滨：哈尔滨师范大学，2019.

[20] 李会娟，张宁，李秋红，等. 逍遥散高效液相色谱指纹图谱的研究 [J]. 中成药，2011，33（06）：913-916.

[21] 耿放，邹韬博，王业秋，等. 逍遥散 UPLC-MS 指纹图谱研究 [J]. 药物分析杂志，2013，33（07）：1250-1253.

[22] 刘海洋，王盈盈，于茜，等. 逍遥散的 GC-MS 特征图谱研究 [J]. 药物分析杂志，2013，33（09）：1507-1511，1517.

[23] 赵渤年. 基于谱效直接关联的复方中药质量评价新模式的研究 [J]. 山东省中医药研究院，2016-12-01.

[24] US Food and Drug Administration，Guidance for Industry：PAT A Framework for Innovative Pharmaceutical Development [J]. Manufacturing and Quality Assurance，2004.

[25] 徐男，孙蓉，黄欣，等. 基于"效-毒"相关的经典名方复方制剂质量及制药过程一致性评价的研究思路探讨 [J]. 中国医院药学杂志，2019，39（20）：2118-2125.

[26] 徐敏，张磊，岳洪水，等. 基于近红外光谱技术和多变量统计过程控制的五味子提取生产过程监测方法 [J]. 中国中药杂志，2017，42（20）：3906-3911.

[27] 熊皓舒. 中药质量及制药过程一致性评价方法研究 [D]. 杭州：浙江大学，2013.